U0295889

女性睡眠障碍
——管理实践指南

Sleep Disorders in Women

A Guide to Practical Management（2nd Edition）

〔美〕Hrayr P. Attarian

〔美〕Mari Viola-Saltzman

主　　审　黄绍光

主　　译　李庆云

译　　者　李庆云　林莹妮　孙娴雯

　　　　　王　彦　许华俊　张秀娟

翻译秘书　王　琼

上海交通大学出版社

内容提要

本书阐述不同年龄、不同生命阶段女性睡眠障碍的特点,特别是提出女性内分泌变化对睡眠障碍具有影响的重要学术观点。

全书共分为五个部分。第一部分概述流行病学、临床诊疗以及生理性睡眠改变,其他部分按四个生理阶段(青春期、绝经前期、妊娠期和绝经期)分别论述,每个部分均涉及特定的睡眠疾病,如失眠、不宁腿综合征和阻塞性睡眠呼吸暂停等。

本书旨在帮助临床医生认识女性睡眠障碍的症状模式,指导及时诊治,并对睡眠医学研究和临床服务中性别偏倚进行评估。

Translation from English language edition:

Sleep Disorders in Women: From Menarche Through Pregnancy to Menopause

by Hrayr P. Attarian, Mari Viola-Saltzman

Copyright: emoji 2006 Humana Press

Humana Press is a part of Springer Science + Business Media

All Rights Reserved

上海市著作权合同登记号　图字 09 - 2014 - 1058

图书在版编目(CIP)数据

女性睡眠障碍:管理实践指南/(美)阿特瑞恩
(Attarian,H. P.),(美)薇奥拉-萨尔兹曼
(Viola-Saltzman,M.)著;李庆云等译. —上海:上
海交通大学出版社,2016(2019重印)
ISBN 978 - 7 - 313 - 14917 - 6

Ⅰ. ①女… Ⅱ. ①阿… ②薇… ③李… Ⅲ. ①女性-
睡眠障碍-诊疗-指南 Ⅳ. ①R749.7-62

中国版本图书馆 CIP 数据核字(2016)第 087680 号

女性睡眠障碍——管理实践指南

著　　者:[美]阿特瑞恩 等	译　　者:李庆云 等
出版发行:上海交通大学出版社	地　　址:上海市番禺路 951 号
邮政编码:200030	电　　话:021 - 64071208
印　　制:苏州市越洋印刷有限公司	
开　　本:710 mm×1000 mm　1/16	
字　　数:323 千字	经　　销:全国新华书店
版　　次:2016 年 5 月第 1 版	印　　张:23.25
书　　号:ISBN 978 -7 -313 -14917 -6/R	印　　次:2019 年 1 月第 2 次印刷
定　　价:98.00 元	

译者序

　　睡眠障碍对人们生活质量的影响越来越引人关注。然而,在过去的很长一段时期内,人们一直是以男性作为睡眠和睡眠障碍的研究主体,这种性别偏倚使得对女性睡眠问题的认识缺乏,造成对女性睡眠障碍的忽视或误诊、误治。事实上,女性更易罹患睡眠障碍。对于女性而言,其睡眠及睡眠障碍还受不同年龄、不同生命阶段(青春期、月经周期、妊娠/哺乳期及绝经期)的内分泌与心理变化的影响。《女性睡眠障碍——管理实践指南》一书详尽地阐释了这些问题,该书一经问世即受到学界的追捧。正如作者在序中所言,"此书为医学文献库添加了一本重要的典籍"。新版(第二版)内容更加具有实用价值,特别是提出了女性内分泌变化对睡眠障碍具有影响的重要学术观点,涵盖了女性睡眠领域最新的重大研究成果,体现了对女性睡眠医学未来发展的重要性。为此,我们对新版进行了翻译,旨在引起国内医务工作者、研究人员及广大群众对女性睡眠及睡眠障碍的关注,并通过宣传、教育和临床研究来提高女性睡眠障碍的认识和诊治水平,整体优化中国女性睡眠卫生保健的管理水平。

　　作为译者,获得新版的翻译授权倍感荣幸,翻译同时也是知识汲取的过程,我们将此化为动力以做到尽善尽美。我们真诚地希望国内广大关注睡眠问题的医学研究人员、临床工作者以及健康服务人员、患者通过阅读本书,能更深刻地了解女性睡眠及睡眠障碍相关问题及诊治管理。当然,限于能力有限,对于书中存在的纰漏,恳请广大读者朋友批评指正。

衷心感谢为此书翻译工作做出巨大贡献的所有人员,同时希望我国女性睡眠医学研究与临床实践在未来不断取得更大进步。

李庆云

谨以此书纪念我的父亲　皮耶尔

愿他永远活在所有熟识的人们的记忆中

To the memory of my father, Pierre:

May it live in the minds of all those whose

lives he touched.

Hrayr P. Attarian，M. D.

此书献给我的女儿们,她们给我的人生带来无限乐趣。

To my daughters, who bring the greatest

joy to my life.

Mari Viola-Saltzman，D. O.

前言

　　正如 Attarian 医生在 2005 年《女性睡眠障碍——管理实践指南》(第一版)中所强调的,女性较男性更易罹患某些特有的睡眠疾病,且临床特征不同于男性。5 年后的今天,本书立意仍独树一帜,此次由 Attarian 医生及其同事 Viola-Saltzman 教授共同编辑的第二版,内容有所更新。新版从实用性出发,阐述了不同年龄、不同生命阶段女性睡眠障碍的特点,特别是提出了女性内分泌变化对睡眠障碍具有影响的重要学术观点。

　　新版增加了十几位作者和几个全新章节,并且对第一版中的部分章节进行了修订。正如我们所预期,修订后章节的内容和参考文献均涵盖了大量新信息,及时更好地反映了该领域发展的前沿。两个新增章节值得特别提及,一是绝经过渡期失眠受到关注,二是介绍了针对护理人员和内科助理医生的临床指南。正如作者所言,希望《女性睡眠障碍——管理实践指南》(第二版)能向初级医护人员及其他医疗服务人员介绍女性睡眠障碍相关重要临床医学知识。衷心感谢为此书做出贡献的所有作者和编辑人员,并希望提高对女性睡眠障碍的认识和诊治水平。

Daniel Tarsy M. D.

于美国波士顿

第二版序

性别偏倚已经成为医学研究的一个领域,并逐渐引申到医疗服务实践中。幸运的是,这种偏倚已不如以往普遍,但是在以"男性疾病"为主导的传统思维模式下,仍然是一个非常重要的问题。

对于睡眠医学这个相对较新的领域而言,同样不能回避性别偏倚这一问题。众所周知,阻塞性睡眠呼吸暂停(OSA)的症状性别差异并不明显,但是时至今日,在相同条件下,女性要明确诊断 OSA 仍需花费比男性多 1 倍的时间。女性睡眠障碍的相关症状通常会被归咎于精神疾病或与绝经相关,导致延误诊治。

感谢致力于睡眠研究的开拓者 Terry Young 医生等,他们的工作使这种现象逐渐改变。最早报道的 OSA 患者主要来自中年肥胖男性人群,因此很长一段时间内,相关研究仅关注该人群,并未涉及女性或其他人群。于是,某些与中年男性相关的 OSA 的特征被套用于其他人群。然而,过去 10～20 年积累的大量研究数据表明,女性睡眠障碍具有独特的发病机制及临床表现。而且人们对性激素的相互作用,女性在不同生命阶段所经历的内分泌变化,正常及异常睡眠等内容都有了更深刻的了解。尽管如此,我们对于女性睡眠障碍这一复杂领域的认识仍然只是冰山一角。

《女性睡眠障碍——管理实践指南》(第二版)共分为 5 个部分。第一部分概述流行病学、临床诊疗以及生理性的睡眠改变,其他部分按 4 个生理阶段(青春期、绝经前期、妊娠期和绝经期)分别论述,每个部分均涉及特定的睡眠疾病,如失眠、不宁腿综合征及 OSA 等。

　　编纂一部涵盖睡眠医学方方面面的著作,需要一个多学科专家团队的参与。本书作者均为该领域拥有不同背景的受人尊敬的医学权威以及具有丰富写作经验的研究者和临床医生。《女性睡眠障碍——管理实践指南》(第二版)向初级医护人员及其他医疗服务人员介绍了女性睡眠障碍的基本知识,并以一种简明的方式,从临床实用的角度给读者提供最新、最前沿的信息。本书旨在帮助临床医生认识女性睡眠障碍的症状模式,指导及时诊治,并对睡眠医学研究和临床服务中的性别偏倚进行评估。

　　《女性睡眠障碍——管理实践指南》(第二版)作为首部为睡眠医学工作者撰写的多学科、综合性描述女性睡眠障碍的著作,我衷心希望她能为医学文献库添加一部重要的典籍。

Hrayr P. Attarian,M. D. 于美国芝加哥

Mari Viola-Saltzman,D. O. 于美国埃文斯顿

第一版序

性别偏倚已经成为医学研究及医疗服务中公认的现实问题。幸运的是这种偏倚逐渐变得不再普遍,但是在以"男性疾病"为主导的传统思维模式下,问题依然存在。对于睡眠医学这个相对年轻的领域来说,同样不能回避性别偏倚这一问题。众所周知,阻塞性睡眠呼吸暂停(OSA)的症状并没有明显的性别差异,但是时至今日,在相同条件下,女性要明确诊断 OSA 仍需花费比男性多 1 倍的时间。遗憾的是,女性睡眠相关症状通常会被归咎于精神疾病,而被延误诊治。感谢致力于睡眠研究的开拓者 Terry Young 医生等,他们的研究使这种趋势逐渐改变。最早报道的 OSA 患者主要来自中年肥胖男性人群,因此很长一段时间内,相关研究仅关注该人群,并未涉及女性或其他人群。于是,某些与中年男性相关的 OSA 的特征被套用于其他人群。然而,过去 10~15 年积累的大量研究数据表明,女性睡眠障碍具有独特的发病机制及临床表现。人们对性激素的相互作用、女性在不同生命阶段所经历的内分泌变化、正常及异常睡眠等内容都有了更深刻的了解。尽管如此,我们对于女性睡眠障碍这一复杂领域的认识仍然只是冰山一角。

《女性睡眠障碍——管理实践指南》共分为 5 个部分。第一部分概述流行病学、临床诊疗以及生理性的睡眠改变,并分析青春期、绝经前期、妊娠期和绝经期的特点。其他 4 个部分分别介绍相关的特定疾病。

编纂一部涵盖睡眠医学方方面面的著作,需要一个多学科专家团队的参与。本书作者均为该领域拥有不同背景的受人尊敬的医学权威以及具有丰富写作经验的研究者和临床医生,从而彰显了本书的多学科特点。

《女性睡眠障碍——管理实践指南》向初级医护人员及其他医疗服务人员介绍女性睡眠障碍的多方面学科知识,并以一种简明的方式从临床实用角度给读者提供最新、最前沿的信息。本书旨在帮助临床医生认识女性睡眠障碍的症状模式,指导及时诊治,并对睡眠医学研究和临床服务中性别偏倚进行评估。

《女性睡眠障碍——管理实践指南》作为首部为睡眠医学工作者撰写的多学科、综合性描述女性睡眠障碍的著作,我们衷心希望她能为医学文献库添加一部重要的典籍。

Hrayr P. Attarian, M. D. 于美国芝加哥

目录

第一部分 总论

第一章 概述 ………………………………………………… 3
第二章 女性睡眠障碍流行病学 …………………………… 8
第三章 女性睡眠障碍：针对护理人员及助理医师的指南 …… 23
第四章 女性生命周期对睡眠的影响 ……………………… 34
第五章 正常的生殖及内分泌阶段：对睡眠障碍的影响 …… 57

第二部分 青春期

第六章 青少年睡眠时相延迟综合征 ……………………… 75
第七章 青春期失眠及相关睡眠问题的定义、评价及治疗 …… 84

第三部分 女性绝经前期

第八章 不宁腿综合征：聚焦女性 ………………………… 109
第九章 失眠的药物治疗 …………………………………… 124
第十章 绝经前期女性阻塞性睡眠呼吸暂停低通气综合征 … 139
第十一章 多囊卵巢综合征与阻塞性睡眠呼吸暂停 ……… 155
第十二章 女性与日间过度嗜睡 …………………………… 177
第十三章 从女性的健康视角看异态睡眠 ………………… 194

第四部分　妊娠期

第十四章　妊娠期不宁腿综合征 ················· 225

第十五章　妊娠期及产后失眠评估 ················· 233

第十六章　妊娠和睡眠呼吸障碍 ················· 251

第五部分　绝经期

第十七章　不宁腿综合征和绝经 ················· 269

第十八章　绝经期失眠：更年期综合征相关失眠的睡眠实验室研究

　　　　　及激素替代治疗 ················· 275

第十九章　绝经过渡期失眠的实用诊治方法 ················· 305

第二十章　阻塞性睡眠呼吸暂停与绝经 ················· 338

名词缩略语 ················· 354

第一部分　总论

第一章　概述

Hrayr P. Attarian

睡眠问题在卫生保健领域中较为普遍,尤其是对女性而言,其睡眠紊乱的几率是男性的 2 倍[1]。女性的睡眠障碍常得不到及时诊断。造成这一现象的原因主要是因为临床睡眠障碍的诊断及相关研究存在性别偏倚[2],也与女性症状与男性不同有关[3]。此外,尽管睡眠相关参数的正常和异常值所存在的性别差异已被广泛认知,但是绝大部分具有代表意义的正常值的确立仍以男性研究结果为基础[4-6]。而普遍认为女性睡眠相关的生理学差异具有重要意义。

通常而言,女性并非睡眠和睡眠障碍研究的主体。直到 10 年前,睡眠研究中针对男性研究的仍占 75% 左右[7]。幸运的是,自从 2007 年美国国家睡眠基金的主要针对女性的调查研究开始,这一现象得到逐渐改善[8-10]。在过去的 4 年里,涌现出大量关于女性睡眠障碍及其影响的研究,但是绝大多数女性睡眠障碍仍未得到诊断[11]。鉴于大量信息的快速更新以及对性别差异的持续关注,计划推出第二版。新版包括了对女性睡眠障碍流行病学一章的更新。针对全球最新进展的讨论和概述,主要是多个国家女性失眠患病率调查,以及多种疾病患病率的性别差异,包括异态睡眠、不宁腿综合征(RLS)、睡眠呼吸障碍(SDB),特别是阻塞性睡眠呼吸暂停(OSA)等。

业已明确,性激素的分泌影响睡眠质量和昼夜节律,而睡眠反过来也可对促性腺激素的分泌产生影响[12,13]。因此,睡眠性别差异及相关调节是睡眠障碍的危险因素并参与形成机制[14]。对于女性而言,青春期、妊娠期、绝经期以及月经周期相关生理改变可能对其睡眠质量、日间身体功能及生活质量产生极大影响[14]。因此,本书第一部分(总论)阐述了不同阶段的内分泌状态和其他生理改变及其对睡眠和睡眠障碍的影响,并对相关内容进行了更新和扩展。

从月经初潮开始,睡眠模式以及睡眠障碍易患性存在显著的性别差异。在青春期前,OSA患者以男性为主[15],青春期后女性则更易发生失眠和过度嗜睡,且青春期男孩和女孩的生物学节律存在明显的差异[16—18]。因此,本书第二部分关注青春期的睡眠问题,针对睡眠节律异常、初潮阶段的过度嗜睡等内容进行了更新和扩写,并重新撰写了青春期女性失眠一章的内容。

女性成年后的整个生命周期中失眠、嗜睡和不宁腿综合征(RLS)患病率都比较高。尽管睡眠呼吸暂停(OSA)在绝经前期及非妊娠期女性的患病率低于同龄的男性,但是多囊卵巢综合征(PCOS)患者罹患OSA的危险性显著增加,两者治疗相辅相成[19]。另外,月经相关嗜睡是一种少见却是独立的疾病,可以表现为完全丧失活动能力,但是其对激素的治疗反应尚佳[20]。近来,部分研究关注了嗜睡的临床表现和治疗的性别差异[21]。因此,在第三部分,我们更新和深入讨论了女性特有的RLS,从女性角度看异态睡眠、女性失眠的非激素治疗、女性嗜睡等问题,以及关于女性OSA问题的两个章节(一章针对绝经前期和非妊娠女性,另一章为合并PCOS的患者)。

关于妊娠期女性睡眠及睡眠障碍的研究显著增多。妊娠的早期和后期睡眠质量均有下降,与早产相关[22]。未经治疗的OSA也与早产相关[23],且妊娠期女性患OSA的风险显著增加(患病率约25%)[24]。OSA还可增加孕妇和胎儿的各种风险,如小样儿、低出生体重、出生时低Apgar评分、剖宫产以及孕妇先兆子痫[23]。另一妊娠期患病率增加的睡眠障碍是不宁腿综合征(RLS)。来自全球的多个研究均报道妊娠期女性的RLS患病率明显增加,且在产后症状显著改善。相关的病理生理学机制尚不明确,可能是由于高雌激素水平与铁代谢变化共同作用所致[25]。妊娠期睡眠障碍不仅仅是OSA和RLS,半数妊娠女性在妊娠晚期主诉睡眠质量差[26],与妊娠后期的睡眠剥夺与产后抑郁的发生率增高相关[27]。

　　因此，本书特别对妊娠期睡眠相关章节进行了更新，包括失眠和睡眠障碍，妊娠期 OSA 以及其他睡眠呼吸障碍（SDB），妊娠期不宁腿综合征（RLS）等。还关注了 RLS 治疗策略的选择，通常不推荐服用药物治疗，因为其存在致畸的可能性。所有这些章节均收入第四部分。

　　许多女性在绝经过渡阶段（围绝经期、绝经期以及绝经后期）常有睡眠受到干扰的主诉[28]，部分是由于与绝经相关的潮红，夜间多汗以及其他身体不适所致[29]。据报道 42% 的绝经期女性患有失眠[29]。新近的多个研究探讨了相关的治疗方法，包括，激素替代治疗（HRT）、药物治疗、综合干预措施如瑜伽、按摩以及草药等[30-33]。在本书第五部分，我们新增了关于绝经期女性失眠的治疗章节，并对围绝经期女性失眠的病理生理学机制一章的内容进行了更新和扩写。绝经也是 OSA 的危险因素[34]，研究认为绝经期女性激素的缺乏是其 OSA 患病率增加的原因之一[35]。部分研究显示 HRT 治疗可降低患病风险[36,37]。鉴于 HRT 可能导致其他疾病，因此临床要谨慎应用。为了阐述这些争议以及其他绝经和 OSA 的相关问题，我们将相关章节进行了更新。增龄和绝经均可使 RLS 患病率增加，但是 HRT 可使患病率下降[38]。本书还将有关绝经期 RLS 的病理生理学及治疗问题的章节进行了相应的更新。

　　近年来，提供中等水平初级医疗保健服务的专业人员（如从业护士、助理医师等）不断增加。本书也包括了针对这类专业人员的指南的相关内容更新，以帮助他们更好地诊断和治疗女性睡眠障碍。

　　我们希望本书作为更新和扩展的第二版，能帮助医疗服务人员能更好治疗女性患者面临的诸多睡眠问题，提高整体认识水平。

参考文献

[1] National sleep disorders research plan revision task force. 2nd ed. Bethesda: National Center on Sleep Disorders Research, U.S. Department of Health and Human Services, National Institutes of Health, National Heart, Lung and Blood Institute; 2003. p. 152.
[2] Ye L, Pien GW, Ratcliffe SJ, Weaver TE. Gender differences in obstructive sleep apnea and treatment response to continuous positive airway pressure. J Clin Sleep Med. 2009;5(6): 512–8.

[3] Shepertycky M, Banno K, Kryger M. Differences between men and women in the clinical presentation of patients diagnosed with obstructive sleep apnea syndrome. Sleep. 2005;28(3):309–14.

[4] Gabbay IE, Lavie P. Age- and gender-related characteristics of obstructive sleep apnea. Sleep Breath. 2012;16(2):453–60.

[5] Subramanian S, Guntupalli B, Murugan T, et al. Gender and ethnic differences in prevalence of self-reported insomnia among patients with obstructive sleep apnea. Sleep Breath. 2011;15(4):711–5.

[6] Silva A, Andersen ML, De Mello MT, Bittencourt LR, Peruzzo D, Tufik S. Gender and age differences in polysomnography findings and sleep complaints of patients referred to a sleep laboratory. Braz J Med Biol Res. 2008;41(12):1067–75.

[7] Driver H, Cachon J, Dableh L, et al. Gender representation in sleep research. J Sleep Res. 1999;8(2):157–9.

[8] Chasens ER, Twerski SR, Yang K, Umlauf MG. Sleepiness and health in midlife women: results of the National Sleep Foundation's 2007 Sleep in America poll. Behav Sleep Med. 2010;8(3):157–71.

[9] Darnall BD, Suarez EC. Sex and gender in psychoneuroimmunology research: past, present and future. Brain Behav Immun. 2009;23(5):595–604.

[10] Miller MA, Kandala NB, Kivimaki M, et al. Gender differences in the cross-sectional relationships between sleep duration and markers of inflammation: Whitehall II study. Sleep. 2009;32(7):857–64.

[11] Phillips BA, Collop NA, Drake C, Consens F, Vgontzas AN, Weaver TE. Sleep disorders and medical conditions in women. Proceedings of the women and sleep workshop, National Sleep Foundation, Washington, DC, March 5–6, 2007. J Womens Health (Larchmt). 2008;17(7): 1191–9.

[12] Mong JA, Baker FC, Mahoney MM, et al. Sleep, rhythms, and the endocrine brain: influence of sex and gonadal hormones. J Neurosci. 2011;31(45):16107–16.

[13] Shaw ND, Gill S, Lavoie HB, Marsh EE, Hall JE. Persistence of sleep-associated decrease in GnRH pulse frequency in the absence of gonadal steroids. J Clin Endocrinol Metab. 2011;96(8):2590–5.

[14] Paul KN, Turek FW, Kryger MH. Influence of sex on sleep regulatory mechanisms. J Womens Health (Larchmt). 2008;17(7):1201–8.

[15] Goldstein NA, Abramowitz T, Weedon J, Koliskor B, Turner S, Taioli E. Racial/ethnic differences in the prevalence of snoring and sleep disordered breathing in young children. J Clin Sleep Med. 2011;7(2):163–71.

[16] Chung KF, Cheung MM. Sleep-wake patterns and sleep disturbance among Hong Kong Chinese adolescents. Sleep. 2008;31(2):185–94.

[17] Moore M, Kirchner HL, Drotar D, Johnson N, Rosen C, Redline S. Correlates of adolescent sleep time and variability in sleep time: the role of individual and health related characteristics. Sleep Med. 2011;12(3):239–45.

[18] Hazama GI, Inoue Y, Kojima K, Ueta T, Nakagome K. The prevalence of probable delayed-sleep-phase syndrome in students from junior high school to university in Tottori, Japan. Tohoku J Exp Med. 2008;216(1):95–8.

[19] Tasali E, Chapotot F, Leproult R, Whitmore H, Ehrmann DA. Treatment of obstructive sleep apnea improves cardiometabolic function in young obese women with polycystic ovary syndrome. J Clin Endocrinol Metab. 2011;96(2):365–74.

[20] Billiard M, Jaussent I, Dauvilliers Y, Besset A. Recurrent hypersomnia: a review of 339 cases. Sleep Med Rev. 2011;15(4):247–57.

[21] Bjorvatn B, Gronli J, Pallesen S. Prevalence of different parasomnias in the general population. Sleep Med. 2010;11(10):1031–4.

[22] Okun ML, Schetter CD, Glynn LM. Poor sleep quality is associated with preterm birth. Sleep. 2011;34(11):1493–8.

[23] Chen YH, Kang JH, Lin CC, Wang IT, Keller JJ, Lin HC. Obstructive sleep apnea and the risk of adverse pregnancy outcomes. Am J Obstet Gynecol. 2012;206(2):136.e1–5.

[24] Olivarez SA, Ferres M, Antony K, et al. Obstructive sleep apnea screening in pregnancy, perinatal outcomes, and impact of maternal obesity. Am J Perinatol. 2011;28(8):651–8.

[25] Manconi M, Ulfberg J, Berger K, et al. When gender matters: restless legs syndrome. Report of the "RLS and woman" workshop endorsed by the European RLS Study Group. Sleep Med Rev. 2012;16(4):297–307.

[26] Facco FL, Kramer J, Ho KH, Zee PC, Grobman WA. Sleep disturbances in pregnancy. Obstet Gynecol. 2010;115(1):77–83.

[27] Goyal D, Gay CL, Lee KA. Patterns of sleep disruption and depressive symptoms in new mothers. J Perinat Neonatal Nurs. 2007;21(2):123–9.

[28] Polo-Kantola P. Sleep problems in midlife and beyond. Maturitas. 2011;68(3):224–32.

[29] Arakane M, Castillo C, Rosero MF, Peñafiel R, Pérez-López FR, Chedraui P. Factors relating to insomnia during the menopausal transition as evaluated by the Insomnia Severity Index. Maturitas. 2011;69(2):157–61.

[30] Chubaty A, Shandro MT, Schuurmans N, Yuksel N. Practice patterns with hormone therapy after surgical menopause. Maturitas. 2011;69(1):69–73.

[31] Dolev Z. Case series of perimenopausal women with insomnia treated with mirtazapine followed by prolonged-release melatonin add-on and monotherapy. Arch Womens Ment Health. 2011;14(3):269–73.

[32] Afonso RF, Hachul H, Kozasa EH, et al. Yoga decreases insomnia in postmenopausal women: a randomized clinical trial. Menopause. 2012;19(2):186–93.

[33] Agosta C, Atlante M, Benvenuti C. Randomized controlled study on clinical efficacy of isoflavones plus Lactobacillus sporogenes, associated or not with a natural anxiolytic agent in menopause. Minerva Ginecol. 2011;63(1):11–7.

[34] Dursunoğlu N. Effects of menopause on obstructive sleep apnea. Tuberk Toraks. 2009;57(1):109–14.

[35] D'Ambrosio C, Stachenfeld NS, Pisani M, Mohsenin V. Sleep, breathing, and menopause: the effect of fluctuating estrogen and progesterone on sleep and breathing in women. Gend Med. 2005;2(4):238–45.

[36] Manber R, Kuo TF, Cataldo N, Colrain IM. The effects of hormone replacement therapy on sleep-disordered breathing in postmenopausal women: a pilot study. Sleep. 2003;26(2):163–8.

[37] Polo-Kantola P, Rauhala E, Helenius H, Erkkola R, Irjala K, Polo O. Breathing during sleep in menopause: a randomized, controlled, crossover trial with estrogen therapy. Obstet Gynecol. 2003;102(1):68–75.

[38] Wesstrom J, Nilsson S, Sundstrom-Poromaa I, Ulfberg J. Restless legs syndrome among women: prevalence, co-morbidity and possible relationship to menopause. Climacteric. 2008;11(5):422–8.

第二章 女性睡眠障碍流行病学

Hrayr P. Attarian

概　　述

阻塞性睡眠呼吸暂停综合征(OSAS)于 1965 年首先在欧洲被发现，20 世纪 70 年代初，睡眠医学才成为一个独立的领域[1,2]。世界上第 1 个睡眠实验室于 1972 年在斯坦福大学建立，1974 年，Jerome Holland 医生提出了"多导睡眠图"这一术语，用于记录和描述整夜睡眠情况。

在睡眠医学发展的早期阶段，睡眠中心多用于 OSAS 的诊治，较少涉及发作性睡病。当时这两种疾病均被认为是少见病。OSAS 最初也被描述为发生于男性肥胖者中的少见病。

今天，我们已经清楚地认识到 OSAS 非常普遍，男女性均可患病(绝经前女性患病率低于绝经后女性)，可影响正常体重和肥胖人群。

另一个睡眠疾病——不宁腿综合征(RLS)也是直到近年才被认识到其并非罕见，特别是女性患病率较高。

此外，女性失眠患病率更高这一现象已被逐步认识和接受，进一步明确了睡眠障碍是常见病且并非男性所特有。最新研究发现睡眠持续时间和病死率之间的关系存在性别差异。如果睡眠 <5 h 或 >10 h，无论男性和女性，其病死率均会增高，但是，上述异常睡眠仅仅是女性心血管疾病发生率和死亡率增高的危险因素[3]。

本章将讨论女性睡眠障碍和日间过度嗜睡(EDS)的患病情况，以及两大常见睡眠障碍[阻塞性睡眠呼吸暂停综合征(OSAS)和不宁腿综合征(RLS)]患病率的性别差异。

失　眠

多个研究表明失眠在女性中高发。1979 年,Bixler 报道了对洛杉矶 1 006 名城区居民进行的失眠患病率的调查研究,结果发现,人群失眠患病率为 42.5%,入睡困难者占 14.4%,夜间频繁醒来影响睡眠者占 22.9%。女性比男性更易受累,特别是绝经后妇女[4]。Karacan 等的社区研究结果与 Bixler 的研究结果[4]相似,再次证实失眠在女性高发[5]。Liljenberg 等在瑞典中部地理位置完全不同的两个村镇,随机选取 30 岁至 65 岁的人群进行研究,结果发现,女性中 7.1%主诉夜间入睡困难,而男性中仅为 5.1%;8.9%的女性和 7.7%的男性主诉夜间频繁觉醒。将失眠以入睡障碍(DIS)来严格定义,女性失眠患病率为 1.1%,男性为 0.5%。以睡眠维持障碍(DMS)来定义,女性与男性的发病率均为 1.1%。将失眠以入睡困难和睡眠维持障碍(DIMS)双向定义,女性患病率为 1.7%,男性为 1.4%。Liljenberg 认为此项研究中失眠患病率较低的原因是对失眠定义采用更加严格的标准[6]。Morgan 对英格兰诺丁汉郡的 1 023 名随机选取的社区老年人进行研究,发现主观失眠者(至少有"有时"失眠的主诉)占 37.9%,且女性患病率高于男性[7]。来自巴西的研究发现,失眠患病率 38.9%,女性高于男性(45.3% vs. 28.8%)[8]。中国香港的研究发现女性失眠的患病风险较男性高 1.6 倍[9]。科威特的研究发现男女儿童患入睡障碍患病率分别为 14.6%和 20.3%,而睡眠维持障碍的患病率分别为 8.6%和 15.7%。女孩失眠评分量表(共 12 个问题)平均得分更高[10]。德国的研究发现重度失眠者中女性占 5%,男性占 3%[11]。多年来,强有力的数据证明,在其他多个国家成人以及老年人群中,女性失眠患病率在逐年升高[12,13](包括荷兰、希腊、英国、印度、日本、法国、西班牙、韩国、瑞典、加拿大和中国)[14—26]。女性更多需要使用助眠手段,且有更多失眠相关性抑郁[27]。

从1995年开始,国际睡眠基金会坚持进行一年一度的调查研究,结果显示主诉有失眠的女性/男性比例大约为(1.5~2)∶1。2007年的调查主要集中于女性睡眠习惯,从2006年9月12日至10月28日,1 003名18~64岁的成年女性接受了电话调查,29%的女性主诉晚上极少能睡个好觉,另有32%的女性1周内只有几晚能睡个好觉。67%的女性在1周内至少几个晚上会有睡眠问题。另有46%的女性主诉几乎每晚都有睡眠问题。在这些回复者中,11%已确诊失眠,且7%的患者正在接受治疗,共有29%的女性几乎每晚都要使用某一种助眠策略。年龄越大,女性的失眠问题就越多。其他危险因素包括绝经、妊娠、RLS、打鼾及其他内科疾病。日本一项针对555名护士有关失眠的研究显示,轮班护士中失眠患病率为29.2%,比普通人群高3~4倍[28]。其中522名女性护士中失眠者吸烟率高于睡眠质量佳者[29]。美国一项关于轮班护士人群的研究也发现失眠可增加烟酒滥用情况的发生[30]。因此,轮班工作是女性失眠,失眠导致的烟酒滥用的重要危险因素。印度的一项关于城市地区噪声对健康危害的研究显示,与男性相比,主诉环境噪声导致睡眠中断的女性更多(78.3% vs. 48.6%)[31],女性睡眠更容易被职业相关性应激所干扰[32]。最后,美国的一项包括多民族中年女性的研究显示,单身女性失眠发病率高于有伴侣者[33]。Theorell-Haglow等研究发现年轻女性睡眠时间缩短与向心性肥胖有关[34]。另一研究显示,校正了其他变量后,非裔美国女性较白种或亚裔女性的客观睡眠质量更差[35]。

显而易见,女性失眠患病率远高于男性,但这种性别差异似乎仅见于青少年[36]和成人。一些针对青春期前儿童失眠症患病率的研究未证实存在性别差异[37—40]。性别差异可能与月经周期、妊娠期和绝经后的激素变化有关。文献已证实睡眠障碍在黄体后期会增加[41],月经失调与睡眠质量及日间工作能力下降相关[42]。黄体期还与情感障碍增多有关[41]。由于特定的激素变化和躯体症状(包括背痛、尿频、胃灼热、胎动和自发性觉醒),较多的女性在妊娠期间存在失眠问题[43]。失眠普遍较多见于孕23~24周。直至妊娠晚期时,仅1.9%的孕妇未经历夜间醒来[43]。欧洲的研究提供了直接证据,结果显示苯二氮䓬类药物的使用率随着孕期逐渐增加(孕 3 月时为 8.3%,孕 6 月时为 14.2%,孕 9 月时为 23.7%),不过,这些研究无法鉴别苯二氮䓬类是用于治疗失眠还是焦虑[44,45]。

尽管妊娠期女性存在失眠问题,但是总体来说睡眠时间增加,部分原因是由于白天小睡和"睡懒觉"增加。不过,妊娠女性的睡眠效率下降。对 33 名女性在妊娠前及怀孕期间接受家庭多导睡眠监测记录发现,妊娠早期睡眠时间比孕前期平均增加 0.7 h,在孕 11～12 周时夜间睡眠时间比孕前平均增加 30 min[43]。产后第 1 年的睡眠期缩短与产后 3 年内的肥胖相关,多表现为腰围增加和孕期体重不变[46]。最后,研究显示绝经期女性睡眠障碍的患病率也较高(42%～54%)[47—50]。绝经后女性患严重失眠的危险度比绝经期前高 2～3.5 倍,子宫全切是失眠的独立危险因素[51],且失眠随绝经期进程而加重[52]。虽然白种人中绝经女性患睡眠维持障碍的可能性会轻度增加,但是,失眠总体发病率并没有确切的种族差异[53,54]。

失眠与严重的焦虑、抑郁、应激、收缩压和舒张压升高、腰臀比增加有关,且可导致旷工而使经济负担增加,医疗资源消耗和生产力下降[55]。

尽管横断面研究表明睡眠障碍可能与绝经状态无关,但是绝经过渡阶段与睡眠损害有关,目前尚不清楚应用激素替代治疗是否具有预防作用[47,49]。有趣的是,在对比分析围绝经期和绝经后女性的主客观睡眠检查指标后发现,围绝经期和绝经后女性相对于绝经前女性对其睡眠满意度更差,但是多导睡眠图检查却未见其睡眠质量下降[56]。综上所述,尽管可能因失眠定义的标准不同而造成各个研究所报道的患病率不同,且不同的地区也有差异,但女性是失眠的主要人群已成共识。

嗜睡症或日间过度嗜睡

全世界针对不同人群的研究已反复证实,无论什么原因导致的嗜睡,在女性人群均较为普遍。来自瑞典的一项重要研究显示,尽管女性的总睡眠时间更长,但是日间过度嗜睡(EDS)患病率女性为 23.3%,男性为 15.9%。对心理状态的观察发现女性更多伴随焦虑症,但单凭这一点并不足以解释 EDS 的高患病率[57]。日本的一项研究显示 EDS 患病率女性为 13.3％，男性为 7.2％[58]。巴西的研究也得到类似的结果，即女性患病率更高[59]。这种性别差异仅见于青少年和青春期后人群。两项横断面研究显示青春期女性每晚的睡眠时间比男性略长 5～20 min，且存在显著性差异[60,61]，而另一项为期 1 年的针对 3 134 名青春期女性研究显示，女性性别是睡眠减少的危险因素之一[62,63]。

从表面上看，这两项研究结果似乎存在矛盾，但是，事实并不尽然，这是因为，尽管女性可能需要更多的睡眠，不过因其受社会角色的限制，其睡眠时间比男性少。其他国家的一些研究显示青春期男性的睡眠时间比女性少，或者无性别差异，提示青少年睡眠时间还受文化差异的影响[64,65]。

针对 7 332 人历时 7 年的芬兰公共卫生研究显示，嗜睡是中年女性体重增加的危险因素之一，而男性则不然[66]。这可能是由于中年妇女睡眠剥夺时间较长，因此睡眠所需补偿时间更长。在高龄人群组，女性规律小睡或每天睡眠＞9 h 是非癌症病死率增高的危险因素[67]。

睡眠时程长的特发性嗜睡的发病女性居多数（2∶1）[68]。不同种族研究显示儿童 EDS 无性别差异[69]。即使在特殊群体，比如严重抑郁症患者及在匹配的异卵双胞胎中，EDS 也更多见于女性[70]。EDS 在妊娠前 3 个月更多见，其出现早于妊娠察觉[43]。

有趣的是，男性比女性更容易在不经意间入睡。一项针对中国医学生的研究显示，20.3％男性和 8.8％女性在上课时发生习惯性入睡[71]。

阻塞性睡眠呼吸暂停综合征

1993 年，Young 等在《新英格兰医学杂志》上发表了具有里程碑意义的研究报道，研究包括 602 名 30～60 岁的职员。睡眠呼吸障碍（SDB）定义为呼吸暂停低通气指数（AHI）≥5，估计女性患病率为 9％，男性为 24％。若睡眠呼吸暂停综合征的最低诊断标准为 AHI≥5＋白天过度嗜睡，则估计患病率为女性 2％、男性 4％。男性肥胖与 SDB 高度相关[72]。

大多数基于人群的性别差异研究显示,男性患 SDB 的风险比女性高 2～3 倍[73],但有关性别差异原因的研究进展极少。一项针对 3 个种族(白种人、黑种人和拉美裔)2～6 岁儿童的研究显示,睡眠呼吸暂停具有男性患病优势,男孩的患病风险比女孩高 2.9 倍[74]。中国儿童期发病也具有同样特点(男孩 5.8%,女孩 3.8%[75])。其他类似的结果还来自对 7～11 岁的巴西儿童[76],及对 7～13 岁的土耳其儿童(男∶女为 3∶2)和青少年(男∶女为 1.5∶1)的研究[77]。

有假说提出,性激素在 OSA 发病机制中的作用可用以解释性别差异[78]。上呼吸道的形状、清醒状态下颏舌肌张力、颅面形态和脂肪沉积方式等明显的性别差异也可以用来解释 OSA 中男性高发的原因[79]。不过,目前尚无定论[79]。

2001 年,Bixler 等对 OSA 和 SDB(AHI≥10 并白天嗜睡)患病率的性别差异作了进一步研究,女性总体患病率为 1.2%,男性为 3.9%;绝经前女性为 0.6%,绝经后女性为 1.9%。进一步把绝经后女性细分为是否接受激素替代治疗(HRT),他们发现 HRT 组的患病率仅为 0.5%,而非 HRT 组为 2.7%[80]。2003 年,另一研究也证实了 HRT(尤其是雌激素)会导致这种差异[81]。年龄对女性睡眠呼吸暂停的发生也有影响。Bixler 在这项里程碑式的研究中证实,20～44 岁女性的患病率为 0.7%,45～64 岁女性为 1.1%,65～100 岁女性为 3.1%[80]。体重同样会增加女性 OSA 的发病率,但其作用不及男性。体重指数(BMI)$<$32.3 kg/m^2 女性的 OSA 患病率为 0.4%,BMI≥32.3 kg/m^2 女性为 4.8%[80]。这与之前的研究结果显示肥胖女性(BMI$>$27.3 kg/m^2)的患病率为 3%～7% 相符[82,83]。相比之下,体重对男性的影响更为明显。肥胖男性(BMI$>$27.8 kg/m^2)的患病率为 40%～76.9%[82,83]。有趣的是,肥胖男性患病率竟和一组多囊卵巢综合征(PCOS)女性的患病率相同。女性 PCOS 患者表现为多毛、肥胖、不孕和增大的多囊卵巢,同时伴雄激素增加和促性腺激素分泌紊乱,因而导致慢性无排卵[84]。研究显示女性 PCOS 患者的 OSAS 患病率为 17%～69.9%(根据 OSA 不同定义)[84—86]。OSA 与绝经前及绝经后女性罹患代谢综合征[向心性肥胖、高甘油三酯血症和低高密度脂蛋白血症(HDL)]独立相关。非 OSA 女性的代谢综合征患病率为 10.5%,而重度 OSA 女性高达 57.1%。此外,呼吸暂停-低通气指数 (AHI)、最低血氧饱和度和氧减指数(ODI)与代谢综合征均独立相关[87]。

在校正了其他因素后,习惯性饮酒使女性罹患 OSA 的风险增加 2 倍[88]。与严重度相似的男性 OSA 相比,女性由于对其自身健康状况的 感知力差和精神药物的滥用,而成为医疗卫生资源消耗的主要人群[89]。

妊娠是女性高发 OSA 的另一种特别因素[79],但针对此问题的研究 甚少。据报道 27%健康女性在妊娠晚期会有打鼾[43]。对美国两所军队 医院中 350 名孕妇和 110 名适龄非孕妇进行调查,结果显示,孕妇中 14% 频繁地打鼾,非孕妇仅为 4%[90]。打鼾的频率和响度,憋醒发作均在妊娠 期间增加。一项研究报道孕 35~38 周妇女中 50%有打鼾,14%有憋醒, 孕 8~12 周时 37%有打鼾,4%有憋醒[79]。另一项针对 502 名瑞典妇女 在分娩期间的调查发现,打鼾较多发生在产前(23%),而只有 4%发生在 孕前。多数情况下,妊娠晚期打鼾会增加[91]。有证据表明妊娠对打鼾的 影响在产后几个月内可缓解[79]。

妊娠期间打鼾和憋醒的发生率增加提示妊娠可能与 OSA 相关,但很 少有关于妊娠期 OSA 患病率的数据[79]。一项大型的研究包括对 11 名 刚进入妊娠晚期的打鼾女性行多导睡眠图监测,虽然这些患者上气道阻 力增加(表现为呼吸努力渐强和持续的异常呼吸努力增加)较非打鼾组更 常见,但 AHI 均<5[92]。妊娠期间打鼾增加的机制尚未阐明,可能包括 体重增加[79]、妊娠期弥漫性咽部水肿或是睡眠剥夺对咽部扩张肌活性的 影响[79]。

综上所述,OSAS 在女性中常见,但患病率低于男性。体重、绝经状 态、年龄和内分泌疾病均可对女性 OSAS 发病率的增加产生影响。

不宁腿综合征

不宁腿综合征(RLS)作为最常见的睡眠疾病之一,在 1672 年首次被 提出。RLS 的特点是肢体不适、刺痛感、游走性、烧灼感,产生难以抑制的冲动而想移动四肢缓解不适,通常在久坐或刚入睡时发作[93]。Hanson 等在 2003 年进行的一系列研究中发现,女性男性患病比例为 2∶1[93]。英国 Van De Vijver 等在 2004 年的研究也得到相同的结果[94]。其他几项研究同样也发现女性 RLS 患病率增加[95—97]。不过,女性发病仅限于成年人,在青少年中,不论是患病率还是与 RLS 的相关性均未见性别差异。Berger 等观察了经产次数和 RLS 发病率增加之间的关系。未产妇 RLS 患病率与男性相似,RLS 发病风险随着经产次数而逐渐增加,经产 1 个孩子[比数比(OR)为 1.98;95% 可信区间(CI)为 1.25~3.13],2 个孩子(OR 为 3.04;95% CI 为 2.11~4.40),3 个或更多的孩子(OR 为 3.57;95% CI 2.30~5.55)[98]。

上述研究证实 RLS 患病风险也随着年龄的增加而逐渐增加[99]。妊娠也是一个重要的危险因素。妊娠女性比普通人群罹患 RLS 的风险要高至少 2~3 倍,大多数孕妇在妊娠晚期出现 RLS 症状并在产后第 1 个月缓解。关于 RLS 的最早期研究之一报道 500 名妊娠妇女 RLS 患病率为 19.5%,产后 4 周,只有 3 名产妇仍有 RLS 症状[100]。来自日本的一项包括 16 528 名孕妇的大型研究显示 RLS 患病率为 19.9%,且发病率随孕期的延长而升高:妊娠早期为 15%,妊娠晚期为 23%[101]。另外一项来自意大利对 606 名女性的研究选用更标准的筛查问卷,结果显示 RLS 患病率为 26.6%,几乎 2/3 的女性在妊娠前无 RLS 病史[102]。

来自巴西的一项相似的研究报道,524 名孕妇中 RLS 的患病率为 13.5%,其中 94.4% 发生在妊娠中期和晚期,且 RLS 发病率和严重程度随孕期进展而升高或加重[103]。另一项来自法国纳入 1 022 名孕妇的大型研究显示 24% 孕妇罹患 RLS,在妊娠晚期较多见[104]。妊娠期患一过性 RLS 者发展成为慢性 RLS 的风险增加 4 倍[105,106]。上述研究都是在美国和欧洲进行的,估计 RLS 的总患病率约 10%~12.9%[107,108]。

在亚洲,RLS 的患病率<3% 或更低[109—111]。尽管 RLS 患病率较低,但是女性比男性患病率要高,妊娠期间的总发病率也增高。印度的一项研究报告,男女发病比率为 1∶7[112]。日本的一项针对妊娠女性这个特

定人群的研究发现 RLS 患病率为 19.9%[101]。

女性尤其是妊娠与 RLS 的高发病率相关,这可能与铁、铁蛋白和(或)叶酸水平降低有关[43]。RLS 更多见于女性,尤其是孕妇和绝经期女性,即使在 RLS 相对少见的种族人群中也存在这一现象。与 RLS 相反,周期性肢体运动障碍(PLMD)无明显的性别差异。单纯 PLMD 发病男女无差异[113],而 PLMD 伴发 RLS 在女性中更常见[114]。

其他睡眠疾病

除比较罕见的夜间猝死综合征倾向于男性中更常见之外,关于其他睡眠疾病的性别差异资料有限。例如,快速眼动(REM)期异态睡眠中,睡眠行为障碍男性较为多见(男∶女＝2∶1)[115,116],复发性睡眠麻痹症或睡眠幻觉单发或同时发生并无显著性别差异,梦魇则女性更多见[117—120]。

最近的一项葡萄牙的研究发现,7～10 岁女孩中磨牙症的患病率(56.5%)高于同年龄组的男孩(43.5%)[121]。然而,成年人磨牙症的患病率并无显著性别差异[122]。两项流行病学研究显示患梦游症者女性较多[122,123],睡眠夜惊无性别差异[124],同样没有性别差异的其他异态睡眠还有夜间呻吟症、睡食症和意识模糊性觉醒[125]。

昼夜节律睡眠障碍似乎也存在性别差异。青少年女性的青春期睡眠时相延迟综合征发生的峰值年龄在 17 岁,而男性延迟至 21 岁。不过,患病率并无性别差异。绝经前成年女性的睡眠时相提前明显多于相同年龄段的男性[126,127]。

结　论

失眠和嗜睡在女性中均更为普遍。在最常见的两种睡眠综合征中,OSAS 在绝经前非妊娠女性相对少见,而在妊娠期和绝经后发病率会增加。RLS 在女性中发病率更高,且在妊娠期和进入绝经期时更显著。有趣的是,经产的次数本身会增加 RLS 的发病率甚至会发生在产后,不过,妊娠期间发生的 RLS 急性加重会在产后消失。

参考文献

[1] Gastaut H, Tassinari CA, Duron B. Polygraphic study of diurnal and nocturnal (hypnic and respiratory) episodal manifestations of Pickwick syndrome. Rev Neurol (Paris). 1965;112(6):568–79.

[2] Jung R, Kuhlo W. Neurophysiological studies of abnormal night sleep and the pickwickian syndrome. Prog Brain Res. 1965;18:140–59.

[3] Kronholm E, Laatikainen T, Peltonen M, Sippola R, Partonen T. Self-reported sleep duration, all-cause mortality, cardiovascular mortality and morbidity in Finland. Sleep Med. 2011;12(3):215–21.

[4] Bixler EO, Kales A, Soldatos CR, Kales JD, Healey S. Prevalence of sleep disorders in the Los Angeles metropolitan area. Am J Psychiatry. 1979;136(10):1257–62.

[5] Karacan I, Thornby JI, Williams RL. Sleep disturbance: a community survey. In: Guilleminault C, Lugaresi E, editors. Sleep/wake disorders: natural history, epidemiology and long term evolution. New York: Raven; 1983. p. 37 60.

[6] Liljenberg B, Almqvist M, Hetta J, Roos BE, Agren H. The prevalence of insomnia: the importance of operationally defined criteria. Ann Clin Res. 1988;20(6):393–8.

[7] Morgan K, Dallosso H, Ebrahim S, Arie T, Fentem PH. Characteristics of subjective insomnia in the elderly living at home. Age Ageing. 1988;17(1):1–7.

[8] Rocha FL, Uchoa E, Guerra HL, Firmo JO, Vidigal PG, Lima-Costa MF. Prevalence of sleep complaints and associated factors in community-dwelling older people in Brazil: the Bambui Health and Ageing Study (BHAS). Sleep Med. 2002;3(3):231–8.

[9] Li RH, Wing YK, Ho SC, Fong SY. Gender differences in insomnia—a study in the Hong Kong Chinese population. J Psychosom Res. 2002;53(1):601–9.

[10] Abdel-Khalek AM. Prevalence of reported insomnia and its consequences in a survey of 5,044 adolescents in Kuwait. Sleep. 2004;27(4):726–31.

[11] Hajak G. Epidemiology of severe insomnia and its consequences in Germany. Eur Arch Psychiatry Clin Neurosci. 2001;251(2):49–56.

[12] van den Berg JF, Miedema HM, Tulen JH, Hofman A, Neven AK, Tiemeier H. Sex differences in subjective and actigraphic sleep measures: a population-based study of elderly persons. Sleep. 2009;32(10):1367–75.

[13] Jaussent I, Dauvilliers Y, Ancelin ML, et al. Insomnia symptoms in older adults: associated factors and gender differences. Am J Geriatr Psychiatry. 2011;19(1):88–97.

[14] Brabbins C, Dewey M, Copeland J, et al. Insomnia in the elderly. Int J Geriatr Psychiatry. 1993;8:473–80.

[15] Doi Y, Minowa M, Okawa M, Uchiyama M. Prevalence of sleep disturbance and hypnotic medication use in relation to sociodemographic factors in the general Japanese adult population. J Epidemiol. 1999;10:79–86.

[16] Ganguli M, Reynolds CF, Gilby JE. Prevalence and persistence of sleep complaints in a rural older community sample: the MoVIES project. J Am Geriatr Soc. 1996;44(7):778–84.

[17] Kim K, Uchiyama M, Okawa M, et al. Lifestyles and sleep disorders among the Japanese adult population. Psychiatry Clin Neurosci. 1999;53(2):269–70.

[18] Middelkoop HA, Smilde-van den Doel DA, Neven AK, Kamphuisen HA, Springer CP. Subjective sleep characteristics of 1,485 males and females aged 50–93: effects of sex and age, and factors related to self-evaluated quality of sleep. J Gerontol A Biol Sci Med Sci. 1996;51(3):M108–15.

[19] Ohayon MM, Caulet M, Guilleminault C. How a general population perceives its sleep and

how this relates to the complaint of insomnia. Sleep. 1997;20(9):715–23.

[20] Ohayon MM, Caulet M, Priest RG, Guilleminault C. DSM-IV and ICSD-90 insomnia symptoms and sleep dissatisfaction. Br J Psychiatry. 1997;171:382–8.

[21] Wong WS, Fielding R. Prevalence of insomnia among Chinese adults in Hong Kong: a population-based study. J Sleep Res. 2011;20(1 Pt 1):117–26.

[22] Paparrigopoulos T, Tzavara C, Theleritis C, Psarros C, Soldatos C, Tountas Y. Insomnia and its correlates in a representative sample of the Greek population. BMC Public Health. 2010;10:531.

[23] Ohayon MM. Nocturnal awakenings and difficulty resuming sleep: their burden in the European general population. J Psychosom Res. 2010;69(6):565–71.

[24] Ohayon MM, Sagales T. Prevalence of insomnia and sleep characteristics in the general population of Spain. Sleep Med. 2010;11(10):1010–8.

[25] Nomura K, Yamaoka K, Nakao M, Yano E. Social determinants of self-reported sleep problems in South Korea and Taiwan. J Psychosom Res. 2010;69(5):435–40.

[26] Ohayon MM, Bader G. Prevalence and correlates of insomnia in the Swedish population aged 19–75 years. Sleep Med. 2010;11(10):980–6.

[27] Komada Y, Nomura T, Kusumi M, et al. Correlations among insomnia symptoms, sleep medication use and depressive symptoms. Psychiatry Clin Neurosci. 2011;65(1):20–9.

[28] Kageyama T, Nishikido N, Kobayashi T, Oga J, Kawashima M. Cross-sectional survey on risk factors for insomnia in Japanese female hospital nurses working rapidly rotating shift systems. J Hum Ergol (Tokyo). 2001;30(1–2):149–54.

[29] Kageyama T, Kobayashi T, Nishikido N, Oga J, Kawashima M. Associations of sleep problems and recent life events with smoking behaviors among female staff nurses in Japanese hospitals. Ind Health. 2005;43(1):133–41.

[30] Trinkoff AM, Storr CL. Work schedule characteristics and substance use in nurses. Am J Ind Med. 1998;34(3):266–71.

[31] Agarwal S, Swami BL. Road traffic noise, annoyance and community health survey—a case study for an Indian city. Noise Health. 2011;13(53):272–6.

[32] Gadinger MC, Fischer JE, Schneider S, Fischer GC, Frank G, Kromm W. Female executives are particularly prone to the sleep-disturbing effect of isolated high-strain jobs: a cross-sectional study in German-speaking executives. J Sleep Res. 2009;18(2):229–37.

[33] Troxel WM, Buysse DJ, Matthews KA, et al. Marital/cohabitation status and history in relation to sleep in midlife women. Sleep. 2010;33(7):973–81.

[34] Theorell-Haglow J, Berne C, Janson C, Sahlin C, Lindberg E. Associations between short sleep duration and central obesity in women. Sleep. 2010;33(5):593–8.

[35] Hall MH, Matthews KA, Kravitz HM, et al. Race and financial strain are independent correlates of sleep in midlife women: the SWAN sleep study. Sleep. 2009;32(1):73–82.

[36] Chung KF, Cheung MM. Sleep-wake patterns and sleep disturbance among Hong Kong Chinese adolescents. Sleep. 2008;31(2):185–94.

[37] Morrison DN, McGee R, Stanton WR. Sleep problems in adolescence. J Am Acad Child Adolesc Psychiatry. 1992;31(1):94–9.

[38] Kahn A, Van de Merckt C, Rebuffat E, et al. Sleep problems in healthy preadolescents. Pediatrics. 1989;84(3):542–6.

[39] Fisher BE, Wilson AE. Selected sleep disturbances in school children reported by parents: prevalence, interrelationships, behavioral correlates and parental attributions. Percept Mot Skills. 1987;64(3 Pt 2):1147–57.

[40] Liu X, Sun Z, Uchiyama M, Shibui K, Kim K, Okawa M. Prevalence and correlates of sleep problems in Chinese schoolchildren. Sleep. 2000;23(8):1053–62.

[41] Krystal AD. Depression and insomnia in women. Clin Cornerstone. 2004;6(Suppl 1B):S19–28.

[42] Baker FC, Driver HS, Rogers GG, Paiker J, Mitchell D. High nocturnal body temperatures and disturbed sleep in women with primary dysmenorrhea. Am J Physiol. 1999;277(6 Pt 1): E1013–21.

[43] Pien GW, Schwab RJ. Sleep disorders during pregnancy. Sleep. 2004;27(7):1405–17.

[44] Leppee M, Culig J, Eric M, Sijanovic S. The effects of benzodiazepines in pregnancy. Acta

Neurol Belg. 2010;110(2):163–7.

[45] Lugoboni F, Zadra N, Urli N, Brocco G, Pajusco B. Use of benzodiazepines during pregnancy. A survey in a cohort of pregnant women in northern Italy. Acta Neurol Belg. 2011;111(2):172–3.

[46] Taveras EM, Rifas-Shiman SL, Rich-Edwards JW, Gunderson EP, Stuebe AM, Mantzoros CS. Association of maternal short sleep duration with adiposity and cardiometabolic status at 3 years postpartum. Obesity (Silver Spring). 2011;19(1):171–8.

[47] Timur S, Sahin NH. Effects of sleep disturbance on the quality of life of Turkish menopausal women: a population-based study. Maturitas. 2009;64(3):177–81.

[48] Vaari T, Engblom J, Helenius H, Erkkola R, Polo-Kantola P. Survey of sleep problems in 3421 women aged 41–55 years. Menopause Int. 2008;14(2):78–82.

[49] Owens JF, Matthews KA. Sleep disturbance in healthy middle-aged women. Maturitas. 1998;30(1):41–50.

[50] Terauchi M, Obayashi S, Akiyoshi M, Kato K, Matsushima E, Kubota T. Insomnia in Japanese peri- and postmenopausal women. Climacteric. 2010;13(5):479–86.

[51] Tom SE, Kuh D, Guralnik JM, Mishra GD. Self-reported sleep difficulty during the menopausal transition: results from a prospective cohort study. Menopause. 2010;17(6):1128–35.

[52] Hachul H, Bittencourt LR, Soares Jr JM, Tufik S, Baracat EC. Sleep in post-menopausal women: differences between early and late post-menopause. Eur J Obstet Gynecol Reprod Biol. 2009;145(1):81–4.

[53] Pien GW, Sammel MD, Freeman EW, Lin H, DeBlasis TL. Predictors of sleep quality in women in the menopausal transition. Sleep. 2008;31(7):991–9.

[54] Kravitz HM, Zhao X, Bromberger JT, et al. Sleep disturbance during the menopausal transition in a multi-ethnic community sample of women. Sleep. 2008;31(7):979–90.

[55] Bolge SC, Balkrishnan R, Kannan H, Seal B, Drake CL. Burden associated with chronic sleep maintenance insomnia characterized by nighttime awakenings among women with menopausal symptoms. Menopause. 2010;17(1):80–6.

[56] Young T, Finn L, Austin D, Peterson A. Menopausal status and sleep-disordered breathing in the Wisconsin Sleep Cohort Study. Am J Respir Crit Care Med. 2003;167(9):1181–5.

[57] Lindberg E, Janson C, Gislason T, Bjornsson E, Hetta J, Boman G. Sleep disturbances in a young adult population: can gender differences be explained by differences in psychological status? Sleep. 1997;20(6):381–7.

[58] Doi Y, Minowa M. Gender differences in excessive daytime sleepiness among Japanese workers. Soc Sci Med. 2003;56(4):883–94.

[59] Hara C, Lopes Rocha F, Lima-Costa MF. Prevalence of excessive daytime sleepiness and associated factors in a Brazilian community: the Bambui study. Sleep Med. 2004;5(1):31–6.

[60] Moore M, Kirchner HL, Drotar D, Johnson N, Rosen C, Redline S. Correlates of adolescent sleep time and variability in sleep time: the role of individual and health related characteristics. Sleep Med. 2011;12(3):239–45.

[61] Olds T, Maher C, Blunden S, Matricciani L. Normative data on the sleep habits of Australian children and adolescents. Sleep. 2010;33(10):1381–8.

[62] Roberts RE, Roberts CR, Xing Y. Restricted sleep among adolescents: prevalence, incidence, persistence, and associated factors. Behav Sleep Med. 2011;9(1):18–30.

[63] Huang YS, Wang CH, Guilleminault C. An epidemiologic study of sleep problems among adolescents in North Taiwan. Sleep Med. 2010;11(10):1035–42.

[64] Arman AR, Ay P, Fis NP, et al. Association of sleep duration with socio-economic status and behavioural problems among schoolchildren. Acta Paediatr. 2011;100(3):420–4.

[65] Li S, Zhu S, Jin X, et al. Risk factors associated with short sleep duration among Chinese school-aged children. Sleep Med. 2010;11(9):907–16.

[66] Lyytikainen P, Rahkonen O, Lahelma E, Lallukka T. Association of sleep duration with weight and weight gain: a prospective follow-up study. J Sleep Res. 2011;20(2):298–302.

[67] Stone KL, Ewing SK, Ancoli-Israel S, et al. Self-reported sleep and nap habits and risk of

mortality in a large cohort of older women. J Am Geriatr Soc. 2009;57(4):604–11.

[68] Vernet C, Arnulf I. Idiopathic hypersomnia with and without long sleep time: a controlled series of 75 patients. Sleep. 2009;32(6):753–9.

[69] Goodwin JL, Babar SI, Kaemingk KL, et al. Symptoms related to sleep-disordered breathing in white and Hispanic children: the Tucson Children's Assessment of Sleep Apnea Study. Chest. 2003;124(1):196–203.

[70] Khan AA, Gardner CO, Prescott CA, Kendler KS. Gender differences in the symptoms of major depression in opposite-sex dizygotic twin pairs. Am J Psychiatry. 2002;159(8): 1427–9.

[71] Lu J, Fang GE, Shen SJ, Wang Y, Sun Q. A Questionnaire survey on sleeping in class phenomenon among Chinese medical undergraduates. Med Teach. 2011;33(6):508.

[72] Young T, Palta M, Dempsey J, Skatrud J, Weber S, Badr S. The occurrence of sleep-disordered breathing among middle-aged adults. N Engl J Med. 1993;328(17):1230–5.

[73] Strohl K, Redline S. Recognition of obstructive sleep apnea. Am J Respir Crit Care Med. 1996;154:274–89.

[74] Goldstein NA, Abramowitz T, Weedon J, Koliskor B, Turner S, Taioli E. Racial/ethnic differences in the prevalence of snoring and sleep disordered breathing in young children. J Clin Sleep Med. 2011;7(2):163–71.

[75] Li AM, So HK, Au CT, et al. Epidemiology of obstructive sleep apnoea syndrome in Chinese children: a two-phase community study. Thorax. 2010;65(11):991–7.

[76] Potasz C, Juliano ML, Varela MJ, et al. Prevalence of sleep disorders in children of a public hospital in Sao Paulo. Arq Neuropsiquiatr. 2010;68(2):235–41.

[77] Sogut A, Yilmaz O, Dinc G, Yuksel H. Prevalence of habitual snoring and symptoms of sleep-disordered breathing in adolescents. Int J Pediatr Otorhinolaryngol. 2009;73(12):1769–73.

[78] Krystal AD, Edinger J, Wohlgemuth W, Marsh GR. Sleep in peri-menopausal and post-menopausal women. Sleep Med Rev. 1998;2(4):243–53.

[79] Young T, Peppard PE, Gottlieb DJ. Epidemiology of obstructive sleep apnea: a population health perspective. Am J Respir Crit Care Med. 2002;165(9):1217–39.

[80] Bixler EO, Vgontzas AN, Lin HM, et al. Prevalence of sleep-disordered breathing in women: effects of gender. Am J Respir Crit Care Med. 2001;163(3 Pt 1):608–13.

[81] Manber R, Kuo TF, Cataldo N, Colrain IM. The effects of hormone replacement therapy on sleep-disordered breathing in postmenopausal women: a pilot study. Sleep. 2003;26(2):163–8.

[82] Rajala R, Partinen M, Sane T, Pelkonen R, Huikuri K, Seppalainen AM. Obstructive sleep apnoea syndrome in morbidly obese patients. J Intern Med. 1991;230(2):125–9.

[83] Vgontzas AN, Tan TL, Bixler EO, Martin LF, Shubert D, Kales A. Sleep apnea and sleep disruption in obese patients. Arch Intern Med. 1994;154(15):1705–11.

[84] Gopal M, Duntley S, Uhles M, Attarian H. The role of obesity in the increased prevalence of obstructive sleep apnea syndrome in patients with polycystic ovarian syndrome. Sleep Med. 2002;3(5):401–4.

[85] Fogel RB, Malhotra A, Pillar G, Pittman SD, Dunaif A, White DP. Increased prevalence of obstructive sleep apnea syndrome in obese women with polycystic ovary syndrome. J Clin Endocrinol Metab. 2001;86(3):1175–80.

[86] Vgontzas AN, Legro RS, Bixler EO, Grayev A, Kales A, Chrousos GP. Polycystic ovary syndrome is associated with obstructive sleep apnea and daytime sleepiness: role of insulin resistance. J Clin Endocrinol Metab. 2001;86(2):517–20.

[87] Theorell-Haglow J, Berne C, Janson C, Lindberg E. The role of obstructive sleep apnea in metabolic syndrome: a population-based study in women. Sleep Med. 2011;12(4):329–34.

[88] Cui R, Tanigawa T, Sakurai S, et al. Associations between alcohol consumption and sleep-disordered breathing among Japanese women. Respir Med. 2011;105(5):796–800.

[89] Greenberg-Dotan S, Reuveni H, Simon-Tuval T, Oksenberg A, Tarasiuk A. Gender differences in morbidity and health care utilization among adult obstructive sleep apnea patients. Sleep. 2007;30(9):1173–80.

[90] Loube DI, Poceta JS, Morales MC, Peacock MD, Mitler MM. Self-reported snoring in preg-

nancy association with fetal outcome. Chest. 1996;109(4):885–9.

[91] Franklin KA, Holmgren PA, Jonsson F, Poromaa N, Stenlund H, Svanborg E. Snoring, pregnancy-induced hypertension, and growth retardation of the fetus. Chest. 2000;117(1):137–41.

[92] Guilleminault C, Querra-Salva M, Chowdhuri S, Poyares D. Normal pregnancy, daytime sleeping, snoring and blood pressure. Sleep Med. 2000;1(4):289–97.

[93] Hanson M, Honour M, Singleton A, et al. Analysis of familial and sporadic restless legs syndrome in age of onset, gender, and severity features. J Neurol. 2004;251(11):1398–401.

[94] Van De Vijver DA, Walley T, Petri H. Epidemiology of restless legs syndrome as diagnosed in UK primary care. Sleep Med. 2004;5(5):435–40.

[95] Ohayon MM, Roth T. Prevalence of restless legs syndrome and periodic limb movement disorder in the general population. J Psychosom Res. 2002;53(1):547–54.

[96] Nichols DA, Allen RP, Grauke JH, et al. Restless legs syndrome symptoms in primary care: a prevalence study. Arch Intern Med. 2003;163(19):2323–9.

[97] Ohayon MM, O'Hara R, Vitiello MV. Epidemiology of restless legs syndrome: a synthesis of the literature. Sleep Med Rev. 2011;16(4):283–95.

[98] Berger K, Luedemann J, Trenkwalder C, John U, Kessler C. Sex and the risk of restless legs syndrome in the general population. Arch Intern Med. 2004;164(2):196–202.

[99] Rothdach AJ, Trenkwalder C, Haberstock J, Keil U, Berger K. Prevalence and risk factors of RLS in an elderly population: the MEMO study. Memory and morbidity in Augsburg elderly. Neurology. 2000;54(5):1064–8.

[100] Goodman JD, Brodie C, Ayida GA. Restless leg syndrome in pregnancy. BMJ. 1988; 297(6656):1101–2.

[101] Suzuki K, Ohida T, Sone T, et al. The prevalence of restless legs syndrome among pregnant women in Japan and the relationship between restless legs syndrome and sleep problems. Sleep. 2003;26(6):673–7.

[102] Manconi M, Govoni V, De Vito A, et al. Restless legs syndrome and pregnancy. Neurology. 2004;63(6):1065–9.

[103] Alves DA, Carvalho LB, Morais JF, Prado GF. Restless legs syndrome during pregnancy in Brazilian women. Sleep Med. 2010;11(10):1049–54.

[104] Neau JP, Porcheron A, Mathis S, et al. Restless legs syndrome and pregnancy: a questionnaire study in the Poitiers District, France. Eur Neurol. 2010;64(5):268–74.

[105] Cesnik E, Casetta I, Turri M, et al. Transient RLS during pregnancy is a risk factor for the chronic idiopathic form. Neurology. 2010;75(23):2117–20.

[106] Manconi M, Govoni V, De Vito A, et al. Pregnancy as a risk factor for restless legs syndrome. Sleep Med. 2004;5(3):305–8.

[107] Phillips B, Young T, Finn L, Asher K, Hening WA, Purvis C. Epidemiology of restless legs symptoms in adults. Arch Intern Med. 2000;160(14):2137–41.

[108] Hening W, Walters AS, Allen RP, Montplaisir J, Myers A, Ferini-Strambi L. Impact, diagnosis and treatment of restless legs syndrome (RLS) in a primary care population: the REST (RLS epidemiology, symptoms, and treatment) primary care study. Sleep Med. 2004;5(3):237–46.

[109] Sevim S, Dogu O, Camdeviren H, et al. Unexpectedly low prevalence and unusual characteristics of RLS in Mersin, Turkey. Neurology. 2003;61(11):1562–9.

[110] Bhowmik D, Bhatia M, Gupta S, Agarwal SK, Tiwari SC, Dash SC. Restless legs syndrome in hemodialysis patients in India: a case controlled study. Sleep Med. 2003;4(2):143–6.

[111] Bhowmik D, Bhatia M, Tiwari S, et al. Low prevalence of restless legs syndrome in patients with advanced chronic renal failure in the Indian population: a case controlled study. Ren Fail. 2004;26(1):69–72.

[112] Kumar VG, Bhatia M, Tripathi M, Srivastava AK, Jain S. Restless legs syndrome: diagnosis and treatment. J Assoc Physicians India. 2003;51:782–3.

[113] Scofield H, Roth T, Drake C. Periodic limb movements during sleep: population prevalence, clinical correlates, and racial differences. Sleep. 2008;31(9):1221–7.

[114] Gaultney JF. The prevalence of sleep disorders in college students: impact on academic performance. J Am Coll Health. 2010;59(2):91–7.

[115] Frauscher B, Gschliesser V, Brandauer E, et al. REM sleep behavior disorder in 703 sleep-disorder patients: the importance of eliciting a comprehensive sleep history. Sleep Med. 2010;11(2):167–71.

[116] Lin FC, Lai CL, Huang P, Liu CK, Hsu CY. The rapid-eye-movement sleep behavior disorder in Chinese-Taiwanese patients. Psychiatry Clin Neurosci. 2009;63(4):557–62.

[117] Munezawa T, Kaneita Y, Osaki Y, et al. Nightmare and sleep paralysis among Japanese adolescents: a nationwide representative survey. Sleep Med. 2011;12(1):56–64.

[118] Bittencourt LR, Santos-Silva R, Taddei JA, Andersen ML, de Mello MT, Tufik S. Sleep complaints in the adult Brazilian population: a national survey based on screening questions. J Clin Sleep Med. 2009;5(5):459–63.

[119] Schredl M. Nightmare frequency and nightmare topics in a representative German sample. Eur Arch Psychiatry Clin Neurosci. 2010;260(8):565–70.

[120] Jimenez-Genchi A, Avila-Rodriguez VM, Sanchez-Rojas F, Terrez BE, Nenclares-Portocarrero A. Sleep paralysis in adolescents: the 'a dead body climbed on top of me' phenomenon in Mexico. Psychiatry Clin Neurosci. 2009;63(4):546–9.

[121] Serra-Negra JM, Paiva SM, Seabra AP, Dorella C, Lemos BF, Pordeus IA. Prevalence of sleep bruxism in a group of Brazilian schoolchildren. Eur Arch Paediatr Dent. 2010;11(4):192–5.

[122] Pires ML, Benedito-Silva AA, Mello MT, Pompeia Sdel G, Tufik S. Sleep habits and complaints of adults in the city of Sao Paulo, Brazil, in 1987 and 1995. Braz J Med Biol Res. 2007;40(11):1505–15.

[123] Santos-Silva R, Bittencourt LR, Pires ML, et al. Increasing trends of sleep complaints in the city of Sao Paulo, Brazil. Sleep Med. 2010;11(6):520–4.

[124] Nguyen BH, Perusse D, Paquet J, et al. Sleep terrors in children: a prospective study of twins. Pediatrics. 2008;122(6):e1164–7.

[125] Bjorvatn B, Gronli J, Pallesen S. Prevalence of different parasomnias in the general population. Sleep Med. 2010;11(10):1031–4.

[126] Tonetti L, Fabbri M, Natale V. Sex difference in sleep-time preference and sleep need: a cross-sectional survey among Italian pre-adolescents, adolescents, and adults. Chronobiol Int. 2008;25(5):745–59.

[127] Hazama GI, Inoue Y, Kojima K, Ueta T, Nakagome K. The prevalence of probable delayed-sleep-phase syndrome in students from junior high school to university in Tottori, Japan. Tohoku J Exp Med. 2008;216(1):95–8.

第三章　女性睡眠障碍：针对护理人员及助理医师的指南

Nancy I. Resi

引　　言

睡眠障碍是患者到初级医疗卫生机构就诊时最常见的主诉[1]。人的一生中睡眠占近 1/3 时间。正常情况下每晚不间断的睡眠时间平均为 7～9 h，而女性平均睡眠时间为 6 h 40 min，低于正常水平且常出现睡眠中断[2]。

睡眠的质量可能受激素水平、血管舒缩症状以及婚姻状态、家庭经济条件、孩子抚育责任等社会因素的影响。睡眠不足或睡眠剥夺所致睡眠质量下降可能引起日间过度嗜睡及疲乏。睡眠质量下降可影响健康、安全以及经济收入等，极大程度地影响人们学习、工作、社会交往以生活质量。

尽管睡眠障碍对社会经济可能产生显著的影响，但是这一问题在初级诊所中常被忽视[3—5]。事实上，睡眠障碍较常见，人群中估计 35％～40％存在入睡困难或者日间嗜睡[4]。当前，指导预防保健的美国预防服务工作组并未将睡眠障碍列入常规筛查内容[3,6]。

睡眠和经前期综合征

50％～80％的女性人群经历过不同程度的经前期症状。近 20％的女性存在重度经前期综合征(PMS),且 3％～8％的女性达到经前期焦虑症(PMDD)的诊断标准[7]。PMDD 包括一系列的症状,如情绪改变、行为学症状、胃部不适感,常影响工作及社会关系[8]。本章还涉及女性经历的睡眠相关改变,包括失眠和嗜睡。

在英文中,疲乏(fatigue)、困倦(sleepiness)以及劳累(tiredness)等词汇可以通用。然而,将这些词区分开来是非常重要的。2004 年,Dittner 等将疲乏定义为"精神和(或)躯体上持续的极度劳累,虚弱或精疲力竭"[9]。困倦则是指有入睡可能性的主观感觉[10]。

在 2007 年,Baker 等使用脑电图(EEG)研究伴有 PMS 女性的睡眠质量以及睡眠组分[11]。该研究表明重度 PMS 女性患者在黄体晚期(LLP)感到睡眠质量差并伴有 PMS 症状。有趣的是,多导睡眠图(PSG)检查并未发现 PMS 女性存在睡眠结构的改变,也未见睡眠干扰现象。

在该研究基础上,Baker 及 Colrain[12]就重度 PMS 女性在月经周期中的 LLP 和卵泡期日间嗜睡及精神运动性行为,与健康女性进行了对比分析,结果发现,重度 PMS 女性在 LLP 期感到困倦、疲乏以及轻度的精神运动性行为减退。尽管如此,其认知处理能力仍能维持。

妊 娠 与 睡 眠

妊娠女性较同龄非妊娠女性更易存在睡眠相关主诉。据美国国家睡眠基金会的统计,近 80％的女性主诉其睡眠在孕期比其他任何阶段受到的干扰更多[13]。妊娠可引起生理和激素水平的变化,以及睡眠结构的改变。孕妇常有睡眠质量欠佳、入睡困难、频繁觉醒等症状,这些症状在进入妊娠中期后呈逐渐增多趋势[14]。妊娠期常由于孕酮水平的增高导致日间过度嗜睡。其他如夜尿增多,因腹腔容积增大及腰背部疼痛所致标准睡眠体位无法维持,也可引起妊娠期睡眠障碍。

尼古丁可刺激中枢神经系统,促进觉醒及延长睡眠潜伏期[15]。吸烟的孕妇可有入睡困难、日间嗜睡、无法恢复精力的睡眠以及觉醒困难等表现。Ohida 等发现被动吸烟也可增加女性睡眠困难[16]。

不宁腿综合征(RLS)在孕妇也更为常见，可能与体内铁储备减少以及激素水平变化相关[17]。多个研究显示，对于有 RLS 家族史的女性，妊娠使 RLS 发生风险增加，这也是造成 RLS 总体患病率具有性别差异的原因之一[17,18]。

据报道，妊娠女性打鼾的患病率为 14%～45%，高于非妊娠女性。然而，由于缺乏大样本的研究，妊娠女性阻塞性睡眠呼吸暂停(OSA)患病率仍不清楚。据估计，女性人群 OSA 的患病率为 0.7%～6.5%[19]。随着人群肥胖程度逐渐增加，肥胖相关的疾病如 OSA 也更加普遍，进而使妊娠过程变得复杂[20,21]。妊娠期合并 OSA 使并发症增加，如低体重儿(LBW)、早产儿、小样儿(SGA)、剖宫产(CS)、低 Apgar 评分(分娩后 5 min)及先兆子痫。其中，66% 的孕妇有先兆子痫，32% 早产。

尚无针对妊娠期 OSA 治疗的指南。现有的建议基于一般人群的治疗指南，譬如治疗重点在如何使呼吸暂停低通气指数(AHI)恢复正常。标准的治疗包括持续气道正压通气(CPAP)、口腔矫治器以及行为矫正，这些将在后续的章节中进行讨论[22]。

中年女性与睡眠

中年女性普遍存在睡眠障碍，年龄及绝经过渡期均为影响因素。大多数的研究关注了睡眠、性激素水平及体温之间的关系。Kravitz 等在美国的全国女性健康研究(SWAN)中发现，40～55 岁女性中 35% 存在睡眠问题[23]。其中大部分主诉为早醒的睡眠维持困难，可能的促进因素为血管舒缩相关症状的出现及加重，如伴随生殖激素[特别是卵泡刺激素(FSH)]水平改变而出现的潮热、夜间盗汗及冷汗。究竟是血管舒缩症状促发觉醒还是觉醒后发生潮热尚未阐明[24]。这就导致年纪大的女性睡眠时间较年轻者少 2 h[25]，尽管她们躺在床上的时间相同。一些研究表明高达 40% 绝经后女性的睡眠受到血管舒缩症状的影响[26,27]。Murphy

及 Campbell 发现黄体生成素(LH)水平与女性睡眠障碍相关。围绝经期女性日间 LH 水平与夜间觉醒次数相关[28]。

总的来说,绝经过渡期女性的睡眠质量可能并不会发生变化。然而绝经期则不然,其睡眠质量可受某些症状如潮热及抑郁的影响[29]。

失　眠

失眠是指入睡困难、睡眠维持困难及早醒的疾病状态[30]。即每周 3 夜或以上时间,出现平均入睡时间＞30 min 或者每夜总睡眠时间＜6 h[30],导致睡眠质量下降,使患者觉醒后感到精力未恢复。失眠可导致机动车事故、降低生产能力及工作效率、旷工以及生活质量下降[31]。

在初级诊所中失眠是最常见的慢性睡眠障碍症状[32]。尽管一项研究显示,75%的调查回复者陈述其在过去的 1 年里每周有几晚会出现睡眠问题[33],但遗憾的是,很多患者并不会与医疗保健人员提及这个问题。

失眠患病率随着年龄的增加而增加。一项针对老年人的研究表明,57%存在失眠相关的主诉,仅 12%诉睡眠正常[34]。老年人通常尝试使用非处方药物以及饮酒解决失眠问题[30]。

成年女性比男性更可能主诉失眠,与血管舒缩症状及抑郁相关。近2/3 的抑郁症患者存在入睡困难型的失眠[35]。

持续 4 周的急性失眠可能是由于换班,生活中发生重大变故(如失去亲人)或者日常生活压力(如夜间小孩觉醒)等引起。飞行(倒时差),特别是跨越时区的旅行也可能引起睡眠困难。从西方到东方的旅行或者老年人群更易发生这些症状[36]。

慢性失眠持续时间＞4 周。睡眠质量差,通常表现的日间症状为疲乏、心神不宁、易激惹以及注意力与记忆力下降[37]。

失眠是一种综合征,而不是一种疾病。因而失眠的治疗需针对潜在的原因。药物与非药物的疗法均需要个体化。然而,失眠的主要治疗依然是良好的睡眠卫生(见表 3-1)以及认知行为治疗[38]。

表 3 - 1　睡眠卫生

保持规律的睡眠作息时间

　　每天同一时间就寝及起床

　　不使用卧室进行其他活动,除了睡眠及性生活

　　日间避免小睡

　　就寝前 3 h 内避免锻炼

　　中午 12:00 以后避免咖啡因

　　避免酒精类饮料

　　禁止吸烟或者使用烟草产品

　　如果 30 min 内仍未入睡,则下床,去另一个房间并做一些使你平静的事情,直至有睡意后再就寝

失眠病例

　　S. K. ,38 岁,10 岁儿子的母亲,离异,睡眠困难史 2 年。6 个月前,离异后的她搬去与父母及兄弟靠近的地方居住。离婚之前,她大部分时间睡眠质量好。然而,自从离异后,养成了每晚上床前喝一杯酒放松的习惯。她 1 h 内能够入睡,但是由于担心儿子,夜间会多次醒来。

　　S. K. 的体格检查正常,实验室检查未见异常。

　　建议该患者在晚上 9:00 入睡前的 6 h 内避免饮酒、咖啡因以及锻炼。进一步建议,卧室只能用于睡觉或性生活。如果她醒来并在 30 min 内不能入睡,建议去客厅做些编织,这是她的放松方式之一。等再次感到困倦时,可回到床上。此外,睡前开始给予安必恩(Ambien)10 mg,且给予针对失眠的认知行为治疗。

　　4 周后复诊时述症状改善。使用安眠药(安必恩)后她可以在 45 min 内入睡,夜晚她仅醒来 1～2 次且在 15 min 内再次入睡。在之后的随访中,停用了安眠药,仅间断出现夜间睡眠困难。

阻塞性睡眠呼吸暂停综合征

　　OSA 以至少 10 s 的呼吸暂停及低通气为特征,通常与年龄、肥胖、打鼾及日间过度嗜睡相关。患者也可主诉睡眠维持困难和(或)存在不能恢

复精力的睡眠。未达到 OSA 严重度则为上气道阻力综合征(UARS)。其特征为上气道阻力增加,也可引起打鼾和日间嗜睡[39],其实质为气道狭窄引起的睡眠期觉醒相关的轻微低通气[40]。过去认为 OSA 在女性中并不常见。新近研究表明男性 OSA 的患病率为女性的 2 倍[41]。由于上气道解剖结构的差异,女性比男性更易患 UARS。此外,估计 90% 女性 OSA 漏诊[42]。

虽然有症状的 OSA 女性可能并未从睡伴处得知其相关症状的反馈,然而据报道女性所消耗的卫生保健资源多于男性[43]。这是由于因 OSA 就诊的女性所述的症状并"不典型"[44],常见主诉为入睡困难及睡眠维持障碍型失眠[40],也可为抑郁、焦虑、腿部痉挛及肌痛[40,43,45]。

PSG 检查是诊断 OSA 的金标准。最好是在配备有看护人员的实验室环境中进行。部分患者也可选用无看护的、家庭便携式设备进行监测。PSG 可对睡眠结构、睡眠效率、呼吸事件及腿动等指标进行监测。AHI 及呼吸紊乱指数(RDI)代表睡眠呼吸暂停的严重度。AHI>5 可确诊 OSA,轻度 OSA 为 15>AHI≥5,中度 OSA 为 30>AHI≥15,重度 OSA 为 AHI≥30[46,47]。

CPAP 仍是轻、中、重度 OSA 的首选治疗方法[47]。但是,对于轻度 OSA,也可考虑其他方案,包括睡眠时避免仰卧位,因为该体位可因重力的作用而使 OSA 症状加重。睡前避免饮酒或禁用镇静剂也可减少睡眠呼吸紊乱。减肥是另一种有效的治疗方法。口腔矫治器也可考虑,可在擅长睡眠医学领域的牙医指导下使用,可通过睡眠过程中扩张上气道以减少上气道塌陷的可能,从而改善上气道开放程度。最后,也可选择手术治疗以减少鼻和(或)口咽部的阻塞。

睡眠期不宁腿综合征及周期性肢体运动

不宁腿综合征(RLS)是一种以无法抗拒的急迫的腿部活动为特征的感觉运动障碍。RLS 症状通常难以描述并被贴上如下"标签":疼痛、烧灼感、痒感、牵拉感、触电感、不安宁和(或)令人毛骨悚然的爬行感。这些感觉通常在夜间和(或)静息时发生，并且活动可使之缓解[46,48]。RLS是一种临床诊断，不需要通过睡眠监测来诊断。

人群RLS患病率为5%～15%，女性与男性之比近2∶1[49]。原发性RLS的病因尚不清楚。然而，50%的患者家族史阳性，表明该疾病存在基因易感性[50]。引起继发性RLS的疾病包括缺铁、妊娠、尿毒症、糖尿病、风湿性疾病以及静脉功能不全[50]。

近80%的RLS患者存在睡眠中周期性腿动(PLMS)。该病表现为夜间每20～40 s发生一次肢体运动，可引起短时间的觉醒。最为常见的表现包括膝关节以及臀部的屈曲，足部以及踇趾背伸，尽管这些表现在上肢中也可见到。PLMS发生在非快速眼动睡眠期。睡伴通常最先发现此病。一般来说，PLMS症状随年龄增长而增加。老年人群PLMS的患病率为45%[51]。低铁蛋白血症及某些药物，如三环类抗抑郁药以及5-羟色胺再摄取抑制剂也可加重此病[49]。

只有当RLS和PLMS具有临床意义，或者症状影响患者的生活质量、日间功能、社会功能或者睡眠时，才有必要进行治疗。RLS以及PLMS的一线治疗为多巴胺受体激动剂罗匹尼罗和普拉克索[50]。铁缺乏的患者应补充铁剂。二线治疗包括卡比多巴-左旋多巴、加巴喷丁、苯二氮䓬类和(或)阿片类药物。然而，卡比多巴-左旋多巴治疗可使高达80%的患者出现症状恶化(发生更早)或加重。

不宁腿综合征病例

G.C.，56岁，已婚女性，腿痛及腿部不宁感3年。最近，她飞往巴黎并期望在飞机上整晚睡眠。她发现她的腿在"蠕动"导致不能入睡。她日常作息为夜间睡眠10 h及日间小睡2 h。自述因夜尿在夜间会醒来3～4次。G.C.描述她的腿像"小虫子在皮肤上爬行"。当这种感觉加重时，可引起腿部的疼痛。她需要在躺椅上撞腿，起床行走或者按摩腿部来减轻这些症状。她的丈夫并未发现她的腿在夜间抽拉或踢动。

G. C. 的查体包括肌肉屈伸以及感觉均正常。甲状腺功能以及铁蛋白在正常范围内。

她每天傍晚时服用罗匹尼罗,起始剂量为 0.25 mg,经滴定剂量增加至每晚 1.5 mg。回访时,她的症状缓解,每晚仅睡 8 h 并且白天不再需要小睡。

发作性睡病

发作性睡病是大脑不能维持稳定的睡眠-觉醒周期的一种疾病。典型的在青春期起病,但是通常在成年后才确诊。虽然它仅影响 1‰~2‰ 的人群,但却是一种极其严重的疾病。发作性睡病的症状会在发病最初的几年里恶化,并持续一生[52]。

发作性睡病表现为日间过度嗜睡以及不适时宜地从觉醒进入 REM 睡眠期[53],伴或不伴猝倒。猝倒定义为双侧肌张力的突然丧失,多由强烈的感情变化如痛哭或者大笑触发。通常影响颜面部、颈部以及膝部肌肉。猝倒是发作性睡病的特征性表现,如有猝倒发生即可确诊。发作性睡病患者主诉还包括临睡时/初醒时幻觉,REM 睡眠期行为紊乱(或者不正常的梦魇)和(或)睡眠麻痹。临睡/初醒时幻觉是生动的,通常为可怕的可感觉到的体验,发生在睡眠与觉醒转换时。睡眠麻痹可引起患者惊恐感,因为他们通常在从 REM 睡眠中觉醒后有瘫痪的感觉[50]。

发作性睡病的诊断包括至少 6 h 睡眠的整夜 PSG 监测以及紧接着的多次小睡潜伏期试验(MSLT)。即使是对于有猝倒表现的患者,为了确保病史记录的完整性,通常也需要进行这些检查。兴奋剂以及精神活性药物需要在检查前停用 7~10 天。在检查至少 2 周前需停用抗抑郁药物,如选择性 5-羟色胺再摄取抑制剂(SSRIs),从而避免 REM 期反跳效应[51]。PSG 可表现为自发的觉醒,睡眠效率降低以及 REM 期睡眠提前。在进行 PSG 后的一天行 MSLT，需包括 4～5 次小睡。发作性睡病患者的平均睡眠潜伏期需小于 8 min。此外，诊断发作性睡病需至少 2 次的小睡过程中记录到 REM 期睡眠。

发作性睡病的治疗需要促进觉醒药物，如莫达非尼、哌甲酯以及安非达明衍生物。羟丁酸钠有利于改善猝倒、日间过度嗜睡症状以及巩固 REM 睡眠[50,54]。但是，由于其为盐溶液，因此需要每晚服用 2 次，就寝前服用 1 次，然后需调好闹钟在入睡几小时后醒来第 2 次服用。抗抑郁药物如文拉法辛（venlafaxine）也用于治疗猝倒。非药物治疗，如规律就寝时间以及减少日间小睡也可改善警觉性。

结　论

睡眠障碍对总体健康状况及幸福生活带来严重的负担。相当多患睡眠障碍的女性并未得到诊断。即使关注睡眠的患者通常也不会提及或者在就诊快结束时才提及其睡眠问题。这也受到在初级诊室中并未将睡眠问题作为常规筛查项目的影响[3,55]。由于女性睡眠障碍患者通常具有特征性临床表现，因此需认识并予以重视。

参考文献

[1] Stores G. Clinical diagnosis and misdiagnosis of sleep disorders. J Neurol Neurosurg Psychiatry. 2007;78:1293–7.

[2] National Sleep Foundation. Women and sleep [online]. Available at: www.sleepfoundation. org. Accessed Sep 2011.

[3] Senthilvel E, Auckley D, Dasarathy J. Evaluation of sleep disorders in the primary care setting: history taking compared to questionnaires. J Clin Sleep Med. 2011;7(1):41–7.

[4] Hossain JL, Shapiro CM. The prevalence, cost implications, and management of sleep disorders: an overview. Sleep Breath. 2002;6(2):85–102.

[5] Mold JW, Quattlebaum C, Schinnerer E, et al. Identification by primary care clinicians of patients with obstructive sleep apnea: a practice-based research network (PBRN). J Am Board Fam Pract. 2011;24(2):138–45.

[6] Sorscher AJ. How is your sleep: a neglected topic for health care screening. J Am Board Fam Pract. 2011;21(2):141–8.

[7] Halbreich U. The etiology, biology and evolving pathology of premenstrual symptoms. Psychoneuroendocrinology. 2003;28 Suppl 3:55–99.

[8] Angst J, Sellaro R, Merikangas KR, Endicott J. The epidemiology of perimenstrual psychological symptoms. Acta Psychiatr Scand. 2001;104(2):110–6.

[9] Dittner AJ, Wessely SC, Brown RG. The assessment of fatigue: a practical guide for clinicians

and researchers. J Psychosom Res. 2004;56(2):157–70.

[10] Hossain JL, Ahmad P, Reinish LW, Kayumov L, Hossain HK, Shapiro CM. Subjective fatigue and subjective sleepiness: two independent consequences of sleep disorders. J Sleep Res. 2005;14(3):245–53.

[11] Baker FC, Kahan TL, Trinder J, Colrain IM. Sleep quality and the sleep electroencephalogram in women with severe premenstrual syndrome. Sleep. 2007;30(10):1283–91.

[12] Baker FC, Colrain IM. Daytime sleepiness, psychomotor performance, waking EEG spectra and evoked potentials in women with severe premenstrual syndrome. J Sleep Res. 2010;19:214–27.

[13] Moline M, Broch L, Zak R. Sleep problems across the life cycle in women. Curr Treat Options Neurol. 2004;6:3319–30.

[14] National Sleep Foundation. Pregnancy and sleep [online]. Available at: www.sleepfoundation. org. Accessed Sep 2011.

[15] Phillips VA, Danner FJ. Cigarette smoking and sleep disturbance. Arch Intern Med. 1995;155:734–7.

[16] Ohida T, Kaneita Y, Osaki Y, Harano Y, Tanihata S, Takemuri S, et al. Is passive smoking associated with sleep disturbance among pregnant women? Sleep. 2007;30(9):1155–61.

[17] Manconi M, Govoni V, DeVito A, Economou T, Cesnik E, Mollica G, et al. Pregnancy as a risk factor for restless legs syndrome. Sleep Med. 2004;5(3):305–8.

[18] Berger L, Luedemann J, Trenkwalkder C, John U, Kessler C. Sex and the risk or restless legs syndrome in the general population. Arch Intern Med. 2004;164(2):196–202.

[19] Bixler EO, Vgontzas AN, Lin HM, Ten Have T, Rein J, Vela-Bueno A, et al. Prevalence of sleep-disordered breathing in women: effects of gender. Am J Respir Crit Care Med. 2001;163(3):608–13.

[20] Louis J, Pien GW. Obstructive sleep apnea in pregnancy [online]. Available at: www.uptodate. com. Accessed Sep 2011.

[21] Kapsimalis F, Kryger M. Sleep breathing disorders in the U.S. female population. J Women's Health. 2009;18(8):1211–9.

[22] Pilkington S, Carli F, Daing MJ, et al. Increase in Mallampati score during pregnancy. Br J Anaesth. 1995;74:638.

[23] Kravitz JM, Ganz PA, Bromgerger J, Powell LH, Sutton-Tyrell K, Meyer PM. Sleep difficulty in women at midlife: a community survey of sleep and the menopausal transition. Menopause. 2003;10:19–26.

[24] Kravitz HM, Zhao X, Bromberger JT, Gold EB, Hall MH, Matthews KA, et al. Sleep disturbance during the menopausal transition in a multi-ethnic community sample of women. Sleep. 2008;31(7):979–90.

[25] Buysse DJ, Brownman KE, Monk TH, Reynolds CD, Fasiczka AL, Kupfer DJ. Napping and 24 hour sleep/wake patterns in healthy elderly and young adults. J Am Geriatr Soc. 1992;40:779–86.

[26] Ohayon MM. Severe hot flashes are associated with chronic insomnia. Arch Intern Med. 2006;166:1262–8.

[27] Dennerstein L, Dudley EC, Hopper JL, Guthrie JR, Burger HG. A prospective population based study of menopausal symptoms. Obstet Gynecol. 2000;96:351–8.

[28] Murphy PJ, Campbell SS. Sex hormones, sleep, and core body temperature in older postmenopausal women. Sleep. 2007;30(12):1788–94.

[29] Pien GW, Sammel MD, Freeman EW, Lin H, DeBlasis TL. Predictors of sleep quality in women in the menopausal transition. Sleep. 2008;31(7):991–9.

[30] Bonner MH, Arand DL. Overview of insomnia [online]. Available at: www.uptodate.com. Accessed Sep 2011.

[31] National Heart Lung and Blood Institute. Disease and conditions index [online]. Available at: www.nhlbi,nih.gov.org. Accessed Sep 2011.

[32] National Institutes of Health. NIH state-of-the-science conference statement on manifestations and management of chronic insomnia in adults. National sleep disorders research. Chronic insomnia [Online]. p. 1–30. Accessed Sep 2011.

[33] Attarian H. Practical approaches to insomnia. Prim Care Rep. 2011;7(20):171–8.

[34] Foley DJ, Monjan AA, Brown SL, et al. Sleep complaints among elderly persons: an epidemiologic study of three communities. Sleep. 1995;15:425.

[35] Franzen PL, Buysse DJ. Sleep disturbances and depression: risk relationships for subsequent depression and therapeutic implications. Dialogues Clin Neurosci. 2008;10(4):473–81.

[36] Ancoli-Israel S, Roth T. Characteristics of insomnia in the United States: results of the 1991 National Sleep Foundation Survey. Sleep. 1999;22 Suppl 2:S347–53.

[37] Hamblin JE. Insomnia: an ignored health problem. Prim Care. 2007;34:659–74.

[38] Morgenthaler R, Kramer M, Aessi C, et al. Practice parameters for the psychological and behavioral treatment of insomnia: an update: American academy of sleep medicine report. Sleep. 2006;29(11):1415–9.

[39] Exar EN, Collop NA. The upper airway resistance syndrome. Chest. 1999;115:1127–39.

[40] Bao G, Guilleminault C. Upper airway resistance syndrome one decade later. Current opinion in pulmonary medicine 2004;10(6). Available at: www.medscape.com. Accessed Sep 2011.

[41] Redline S, Kump K, Tishler PV, Browner I, Ferrete V. Gender differences in sleep disordered breathing in a community based sample. Am J Respir Crit Care Med. 1994;149:722–6.

[42] Young T, Evans L, Finn L, Palta M. Estimation of the clinically diagnosed proportion of sleep apnea syndrome in middle aged men and women. Sleep. 1997;20:705–6.

[43] Greenberg-Dotan S, Reuveni H, Simon-Tuval T, Oksenberg A, Tarasiuk A. Gender differences in morbidity and health care utilization among adult obstructive sleep apnea patients. Sleep. 2007;30(9):1173–9.

[44] Sherpertcyky MR, Banno K, Kryger MH. Differences between men and women in the clinical presentation of patients diagnosed with obstructive sleep apnea syndrome. Sleep. 2005;28:309–14.

[45] Kapsimalis R, Kryger M. Sleep breathing disorders in the US female population. J Womens Health. 2009;18(8):1211–7.

[46] American Academy of Sleep Medicine. International classification of sleep disorders, Diagnostic and coding manual. 2nd ed. Westchester, IL: American Academy of Sleep Medicine; 2005.

[47] Epstein LJ, Dristo D, Strollo PJ, Friedman N, Malhotra A, Patil SP, et al. Clinical guideline for the evaluation, management and long-term care of obstructive sleep apnea in adults. J Clin Sleep Med. 2009;5(3):263–76.

[48] Garcia-Borreguero D, Stillman P, Benes H, Buschmann H, Chaudhuri KR, Gonzalez Rodriguez VM, et al. Algorithms for the diagnosis and treatment of restless legs syndrome in primary care. BMC Neurol. 2011;11:28.

[49] Tarsy D, Sheon RP. Restless legs syndrome [online]. Available at: www.UpToDate.com. Accessed Sep 2011.

[50] Panossian LA, Avidan AY. Review of sleep disorders. Med Clin North Am. 2009;93(2):407–25.

[51] Ayalon L, Liu L, Ancoli-Israel S. Diagnosing and treating sleep disorders in the older adult. Med Clin North Am. 2004;88(3):737–50.

[52] Scammell TE. Diagnosis and neurobiology of narcolepsy [online]. Available at: www.UpToDate.com. Accessed Sep 2011.

[53] Wise MS, Arand DL, Auger RR, Brooks SN, Watson NF. Treatment of narcolepsy and other hypersomnias of central origin. Sleep. 2007;30(12):1712–27.

[54] Hirai N, Nishino S. Recent advances in the treatment of narcolepsy. Curr Treat Options Neurol. 2011;13(5):437–57.

[55] Sorcher AJ. How is your sleep: a neglected topic for health care screening. J Am Board Fam Med. 2008;21(2):141–8.

第四章 女性生命周期对睡眠的影响

Margaret Moline 和 Lauren Broch

　　纵观女性整个生命周期，显著影响睡眠数量及质量的因素可分为内源性（包括激素变化及血管舒缩症状等），及外源性（包括经济状况、婚姻及育儿等因素）。本章将着重介绍女性生命周期中容易出现睡眠问题的几个重要阶段。主要内容包括女性生命周期中，常见的各种原因引起的睡眠干扰和睡眠障碍。这些疾病一旦确诊，即应予以规范化治疗。然而，对妊娠期及哺乳期女性来说，治疗时需考虑到胎儿及婴儿的安全性，不过，所涉及的内容尚缺少系统性大样本研究结果的支持。本文将分别阐述月经周期、妊娠期、产后及更年期相关的睡眠问题。

　　非对照研究揭示了针对不同阶段女性的特定的躯体症状的治疗。例如，予以止痛药缓解经前痛经、妊娠枕缓解孕妇腰酸症状及采用激素替代法（HRT）改善更年期潮热症状等。因为慢性失眠的进展与诸多触发因素有关，因此强调制定规范化治疗指南的重要性。另外，在妊娠及绝经期女性中，原发性睡眠障碍（如睡眠呼吸暂停、不宁腿综合征）将有所加重，但目前所推荐的治疗策略可能不适用于妊娠期女性。因此，有必要针对女性的生理特征制定特殊的治疗策略[1]。

月经周期相关的睡眠紊乱

　　1966 年，Williams 研究小组首次报道月经周期对睡眠的影响[2]，但之后相关文献并不多且结果也不一致，部分原因是由于诸多的方法学问

题使得该领域的研究设计遇到挑战。Lee 及 Shaver[3]对当时的研究方法学相关因素做了分析讨论,包括:

(1)月经周期的定义,要考虑到不同女性月经周期持续时间不同,以及同一女性各周期长短也不一;

(2)计算排卵时间并划分黄体期及卵泡期;

(3)围绝经期的年龄跨度;

(4)口服避孕药的应用;

(5)生活状态。

Parry 等[4]、Shechter 及 Boivin[5]也强调了由于方法学问题所致的研究结果的不一致。例如,月经周期正常且养育子女的女性睡眠情况不同于无子女的女性[6],这可能会导致研究中"正常"对照组与实验组之间的差异。另外,许多有关月经周期的研究中纳入的样本量较小[6,7]。

睡眠疾病国际分类(ICSD)将月经周期相关的睡眠障碍作为一类列出:即月经期相关睡眠障碍(MASD),包括经前期失眠、经前期嗜睡及绝经期失眠,但绝经期失眠的分类理由并不充分,因为从定义上说绝经期女性并无月经周期可言。Schenck 及 Mahowald 基于临床观察后建议将月经前异态睡眠症归入该分类[8]。

尽管 ICSD 已将月经前失眠列入其分类中,但 Manbe 和 Armitage 认为仍缺少对该类型的深入研究[7]。在仅有的一项研究中,Manber 等[9]采用睡眠日记及活动记录的方法,研究患有精神生理性失眠的女性在整个月经周期中的睡眠变化,结果发现每日不规律的失眠模式已超出任何月经周期相关的影响。一项个案病例报告[10]显示中心体温的时相性延迟与经前失眠有关。仍需进一步研究以明确该诊断。

针对普通女性及患有经前期综合征(PMS)女性的调查研究,已证实月经周期对睡眠的影响[11]。另一研究指出,经前期及卵泡期早期出现睡眠质量下降不伴睡眠连续性破坏[12]。月经周期不规律通常与主观入睡困难,包括与失眠的主诉相关[13]。

调查显示[14—16]黄体晚期与频繁出现的主观睡眠问题相关,包括睡眠不安、睡眠障碍、不愉快的梦境、不能恢复体力的睡眠等,即使是没有

PMS 女性也可以出现。正如 Baker 和 Driver 综述中提到[17]女性的主观睡眠质量在经前或行经期最差。PMS 较常见,其主要表现为黄体期规律地出现一些心理和(或)生理症状,并在月经来潮时症状缓解。严重的经前症状尤其是情绪波动及焦虑症状可对女性生活、工作及人际关系造成不良影响,则诊断为经前焦虑症(PMDD)。PMDD 是一精神病学诊断,属情感型精神障碍一类,在《精神障碍诊断与统计手册(第 4 版)》(DSM - Ⅳ - TR)中,被归为"非特定的抑郁障碍"。

失眠或过度睡眠等睡眠问题是这类疾病的首要主诉。患 PMS 及 PMDD 女性的睡眠相关主诉包括,"失眠、嗜睡、劳累和疲乏、多梦或噩梦、昏睡及注意力不能集中"[18]。新近的研究报道重度 PMS 女性的症状,包括主观嗜睡和疲乏,在症状日伴有精神运动性弛缓,而无症状间期以及对照组女性则未见[19]。不过,该研究中对嗜睡的客观测量并未显示明显的组间差异和不同时相间的差异。

由于 PMDD 可能是一种情感障碍,且严重抑郁患者具有独特的异常睡眠表现,因此经前睡眠障碍需与严重抑郁症相鉴别。也有研究指出 PMDD 可能伴有体温异常[20,21]、褪黑素昼夜节律异常[22,23]或节律耦合异常[24],这些都可能对睡眠产生影响。

目前应用多导睡眠图对整个月经周期的研究并不多[14,15,22,23,25—29]。其中有研究发现无论 PMS/PMDD 女性与对照组间,还是对照组女性自身比较,睡眠结构的差异无可重复性[30]。Driver 等[25]报道黄体期出现纺锤波的频率增高。Shechter 等[31]新近研究了 8 例健康对照组的卵泡中期和黄体中期的 PSG 表现,结果发现有微弱统计学意义的睡眠潜伏期延长以及 REM 期睡眠比例减少。于是认为,女性的睡眠稳态不受月经周期的影响。正如 Shechter 和 Boivin[5]所撰写的综述中写道,此类临床研究不仅仅需要大样本的患者参与,还需强调重要的方法学问题。因此,健康女性在整个月经周期中,睡眠结构没有明显变化,包括时间和睡眠组分保持相对稳态。PMS 患者并没有抑郁症患者睡眠特点。

然而,女性确实在月经前期易主诉入睡困难,常与其他症状同时出现[30]。目前尚无特别针对经前失眠治疗的临床试验[32]。因此,针对这一阶段的睡眠障碍的治疗应与其他时间的睡眠障碍的治疗相似。且应注意一些给患者带来困扰的躯体症状如疼痛、头痛及腹胀等。行为疗法可用于治疗常见经前不适症状,如限制咖啡因摄入可改善经前失眠,低盐饮食可缓解腹胀,少食多餐可有效缓解饥饿感[33]。尽管尚无研究数据支持上述方法,但这些行为疗法可在一定程度上改善经前期入睡困难,如咖啡因或反酸所致的失眠。有研究证实规律的有氧运动可缓解部分 PMS 症状[33],但应注意避免临睡前运动[34]。

尽管 PMS/PMDD 治疗方法中如选择性 5-羟色胺再摄取抑制剂针对失眠(或多眠)的疗效目前尚未见报道,但该药物可能有效减少睡眠相关主诉[32]。

另一个影响睡眠的重要因素是痛经。痛经指与月经相关的重度疼痛。也包括月经来潮前的痉挛性疼痛。虽然痛经在女性中很常见,但目前仅有一篇论著涉及痛经人群中的睡眠研究[35]。与对照人群相比,痛经患者常主诉更为明显的主观疲劳感。由于疼痛可导致失眠[36],因此针对痛经的有效治疗亦可减少睡眠相关不适主诉,这点在对照性研究中需注意。

多个研究显示过度睡眠发作与月经周期相关[37—39],但目前尚无针对经前过度睡眠治疗的临床研究。

正如前面已经提到,经前异态睡眠尚未列入睡眠疾病国际分类(ICSD)中。Schenck 及 Mahowald[8]报道 2 例女性患者均在经前期出现夜惊及伤害性梦游。其中 1 例接受自我催眠治疗,另 1 例予以自我催眠联合药物治疗,症状均得到改善。但是,迄今尚无专门针对经前异态睡眠治疗的临床研究。若症状存在危险性,可考虑使用苯二氮䓬类药物,这是异态睡眠标准治疗。临床医生在接诊有初潮伴异态睡眠史的患者时,应详细询问目前异态睡眠症状与月经周期的关系,以提高临床诊断有效性。

妊娠期睡眠问题

尽管妊娠、分娩及产后对女性来说是非常愉悦且充满成就感的体验,但这些阶段也常伴有大量睡眠障碍。孕早期伴睡眠改变的发生率为13%～80%，而孕晚期则上升至66%～97%[40—42]。主要原因包括孕早期性激素水平显著上升，孕中晚期子宫增大引起躯体不适症状等。近年来，睡眠疾病国际分类（ICSD）中新加入了妊娠期相关睡眠障碍这项诊断。然而，Santiago 等学者指出[43]，内科医生常认为睡眠问题是妊娠期正常生理改变的结果，而忽视原发性睡眠障碍的可能性，如睡眠呼吸暂停及不宁腿综合征。

妊娠期睡眠相关研究由于抽样过程各不相同，样本量较小且不具有代表性，对照研究不完善，数据整合可能掩盖个体变异率，横断面设计及研究更多为描述性而非假设驱动型研究，使研究结果具有局限性。遗憾的是，目前受到关注的主要问题不外乎以下三种：孕早期女性普遍存在睡眠紊乱及疲劳的主诉，中期症状缓解持续时间各异，而孕晚期及产后则出现大量睡眠障碍。正如 Lee[44] 在其文献综述中提到，自从 19 世纪 60 年代 Karacan 等的开创性研究以来，涉及妊娠期睡眠的研究基本没有受到关注[45]。此外，目前几乎没有研究探讨妊娠期、产后睡眠中断的可能治疗及原发性睡眠障碍安全有效的治疗方法。

主观性研究显示，妊娠期睡眠改变的原因与所处的阶段不同有关[40,41]。孕早期的主要症状包括恶心、呕吐、尿频、腰背痛，不适感及疲劳感。而孕中晚期则出现胎动、胃灼热、腹部不适、腿部抽筋及不宁腿，以及呼吸困难等主诉。除了躯体症状外，妊娠期女性可出现情感关注变化如梦见胎儿，且生活状态改变可增加孕期女性焦虑情绪，这些心理变化亦是妊娠期失眠的原因之一。Mindell 及 Jacobson[41] 研究发现尽管几乎所有孕期女性在妊娠末期均主诉睡眠质量下降，但仅有 1/3 女性承认存在睡眠问题，作者认为这可能是由于妊娠期女性通常认为睡眠质量下降是可预料的孕期表现且可能无法治疗。

主客观研究均证实，大多数女性在妊娠早期出现困倦感及夜眠中断增加。平均睡眠时间 7.5～8.5 h，总睡眠时间（TST）较妊娠前相比每天增加约 0.5～1 h。但随着孕期递增，睡眠片段化越发严重，使 TST 逐渐降至妊娠前水平，而在妊娠晚期 TST 降至妊娠前水平以下。Hedman

等[46]调查了 325 例芬兰妊娠女性,发现不同妊娠阶段与自述的总睡眠时间(平均小时数)的相互关系,妊娠早期为 8.2 h,妊娠中期为 8.0 h,妊娠晚期 7.8 h。针对妊娠期女性睡眠结构的研究发现,Ⅰ期睡眠(即浅睡眠)和觉醒增加,快动眼睡眠减少[42]。尽管关于慢波睡眠的研究结果缺乏一致性[35],但客观性睡眠研究已证实睡眠中断主诉随着孕期递增而增加,且表现为进入睡眠后觉醒频率增加。

为了补偿夜间睡眠中断及催眠效应激素水平的变化所致的睡眠紊乱,妊娠期女性常改变其睡眠习惯,如晚起(尤其是在周末)并增加小睡频率。研究一致表明,目前妊娠期女性最常见的主诉为躯体症状,但睡眠问题的发生率在不同研究中差异较大,并在一定程度上受调查方式的影响(如自我评估、问卷、睡眠日志及 Likert 量表等)。尽管妊娠期女性困倦、睡眠中断主要受激素水平及躯体变化的影响,但是年龄、产次及情绪障碍病史均对睡眠有所影响[44]。另外,睡眠-觉醒规律的改变、焦虑及原发性睡眠障碍等对妊娠期女性睡眠状况也存在不同程度的影响。

妊娠期睡眠障碍的主要治疗手段为缓解女性的特异性躯体症状(如腰背痛、恶心、尿频等)。有报道称某些针对性的干预措施可改善妊娠期女性睡眠质量,如减少辛辣食物及咖啡因的摄入,睡眠时抬高体位及服用抑酸剂治疗胃灼热,控制夜间液体摄入以改善夜尿增多,妊娠枕及侧卧位以改善腰背部疼痛等。关于妊娠期应激相关性失眠(SRI)尚未见研究报道,但一般的治疗策略如药物、应激管理策略、缓解焦虑及抑郁的心理治疗等可能有效。

研究显示,对于非妊娠女性及男性来说,睡眠习惯的改变或睡眠不规律(如小睡以及晚起)可能会导致睡眠卫生不良及条件性焦虑症状,这反过来可导致部分女性发展成慢性失眠。然而,目前尚无行为学研究表明,妊娠期女性睡眠卫生不良会导致更为持久的失眠,也未证实改善睡眠卫生可缓解妊娠期女性失眠症状。缺乏针对妊娠期女性行为治疗学研究的主要原因包括:药物治疗对于胎儿发育存在潜在毒害作用,以及错误地认为孕期睡眠障碍不可避免且无法治疗。

同样,出于对胎儿发育安全影响的考虑,关于安眠药的研究少之又少。较早的一项研究显示,12%妊娠期女性服用了安眠药治疗[40]。由于妊娠期用药推荐越来越严格,使用安眠药治疗的女性越来越少。1966年至2011年间的Medline数据库检索结果显示,现有的研究证据并不足以证明苯二氮䓬类药物使母体的潜在获益大于对胎儿的损伤作用[47]。事实上,妊娠期处方和非处方(OTC)睡眠药物使用的推荐主要依据少数关于哺乳期女性应用的研究结果。

病例分析报道[48]发现哺乳期母亲服用苯二氮䓬类药物对婴儿的影响是相对有限的。特别是,有综述提出妊娠期服用地西泮(安定)似乎是安全的。另一方面,该综述中还引用一些病例报道,指出哺乳期母体用药可能会导致婴儿镇静、哺乳困难及呼吸窘迫,这在地西泮使用中尤为明显。然而,综合多个研究结果,发现此类药物出现不良反应的概率较低,尤其是使用低剂量的苯二氮䓬类药物。因此,妊娠期女性药物治疗指南包括:

(1) 确认是否必须用药;

(2) 选择安全性最好的药物(如地西泮、劳拉西泮、氯硝西泮等);采用最低剂量,最短疗程;

(3) 尽可能避免在妊娠早期用药[47,49]。

妊娠期睡眠障碍

鉴于妊娠期呼吸机制的变化,妊娠期打鼾以及SDB已经成为关注的重点。虽然孕酮作为呼吸兴奋剂对妊娠期女性起到一定保护作用,但至少在理论上看,上气道狭窄及体型变化,体重增加可能会导致睡眠呼吸问题。目前普遍认为,妊娠期鼾症发生率增加,特别是在妊娠晚期尤为明显。据估计,非妊娠女性的鼾症发生率为4%,妊娠期女性增至14%~35%[50—52]。

这些研究结果有重要意义,这是由于妊娠期鼾症与母亲和胎儿并发症相关[42,51,53]。一项病例报道显示,一名在妊娠晚期(孕37周)时因先兆子痫接受治疗的25岁女性同时伴有睡眠呼吸暂停,孕期缺氧及胎心减速,之后该女性产下一名小样儿。尽管多个研究显示妊娠期打鼾是母亲高血压和先兆子痫的危险因素[51,53],但是,Tauman 等[55]研究并未发现妊娠期打鼾的母亲会导致胎儿低出生体重的发生率增加。

打鼾对妊娠期女性和胎儿的影响尚未阐明,不过,打鼾和睡眠呼吸暂停与母亲高血压及先兆子痫高度相关,进而导致胎儿发育异常的危险性增加。Chen 等[56]新近的一项研究比较了 791 例合并 OSA 的妊娠女性和 3 955 例未合并 OSA 的妊娠期女性,合并 OSA 女性更易发生先兆子痫,剖宫产的比率增加,低体重儿、早产儿以及小样儿的发生率增加。

越来越多的证据表明,妊娠期 OSA 患病率增加,特别有睡眠呼吸障碍易感因素(如肥胖、鼾声响亮等)的女性在妊娠时更易发生,而已经存在 OSA 的女性在妊娠时会加重[57,58]。Shepertycky 等[59]提出,女性 OSA 的临床表现可能与男性存在差异,前者更易表现出甲状腺功能减低症、抑郁和失眠的症状和体征。

经鼻持续气道正压(CPAP)治疗已经在部分妊娠期女性患者有效应用,并可以降低合并先兆子痫女性的夜间血压增加幅度[51]。在 Guilleminault 等的研究中[60],妊娠早期或孕前出现 SDB 的女性接受了经鼻 CPAP 治疗,并在孕龄 6 个月时重新滴定治疗压力,最终都完成了足月妊娠,且新生儿体重正常。据估计至少有五成孕妇需在 6 个月孕龄时需进行 CPAP 治疗压力的重新滴定。

推荐有睡眠呼吸暂停相关症状的妊娠女性进行 OSA 的筛查及整夜 PSG 检查。对于重度 OSA 或者有症状的轻中度 OSA 患者,经鼻 CPAP 为标准治疗。同时也推荐保守治疗策略,如避免超重,体位治疗,头高位治疗及避免应用镇静药物。

将来的研究首先需利用更为先进的呼吸监测设备评价上气道阻力综合征,这一比 OSA 要轻的疾病类型。进一步观察 SDB 和母婴并发症可能存在的关系。

除了睡眠呼吸暂停以外,妊娠期不宁腿综合征(RLS)发生率也会增加,特别是妊娠晚期,在产后会逐渐下降[41,44]。国际 RLS 研究组对 RLS 的定义是:① 有活动腿部的冲动常伴腿部不愉快感或不适感;② 常在静息、傍晚和夜间加重;③ 活动下肢后症状全部或部分缓解。RLS 可致入睡困难和睡眠维持困难。Lee 的研究小组[62]发现,在 30 例妊娠前未合并 RLS 的女性中,妊娠早期患病率增至 13%,妊娠中期为 18%,妊娠晚期为 23%。只有 1 例孕妇产后仍有 RLS。与无主诉症状的孕妇相比,患有 RLS 的孕妇在孕期铁蛋白水平下降(<50 μg/dl),且孕前及孕期叶酸水平下降,提示铁和叶酸在孕期 RLS 的发病机制中起重要作用。

事实上,Botez 和 Lambert[63]发现服用含有叶酸的维生素的孕妇 RLS 发病率(9%)低于摄入营养补品中不含叶酸的孕妇(80%)。但是,Manconi 等[64]指出关于补充铁剂和叶酸在预防 RLS 的重要性尚需更大样本量的研究进一步评价。立足胎儿的发育,新近的一项研究[65]发现妊娠期母体维生素 B_{12} 水平较低与婴儿过度哭闹相关,而叶酸水平和婴儿哭闹无相关性。

大多数用于治疗特发性 RLS 的多巴胺能药物属于 C 类药品(即孕妇使用安全性不确定,该类药物在动物实验提示有害作用,但无人体试验依据),但培高利特(pergolide)属于 B 类药品(即动物实验证实是安全的)[66]。然而,目前尚无应用培高利特治疗孕妇 RLS 的研究报道。RLS 的保守治疗包括:避免含咖啡因的饮品和尼古丁,限制富含碳水化合物食物的摄入,治疗贫血(如果存在的话),小腿伸展运动,按摩,热敷或冷敷,维生素和叶酸的补充。此外,应避免含有苯海拉明和其他抗组胺剂的非处方促眠药,这些药物会加重 RLS。鉴于 RLS 患病率在妊娠期间的明显增加,应进行相关的研究来寻找解决这一问题的其他营养补充方法。

产后睡眠问题

产后期为从分娩开始,大多数产妇在 6~12 个月左右结束,因为这时婴儿可以整夜安睡。产后期常伴有大量睡眠中断。大部分孕妇(估计在 35%~80%)都会在产后 3~5 天开始经历产后应激。严重的产后抑郁通常发生在产后 2~4 周内,可能需要包括抗抑郁药物在内的积极干预。10%~15% 的孕妇会出现产后抑郁,其中只有 1/3 既往有情感障碍病史[50]。

虽然目前产后期睡眠缺失较为公认并有相关证据支持,但少数主观和客观睡眠研究结果则提出了异议[68]。第一,数据收集方法差别很大,特别是早期试验仅单独对婴儿不在身边的产妇进行研究。近期研究设置在自然的环境下,选择在家或者在医院里,并有婴儿在身边;第二,研究对象既往的睡眠剥夺和睡眠/觉醒模式变异很大。另外,获得可靠的多导睡眠图(PSG)数据有一定的难度,因为 PSG 本身可以对睡眠产生影响;加之,调查研究需要对睡眠行为的每天跟踪,这一点对大多数新妈妈来说很难做到。最后,其他重要变量常被忽略(如产次、产程长度、分娩的时间段、分娩方式、喂养方法和所研究的产后天数)。

尽管研究表明产妇觉醒的最常见原因是婴儿的睡眠和喂养时间安排[69,70],但这些研究中的平均总睡眠时间(TST)变异较大(4~7.5 h),这可能是由于样本量有限以及产后最初几周睡眠时间的变异度大所致[71,72]。有研究提示由于长期睡眠剥夺,慢波睡眠在一定程度上得到保留[71]。尽管小睡会受到产次的影响,但与妊娠期相似的是,产后女性为了补偿夜间睡眠缺乏而采取更不规律的睡眠模式,在一定程度上表现为随着婴儿的入睡而小睡[73]。Gay 和 Lee[74]利用腕式体动计比较了新生儿父母的睡眠情况,发现产后期父母睡眠紊乱比妊娠晚期要严重,母亲夜间睡眠较少,父亲 TST 则更短。除了明显由婴儿造成的睡眠干扰外,最近的研究提出了多种影响产后睡眠的原因,包括母亲身心健康状况、产次、分娩和喂养方式、婴儿的睡眠-觉醒规律、与父母同床睡眠等。

Waters 和 Lee[75]在一项针对产次的多导睡眠图监测研究发现,尽管初产妇和经产妇妊娠晚期的 TST 无明显差别,但是,初产妇在妊娠晚期到产后 1 个月时,睡眠效率有所下降,而经产妇则相对平稳。Waters 和 Lee 的研究中最有引导意义的发现是,初产妇比经产妇更加易感疲劳,其在参与家务劳动方面得分较低。该文作者提出,初产妇和经产妇睡眠及疲劳程度上的差别,为初产妇人群母亲角色的学习提出了新的挑战。他们还认为,适应和完成母亲角色转换的过程及睡眠剥夺可能会增加产后抑郁的风险。

喂养方法也可能影响婴儿母亲的睡眠,但尚未得到研究证实[76]。Quillin 的研究显示,相对于人工喂养而言,母乳喂养的母亲在产后 1 个月觉醒次数较多,而且趋向于夜间睡眠减少。然而,在另一项研究中[77],相比人工喂养,母乳喂养组慢波睡眠显著增加,与哺乳相关。Mosko 等[78]针对母婴共床睡眠和单独睡眠且母乳喂养的拉丁裔母婴进行了实验室多导睡眠监测研究,发现共床睡眠组觉醒及慢波睡眠轻度减少,与单独睡眠组存在显著差异,但两组间夜间总体觉醒和 TST 并无差异。

尽管以上所提到的因素都可影响母亲和婴儿的睡眠,但是,研究显示母亲的睡眠最终会随着婴儿的成长发育而得到改善。针对新任母亲及婴儿的主客观研究显示,约 3 个月时,婴儿的睡眠觉醒会趋于规律,同时母亲的睡眠会更加连续[70,79]。一项来自英国进行的研究显示,50％的婴儿在出生后 8 周达到整晚持续睡眠,而 3 个月后达 75％[79]。影响婴儿较早达到整晚睡眠的因素包括:出生体重较高、女婴、压力较小的年轻母亲、共床睡眠低于 2 小时或不共床、无中央供暖、不与兄弟姐妹共享卧室等。虽然大多数婴幼儿在 1 年时已达到整晚睡眠,但是,Ferber[80]报道在美国约 23％～33％的 1～2 岁儿童仍会出现夜间觉醒。

对新妈妈们的建议包括民间的经验"能睡就睡",即采用不规律的睡眠安排以适应婴儿易变的睡眠模式。尽管尚无针对这种睡眠模式影响的研究,个案报道显示其可避免女性严重的睡眠缺乏。然而,对于其他人群而言,长期不规律睡眠-觉醒周期却与失眠有关[32]。在儿童的卧室建立一个清晰的昼夜节律模式(日-夜差异)也会促进夜间睡眠。在随机对照试验中,常用的行为干预方法如控制啼哭和不予理会被证实可减少婴儿睡眠问题[81]。另外,关于正常作息的教育,维持规律的睡眠习惯,合理安排午休,也可以帮助婴幼儿建立一个更加规律的睡眠觉醒节律[82]。

新文献证实妊娠期和产后睡眠剥夺对母亲和孩子具有潜在的负面影响。睡眠模式影响产程、分娩、婴儿健康及产后抑郁等。Lee 和 Gay[83]发现,妊娠晚期睡眠时间＜6 h 的孕妇与＞6 h 的孕妇相比产程更长(29 h vs.≤20 h),剖腹产可能更大(约 4.5 倍)。另有研究发现睡眠持续时间及睡眠质量与生产方式、产程长度、疼痛的感知以及新生儿 Apgar 评分、胎龄、出生体重正相关[84,85]。

　　为了确定睡眠剥夺与母婴不良影响关系的可能机制，Okun 等[86]对 19 例健康女性在妊娠中期和妊娠晚期的白细胞介素-6(IL-6)水平进行了研究，发现 IL-6 水平较高者自述睡眠持续时间较短，睡眠效率低下。研究者提出如下机制，睡眠剥夺导致血清中前炎症因子(如 IL-6)水平升高，进而导致母亲和胎儿的不良后果，如产后抑郁症、早产及低出生体重。Chang 等对睡眠剥夺对母亲及胎儿影响的文献进行了进一步的综述[87]。Lee 和 Gay[83]根据这些结果建议，医师和健康服务人员不仅应和孕妇患者说明睡眠质和量的重要性，更应该强调的是，从某种意义上说，她们的睡眠是"为了两个人"。

　　尽管有研究者认为妊娠期睡眠剥夺与产后抑郁症相关[87]，但 Wolfsen 等[88]发现产后 2～4 周出现抑郁症状的女性在妊娠晚期更容易出现小睡和 TST 增加。但抑郁及非抑郁产妇的产后 TST 并无明显差别。Wolfson 等认为，妊娠期 TST 增加的女性更难耐受产后睡眠剥夺，这可能是导致产后抑郁的原因。

　　尽管产前的睡眠状况与产后抑郁的关系尚不明确，但是产后睡眠剥夺的负面效应导致抑郁已经明确[89]。基于这一结论，圣·约瑟夫健康中心女性健康关怀门诊开展了针对产后抑郁症高危女性(如，妊娠期即有亚临床症状，有抑郁症病史或家族史者)的干预项目，并取得满意效果[90]。为了减少睡眠剥夺，给产后抑郁症高危产妇延长住院时间，提供单人病房，按需哺乳而不是常规哺乳，产妇选择是否婴儿留在房间，限制探视时间，必要时在产后第一周给予镇静药物。

　　尽管总体来说，健康女性产后阶段应避免使用助眠治疗，但是当睡眠剥夺和失眠影响到新妈妈的生活质量和照顾婴儿的能力时，助眠治疗是合理的。普遍接受的哺乳期妇女药物使用指南[49]，包括：

　　(1) 建立风险/获益比以确定药物治疗的必要性；

　　(2) 选择最安全有效的药物(例如，婴儿直接服用也安全的药物，半衰期短且相对分子质量大，低母乳/血浆比，母体血浆蛋白结合度高，在母体血浆中电离，脂溶性低)；

（3）必要时咨询儿科医生。此外，母亲服用药物应在哺乳之后和（或）婴儿长时间睡眠之前；若药物对婴儿存在潜在伤害，应监测婴儿血药浓度。

正如前文所提到的一篇综述[47]，作者对"苯二氮䓬类""地西泮（安定）""氯氮䓬（利眠宁）""氯硝西泮""劳拉西泮""阿普唑仑"通过Medline进行检索，结果检索到118篇文章。经过对每个药物的数据汇总之后，发现不推荐哺乳期服用地西泮，由于其对婴儿有潜在的促睡、镇静和体重减轻的作用。研究还发现氯硝西泮和劳拉西泮在哺乳期是安全的。

病例报道显示[48]，母亲在产后期单独服用精神科药物时，婴儿血清中并未检出药物及活性成分。同时，母亲也未反映任何与婴儿相处的困难。

最后，新妈妈们的产后睡眠受到了严重的干扰，这可能是由多种因素造成的：包括育儿方法、婴儿睡眠觉醒习惯、是否母婴共床、产次、母乳喂养、婴儿睡眠场所的选择和布置、父母与婴儿交流的过程、操持家务等。父母的身心健康，累积的睡眠剥夺情况，以及他们从睡眠紊乱中恢复的能力也应该列入考虑范围之内。

未来研究应探索治疗婴儿睡眠觉醒不规律的方法。很多影响母婴睡眠的因素都可以通过使母亲受益而不危害婴儿的干预方法加以改善。诚然，与妊娠期睡眠研究相似，目前仍然缺乏循证医学数据支持的治疗产后睡眠障碍的有效方法。由于产后睡眠剥夺与部分女性的产后抑郁密切相关，且对胎儿和儿童发育均存在负面影响。因此，寻找针对这一人群行之有效的治疗方法并非无关紧要。

围绝经期的睡眠问题

绝经后女性失眠发生率增加[91]，估计围绝经期及绝经后女性失眠的发生率为44%[92]～61%[93]。绝经可使睡眠质量下降，原因是多方面的，也有解释为中年人群的高患病率[91]。绝经期女性疲乏也较频发[94]。围绝经期女性睡眠质量下降的主要原因包括：

（1）潮热相关的睡眠中断；

（2）阻塞性睡眠呼吸暂停发生率增加；

（3）情绪障碍；

（4）睡眠卫生不良所致的长期失眠；

（5）疼痛；

（6）运动障碍。

目前治疗的焦点集中在激素替代治疗法（HRT）以及上述 6 种状态的标准治疗方案。妇女健康倡议（WHI）[95]对 HRT 用于绝经后女性治疗安全性的问题提出了质疑[96]。但 WHI 的结论仅适用于该研究中特定的激素治疗方法，即口服结合雌激素及安宫黄体酮。至少从理论上分析，雌二醇经皮给药及口服孕酮并不一定会发生相同的不良事件。由于部分女性选择长期接受 HRT 治疗，且未来有望获取更新的 HRT 配伍用法长期使用的安全性及疗效数据，因此有必要探讨 HRT 对绝经后女性睡眠障碍的治疗作用。

潮热

潮热是最早提出导致睡眠中断的原因之一。但潮热症状究竟是否与睡眠中断相关仍存在争论[97]。有学者采用 PSG 监测进行研究，发现潮热症状与夜眠觉醒增加[98]及睡眠效率下降[99,100]相关。近年来研究（包括部分前述研究者的成果）发现潮热症状与 PSG 提示睡眠质量下降的指标并无相关性[101,102]。这可能与既往研究中未排除其他伴随的睡眠障碍或药物使用所致的睡眠中断有关[102]。

潮热在围绝经期失眠发病中的作用尚未完全阐明，关于 HRT 治疗的作用也存在争议。两项研究均显示口服合成雌激素改善客观潮热症状和睡眠质量[103,104]。相反的一项研究[105]发现应用雌激素和孕激素联合治疗组患者潮热症状和安慰剂组无差异。

不仅客观研究结果并不一致，针对患者自述潮热症状的研究结论也存在争议。两项双盲交叉研究（其中一项使用经皮雌激素[106]，另一项采用口服合成雌激素[107]）均显示治疗后主观潮热症状有所改善。另一方面，一项双盲安慰剂对照研究中使用口服合成雌激素[104]，并未发现两组患者治疗后主观潮热症状明显改善。

综上所述，目前已有的主客观研究结果对 HRT 在治疗潮热中的作用，既有支持亦有反对意见。尽管如此，对于主诉潮热尤其是夜间症状明显的女性患者来说，选择 HRT 或其他形式的治疗需谨慎。潮热发生频率与温度直接相关。在较凉爽的环境中睡觉可减少潮热发生频率[108,109]。因此，建议主诉潮热的女性适当降低卧室的温度。需要注意的是，已有研究提示针对潮热的行为治疗可有效减少潮热的发生频率[97]。

睡眠呼吸障碍

睡眠呼吸障碍（SDB）是围绝经期女性睡眠质量下降的另一重要原因。SDB 的发生率在进入绝经期后有所增加[110]。在排除年龄、BMI 及多种生活方式影响因素后，绝经后女性 SDB 的发生率是绝经前女性的 2.6 倍[111]。其可能的机制包括全身脂肪再分布，表现为腰臀比增加[112]，总体性激素水平下降[113]，尤其是孕酮水平下降，而后者可起到兴奋呼吸作用[7]。

关于激素替代治疗（HRT）与 SDB 的研究包括横断面及临床前瞻性研究。大多数大规模横断面研究结果支持 HRT（包括雌激素及雌孕激素联合治疗）对 SDB 有改善作用。其中两项研究发现 HRT 治疗后 SDB 发生率显著下降[114,115]。另一项研究显示使用 HRT 治疗后发生 SDB 的危险性较未治疗组有所下降[111]。因此，流行病学资料表明 HRT 对 SDB 具有治疗作用。

前瞻性药物试验发现 HRT 仅对轻度 OSA 有效，而对中重度 OSA 无效。一项初步研究给轻中度绝经后女性 SDB 患者使用一种更符合人体生理特点的新型 HRT（即经皮雌二醇联合口服孕酮）治疗，结果显示使用雌激素时能有效改善 SDB，但加入孕酮后该效应消失[116]。该研究中的治疗并不能使 AHI 恢复至正常范围，仍有轻度

SDB。不过该研究治疗持续时间较短,入组样本量较小。另一项初步研究发现雌二醇及合成黄体酮(曲美孕酮)可使轻度 OSA 患者 AHI 恢复至正常范围[117]。这些研究表明 HRT 可能对轻度睡眠呼吸暂停是有效的。

HRT 对中重度 SDB 的疗效并不理想。研究发现,HRT 治疗使中重度 SDB 女性显著改善但不能完全消除[118]。另一项研究同样比较了中重度 SDB 女性患者使用 HRT 治疗前后的变化,结果显示 SDB 总体水平并无改善[119]。然而,无需对这些研究结果感到讶异或失望,因为 CPAP 才是治疗中重度 SDB 的"金标准"。

情绪障碍

情绪障碍亦可影响睡眠。设计完善的对照研究显示,在围绝经期更易发生睡眠紊乱和睡眠质量下降,特别是有情感障碍病史的易患女性[120]。焦虑及抑郁均与睡眠后精力不能恢复及更为严重的睡眠片段化有关[121]。目前尚不明确,绝经期激素水平变化是否会导致抑郁及焦虑情绪[122],或者抑郁及焦虑是否与绝经期特有的无法平复的悲伤情绪[123]、对生活环境的适应[124]或潮热症状[123]有关。尽管如此,对于部分患者来说,HRT 治疗(经皮雌二醇及孕酮)可有效缓解潮热,但心理治疗对于改善失眠症状亦是必需的[125]。此外,许多研究探讨 HRT(包括单用雌激素或雌孕激素联合)治疗围绝经期抑郁的效果。其中部分研究发现 HRT 是有效的[126],而另一些则认为无效[101,127],这一点不足为奇。因此,对于主诉绝经期睡眠质量下降的女性患者来说,考虑情绪障碍的因素也很重要。

对于所有失眠的患者来说,应该明确可能演变为维持因素的诱发因素,其中多数为睡眠卫生不良所致。Krystal 等[123]在其综述中提出,即使绝经期原发性失眠的诱发因素(如潮热)消除,但维持因素(如睡眠卫生不良)持续作用使得失眠症状持续存在。可以明确的是,针对失眠应该使用标准治疗方案,即对患者进行良好睡眠卫生宣教、睡眠限制疗法及放松疗法等。

疼痛障碍

疼痛障碍也影响该人群的睡眠质量[91]。纤维肌痛和其他疼痛障碍应予以解决,因为此类疾病患病率随女性年龄的增长而增加。

运动障碍

尽管不宁腿综合征患病率和绝经不直接相关,但是也随年龄的增长而增加[96]。研究显示[128],与安慰剂组相比,雌激素替代治疗并不能改善不宁腿综合征的发生率、严重度、持续时间及发生间期。

睡眠问题总结

总体来说,除了解决失眠的具体原因外,很多研究探讨了 HRT 对睡眠不良主诉的改善作用。HRT 能有效缓解潮热症状,但其对于绝经期睡眠障碍的疗效仍存在争议。19 世纪 70 年代的研究发现,口服合成雌激素能改善多导睡眠监测指标[107,127]。近年来的研究使用经皮雌激素[106,129]、口服结合雌激素联合黄体酮[105]则发现 PSG 客观指标未有好转。然而,有两项研究中使用经皮雌激素的患者睡眠质量的主观感受得到改善。另一项试验表明,雌激素对睡眠的有利作用离不开黄体酮的作用(与另一种合成孕酮相比)[103]。并且,即使在 HRT 治疗后客观检查指标未有改善的患者中主观症状已有好转。因此,目前研究显示 HRT 能有效改善睡眠,且即使治疗后客观指标未有变化,患者的主观症状已得到改善。

在由激素替代治疗向非药物治疗转化的进程中,已对多种绝经期相关失眠的治疗方法进行了探索,包括伸展运动及其他锻炼。近期有研究发现伸展运动比锻炼更能有效改善未使用 HRT 治疗的绝经后女性的失眠症状。不过每周>3 h 的晨练也是有效的[130]。行为治疗对潮热的影响在前文中已经提及[97]。

对主诉睡眠障碍的绝经期女性进行评估时,临床医生应进行详细的睡眠相关病史采集以发现原发性睡眠障碍的相关症状。与年轻女性相比,这部分女性的诊疗过程中需高度注意是否并发 SDB,询问疼痛和运动障碍。采取常规治疗手段(如使用经鼻 CPAP 治疗中重度 SDB),同时需意识到 HRT 在轻度 SDB 治疗中的重要性及其中尚未解决的问题。即使某些患者潮热症状出现在夜间而自身并未意识到,医生应注意评估患者是否出现潮热并予以合理治疗。鉴别诊断及治疗中亦应考虑患者是否合并焦虑及抑郁症状。此外,医生需明确睡眠障碍的促发因素(如潮热、创伤等),同时需注意即使这些因素得到解决,其所致的睡眠-觉醒规律紊乱及不良睡眠卫生(如咖啡饮用量增加、小睡等)仍存在,应予以相应处理。最后,医生可给患者推荐伸展运动或者其他行为治疗方案[91],以尽量放松,促进有效睡眠,同时还可考虑适当使用 HRT 治疗。

　　致谢:作者感谢 Rochelle Zak 医生,是本章第一版的共同作者。

参考文献

[1] NIH State-of-the-Science Review Panel. National Institutes of Health State-of-the-Science Conference Statement: management of menopause-related symptoms. Ann Inter Med. 2005;142:1003–13.

[2] Williams RL, Agnew HW, Webb WB. Sleep patterns in the young adult female: an EEG study. Electroencephalogr Clin Neurophysiol. 1966;20:264–6.

[3] Lee K, Shaver J. Women as subjects in sleep studies: methodological issues. Sleep Res. 1985;14:271.

[4] Parry BL, Martinez LF, Maurer EL, et al. Sleep, rhythms and women's mood. Part I. Menstrual cycle, pregnancy and postpartum. Sleep Med Rev. 2006;10:129–44.

[5] Shechter A, Boivin DB. Sleep, hormones, and circadian rhythms throughout the menstrual cycle in healthy women and women with premenstrual dysphoric disorder. Int J Endocrinol. 2010;2010:259345.

[6] Leibenluft E, Fiero PL, Rubinow DR. Effects of the menstrual cycle on dependent variables in mood disorder research. Arch Gen Psychiatry. 1994;51:761–81.

[7] Manber R, Armitage R. Sex, steroids and sleep: a review. Sleep. 1999;22:540–5.

[8] Schenck CH, Mahowald MW. Two cases of premenstrual sleep terrors and injurious sleep-walking. J Psychosom Obstet Gynecol. 1995;16:79–84.

[9] Manber R, Bootzin R, Bradley K. Menstrual cycle effects on sleep of female insomniacs. Sleep Res. 1997;26:248.

[10] Suzuki H, Uchiyama M, Shibui K, et al. Long-term rectal temperature measurements in a patient with menstrual-associated sleep disorder. Psychiatry Clin Neurosci. 2002;56:475–8.

[11] Miller EH. Sleep disorders and women. Women and insomnia. Clin Cornerstone. 2004;6(S1B):1–17.

[12] Baker FC, Driver HS. Self-reported sleep across the menstrual cycle in young, healthy women. J Psychosom Res. 2004;56:239–43.

[13] Hachul H, Andersen ML, Bittencourt LR, Santos-Silva R, Conway SG, Tufik S. Does the reproductive cycle influence sleep patterns in women with sleep complaints? Climacteric. 2010;13(6):594–603.

[14] Sheldrake P, Cormack M. Variations in menstrual cycle symptom reporting. J Psychosom Res. 1976;20:169–77.

[15] Mauri M, Reid RL, MacLean AW. Sleep in the premenstrual phase: a self-report study of PMS patients and normal controls. Acta Psychiatr Scand. 1988;78:82–6.

[16] Brown SG, Morrison LA, Calibuso ML, et al. The menstrual cycle and sexual behavior: relationship to eating, exercise, sleep and health patterns. Women Health. 2008;48:429–44.

[17] Baker FC, Driver HS. Circadian rhythms, sleep and the menstrual cycle. Sleep Med. 2007;8:613–22.

[18] Mauri M. Sleep and the reproductive cycle: a review. Health Care Women Int. 1990;11:409–21.

[19] Baker FC, Colrain IM. Daytime sleepiness, psychomotor performance, waking EEG, spectra and evoked potentials in women with severe premenstrual syndrome. J Sleep Res. 2010;19:214–27.

[20] Severino SK, Wagner DR, Moline ML, et al. High nocturnal temperature in premenstrual syndrome and late luteal phase dysphoric disorder. Am J Psychiatry. 1991;148:1329–35.

[21] Parry BL, LeVeau B, Mostofi N, et al. Temperature circadian rhythms during the menstrual cycle and sleep deprivation in premenstrual dysphoric disorder and normal comparison subjects. J Biol Rhythms. 1997;12:34–46.

[22] Parry BL, Berga SL, Kripke DF, et al. Altered waveform of plasma nocturnal melatonin secretion in premenstrual depression. Arch Gen Psychiatry. 1990;47:1139–46.

[23] Parry BL, Berga SL, Mostofi N, et al. Plasma melatonin circadian rhythms during the menstrual cycle and after light therapy in premenstrual dysphoric disorder and normal control subjects. J Biol Rhythms. 1997;12:47–64.

[24] Shinohara K, Uchiyama M, Okawa M, et al. Menstrual changes in sleep, rectal temperature and melatonin rhythms in a subject with premenstrual syndrome. Neurosci Lett. 2000;281:159–62.

[25] Driver HS, Dijk D, Werth E, et al. Sleep and the sleep electroencephalogram across the menstrual cycle in young healthy women. J Clin Endocrinol Metab. 1996;81:728–35.

[26] Hartmann E. Dreaming sleep (the D-state) and the menstrual cycle. J Nerv Ment Dis. 1966;143:406–16.

[27] Chuong CJ, Kim SR, Taskin O, et al. Sleep pattern changes in menstrual cycles of women with premenstrual syndrome: a preliminary study. Am J Obstet Gynecol. 1997;177:554–8.

[28] Lee KA, Shaver JF, Giblin EC, et al. Sleep patterns related to menstrual cycle phase and premenstrual affective symptoms. Sleep. 1990;13:403–9.

[29] Parry BL, Mendelson WB, Duncan WC, et al. Longitudinal sleep EEG, temperature and activity measurements across the menstrual cycle in patients with premenstrual depression and age-matched controls. Psychiatry Res. 1989;30:285–303.

[30] Dzaja A, Arber S, Hislop J, et al. Women's sleep in health and disease. J Psychiatr Res. 2005;39:55–76.

[31] Shechter A, Varian F, Boivin DB. Circadian variation of sleep during the follicular and luteal phase of the menstrual cycle. Sleep. 2010;33:647–56.

[32] Krystal AD. Insomnia in Women. Clin Cornerstone. 2004;5:41–50.

[33] Moline ML, Zendell SM. Evaluating and managing PMS. Medscape Womens Health. 2000;5(2):1.

[34] LeeChiong TL. Manifestations and classification of sleep disorders. In: LeeChiong TL, Sateia MJ, Carskadon MA, editors. Sleep medicine. Philadelphia: Hanely & Belfus; 2002. p. 131.

[35] Baker FC, Driver HA, Rogers GG, et al. High nocturnal body temperatures and disturbed sleep in women with primary dysmenorrhea. Am J Physiol. 1999;40:E1013–21 (Endocrinol Metab).

[36] Sateia MJ. Epidemiology, consequences and evaluation of insomnia. In: Lee-Chiong TL, Sateia MJ, Carskadon MA, editors. Sleep medicine. Philadelphia: Hanely & Belfus; 2002. p. 131.

[37] Billiard M, Guilleminault C, Dement W. A menstruation-linked periodic hypersomnia. Neurology. 1975;25:436–43.

[38] Sachs C, Persson HE, Hagenfeldt K. Menstruation-related periodic hypersomnia: a case study with successful treatment. Neurology. 1982;32:1376–9.

[39] Bamford CR. Menstrual-associated sleep disorder: an unusual hypersomniac variant associated with both menstruation and amenorrhea with a possible link to prolactin and metoclopramide. Sleep. 1993;16:484–6.

[40] Schweiger MS. Sleep disturbances in pregnancy. Am J Obstet Gynecol. 1972;114:879–82.

[41] Mindell JA, Jacobson BJ. Sleep disturbances during pregnancy. J Obstet Gynecol Neonatal Nurs. 2000;29:590–7.

[42] Sharma S, Franco R. Sleep and its disorders in pregnancy. Wisconsin Med J. 2004;103:48–52.

[43] Santiago JR, Nolledo MS, Kinzler W, et al. Sleep and sleep disorders in pregnancy. Ann Intern Med. 2001;134:396–408.

[44] Lee KA. Alterations in sleep during pregnancy and postpartum: a review of 30 years of research. Sleep Med Rev. 1998;2:231–42.

[45] Karacan I, Heine W, Agnew HW, et al. Characteristics of sleep patterns during late pregnancy and the postpartum periods. Am J Obstet Gynecol. 1968;101:579–86.

[46] Hedman C, Pohjasvaara T, Tolonen U, Suhonen-Malm AS, Myllyla VV. Effects of pregnancy on mothers' sleep. Sleep Med. 2002;3:37–42.

[47] Iqbal MM, Sobhan T, Ryals T. Effects of commonly used benzodiazepines on the fetus, the neonate, and the nursing infant. Psychiatr Serv. 2002;53(1):39–49.

[48] Birnbaum CS, Cohen LS, Bailey JW. Serum concentrations of antidepressants and benzodiazepines in nursing infants: a case series. Pediatrics. 1999;104(1):e11.

[49] Della-Giustina K, Chow G. Medications in pregnancy and lactation. Emerg Med Clin North Am. 2003;21(3):585–613.

[50] Loube DI, Poceta JS, Morales MC, et al. Self-reported snoring in pregnancy and association with fetal outcome. Chest. 1996;109:885–9.

[51] Franklin KA, Homgren PA, Jonsson F, et al. Snoring, pregnancy-inducted hypertension, and growth retardation of the fetus. Chest. 2000;117:137–41.

[52] Puapornpong P, Neruntarat C, Manolerdthewan W. The prevalence of snoring in Thai pregnant women. J Med Assoc Thai. 2010;93(Supp 2):S102–5.

[53] Izci B, Martin SE, Dundas KC, et al. Sleep complaints:snoring and daytime sleepiness in pregnant and pre-eclamptic women. Sleep Med. 2005;6:163–9.

[54] Rousch SF, Bell L. Obstructive sleep apnea in pregnancy. J Am Board Fam Pract. 2004;17(4):292–4.

[55] Tauman R, Sivan Y, Katsav S, et al. Maternal snoring during pregnancy is not associated with fetal growth restriction. J Matern Fetal Neonatal Med. 2011;25(8):1283–6.

[56] Chen YH, Kang JH, Lin CC, et al. Obstructive sleep apnea and the risk of adverse pregnancy outcomes. Am J Obstet Gynecol. 2011;206(2):136.e1–e5.

[57] Edwards N, Middleton PG, Blyton DM, et al. Sleep disordered breathing and pregnancy. Thorax. 2002;57:555–8.

[58] Pien GW, Fife D, Pack AI, et al. Changes in symptoms of sleep-disordered breathing during pregnancy. Sleep. 2005;28:1299–305.

[59] Shepertycky MR, Banno K, Kryger MH. Differences between men and women in the clinical presentation of patients diagnosed with obstructive sleep apnea syndrome. Sleep. 2005;28(3):309–14.

[60] Guilleminault C, Kreutzer M, Chang JL. Pregnancy, sleep disordered breathing and treatment with nasal continuous positive airway pressure. Sleep Med. 2004;5:43–51.

[61] Venkata C, Saiprakash B, Venkateshiah MD. Sleep-disordered breathing during pregnancy. J Am Board Fam Med. 2009;22:158–68.

[62] Lee KA, Zaffke ME, Barette-Beebe K. Restless legs syndrome and sleep disturbance during pregnancy: the role of folate and iron. J Women's Health & Gender-Based Med. 2001;10(4):335–41.

[63] Botez MI, Lambert B. Folate deficiency and restless legs syndrome in pregnancy (letter). N Engl J Med. 1977;297:670.

[64] Manconi M, Govoni V, De Vito A, et al. Pregnancy as a risk factor for restless legs syndrome. Sleep Med. 2004;5:305–8.

[65] Goedhart G, Van der Wal MF, van Eisden M, et al. Maternal vitamin B-12 and folate status during pregnancy and excessive infant crying. Early Hum Dev. 2011;87:309–14.

[66] Happe S, Trenkwalder C. Role of dopamine receptor agonists in the treatment of restless legs syndrome. CNS Drugs. 2004;18(1):27–36.

[67] Coble PA, Reynolds CF, Kupfer DJ, et al. Childbearing in women with and without a history of affective disorder. 1. Psychiatric symptomatology. Compr Psychiatr. 1994;35:205–14.

[68] Hunter LP, Rychnovsky JD, Yount SM. A selective review of maternal sleep characteristics in the postpartum period. J Obstet Gynecol Neonatal Nurs. 2009;38:60–8.

[69] Campbell I. Postpartum sleep patterns of mother-baby pairs. Midwifery. 1986;2(4):193–201.

[70] Shinkoda H, Matsumoto K, Park YM. Changes in sleep-wake cycle during the period from late pregnancy to puerperium identified through the wrist actigraph and sleep logs. Psychiatry Clin Neurosci. 1999;53:133–5.

[71] Zaffke ME, Lee KA. Sleep architecture in a postpartum sample: a comparative analysis. Sleep Res. 1992;21:327.

[72] Lee KA, McEnany G, Zaffke ME. REM sleep and mood state in childbearing women:sleepy or weepy? Sleep. 2000;23(7):8778–85.

[73] Bassett JL, Giovanni JM, Peterson KL, et al. Sleep and mood from the last trimester of pregnancy through four months postpartum. Sleep Res. 1999;22(Suppl):S245–6.

[74] Gay CL, Lee KA, Lee SY. Sleep patterns and fatigue in new mothers and fathers. Biol Res Nurs. 2004;5(4):311–8.

[75] Waters MA, Lee KA. Differences between primigravidae and multigravidae mothers in sleep disturbances, fatigue, and functional status. J Nurse Midwifery. 1996;41:364–7.

[76] Quillin SIM. Infant and mother sleep patterns during 4th postpartum week. Issues Compr Pediatr Nurs. 1997;20:115–23.

[77] Blyton DM, Sullivan CE, Edwards N. Lactation is associated with an increase in slow-wave sleep in women. J Sleep Res. 2002;11:297–303.

[78] Mosko S, Richard C, McKenna J. Maternal sleep and arousals during bedsharing with infants. Sleep. 1997;20:142–50.

[79] Adams SM, Jones DR, Esmail A, et al. What affects the age of first sleeping through the night? J Paediatr Child Health. 2004;40:96–101.

[80] Ferber R. Sleeplessness in children. In: Ferber R, Kryger M, editors. Principles and practice of sleep medicine in the child. Philadelphia: WB Saunders; 1995. p. 79–89.

[81] Leeson R, Barbour J, Romaniuk D, et al. Management of infant sleep problems in a residential unit. Child Care Health Dev. 1994;20:89–100.

[82] Hiscock H, Wake M. Randomised controlled trial of behavioural infant sleep intervention to improve infant sleep and maternal mood. BMJ. 2002;324:1–6.

[83] Lee KA, Gay CL. Sleep in late pregnancy predicts length of labor and type of delivery. Am J Obstet Gynecol. 2004;191:2041–6.

[84] Zafarghandi N, Hadavand S, Davati A, et al. The effects of sleep quality and duration in late pregnancy on labor and fetal outcome. J Matern Fetal Neonatal Med. 2012;25(5):535–7.

[85] Beebe KR, Lee KA. Sleep disturbance in late pregnancy and early labor. J Perinat Neonatal Nurs. 2007;21:103–8.

[86] Okun ML, Roberts JM, Marsland AL, et al. How disturbed sleep may be a risk factor for adverse pregnancy outcomes: a hypothesis. Obstet Gynecol Surv. 2009;64:273–80.

[87] Chang JJ, Pien GW, Duntley SP, et al. Sleep deprivation during pregnancy and maternal and fetal outcomes: is there a relationship? Sleep Med Rev. 2010;12:107–14.

[88] Wolfson AR, Crowley SJ, Anwer U, et al. Changes in sleep patterns and depressive symptoms in first-time mothers: last trimester to 1-year postpartum. Behav Sleep Med. 2003;1:54–67.

[89] Ross LE, Murray BJ, Steiner M. Sleep and perinatal mood disorders: a critical review. J Psychiatry Neurosci. 2005;30:247–56.

[90] Steiner M, Fairman M, Jansen K, et al. Can postpartum depression be prevented? Abstract presented at the Marce Society International Biennial Scientific Meeting 25–27 Sept 2002, Sydney, Australia.

[91] Polo-Kantola P. Sleep problems in midlife and beyond. Maturitas. 2011;68:224–32.
[92] Brugge KL, Kripke DF, Ancoli-Israel S, et al. The association of menopausal status and age with sleep disorders. Sleep Res. 1989;18:208.
[93] Kripke DF, Brunner R, Freeman R, et al. Sleep complaints of postmenopausal women. Clin J Women Health. 2001;1:244–52.
[94] Alexander JL, Neylan T, Kotz K, et al. Assessment and treatment for insomnia and fatigue in the symptomatic menopausal women with psychiatric comorbidity. Expert Rev Neurotherapeutics. 2007;7:S139–54.
[95] Writing Group for the Women's Health Initiative Investigators. Risks and benefits of estrogen plus progestin in healthy postmenopausal Women. JAMA. 2002;288(3):321–33.
[96] Eichling PS, Sahni J. Menopause related sleep disorders. J Clin Sleep Med. 2005;1:291–300.
[97] Freedman RR. Hot flashes: behavioral treatments, mechanisms, and relation to sleep. Am J Med. 2005;118:1245–305.
[98] Erlik Y, Tataryn IV, Meldrum DR, et al. Association of waking episodes with menopausal hot flushes. JAMA. 1981;245:1741–4.
[99] Woodward S, Freedman R. The thermoregulatory effects of menopausal hot flashes on sleep. Sleep. 1994;17:497–501.
[100] Shaver J, Giblin E, Lentz M, et al. Sleep patterns and stability in perimenopausal women. Sleep. 1988;11:556–61.
[101] Polo-Kantola P, Erkkola R, Irjala K, et al. Climacteric symptoms and sleep quality. Obstet Gynecol. 1999;94:219–24.
[102] Freedman RR, Roehrs TA. Lack of sleep disturbances from menopausal hot flashes. Fertil Steril. 2004;82:138–44.
[103] Montplaisir J, Lorrain J, Petit D, et al. Differential effects of two regimens of hormone replacement therapy on sleep in postmenopausal women. Sleep Res. 1997;26:119.
[104] Scharf MB, McDannold MD, Stover R, et al. Effects of estrogen replacement therapy on rates of cyclic alternating patterns and hot-flush events during sleep in postmenopausal women: a pilot study. Clin Ther. 1997;19:304–11.
[105] Purdie DW, Empson JAC, Crichton C, et al. Hormone replacement therapy, sleep quality and psychological wellbeing. Br J Obstet Gynecol. 1995;102:735–9.
[106] Polo-Kantola P, Erkkola R, Irjala K, et al. Effect of short-term transdermal estrogen replace-ment therapy on sleep: a randomized, double-blind crossover trial in postmenopausal women. Fertil Steril. 1999;71:873–80.
[107] Schiff I, Regestein Q, Tulchinsky D, et al. Effects of estrogens on sleep and psychological state of hypogonadal women. JAMA. 1979;242:2405–7.
[108] Woodward S, Arfken CL, Ditri DW, et al. Ambient temperature effects on sleep and mood in menopausal women. Sleep. 1999;22:S224–5.
[109] Kronenberg F. Menopausal hot flashes: randomness or rhythmicity. Chaos. 1991;1:271–8.
[110] Kapsimalis F, Kryger M. Sleep breathing disorders in the US female population. J Women Health. 2009;18:1211–9.
[111] Young T, Finn L, Austin D, et al. Menopausal status and sleep-disordered breathing in the Wisconsin Sleep Cohort Study. Am J Respir Crit Care Med. 2003;167:1181–5.
[112] Young T. Analytic epidemiology studies of sleep disordered breathing—what explains the gender difference in sleep disordered breathing? Sleep. 1993;16:S1–2.
[113] Dancey DR, Hanly PJ, Soong C, et al. Impact of menopause on the prevalence and severity of sleep apnea. Chest. 2001;120:151–5.
[114] Bixler EO, Vgontzas AN, Lin HM, et al. Prevalence of sleep-disordered breathing in women: effects of gender. Am J Respir Crit Care Med. 2001;163:608–13.
[115] Shahar E, Redline S, Young T, et al. Hormone replacement therapy and sleep-disordered breathing. Am J Respir Crit Care Med. 2003;167:1186–92.
[116] Manber R, Kuo TF, Cataldo N, et al. The effects of hormone replacement therapy on sleep-disordered breathing in postmenopausal women: a pilot study. Sleep. 2003;26:163–8.
[117] Wesstroem J, Ulfberg J, Nilsson S. Sleep apnea and hormone replacement therapy: a pilot

study and a literature review. Acta Obstet Gynecol Scand. 2005;84:54–7.

[118] Keefe DL, Watson R, Naftolin F. Hormone replacement therapy may alleviate sleep apnea in menopausal women: a pilot study. Menopause. 1999;6:196–200.

[119] Cistulli PA, Barnes DJ, Grunstein RR, et al. Effect of short-term hormone replacement in the treatment of obstructive sleep apnoea in postmenopausal women. Thorax. 1994;49:699–702.

[120] Parry BL, Martinez LF, Maurer EL, et al. Sleep, rhythms and women's mood. Part II. Menopause. Sleep Med Rev. 2006;10:197–208.

[121] Thorpy M. The international classification of sleep disorders, revised. Rochester: Davies; 1997. p. 223–7.

[122] Belchetz PE. Drug therapy: hormonal treatment of postmenopausal women. N Engl J Med. 1994;330:1062–71.

[123] Krystal AD, Ediger J, Wohlgemuth W, et al. Sleep in perimenopausal and postmenopausal women. Sleep Med Rev. 1998;2:243–53.

[124] Shaver JLF, Zenk SN. Sleep disturbance in menopause. J Women Health Gender Med. 2000;9:109–18.

[125] Anarte MT, Cuadros JL, Herrera J. Hormonal and psychological treatment: therapeutic alternative for menopausal women? Maturitas. 1998;19:203–13.

[126] Rudolph I, Palombo-Kinne E, Kirsch B, et al. Influence of a continuous combined HRT (2 mg estradiol valerate and 2 mg dienogest) on postmenopausal depression. Climacteric. 2004;7:301–11.

[127] Thomson J, Oswald I. Effect of oestrogen on the sleep, mood, and anxiety of monopausal women. BMJ. 1977;2:1317–9.

[128] Polo-Kantola P, Rauhala E, Erkkola R, et al. Estrogen replacement therapy and nocturnal periodic limb movements: a randomized controlled trial. Obstet Gynecol. 2001;97:548–54.

[129] Antonijevic IA, Stalla GK, Steiger A. Modulation of the sleep electroencephalogram by estrogen replacement in postmenopausal women. Am J Obstet Gynecol. 2000;182:277–82.

[130] Tworoger SS, Yasui Y, Vitiello MV, et al. Effects of a yearlong moderate-intensity exercise and a stretching intervention on sleep quality in postmenopausal women. Sleep. 2003;26:830–6.

第五章　正常的生殖及内分泌阶段：对睡眠障碍的影响

Rochelle Goldberg

　　睡眠障碍会影响人生的每个阶段。对于女性来说，睡眠问题会随着各生命阶段体内激素水平的变化而变化。人群调查使女性睡眠及睡眠障碍的问题得到广泛认识[1]。早期多数包括女性的人群研究并未关注性别差异。即使是针对女性的研究，也没有阐述激素的潜在效应或生殖状态的影响。而这些内容近年来逐渐受到重视。妊娠期和更年期的女性更容易出现睡眠障碍[1—3]。绝经后及老年女性更多主诉失眠，围绝经期和绝经后的女性睡眠呼吸障碍患病率增高[4]。本章将阐述女性从初潮到绝经阶段可能出现的睡眠问题的新进展。

初潮和青春期

失眠

　　一项对13～16岁青春期儿童的前瞻性研究发现，失眠的发生率为10.7%，其中有88%符合《精神障碍诊断与统计手册(第4版)(DSM-Ⅳ)》的标准。68.5%的患者主诉入睡困难，26.2%的患者存在睡眠维持障碍以及48.1%的患者存在非恢复性睡眠。许多儿童还存在复合症状。52%的患者合并精神疾患，包括情绪障碍、焦虑、行为障碍及物质滥用。女性初潮前，失眠患病率无性别差异，但初潮使失眠的患病风险增加了2.75倍。作者还评价了睡眠时相延迟综合征(DSPS)发生的可能性，该疾病尚不能用于解释患者入睡困难的原因[5]。

月经周期中体内激素水平的正常波动有助于维持睡眠稳定性以及导致行经期的睡眠片段化[6]。这些变化可能和失眠及过度嗜睡的主诉相关。多个研究发现经前期出现睡眠时间延长,但是睡眠片段化增多[9]。而其他研究并没有得出类似的结论[10,11]。

不宁腿综合征

不宁腿综合征(RLS)是一种临床诊断,其特征是通常发生在下肢的不适感,伴有不可抗拒的腿动。典型症状通常发生在静息状态,且常与入睡困难相关[12]。RLS 人群患病率为 2% ~ 5%[13],在老年人群则为 20%[14]。青春期前后儿童(12~17 岁)的患病率约为 2%。在这组人群中,52% 出现每周 2 次或以上的中重度症状。入睡困难和夜间觉醒也较常见[15—17]。超过 70% 的患者有家族史(来自父母一方或双方)。RLS 患者出现生长痛的概率较对照组高(80.6% vs. 63.2%)[16—18],且血清铁水平低[16,17]。性别的影响尚未阐明[15 vs. 17]。

睡眠呼吸障碍

青春期儿童上气道形态学的改变是睡眠呼吸障碍(SDB)的潜在危险因素。一项针对 226 名 11~19 岁青少年的研究,采用问卷调查其 SDB 症状,然后进行居家的呼吸监测和体动仪监测。与男性不同的是,女性青春期后打鼾频率及呼吸紊乱指数(RDI)比青春期前并未明显升高。在校正腰臀比后 RDI 的这种性别差异则不复存在。此结果提示女性激素对 SDB 相关致病因素具有保护作用[19]。这也和女性绝经后 SDB 增多所涉及的潜在的雌激素效应相一致。尽管青春期 SDB 的特征可以借鉴成人研究结果,但是十几岁的少年 SDB 更多表现为注意力不集中、多动、失眠或睡眠时相延迟等特征[20]。

嗜睡

从进入青春期开始,无论男女,日间嗜睡发生率随着年龄增加而增加。Carskadon 评估了儿童夜间睡眠的改变和日间嗜睡的关系。根据坦纳分期（Tanner Stage）将儿童分组，3～5 期的儿童慢波睡眠明显减少，日间嗜睡明显增加。这些发现并不能用夜间睡眠减少来解释。该研究证实了青春期早期儿童较青春期前更易出现嗜睡[21]。每天上学时间过早及其他生理节律的紊乱所导致睡眠的额外减少，可能进一步影响该阶段儿童的日间正常行为[22]。

尽管在儿童及青春期一些症状已经显现，但发作性睡病通常在成年早期才被诊断。对斯坦福睡眠中心发作性睡病数据库进行回顾性分析发现，1 219 名患者中 40％在 15 岁之前即有相应的临床症状。这和先前的报道一致，即从症状出现到最终诊断大致需要 10 年的时间[23,24]。研究发现发作性睡病患者症状出现后 6 个月内体重会增加且早熟[25]。

妊　娠　期

正常妊娠期的睡眠障碍已得到广泛认可。妊娠相关的睡眠障碍定义为睡眠质量下降或过度嗜睡，发生于妊娠早期或者整个孕期，产后可恢复。PSG 监测能够证实睡眠的片段化或睡眠持续时间延长。多次小睡潜伏期试验显示睡眠潜伏期缩短。另外，妊娠期激素水平或其他生理改变，以及合并的睡眠障碍均可影响睡眠质量。

失眠

失眠是妊娠相关睡眠障碍的常见主诉。使用睡眠日记和 PSG 对妊娠不同阶段的夜间觉醒次数进行评估，和妊娠前比较，妊娠早中期觉醒频率增加 1.4 倍，而妊娠晚期觉醒频率增加 2 倍。夜间觉醒的原因包括夜尿增多（在妊娠早期和晚期由夜尿引起的觉醒为 51.4％）、恶心、胎动、关节痛及全身不适[26]。另一研究发现 1/3 女性在妊娠期存在睡眠问题，多数表现为夜间觉醒，特别是 97.3％的孕妇在妊娠晚期出现醒来后难以继续入睡。此外，孕妇也有早醒和入睡困难等主诉。妊娠晚期 RLS 的发生率最高（达 91.9％）。但该研究为单次问卷调查，因此未能评估整个妊娠期的情况[27]。在另一项研究中,妊娠晚期,睡眠问题(因胃灼热、不适或抽筋造成的夜间觉醒)发生率为 68%,睡眠时间延长者占 19%,100 例孕妇中的 12 名新使用了镇静催眠药[2]。应用匹兹堡睡眠质量指数(PSQI)量表[28]研究发现,睡眠质量下降可以出现在整个妊娠期,妊娠晚期更加明显(由妊娠早期 39.0% 上升到 53.5%)。睡眠障碍的预测因素包括:年龄>35 岁,非裔美国人,西班牙人种[29]。一项回顾性研究发现,在妊娠中晚期,高达 75% 的孕妇主诉不能恢复的睡眠以及频繁觉醒增加。

不宁腿综合征

研究表明,妊娠期不宁腿综合征(RLS)的患病率为 11%～27%。并非所有的研究都符合国际 RLS 研究组织[IRLSSG]制定的标准,这也就解释了不同研究报道 RLS 患病率存在差异的原因。患有 RLS 的女性在妊娠期间症状会加重[32]。通过对 606 名孕妇访谈研究发现,RLS 的患病率为 27%。10% 女性在妊娠前即患 RLS,妊娠期始发且产后症状消失者为 17%。尽管 RLS 临床症状并不严重,但可以造成睡眠潜伏期的延长及总睡眠时间(TST)的下降[33,34]。来自日本的包括 16 528 名研究对象的问卷调查显示 RLS 的发生率为 19.9%。该项研究同时发现 RLS 和吸烟、酗酒、服用安眠药及妊娠期延长相关[35]。初产妇 RLS 症状的发生率随着妊娠期进展而增加,即从妊娠早期 17.5% 上升至晚期的 31.2%。许多患者(15.2%～27.1%)在妊娠晚期 RLS 的症状较严重[30]。一项包括 186 名法国孕妇的研究发现妊娠晚期 RLS 的发生率为 32%,产后 2 周内 RLS 缓解率达 64.8%。且 RLS 缓解与妊娠次数、铁摄入、RLS 严重度、分娩方式、并发症、婴儿出生体重、母乳喂养无关[36]。不过,另有一项研究发现妊娠次数使 RLS 患病风险增加,初次妊娠时 OR 值为 1.98,第二胎时 OR 值为 3.04,第三胎或以上时 OR 值为 3.57[37]。

研究发现有 RLS 家族史的女性在妊娠期 RLS 患病风险增加。经产妇患病率高于初产妇(49.5% vs. 33.7%),但是初产妇患病率和男性相比未见明显差异(33.7% vs. 30.0%)。这提示在家族性 RLS 患者中,妊娠是发生 RLS 的主要危险因素,并且解释了人群中 RLS 患病率性别差异的原因[38]。

流行病学调查也发现了铁缺乏和 RLS 的关系。尽管 RLS 程度很轻，但血清铁及血清铁蛋白有明显下降[34]。另一项研究揭示了 RLS 和铁蛋白及叶酸的关系。合并 RLS 的孕妇（占调查人群的 23%）在孕前和整个妊娠期血清铁蛋白及叶酸水平降低[39]。这些发现支持铁代谢在RLS 发病过程中的作用[40]。整个妊娠期需要大量的铁及叶酸，提示血清铁及叶酸降低可能是妊娠期高发 RLS 的原因。

总之，妊娠和 RLS 的患病率增加密切相关。孕前即患 RLS 的女性在妊娠期症状更重。妊娠晚期 RLS 的临床症状最重，发生也更频繁。妊娠相关 RLS（通常症状在产后会缓解）再次怀孕时会复发，可能提示有 RLS 家族史。铁及叶酸的缺乏是妊娠期 RLS 发生增加的潜在危险因素。

睡眠呼吸障碍

妊娠期的激素水平及生理变化可以影响上气道的功能和呼吸，可能是 SDB 加重的潜在因素。导致睡眠呼吸暂停增加的危险因素包括：妊娠期体重增加，鼻咽部水肿，功能残气量降低及夜间觉醒增加。而降低睡眠呼吸暂停的因素包括：每分钟通气量的增加，侧卧位睡眠，快速眼动睡眠期时间减少[41]。妊娠期睡眠呼吸暂停关乎孕妇自身及胎儿的健康。

和非孕期及分娩后的女性相比，孕妇打鼾症状更常见，这和孕妇在妊娠晚期上气道（口咽交界处及平均咽腔间隙）变小有关[42]。研究发现27% 的孕妇在妊娠晚期打鼾[43]。14% 的孕妇在妊娠中晚期时主诉打鼾，而对照组非妊娠绝经前女性为 4%（$P < 0.05$）。两组中睡眠呼吸暂停主诉无明显差异。妊娠期打鼾对孩子出生时的平均体重，APGAR 评分及日间睡眠时间均无明显影响[44]。此外，打鼾发生率在产后 3 个月明显减少，且恢复到产前水平[45]。与此相反的是，另一项研究发现习惯性打鼾的孕妇和非打鼾的孕妇比较：妊娠高血压、先兆子痫、小样儿（SGA）的发生率较高[46]。打鼾是肥胖孕妇发生妊娠期高血压的危险因素[47]。患妊娠期高血压及先兆子痫的孕妇更易发生上气道阻力增加及气流受限[48,49]。打鼾可能和低 APGAR 评分相关，但尚无关于其和婴儿出生时

低体重相关的一致性结论[46,50]。

在一项小样本人群研究中,肥胖孕妇与非肥胖孕妇对照组相比,呼吸暂停低通气指数(AHI)在妊娠早期并无明显差异。只有一位孕妇在妊娠晚期 AHI>10[53]。另一项研究表明,肥胖孕妇与非肥胖孕妇对照组相比,在妊娠 12 周 AHI 明显升高(1.7 vs. 0.2, $P<0.05$)。肥胖组孕妇打鼾和 AHI 的增加发生在妊娠 30 周。妊娠时间和胎儿状态(出生体重)具有可比性。在第 2 项研究中一位肥胖母亲睡眠中 AHI>10 次/h 并发生先兆子痫。呼吸事件在产后 6 个月恢复正常[47]。另有研究表明 SDB 症状和妊娠期高血压、糖尿病及急诊剖宫产风险增加均相关[54,55]。

睡眠呼吸障碍和正压通气

一项对 11 名先兆子痫的孕妇的研究报道显示全部患者均存在上气道阻力增加。使用自动压力滴定 PAP 治疗可逆转气流受限及预防夜间血压显著升高[56]。一项关于患有高血压和打鼾的孕妇随机对照研究,比较了 PAP 联合抗高血压药物治疗及单纯使用抗高血压药物治疗疗效。联合治疗组日间平均血压较单纯使用抗高血压药物治疗组低。PAP 治疗有效组(AHI<5)比对照组日间血压更低,且所需抗高血压药物更少。PAP 治疗有效组改善了妊娠相关问题,包括 APGAR 评分、出生时体重、所需医疗护理及先兆子痫[57]。

总之,这些研究提示打鼾在妊娠期女性较普遍。但是睡眠呼吸暂停在正常健康的非肥胖女性中并不常见,肥胖女性妊娠期发生睡眠呼吸暂停的风险可能增加。另外,妊娠合并 SDB 增加母体和胎儿发生并发症的风险。因此,妊娠期打鼾和睡眠呼吸暂停症状应引起重视。经鼻 PAP 治疗有助于降低妊娠及胎儿发生并发症的风险。

育 龄 期

失眠

对于育龄妇女来说,失眠的主诉在月经周期的不同阶段各异。一项回顾性研究显示，主观感觉的睡眠质量下降从经前 3 天到月经来潮后 4 天一直存在。而睡眠质量的客观指标：睡眠潜伏期、总睡眠时间及夜间觉醒并无明显差异[58]。在其他人群研究中也得出了类似的结论[59]。睡眠障碍的国际分类中定义了经期前的失眠及过度嗜睡[60]。其特征为经前或月经期失眠和日间嗜睡。非月经期的失眠则不包括在内。尽管已经有了上述概念并进行了广泛的观察，但是迄今为止除了一些病例报告外，缺乏更多的研究支持。

睡眠呼吸暂停

青年及中年女性(绝经前)也易发生睡眠呼吸暂停。在一项社区女性人群(30～39 岁)的研究中，6.5％患轻度 OSA(AHI＞5 次/h)，4.4％患中重度 OSA(AHI＞15 次/h)。其他的研究也得出了类似的结论[61,62]。在此年龄段，女性常主诉有失眠及夜间心悸，但呼吸暂停症状要少于男性。女性抑郁、甲状腺功能低下、哮喘、过敏、偏头痛、纤维肌痛及肠激惹综合征的发生率高于男性[63,64]。高达93％的女性睡眠呼吸障碍未得到诊断[65]，可能是由于症状不典型以及合并其他疾病。尽管如此，女性 OSA 患者也存在患高血压(4 年后 OR 值为 2.9)、冠心病、心房纤颤及中风的风险。

对于育龄女性来说，未被诊断的睡眠呼吸暂停对性激素及月经周期存在潜在影响，可能会进一步影响生育[70,71]。此外，患有多囊卵巢综合征的女性睡眠呼吸暂停患病率为 70％。约 5％～10％的女性患有多囊卵巢综合征，该人群中因停止排卵和雄激素水平过高造成不育很常见[72]。一些初步研究表明患有痛经的女性发生 SDB 的风险明显增加，使用气道正压通气(PAP)治疗能使其获益[73]。

绝　经　期

失眠

睡眠片段化和非恢复性睡眠是绝经期间常见的主诉。这些症状和血管舒缩症状(如潮红)、体内激素水平改变共同影响睡眠。主诉影响睡眠的原发性睡眠障碍的发生率也有所增加。68%～85%的女性均会出现血管舒缩症状并常伴有夜间觉醒[3,74]。应用匹兹堡睡眠质量指数(PSQI)评估和多导睡眠图(PSG)监测对44～56岁女性睡眠进行主观和客观评价,通过报纸广告招募了主诉有睡眠困难的患者,PSG监测发现53%的患者有原发性睡眠障碍(临床显著的睡眠呼吸暂停,周期性腿动或两者并存),同时观察到56%的患者有潮红等症状。睡眠效率的降低和原发性睡眠障碍相关,而非血管舒缩症状[75]。上半夜睡眠时出现的焦虑和潮红症状与主观睡眠干扰增加相关。绝经女性主观睡眠障碍,如慢性失眠、夜间觉醒,与医疗服务需求、生活质量及工作效率有关[77]。另一项基于社区人群的研究调查显示主诉有睡眠障碍的患者占38%,且睡眠障碍的发生和绝经状态过渡有关,而和年龄无明显相关性[78]。

一项基于社区人群的研究对589名绝经后妇女的主观和客观睡眠质量进行了评估,睡眠问题的主诉比绝经前常见且更严重。围绝经期和绝经后妇女主诉睡眠不满意率增加1倍。存在血管舒缩症状的亚组人群,其主诉的睡眠欠佳和睡眠相关的潮热更为明显。尽管存在主观症状,但是PSG却显示绝经后女性睡眠质量更好,包括总睡眠时间的延长、睡眠效率更高及更多的慢波睡眠百分比。睡眠片段化在绝经前的女性中更突出。并未证实激素替代疗法(HRT)对睡眠的客观监测指标有显著改善效应。反而发现在非HRT治疗的绝经后女性患者的入睡、睡眠效率、持续时间以及睡眠深度均更好[79]。

然而,应用HRT后患者主观睡眠问题得到缓解。服用HRT患者自觉入睡改善,睡眠期躁动不安减少以及夜间觉醒次数减少。日间患者疲劳感减轻。尽管这些改善在有重度血管舒缩症状的患者更加显著,但是对无血管舒缩症状患者的失眠症状也有疗效[80]。在另一项应用HRT的随机对照研究中,服用HRT的患者血管舒缩症状、夜间盗汗及失眠症状均明显改善[81]。

有关绝经后女性的睡眠紊乱原因可能多种多样,并且主观症状和客观指标之间并不一致。因此,对绝经后妇女失眠治疗须以达到解决主观睡眠症状为目的，同时权衡要达到更多客观指标改善的治疗风险。

不宁腿综合征

Berger 等发现，基于国际不宁腿综合征研究组（IRLSSG）的诊断标准，不宁腿综合征（RLS）的总体患病率随着年龄的增长而增加[31]。这项研究尽管并未测定女性体内激素水平，然而，和年轻组（30～39 岁和 40～49 岁的妇女）相比，年龄较大的妇女（50～59 岁）RLS 发病率明显上升（19.4％ vs. 10％），提示 RLS 可能在围绝经期和绝经后的妇女中更为常见。研究并未试图明确组内 RLS 发病率[37]。瑞典的一项研究显示，年龄在 18～64 岁（平均 45 岁）的女性 RLS 的患病率为 11.4％（所研究 16 个女性中，14 人年龄＞34 岁），其激素状态未阐述[82]。有血管收缩症状的绝经期女性患 RLS 的风险增加[83]。患迟发性 RLS（＞45 岁）的女性和年轻患者相比，病情发展较快，而年轻患者则以病情反复为特点[84]。

这些研究均显示 RLS 的患病率在女性随着年龄而增加。围绝经期女性以及有血管舒缩症状的绝经期女性 RLS 患病率增加，提示 RLS 的激素相关机制。

睡眠呼吸障碍

多个保护因素被用来解释睡眠呼吸暂停患病率的性别差异。生理变化，特别是绝经期后性激素的变化，可能有助于解释绝经后女性 SDB 患病率升高的现象。与男性相反的是，绝经前女性的脂肪分布呈现女性化特征，颈部脂肪沉积较少，上呼吸道不易塌陷，颏舌肌张力更高，以及因更好的快速补偿机制使咽部更加通畅[85—87]。孕激素是一种呼吸兴奋剂，已有研究指出绝经期孕激素水平下降与绝经后女性 OSA 患病率增加有关[88]。

Bixler 等研究表明，女性在绝经期睡眠呼吸障碍（SDB）发生率增加。纳入研究的女性分为绝经前组，绝经后未应用激素替代治疗（HRT）组及应用 HRT 组。绝经状态使 SDB 易发，应用 HRT 的绝经后女性 SDB 的发生率与绝经前女性类似。本研究还提示肥胖者也更易患 SDB。所有绝经前和绝经后使用 HRT 而患 SDB 者均为肥胖者，但是绝经后未使用 HRT 的患者中只有 49.4% 为肥胖者[89]。Resta 等对肥胖人群的研究发现，绝经前和绝经后妇女的人体参数和睡眠呼吸暂停均存在显著性差异。绝经后女性颈围，占正常颈围预计值的百分比、腰臀比、呼吸紊乱指数、SDB 患病率均高于绝经前组，BMI 也有显著性差异（$P<0.01$）[90]。SDB 和体脂分布（皮褶厚度）相关，患 SDB 的女性 BMI 和体脂分布均高于正常人群[91]。另一项回顾性研究也证实了绝经后女性 SDB 患病率明显升高，但是并未发现 BMI 和 SDB 症状存在组间差异。BMI 升高和嗜睡增加相关[92]。

绝经也是 SDB 发生的独立危险因素。SDB 的患病率在整个绝经组都有升高，校正年龄和 BMI 因素后差异依然存在。一项研究发现，在绝经 5 年后的女性中，SDB 发生率并没有进一步的升高，提示 SDB 的发生存在一个潜伏期。在这项研究中还证实了 HRT 的保护作用[93]。在控制 BMI 和颈围因素后，SDB 在绝经后女性中的患病率增加依然存在，再次提示绝经状态是 SDB 发病的危险因素。HRT 对 SDB 及上气道作用的研究并无统一定论，少数研究认为几乎无效果[94,95]。

这些研究表明，女性在绝经后患 OSA 的风险会增加，该风险独立于 BMI、颈围和年龄。HRT 治疗对上呼吸道力学机制，SDB 及相关睡眠特征的作用尚不明确。

结　论

在任何年龄段的女性都会遇到睡眠障碍问题。体内激素水平的差异和不同的内分泌阶段均可能使特定睡眠紊乱发生的危险性增加。纵观整个生命阶段，对睡眠呼吸暂停的认识远远不足。尽管一系列研究证实了女性激素水平和年龄的关系，但是激素效应以及与年龄相互作用对女性睡眠问题的影响需进一步深入研究。在女性不同的生理阶段，影响睡眠紊乱的因素各异，这些因素若未得到合理治疗，将会对女性健康及生活质量带来重大影响。今后的研究不仅要考虑针对性别和年龄的影响，而且要兼顾周期性的激素变化以及不同生理阶段的差异，将有助于更好地理解发病机制，评估临床危险因素和健康负面效应，选择合适的治疗时机。

参考文献

[1] National Sleep Foundation. Sleep in America Poll. Adult sleep habits. 2002. www.sleepfoundation. org. Accessed 2 April 2002.

[2] Schweiger MS. Sleep disturbance in pregnancy: a subjective survey. Am J Obstet Gynecol. 1972;114(7):879–82.

[3] Anderson E, Hamburger S, Liu JH, Rebar RW. Characteristics of menopausal women seeking assistance. Am J Obstet Gynecol. 1987;156:428–33.

[4] Dancy DR, Hanly PJ, Soong C, Lee B, Hoffstein V. Impact of menopause on the prevalence and severity of sleep apnea. Chest. 2001;120(1):151–5.

[5] Johnson EO, Roth T, Schultz L, Breslau N. Epidemiology of DSM-IV insomnia in adolescence: lifetime prevalence, chronicity, and an emergent gender difference. Pediatrics. 2006;117:e247–56.

[6] Driver HS, Dijk DJ, Werth E, Biedermann K, Borbely A. Sleep and the sleep EEG across the menstrual cycle in young healthy women. J Clin Endocrinol Metab. 1996;81:728–35.

[7] Lee KA, Shaver JF, Giblin EC, Woods NF. Sleep patterns related to menstrual cycle phase and premenstrual affective syndrome. Sleep. 1990;13(5):403–9.

[8] Patkai P, Johannson G, Post B. Mood, alertness and sympathetic-adrenal medullary activity during the menstrual cycle. Psychosom Med. 1974;36:503–12.

[9] Ishizuka Y, Usui A, Shirasishi K, et al. A subjective evaluation of sleep during the menstrual cycle. Sleep Res. 1989;18:421.

[10] Ho A. Sex hormones and the sleep of women. Sleep Res. 1972;1:184.

[11] Williams DL, MacLean AW. Relationship between the menstrual cycle and the sleep of young women. Sleep Res. 1980;9:129.

[12] Hening W, Allen R, Earley C, Kushida C, Picchietti D, Silber M. The treatment of restless legs syndrome and periodic limb movement disorder. Sleep. 1999;22(7):970–99.

[13] Ekbom KA. Restless legs. In: Vinken PJ, Bruyn GW, editors. Handbook of clinical neurology. Amsterdam: North Holland Publishing; 1970. p. 311–20.

[14] Coleman RM, Miles ME, Guilleminault C, Zarcone VP, Van den Hoed J, Dement WC. Sleep-wake disorders in the elderly: polysomnographic analysis. J Am Geriatr Soc. 1981;29: 289–96.

[15] Picchietti D, Allen RP, Walters AS, Davidson JE, Myers A, Ferini-Strambi L. Restless legs syndrome: prevalence and impact in children and adolescents-the peds REST study. Pediatrics. 2007;120(2):253–66.

[16] Kotagal S, Silber MH. Childhood-onset restless legs syndrome. Ann Neurol. 2004;56:803–7.

[17] Picchietti D, Stevens HE. Early manifestations of restless legs syndrome in childhood and adolescence. Sleep Med. 2008;9(7):770–81.

[18] Turkdogan D, Bekiroglu N, Zaimoglu S. A prevalence study of restless legs syndrome in Turkish children and adolescents. Sleep Med. 2011;12(4):315–21.

[19] Fuentes-Pradera MA, Sanchez-Armengol A, Capote-Gil F, et al. Effects of sex on sleep-disordered breathing in adolescents. Eur Respir J. 2004;23:250–4.

[20] Sinha D, Guilleminault C. Sleep disordered breathing in children. Indian J Med Res. 2010;131:311–20.

[21] Carskadon MA, Harvey K, Duke P, Anders TF, Litt IF, Dement WC. Pubertal changes in day-

time sleepiness. Sleep. 1980;2(4):453–60.

[22] Dexter D, Bijwadia J, Schilling D, Applebaugh G. Sleep, sleepiness and school start times: a preliminary study. WMJ. 2003;102(1):44–6.

[23] Yoss RE, Daly DD. Narcolepsy in children. Pediatrics. 1960;25:1025–33.

[24] Morrish E, King MA, Smith IE, et al. Factors associated with a delay in the diagnosis of narcolepsy. Sleep Med. 2004;5(1):37–41.

[25] Aran AA, Einen M, Ling L, et al. Clinical and therapeutic aspects of childhood narcolepsy-cataplexy: a retrospective study of 51 children. Sleep. 2010;33(11):1457–64.

[26] Baratte-Beebe KR, Lee K. Sources of mid-sleep awakenings in childbearing in childbearing women. Clin Nurs Res. 1999;8(4):386–97.

[27] Mindell JA, Jacobson BJ. Sleep disturbances during pregnancy. J Obstet Gynecol Neonatal Nurs. 2000;29(6):590–7.

[28] Buysse DJ, Reynolds CF, Monk TH, Berman SR, Kupfer DJ. The Pittsburgh Sleep Quality Index: a new instrument for psychiatric practice and research. Psychiatry Res. 1989;28: 193–213.

[29] Facco FL, Kramer J, Ho KH, Zee PC, Grobman WA. Sleep disturbances in pregnancy. Obstet Gynecol. 2010;115:77–83.

[30] Neau JP, Texier B, Ingrand P. Sleep and vigilance disorders in pregnancy. Eur Neurol. 2009;62:23–9.

[31] The International Restless Legs Syndrome Study Group. Validation of the International Restless Legs Syndrome Study Group rating scale for restless legs syndrome. Sleep Med. 2003;4:121–32.

[32] Manconi M, Govoni V, DeVito A, et al. Pregnancy as a risk factor for restless legs syndrome. Sleep Med. 2004;5:305–8.

[33] Manconi M, Ferini-Strambi L. Restless legs syndrome among pregnant women. Sleep. 2004;27(2):250.

[34] Manconi M, Govoni V, Cesnik E, et al. Epidemiology of the restless legs syndrome in a population of 606 pregnant women. Sleep. 2003;26:A330.

[35] Suzuki K, Ohida T, Sone T, et al. The prevalence of restless legs syndrome among pregnant women in Japan and the relationship between restless legs syndrome and sleep problems. Sleep. 2003;26(6):673–7.

[36] Neau JP, Marion P, Mathis S, et al. Restless legs syndrome and pregnancy: follow-up of pregnant women before and after delivery. Eur Neurol. 2010;64:361–6.

[37] Berger K, Luedemann J, Trenkwalder C, John U, Kessler C. Sex and the risk of restless legs syndrome in the general population. Arch Intern Med. 2004;164:196–202.

[38] Pantaleo NP, Hening WA, Allen RP, Earley CJ. Pregnancy accounts for most of the gender difference in prevalence of familial RLS. Sleep Med. 2010;11:310–3.

[39] Lee KA, Zaffke ME, Baratte-Beebe K. Restless legs syndrome and sleep disturbance during pregnancy: the role of folate and iron. J Womens Health Gend Based Med. 2001;10(1): 335–41.

[40] Early CJ, Connor JR, Beard JL, Malecki EA, Epstein DK, Allen RP. Abnormalities in CSF concentrations of ferritin and transferrin in restless legs syndrome. Neurology. 2000;54:1698.

[41] Pien GW, Schwabe RJ. Sleep disorders during pregnancy. Sleep. 2004;27(7):1405–17.

[42] Izci B, Vennelle M, Liston WA, Dundas KC, Calder AA, Douglas NJ. Sleep disordered breathing and upper airway size in pregnancy and post partum. Eur Respir J. 2006;27:321–7.

[43] Schutte S, Del Conte A, Doghramji K, et al. Snoring during pregnancy and its impact on fetal outcome. Sleep Res. 1994;24:199.

[44] Loube DJ, Poceta S, Morales MC, Peacock MD, Mitler MM. Self-reported snoring in pregnancy: association with fetal outcome. Chest. 1996;109:885–9.

[45] Hedman C, Pohjasvaara T, Tolonen U, et al. Effects of pregnancy on mother's sleep. Sleep Med. 2002;3:37–42.

[46] Franklin KA, Holmgren PA, Jonsson F, et al. Snoring, pregnancy-induced hypertension, and growth retardation of the fetus. Chest. 2000;117:137–41.

[47] Maasilta P, Bachour A, Teramo K, Polo O, Laitinen LA. Sleep-related disordered breathing during pregnancy in obese women. Chest. 2001;120:1448–54.

[48] Yinon D, Lowenstein L, Suraya S, et al. Pre-eclampsia is associated with sleep-disordered breathing and endothelial dysfunction. Eur Respir J. 2006;27:328–33.

[49] Champagne KA, Schwartzman K, Barriga P, et al. Association between obstructive sleep apnea and gestational hypertension. Eur Respir J. 2009;33:559–65.

[50] Calaora-Tournadre D, Ragot S, Meurice JC, et al. Obstructive sleep apnea syndrome during pregnancy: prevalence of main symptoms and relationship with pregnancy induced hypertension and intra-uterine growth retardation. Rev Med Interne. 2006;27:291–5.

[51] Champagne KA, Kimoff RJ, Barriga PC, Schwartzman K. Sleep disordered breathing in women of childbearing age and during pregnancy. Indian J Med Res. 2010;131:285–301.

[52] Nikkola E, Ekblad U, Ekholm K, Mikola H, Polo O. Sleep in multiple pregnancy: breathing patterns, oxygenation and periodic leg movements. Am J Obstet Gynecol. 1996;174:1622–5.

[53] Guilleminault C, Querra-Salva M, Chowdhuri S, Poyares D. Normal pregnancy, daytime sleepiness, snoring and blood pressure. Sleep Med. 2000;1:289–97.

[54] Reid J, Skomro R, Cotton D, Ward H, Olatunbosun F, Gjevre J, Guilleminault C. Pregnant women with gestational hypertension may have a high frequency of sleep disordered breathing. Sleep. 2011;34:1033–8.

[55] Bourjeily G, Raker CA, Chalhoub M, Miller MA. Pregnancy and fetal outcomes of symptoms of sleep disordered breathing. Eur Respir J. 2010;36(4):849–55.

[56] Edwards N, Blyton DM, Krjavaninen T, Kesby GJ, Sullivan CE. Nasal continuous positive airway pressure reduces sleep-induced blood pressure increments in preeclampsia. Am J Respir Crit Care Med. 2000;162:252–7.

[57] Poyares D, Guilleminault C, Hachul H, et al. Pre-eclampsia and nasal CPAP: part 2. Hypertension during pregnancy, chronic snoring, and early nasal CPAP intervention. Sleep Med. 2007;9:15–21.

[58] Baker FC, Driver HS. Self-reported sleep across the menstrual cycle in young, healthy women. J Psychosom Res. 2004;56:239–43.

[59] National Sleep Foundation. Women and sleep poll. Sleep in American Poll. 2007. http://www.sleepfoundation.org/publications. Accessed 6 March 2007.

[60] American Academy of Sleep Medicine. Recurrent hypersomnia. In: The International Classification of Sleep Disorders. 2nd ed. Diagnostic and Coding Manual. Westchester, IL: American Academy of Sleep Medicine; 2005. p. 95–96.

[61] Young T, Palta M, Dempsey J, Skatrud J, Weber S, Badr S. The occurrence of sleep-disordered breathing among middle-aged adults. N Engl J Med. 1993;328:1230–5.

[62] Sharma SK, Kumpawat S, Banga A, Goel A. Prevalence and risk factors of obstructive sleep apnea syndrome in a population of Delhi, India. Chest. 2006;130:149–56.

[63] Shepertycky MR, Banno K, Kryger MH. Differences between men and women in the clinical presentation of patients diagnosed with obstructive sleep apnea syndrome. Sleep. 2005;28:309–14.

[64] Wahner-Roedler DL, Olson EJ, Narayanan S, et al. Gender-specific differences in a patient population with obstructive sleep apnea-hypopnea syndrome. Gend Med. 2007;4:329–38.

[65] Young T, Evans L, Finn L, et al. Estimation of the clinically diagnosed proportion of sleep apnea syndrome in middle-aged men and women. Sleep. 1997;20:705–6.

[66] Peppard PE, Young T, Palta M, Skatrud J. Prospective study of the association between sleep-disorder breathing and hypertension. N Engl J Med. 2000;342:1378–84.

[67] Mooe T, Rabben T, Wiklund U, Franklin KU, Eriksson P. Sleep disordered breathing in women: occurrence and association with coronary artery disease. Am J Med. 1996;101:251–6.

[68] Gami AS, Pressman G, Caples SM, et al. Association of atrial fibrillation and obstructive sleep apnea. Circulation. 2004;110:364–7.

[69] Arzt M, Young T, Finn L, Skatrud JB, Bradley TD. Association of sleep disordered breathing and the occurrence of stroke. Am J Respir Crit Care Med. 2005;172:1447–51.

[70] Netzer NC, Eliasson AH, Strohl KP. Women with sleep apnea have lower levels of sex hormones. Sleep Breath. 2003;7:25–9.

[71] Pasquali R, Patton L, Gambineri A. Obesity and infertility. Curr Opin Endocrinol Diabetes Obes. 2007;14:482–7.

[72] Gopal M, Duntley S, Uhles M, Attarian H. The role of obesity in the increased prevalence of obstructive sleep apnea syndrome in patients with polycystic ovarian syndrome. Sleep Med. 2002;3:401–4.

[73] Guilleminault C, Stoohs R, Kim YD, et al. Upper airway sleep disordered breathing in women. Ann Intern Med. 1995;122:493–501.

[74] Brincat M, Studd JWW. Menopause: a multisystem disease. Baillieres Clin Obstet Gynaecol. 1988;2:289–316.

[75] Freedman RR, Roehrs TA. Sleep disturbance in menopause. Menopause. 2007;14:826–9.

[76] Freedman RR, Roehrs TA. Effects of REM sleep and ambient temperature on hot flash-induced sleep disturbance. Menopause. 2006;13:576–83.

[77] Bolge SC, Balkrishnan R, Kannan H, Seal B, Drake CL. Burden associated with chronic sleep maintenance insomnia characterized by nighttime awakenings among women with menopausal symptoms. Menopause. 2010;17:80–6.

[78] Kravitz HM, Ganz PA, Bromberger J, et al. Sleep difficulty in women at midlife: a community survey of sleep and the menopausal transition. Menopause. 2003;10(1):19–28.

[79] Young T, Rabago D, Zgierska A, Austin D, Finn L. Objective and subjective sleep quality in premenopausal, perimenopausal and postmenopausal women: the Wisconsin Sleep Cohort Study. Sleep. 2003;26(6):667–72.

[80] Anderer P, Semlistch HV, Saletu B, et al. Effects of hormone replacement therapy on perceptual and cognitive event-related potentials in menopausal insomnia. Psychoneuroendocrinology. 2003;28:419–45.

[81] Welton AJ, Vickers MR, Kim J, et al. Health related quality of life after combined hormone replacement therapy: randomized controlled trial. BMJ. 2008;337:a1190.

[82] Ulfberg J, Nystrom B, Carter N, Edling C. Restless legs syndrome among working-aged women. Eur Neurol. 2001;46:17–9.

[83] Hachul H, Andersen ML, Bittencourt LR, Santos Silva R, Conway SG, Tufik S. Does the reproductive cycle influence sleep patterns in women with sleep complaints? Climacteric. 2010;13:594–603.

[84] Allen RP, Earley CJ. Defining the phenotype of the restless legs syndrome using age of symptom onset. Sleep Med. 2000;1:11–9.

[85] Rubinstein I, Hoffstein V, Bradley TD. Lung volume-related changes in the pharyngeal area of obese females with and without obstructive sleep apnea. Eur Respir J. 1989;2:344–51.

[86] Popovic RM, White DP. Influence of gender on waking genioglossal electromyogram and upper airway resistance. Am J Respir Crit Care Med. 1995;152:725–31.

[87] Rowley JA, Zhou X, Vergine I, et al. Influence of gender on upper airway mechanics: upper airway resistance on Pcrit. J Appl Physiol. 2001;91(5):2248–54.

[88] Popovic RM, White DP. Upper airway muscle activity in normal women: influence of hormonal status. J Appl Physiol. 1998;84(3):1055–62.

[89] Bixler EO, Vgontzas AN, Lin H, et al. Prevalence of sleep-disordered breathing in women: effects of gender. Am J Respir Crit Care Med. 2001;163:608–13.

[90] Resta O, Caratozzolo G, Pannacciulli N, et al. Gender, age and menopause effects on the prevalence and the characteristics of obstructive sleep apnea in obesity. Eur J Clin Invest. 2003;33(12):1084–9.

[91] Millman RP, Carlisle CC, McGarvey ST, Eveloff SE, Levinson PD. Body fat distribution and sleep apnea severity in women. Chest. 1995;107:362–6.

[92] Annttalainen U, Saaresranta T, Aittokallio J, et al. Impact of menopause on the manifestation and severity of sleep-disordered breathing. Acta Obstet Gynecol Scand. 2006;85:1381–8.

[93] Young T, Finn L, Austin D, Peterson A. Menopausal status and sleep-disordered breathing in

the Wisconsin Sleep Cohort Study. Am J Respir Crit Care Med. 2003;167:1181–5.

[94] Polo-Kantola P, Rauhala E, Helenius H, Erkkola R, Irjala K, Polo O. Breathing during sleep in menopause: a randomized, controlled, crossover trial with estrogen therapy. Obstet Gynecol. 2003;102:68–75.

[95] Cistulli PA, Barnes DJ, Grunstein RR, Sullivan CE. Effect of short term hormone replacement in the treatment of obstructive sleep apnoea in postmenopausal women. Thorax. 1994;49:699–702.

第二部分　青春期

第六章 青少年睡眠时相延迟综合征

John Garcia 和 Garrick Applebee

引 言

大多数青少年存在一定程度的睡眠时相延迟综合征(DSPS),这被认为是正常生理发育的阶段。Weitzman 等在 1981 年首次描述了 DSPS[1]。之后,Carskadon 等在 1993 年首次将这个现象和青春期的生理过程联系在一起[2]。平均发病年龄为 15.4 岁[3]。

睡眠障碍的国际分类将 DSPS 描述为,相对于生物钟所需求的睡眠时间来说,入睡的时间延迟,引起患者抱怨入睡困难性失眠和(或)不能在生物钟所期望觉醒时间醒来的一种睡眠障碍。症状至少持续 1 个月及以上,并且必须排除其他原因引起的日间过度嗜睡[4]。本章将简要概括昼夜节律障碍相关基础知识,综述 DSPS 的临床研究,并讨论治疗方案以及未来的发展方向。

昼夜节律控制的基础科学概述

光照是昼夜调节系统中最强的影响因素。视网膜神经节细胞通过化学递质感光素将光的作用传递至位于下丘脑的视交叉上核(SCN)。感光素激活后,SCN 可增加葡萄糖摄入,并引起 *per*,*clock* 及 *tim* 等基因的表达。基因及蛋白表达节律的波动可引起长反馈回路(见图 6-1)。这些长的负反馈回路可调节中枢激素的释放,如松果体的褪黑素;以及调节机体的各种外周生物节律,包括促甲状腺激素的释放、皮质醇分泌以及核心体温的调控[5]。

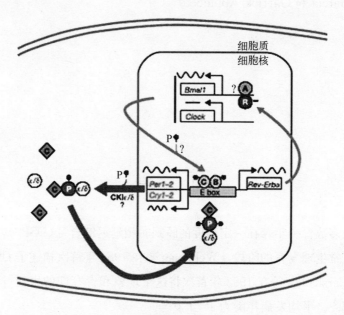

图 6-1　哺乳动物昼夜节律生物钟模型

(经过 Macmillan 出版公司的 Peppert SM, Weaver DR 同意后复制。
Coordination of circadian timing in mammals. Nature, 29 August 2002,
418: 935-941)

上述过程产生的生物节律被称为 C 过程模式(模式 C)。1982年,Borbely 提出了双机制模型,即模式 C 受睡眠内稳态(S 过程模式,模式 S)的影响[6]。模式 S 是指睡眠倾向在清醒期累积时增加,而在睡眠时减少(图 6-2)。模式 C 和模式 S 的相互作用即形成睡眠-觉醒周期。

关于昼夜节律的时相性别差异的研究已有很多发现。新近研究显示青年人群存在性别差异,虽然男性和女性实际的睡眠-觉醒时间类似,但女性褪黑素分泌以及核心体温的昼夜节律时相较男性均更早[7]。这方面的进一步研究有助于更好地了解青少年女性 DSPS 的病理生理过程。

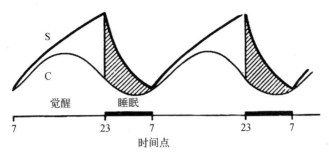

图 6-2　睡眠调节的双相模型表明 DSPS 可能涉及与睡眠稳
　　　　态调节相关的问题

（经过 Borbly AA 同意后复制。A two-process model of sleep regulation. Human Neurobiology，1982，Oct，9(3)：195-204）

睡眠时相延迟综合征

临床研究

青少年中昼夜节律障碍的发病率增加,特别是睡眠时相延迟综合征(DSPS)。青少年 DSPS 的患病率为 7%[8],比中年人高出 10 倍[9]。与大众认知不同的是,Carskadon 揭示了青少年中普遍存在睡眠延迟的生理冲动,在 DSPS 青少年中尤为明显。他们存在褪黑素的延迟释放,而这种生物学冲动与传统认为青少年的睡眠模式是单纯由于社会压力引起的说法矛盾[10]。其他研究者认为 DSPS 人群对夜间灯光的敏感度增高,这也可影响他们的昼夜节律[11]。

研究还表明 DSPS 的青少年存在睡眠内稳态的变化。在一项研究中,DSPS 患者在睡眠剥夺时,日间睡眠也无法恢复精力。因此,研究者认为,DSPS 可引起睡眠剥夺后睡眠稳态调节相关的问题[12]。因而,在青少年中发生 DSPS 可能由于模式 C 以及模式 S 的生物学变化的相互影响。

睡眠时相延迟综合征的临床后果

青少年 DSPS 患者常出现正常睡眠期中断的规律性睡眠剥夺,所造成的影响包括日间嗜睡、认知功能下降、情绪调节困难以及增加事故发生的可能性[13]。通常受到关注的是上学迟到及感觉学习困难,特别在每天早间的课堂上。夜间症状与药物使用增加相关,对于青少年女性来说也可受初潮年龄的影响[14]。在对青少年 DSPS 患者评估和治疗时应考虑到上述这些影响。

临床评估

DSPS 患者通常的主诉为不能入睡。可通过进一步的病史采集与入睡困难性失眠相鉴别,包括如果在情况许可下患者是否能在早上睡懒觉(在精神生理性失眠中不常见),以及患者在假期或周末时的睡眠模式。在允许晚睡晚起情况下(如假期时),DSPS 的患者日间睡意减少,而失眠患者仍保持异常的睡眠模式以及持续的疲劳感。睡眠日记是用于整体睡眠模式的主观测量,有利于患者了解自身睡眠的规律,而活动记录仪是很好的客观测量工具[15]。相关指南建议在临床上可使用活动记录仪来评估包括 DSPS 的昼夜节律[16]。当睡眠日记不完整或不可靠时,活动记录仪则特别有价值。清晨夜间问卷(MEQ)测量了个体整日的生物学活动倾向性,可作为临床诊断辅助工具[17]。

DSPS 病例

Erica,女性,15 岁,表现为入睡困难多年。患者的父母诉早上难以将其唤醒。事实上,由于患者父母不能唤醒她,她在过去的 5 个月里有 35 天没有去上学。因此,校方正考虑对其逃学给予处分。24 h 的睡眠记录提示患者在晚上 11:00 上床,但是经常在凌晨 1:00～4:00 才入睡(见图 6-3)。患者否认躺在床上时有紧张的感觉,否认任何妨碍入睡的不宁腿及躯体不适。一旦入睡,则维持睡眠状态,不伴微觉醒。其父母在早上 7:00 开始叫她起床。叫过几次之后,他们便试着摇动唤醒患者,但患者常常不能被唤醒。在周末、假期或者不需要上学的时候,患者经常在正午至下午2:00 期间醒来。患者在暑假期间想睡时就睡,并没有日间过度嗜睡的主诉。在上学期间,大多数时候患者会在上午前三节课睡着。

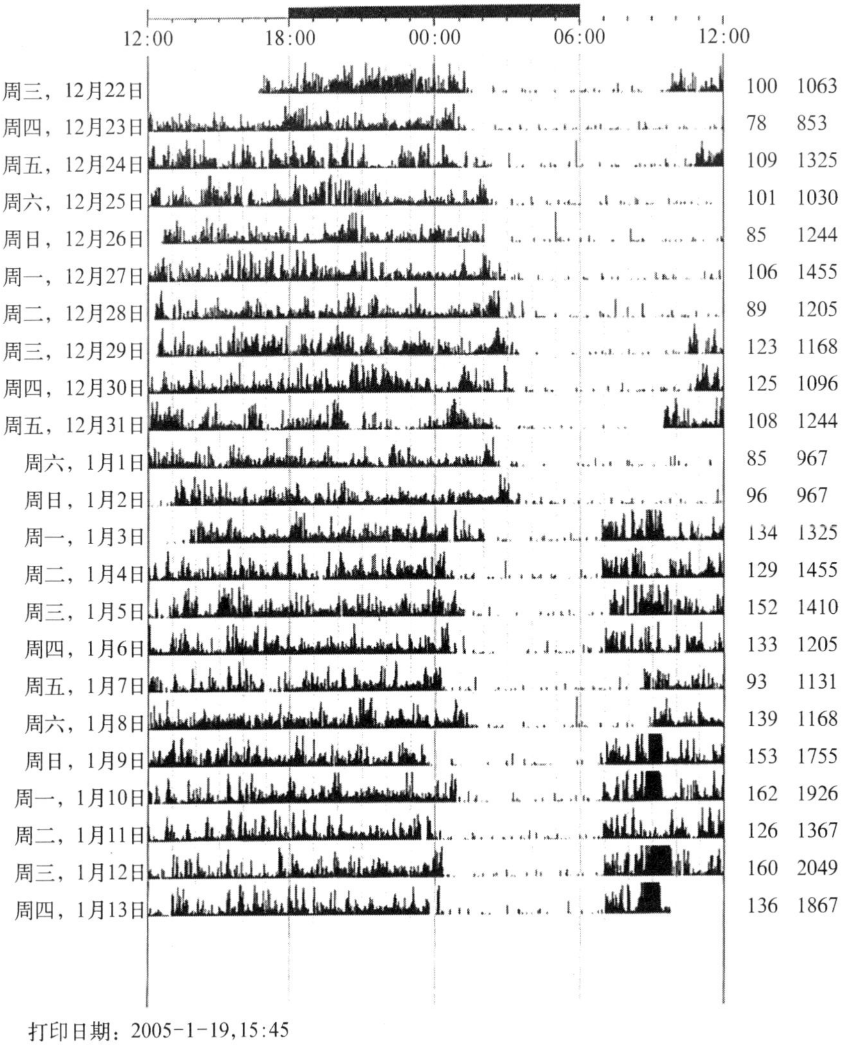
12:00
18:00
00:00
06:00
12:00
周三，12月22日 100 1063
周四，12月23日 78 853
周五，12月24日 109 1325
周六，12月25日 101 1030
周日，12月26日 85 1244
周一，12月27日 106 1455
周二，12月28日 89 1205
周三，12月29日 123 1168
周四，12月30日 125 1096
周五，12月31日 108 1244
周六，1月1日 85 967
周日，1月2日 96 967
周一，1月3日 134 1325
周二，1月4日 129 1455
周三，1月5日 152 1410
周四，1月6日 133 1205
周五，1月7日 93 1131
周六，1月8日 139 1168
周日，1月9日 153 1755
周一，1月10日 162 1926
周二，1月11日 126 1367
周三，1月12日 160 2049
周四，1月13日 136 1867
打印日期：2005-1-19,15:45

图 6－3　活动记录仪显示患者睡眠时相推迟

治疗

昼夜节律障碍治疗分为三类：光照疗法、生物钟疗法以及药物疗法。由于接下来讨论的常规使用的干预措施需要训练，因此需要分析青少年的心理动机。且患者必须配合治疗，如有抵触情绪，需要分析其中的原因，如抑郁症。如果存在抑郁症，需要同时治疗[18]。

　　定时的光暴露或者"光疗"包括增加早上的光照以及减少晚上的光照[19]。在北美,增加早上的光照是指,在早上 6:00 至 9:00 使用 2 500 lx 的"灯箱",通过测量核心体温的变化提示清晨觉醒改善,应用多次小睡潜伏期试验显示其可改善睡眠。紫外线需被过滤掉。患者也可以通过在夜间避免暴露于亮光来获益[19,20]。包括避免人工光源,如电视及电脑屏幕。

　　作息时间重排治疗,也称为"生物钟疗法",包括控制觉醒及睡眠时间来减少日间过度嗜睡。建议全面培养良好的睡眠卫生习惯。特别是,在周末的起床时间不能晚于工作日起床时间 2 h 以上。需避免日间小睡。

　　标准的生物钟疗法包括时相提前法,具体实施过程如下:觉醒时间以及就寝时间需每天提前 15 min,直至达到预期觉醒时间[21]。医师很少应用时相延迟的方法[21,22]。渐进式时相延迟为每 24 h 的周期中延迟 2～3 h 的就寝及觉醒时间,直至达到预期入睡和觉醒时间。时相延迟疗法一般用于更严重的 DSPS 患者,因为经典的日间治疗难以奏效。遗憾的是,单用生物钟疗法常常失败[23]。

　　医师可为青少年 DSPS 者提出重要的倡议。标准高中的早晨上学时间基本上与青少年生理的睡眠-觉醒模式不符合,与患 DSPS 者更加不符,进而对其学业造成重大影响。书面建议提倡上午9:00 开始上学合情合理。

　　药物治疗局限于褪黑素。多个研究表明褪黑素可使 DSPS 患者的睡眠时相提前[24-26]。早期的研究中,在平均睡眠起始时间前 5 h 给予褪黑素(5 mg)。大多数患者可有睡眠时相小幅度提前[27]。新近研究表明小剂量褪黑素(0.3 mg)与更大剂量同样有效,以及在暗光下褪黑素分泌起点(DLMO)前 6.5 h 用药可达到最佳效果[28]。国家睡眠基金会警示患免疫功能障碍、淋巴增殖性疾病,以及使用激素或其他免疫抑制剂的患者不能使用褪黑素[4]。褪黑素并未获得美国食品药品管理局(FDA)的批准[29]。尚无足够的证据支持使用镇静催眠药物治疗 DSPS。也没有证据支持使用刺激性药物来促进 DSPS 患者的警觉性[30]。必须承认的是,许多青少年在实施以上描述的干预时并未取得成功。已知 DSPS 的基因突变存在异质性,包括 *per 3* 基因中有 4 个重复等位基因[31],一个编码芳基烷基胺(5-羟色胺)N-乙酰基转移酶(AA-NAT)以及 HLA-DR1 的基因[32,33]。有可能某些基因突变比其他类型更容易治疗。与其责备患者,不如建议创造合适的外部环境使其适应。策略之一是,和学校行政人员以及逃学管理办公室人员联合制定帮助青少年能顺利毕业的计划,即倡议开办可以获得毕业所需学分的夜校。

未来的方向

该领域需完善诊断的客观标准,从而取代仅依靠自述信息来诊断。通过检测 DLMO 血清或者唾液分析,有助于鉴别昼夜节律紊乱与慢性失眠[34]。外源性的褪黑素只有在 DLMO 前使用有效。简便易行的实验室检查可使诊断更精确以及治疗更有效。目前,在欧洲化验检查仅用于研究目的。在未来 5 年之内可能有效地用于临床[35]。

未来研究的挑战包括了明确稳态模式和节律模式在 DSPS 中所起作用的程度。近来,Mary Carskadon 通过被她称为强迫非同步性的方法来研究稳态对 DSPS 的作用[36]。应用此法强迫受试者去同步化,日间时间为 20 h,持续 2 周。其假设是,当有效睡眠时间失去昼夜节律后,内环境稳态的作用会显露出来。最后,进行治疗相关研究非常重要,以明确治疗方法的有效性以及作用机制或者行为调节机制[14]。该领域急需更有效的调节生物节律的相关药物[30]。

参考文献

[1] Weitzman ED, Czeisler CA, Coleman RM, et al. Delayed sleep phase syndrome. A chronobiological disorder with sleep-onset insomnia. Arch Gen Psychiatry. 1981;38:737–46.

[2] Carskadon MA, Vieira C, Acebo C. Association between puberty and delayed phase preference. Sleep. 1993;6(3):258–62.

[3] Schrader H, Bovim G, Sand T. The prevalence of delayed and advanced sleep phase syndromes. J Sleep Res. 1993;2(1):51–5.

[4] Touitou Y. Human aging and melatonin: clinical relevance. Exp Gerontol. 2001;36(7):1083–100.

[5] Dijk D, Lockley S. Integration of human sleep-wake regulation and circadian rhythmicity. J Appl Physiol. 2002;92:852–62.

[6] Borbely A. A two process model of sleep regulation. Hum Neurobiol. 1982;1:195–204.

[7] Cain S, Dennison C, Zeitzer J, et al. Sex differences in phase angle of entrainment and mela-

tonin amplitude in humans. J Biol Rhythms. 2010;25:288–96.

[8] Pealy R, Thorpy MJ, Bovinski P. Prevalence of delayed sleep phase syndrome among adolescents. Sleep Res. 1998;17:362.

[9] Ando K, Kripke DF, Ancoli-Israiel S. Estimated prevalence of delayed and advanced sleep phase syndromes. Sleep Res. 1995;24:509.

[10] Shibui K, Uchiyama M, Okawa M. Melatonin rhythms in delayed sleep phase syndrome. J Biol Rhythms. 1999;14(1):72–6.

[11] Aoki H, Ozeki Y, Yamada N. Hypersensitivity of melatonin suppression in response to light in patients with delayed sleep phase syndrome. Chronobiol Int. 2001;18:263–71.

[12] Uchiyama M, Okawa M, Shibui K, Kim K, Kudo Y, Hayakawa T, et al. Poor recovery sleep after sleep deprivation in delayed sleep phase syndrome. Psychiatry Clin Neurosci. 1999;53(2):195–7.

[13] Crowley S, Acebo C, Carskadon MA. Sleep, circadian rhythms, and delayed sleep phase in adolescence. Sleep Med. 2007;8:602–12.

[14] Negriff S, Dorn L, Pabst S, Susman E. Morningness/eveningness, pubertal timing, and substance use in adolescent girls. Psychiatry Res. 2011;185:408–13.

[15] Morgenthaler T, Alessi C, Friedman L, Owens J, Kapur V, Boehlecke B, et al. Practice parameters for the use of actigraphy in the assessment of sleep and sleep disorders: an update for 2007. Sleep. 2007;30940:519–29.

[16] Littner M, Kushida CA, Anderson WM, Bailey D, Berry RB, Davila DG, Hirshkowitz M, Kapen S, Kramer M, Loube D, Wise M, Johnson SF, Standards of Practice Committee of the American Academy of Sleep Medicine. Practice parameters for the role of actigraphy in the study of sleep and circadian rhythms: an update for 2002. [Guideline. Journal Article. Practice Guideline]. Sleep. 2003;26(3):337–41.

[17] Horne JA, Ostberg O. A self-assessment questionnaire to determine morningness-eveningness in human circadian rhythms. Int J Chronobiol. 1976;4:97–110.

[18] Shirayama M, Shirayama Y, Iida H, Kato M, Kajimura N, Watanabe T, et al. The psychological aspects of patients with delayed sleep phase syndrome (DSPS). Sleep Med. 2003;4(5):427–33.

[19] Rosental N, Joseph-Vanderpool J, Levendosky A, Johnston S, et al. Phase-shifting effects of bright morning light as treatment for delayed sleep phase syndrome. J Sleep Res. 1990;13(4):354–61.

[20] Wyatt J. Delayed sleep phase syndrome: pathophysiology and treatment options. Sleep. 2004;27(6):1195–203.

[21] Czeisler CA, Richardson GS, Coleman RM, Zimmerman JC, Moore-Ede MC, Dement WC, et al. Chronotherapy: resetting the circadian clocks of patients with delayed sleep phase insomnia. Sleep. 1981;4(1):1–21.

[22] Weitzman E, Czeisler CA, Coleman RM, Spielman AJ, Zimmerman JC, Dement W, et al. Delayed sleep phase syndrome. A chronobiological disorder with sleep-onset insomnia. Arch Gen Psychiatry. 1981;38(7):737–46.

[23] Ito A, Ando K, Hayakawa T, Iwata T, Kayukawa Y, Ohta T, et al. Long-term course of adult patients with delayed sleep phase syndrome. Jpn J Psychiatry Neurol. 1993;47:563–7.

[24] Kamei Y, Hayakawa T, Urata J, Uchiyama M, Shibui K, Kim K, et al. Melatonin treatment for circadian rhythm sleep disorders. Psychiatry Clin Neurosci. 2000;54(3):381–2.

[25] Smits M, Nagtegaal EE, van der Heijden J, Coenen AM, Kerkhof GA. Melatonin for chronic sleep onset insomnia in children: a randomized placebo-controlled trial. J Child Neurol. 2001;16(2):86–92.

[26] Dahlitz M, Alvarez B, Parkes J, English J, Arendt J, Vignau J. Delayed sleep phase syndrome response to melatonin. Lancet. 1991;337(8570):1121–4.

[27] Dagan Y, Yovel I, Hallis D, Eisenstein M, Raichik I. Evaluating the role of melatonin in the long-term treatment of delayed sleep phase syndrome. Chronobiol Int. 1998;15(2):181–90.

[28] Lewy AJ, Ahmed S, Jackson JM, Sack RL. Melatonin shifts human circadian rhythms according to a phase-response curve. Chronobiol Int. 1992;9:380–92.

[29] Wagner J, Wagner M, Hening W. Beyond benzodiazepines: alternative pharmacologic agents

for the treatment of insomnia. Ann Pharmacother. 1998;32(6):680–91.

[30] Sack R, Auckley D, Auger R, Carskadon M, et al. Circadian rhythm sleep disorders: part II: advanced sleep phase disorder, delayed sleep phase disorder, free-running disorder, and irregular sleep-wake rhythm. An American Academy of Sleep Medicine review. Sleep. 2007;30(11):1484–501.

[31] Ebisawa T, Uchiyama M, Kajimura N, et al. Association of structural polymorphisms in the human period3 gene with delayed sleep phase syndrome. EMBO Rep. 2001;2:342–6.

[32] Hohjoh H, Takasu M, Shishikura K, Takahashi Y, Honda Y, Tokunaga K. Significant association of the arylalkylamine N-acetyltransferase (AA-NAT) gene with delayed sleep phase syndrome. Neurogenetics. 2003;4:151–3.

[33] Hohjoh H, Takahashi Y, Hatta Y, et al. Possible association of human leucocyte antigen DR1 with delayed sleep phase syndrome. Psychiatry Clin Neurosci. 1999;53:527–9.

[34] Regestein QR, Monk TH. Delayed sleep phase syndrome: a review of its clinical aspects. Am J Psychiatry. 1995;152:602–8.

[35] Strollo J. The future of sleep medicine white paper. Darien, CT: American Academy of Sleep Medicine; 2011.

[36] Carskadon M. Forced Desynchrony as a means of assessing circadian and sleep/wake homeostasis 2004. www.hhs.gov/ohrp/panels/407-01pnl/grantapp.pdf.

第七章　青春期失眠及相关睡眠问题的定义、评价及治疗

Brandy M. Roane

青春期阶段的睡眠

　　青春期是包含众多神经内分泌和脑结构性变化的发育阶段。在经过了儿童期的蛰伏阶段后,下丘脑-垂体-性腺轴的再次激活触发了青春期的开始。大脑在生命中的第 10～20 年发生了结构的重组,而皮质中突触的削减[1]最为显著,它影响了睡眠的生理基础[2]。例如,青春期出现慢波睡眠的急剧减少。

　　青春期发育还引起调节睡眠节律的两个模式的变化。在睡眠剥夺之后,青春期后的青少年清醒期间的 S 模式(即稳态睡眠压力)的累积比青春期前或者青春早期要慢[3]。从本质上来说,年纪较大的青少年能够维持更长时间的觉醒。青春期还与时相延迟倾向有关[4]。Carskadon 及其同事通过对照实验研究发现,当睡眠/觉醒节律固定时,青春期各阶段与生理节律的延迟正相关[5,6]。这些研究显示,在外部光照/黑暗信号相同的前提下,随着青少年的逐渐成熟而表现出时相延迟的倾向。青少年固有生物钟周期的延长[7,8]是导致上述延迟的可能机制之一。

　　虽然随着青春期的成熟,出现了延迟倾向和显著的就寝时间延迟,但是青少年实际睡眠需要大约 9.2 h 并没有改变[9]。在一项为期 6 年的纵向研究中,Carskadon 及其同事发现,当青少年置身于实验室环境,去除

了影响睡眠时间的环境因素时,表现出各青春期阶段均类似的睡眠需要[9]。因此,他们推断外部环境引起了睡眠时间的减少,而非生理性睡眠需要更少。

需要强调的是,已有文献记载的"典型"青少年节律出现于上学期间,其平日起床时间不得不提前[10—13]。青少年时相延迟的趋势与转换到更早的上学时间同时发生,这是由中学向高中的过渡而引起的。此外,其他的环境及社会因素,诸如家庭作业[14]和过多的课外活动[12,15]对 24 h 节律均可造成影响。学业时间表迫使青少年依赖于缩短学习期间的夜间睡眠时间和延长非学习期间的夜间睡眠时间来适应睡眠需求的增加。

Carskadon 和同事观察到从夏季到较早开学时间的过渡,常伴随着睡眠剥夺以及日间嗜睡增加[16]。若考虑到青少年不规律的作息表时,上述结果不足为奇。青春期前和青春早期青少年在非上学时,夜间睡眠时间平均延长了 0.5～1 h,而年龄较大的青少年则显著延长了1.5～2 h[16—18]。在非上学期间,夜间睡眠时间的延长更常被称为"补觉",以补偿上学期间累积缺乏的睡眠。对于幸运地保持了尚稳定时间表且并未累积高睡眠债的青少年,更易于"补觉";对于那些长期作息高度不规律的青少年,"补觉"是不大可能的。相反,他们会更糟,表现为更多的行为和学习问题、日间嗜睡和抑郁情绪[11]。

性别差异的出现

青少年所经历的许多神经内分泌和脑结构变化导致了性别差异[19,20]。在青春期,可观察到的性别差异包括睡眠模式[21,22]、睡眠卫生习惯[23]以及失眠率[24]。Lee 等注意到,女性比男性工作日起床时间要早,而周末的起床时间较晚,表明女性睡眠时间表更具有可变性[21]。同样,Laberge 等也报道了女性青少年表述的睡眠时间比男性更长及周末的起床时间比男性更晚[22]。他们还注意到入睡困难的增加与周末睡懒觉有关。最近,儿童和青少年的睡眠卫生习惯也成为关注的焦点。

Eggermont 和 Van den Bulck 发现，与男性相比，青少年女性很少通过玩电脑游戏来辅助睡眠，更可能采用听音乐和读书等方式[23]。

性别差异最为明显的为失眠患病率，有文献已经证实初潮后的青春期女性患失眠的风险增加 2.75 倍[24]。在女性初潮之前，男孩和女孩失眠率无差异。成人研究显示失眠的性别差异一直保持至绝经后[25]。

关注性别差异的研究者还关注了月经周期，希望进一步阐述导致女性睡眠障碍高发生率的机制[26—30]。Shibui 等对 8 名年轻女性（年龄 20～23 岁）的研究发现，与滤泡期相比，黄体期的核心体温节律幅度降低，白天慢波睡眠的发生增加，日间嗜睡的主诉增加[29]。他们提出主诉日间嗜睡的增加可能是由于日间经历的慢波睡眠增加所致，这可能与黄体期的体温调节改变有关。Schechter 等对 8 名女性（平均年龄 26 岁）的研究再次证实了前述幅度降低的结果，不过，他们在 Shibui 等研究的基础上，进一步检查了卵巢激素、主观和客观睡眠以及核心体温、褪黑激素和睡眠的昼夜变化，观察到孕酮浓度的升高与核心体温的夜间微弱下降以及幅度降低相关[28]。年轻女性还主诉其在黄体期中期与滤泡期中期相比，睡眠潜伏期更长，觉醒后嗜睡更多。客观的多导睡眠图（PSG）结果显示快速眼动（REM）期睡眠时间减少。

其他研究者评估了睡眠障碍的主观感觉。Manber 和 Bootzin 研究了 32 名健康的年轻女性（平均年龄 38.7 岁）在包括两次月经周期的时间间期内的睡眠情况，发现女性主诉在黄体期晚期睡眠障碍增多[27]。这些女性主诉入睡困难增加、睡眠质量差且睡眠效率低下。Baker 和 Driver 通过明确排卵周期，以期进一步寻找女性在月经周期中报告睡眠障碍最多的时间点。他们发现 26 名健康的年轻女性（平均年龄 21 岁）在特定的时间窗内报告了睡眠质量欠佳，即黄体晚期的最后 3～6 天和月经周期的前 4 天[30]。

对健康成年女性的研究显示，月经周期的变化与睡眠障碍相关[26—30]；不过，这种关联比较复杂。这种复杂性部分涉及月经周期问题及其异质性，尤其是在青少年女性中。多种因素共同影响了女性中存在的个体差异。例如，多个因素影响了青春期开始的年龄，诸如较高的体重指数（BMI）、社会经济情况、营养和预防保健[31]；青春期开始年龄与初潮的年龄相关。初潮之后的第 1 次和第 2 次月经周期的间隔，常常是最不规律的[31]。不规律性在整个青春期期间持续，而在接近第 6 年时才形成规律的周期[32,33]。"规律"周期形成后，其存在个体差异。因此，月经周期存在高度差异，从而使女性个体间的比较可能存在困难。

如果我们考虑用 Spielman 失眠行为模型，即通过易感因素、诱发因素和维持因素来解释失眠发生的原因[34]，那么女性月经周期对导致失眠发生并维持来说，无疑是一种"完美风暴"。首先，月经周期在最初 3 年内大约每 21～45 天发生一次[35,36]，月经周期促使失眠进展和迁延。青春期女孩的睡眠障碍与月经周期一样频繁且反复地发生。第二，月经周期的长度在最初 3 年内通常易变[31,35,36]。所以，由于频繁经历月经周期，很难将睡眠障碍与月经周期的关联简单联系起来。第三，青春期后的女性青少年更倾向昼夜节律时相延迟[4]，入睡困难增加。第四，包括咖啡因在内的许多非处方药被用于治疗与月经周期有关的症状，可进一步加重睡眠障碍。

关于 20 岁出头至近 40 岁年轻女性的数据有力证实，女性在月经周期会发生睡眠障碍，而最容易发生睡眠障碍的阶段是在黄体晚期的最后数天以及月经周期的最初几天。遗憾的是，尚无针对青春期女性中此类现象进行评估的研究。

青少年中睡眠障碍的评估

随着儿童的逐渐成熟，父母对其作息的干预就会减少，因此对较大的孩子或者青少年睡觉时发生了什么知道得更少。父母对青少年睡眠期的了解减少在青少年睡眠障碍漏诊中起一定的作用[37]。年龄较小的儿童发生睡眠问题时，父母会带他去诊所看病；然而，对于青少年来说，父母并不是总能发现其存在睡眠障碍。Schreck 和 Richdale 的研究发现，父母通常不能很好地了解孩子的睡眠和睡眠障碍，不过，他们对年龄较大的儿童和青少年睡眠障碍的了解更少[37]。例如，接近 1/3 的父母报告他们并不知道青少年在夜间是否打鼾，或者青少年是在上学期间的夜晚还是在非上学日的夜晚睡得更多。

遗憾的是,不单单是父母缺少这方面的知识。Owens 发现仅 46％ 的儿科医生自信能够筛查出睡眠问题,且仅 25.3％自信能够治疗睡眠障碍[38]。更加令人吃惊的是,只有 43.9％实际筛查了青少年的睡眠问题。根据 Meltzer 和同事汇总了针对临床心理学实习生和研究生导师的调查研究,心理学家对上述问题的关注状况更不容乐观[39]。他们报告,只有 16％的项目配备了具有睡眠专业知识的教师,31％提供了睡眠障碍治疗的培训。这些结果凸显出对更多睡眠障碍专业人员的需求;不过,只有很好掌握如何发现以及何时转诊的临床医师才可以处理青少年面临的许多常见困难。

许多临床医师错误评估睡眠障碍,表现在仅关注睡眠障碍的夜间特点。这种做法,相当于认为晚上和白天是两个独立的时间段,青少年某一时间段的行为根本就不受另一时间段发生事件的影响。任何经历夜间睡眠障碍的人在次日可以表现为各种功能的下降,反之亦然:白天发生的事情同样可以干扰你的睡眠。

全面评估睡眠障碍患者的夜间和白天的临床特征,应立足 4 个方面:①睡眠/觉醒时间表;②卧室环境;③睡前的促眠技巧和互动;④日间的技能和行为[40]。收集这 4 个方面的信息可以得出诊断,并有助于制定治疗计划。最好通过多种方法的临床评估来收集这 4 方面的信息[40,41]。该评估应当包括门诊就诊记录、睡眠日记和标准化评估(必要时)。在首次门诊就诊前,青少年应当完成 2 周的睡眠日记。获取 1 周内的平均睡眠总量,或者周末及平日夜间的平均睡眠量等信息,真实的日记资料比现场让青少年自己回忆更为可靠。回忆通常存在一些问题,因为父母和青少年通常会回忆起睡眠最糟糕的夜晚和来就诊前的那个夜晚。睡眠日记记录了青少年睡眠/觉醒时间表中每个晚上的数据,因此减少了前述可能性。这些数据还为评估严重度和治疗获益提供了基线参考值。除了睡眠日记之外,已证实活动记录仪有助于验证用来评估基线状态和治疗结果的自我报告的睡眠日记[42,43]。

当青少年和家人前来就诊时,可根据需要通过交谈和问卷采集额外信息。门诊就诊提供进行行为观察的机会,并采集有助于诊断的信息。就诊期间,采集青少年各种既往信息,包括睡眠、医疗、生长发育、学业、社会心理和家庭[41]。需要评估青少年在学校和家里的日间功能。此外,采集家族睡眠障碍史。青少年和父母都需提供这方面的信息。因为,每个人都可能提供有助于诊断和制定治疗计划的有价值信息。在门诊评估期间,医生还需做行为观察。例如,前来就诊的青少年状态如何(例如,困倦、警觉、伤心)、父母和孩子的互动(例如,他们是否相处得很好、好斗、父母是否知道正在发生什么)以及任何值得关注的明显特征。这些观察结果和就诊者的实际诉说同样重要。由于对青少年所使用的治疗实质上大多数为行为干预,因此在初诊阶段即确定治疗目标同样重要。让父母和青少年立即确定目标,医师重点关注各方对治疗效果的要求,这将有助于计划的制定和实施。

　　门诊时标准化的评估和问卷有助于为医生提供额外的信息。对于青少年来说,青春期发育量表(PDS)[4,44]、清晨夜晚问卷(MEQ)[45]、青少年睡眠卫生量表(ASHS)[46]以及关于睡眠的信念和态度量表(DBAS)[47]可提供有益、无创信息并协助制定决策。PDS为包括5个项目的自我报告测量问卷,需要青少年报告身高、体毛、皮肤、声音和胡须(仅男孩)以及乳房和月经(仅女孩)的变化。评分被分为5个青春期发育阶段(青春期前、青春期早期、青春期中期、青春期晚期和青春期后)。如果考虑睡眠障碍发生于青少年女性月经周期,则推荐受试者连续数月记录经前期日记[48]。MEQ是一个包括19项内容的自测问卷,评估了昼夜时相的倾向性,可明确青少年想要参与的具体活动(例如,上学、进行测验)发生的时间。ASHS包括33项评估内容,需要青少年自我报告他们从事有助于睡眠和抑制睡眠的行为的频率。DBAS是包含16项针对睡眠信念和态度的自我报告问卷。

　　失眠、睡眠中断、睡眠不足和昼夜节律紊乱与抑郁情绪合并存在的比率较高[11,49—52]。因此,同时对抑郁心境的评估可能有益于对疾病的判断。此外,如果考虑到具体的精神障碍,则需进行其他相关评估。

青春期和失眠

广义上的失眠指的是入睡困难、睡眠维持困难、觉醒太早或是非恢复性睡眠。《睡眠障碍国际分类第 2 版》(ICSD‐2)[53]和《精神障碍诊断与统计手册》(DSM‐Ⅳ‐TR)[54]都要求需有伴随日间功能的受损以及该主诉持续至少 1 个月。虽然 DSM‐Ⅳ‐TR 辨别了原发性失眠和轴Ⅰ或轴Ⅱ障碍所导致的失眠[54],《睡眠疾病国际分类‐2》(ICSD‐2)根据其表现命名了 7 种类型的失眠[53]。例如,适应性失眠是由紧急的应激因子引起,属于急性失眠;而特发性失眠无明确的原因,并且终身存在。ICSD‐2 还将睡眠卫生欠佳归为失眠的一种类型。本章将睡眠卫生不良作为与失眠不同的疾病状态来阐述,并讨论两者的区别。

失眠分类的另一种方法是基于睡眠困难发生的时间点,包括 3 种"类型":睡眠起始型失眠——入睡困难、睡眠维持型失眠——维持整晚睡眠存在困难、早醒型失眠——醒来的时间早于预期的起床时间。

Spielman 失眠行为模型[34]侧重于生理、心理和行为因素,及其作为失眠病因中的易感、诱发和维持因素的作用。在前文述及月经周期是青少年女性的睡眠障碍可能的启动和维持因素时,这一模型已经简要提到。易感因素通常是指潜在的病理生理学机制。失眠的病因并不清楚;然而,最近的证据支持了失眠具有遗传易感性[55],而另一方面的研究提示促肾上腺皮质激素释放因子神经元的过度活动增加了失眠的个体易感性[56]。

心理性诱发事件,即"触发"失眠发生的事件,包括心境障碍、焦虑障碍和其他心理障碍。Liu 等发现近 73% 的患有重度抑郁症的青少年报告了睡眠障碍,大多为失眠[51]。失眠和抑郁症之间的关系较复杂。这两种疾病通常合并存在,并且青春期失眠症状是预测未来患抑郁症强有力的依据[50,57,58]。患有双相障碍的青少年失眠患病率也较高[59]。与患心境障碍的青少年一样,存在焦虑障碍的青少年也常患失眠。Alfano 注意到54% 的患有焦虑障碍的儿童和青少年主诉有睡眠问题[60]。

生理性诱发因素包括基础睡眠疾病,如阻塞性睡眠呼吸暂停(OSA)

或不宁腿综合征(RLS)。其他包括咖啡因的使用、药物、酒精或毒品使用或滥用以及疾病状态,如慢性疼痛[61]。关于青少年睡眠问题,需要考虑的另一重要因素是青春期的激素改变形成了独特生理促进事件的环境。正如月经周期实现女性青少年完美转变一样,青少年睡眠-觉醒生物调节过程的改变和随后出现的昼夜节律时相延迟[1-6]可能成为青少年失眠易发的促进因素。对于这些青少年来说,所发生的昼夜节律的延迟可能触发急性失眠的发生。为适应更早的上学时间表而延长觉醒时间,产生了睡眠的代偿行为和功能紊乱的错误理念,进而使急性失眠转变为慢性失眠。最初,觉醒时间靠躺在床上消磨;然而,觉醒时间的反复出现可以导致代偿行为的发生,诸如看电视、玩电子游戏、在床上发短信和阅读以努力使自己变得困倦进而入睡。结果,躺在床上消磨时光替代了在床上睡觉,本质仍为觉醒。在床上觉醒的时间还可以引起对不能入睡的焦虑,使青少年初尝不能入睡的滋味,促进了有关睡眠功能失调的观念形成[62]。失眠的睡眠模式和昼夜节律延迟所致的日间后果,诸如白天嗜睡、注意力不集中和心境障碍[63,64]强化了代偿行为和有关睡眠功能失调的理念。

　　失眠、时相倾向性和昼夜节律之间存在联系。例如,有夜间型偏好的成人所报告的日间嗜睡程度[65,66]和有关睡眠的不适应观念[67]均比早晨型要重。入睡障碍型失眠的成人表现出核心体温昼夜节律的时相延迟[68],而有早醒型失眠的成人显示昼夜核心体温节律的时相提前[69]。昼夜核心体温节律提前的成人自述睡眠时间更短及更长时间的睡眠不安[70]。Ong等评估了成人的时相倾向以寻求失眠治疗方案[71]。他们发现,与早晨型和中间型相比,夜间偏好型人群报告床上总时间更长、睡眠/觉醒模式的变异性更大、有关睡眠的功能失调观念更强以及抑郁评分更高。

　　关于失眠与时相偏好和昼夜节律之间联系的文献大部分是针对成人的,但是,至少有一项研究提示这些联系在青少年中也存在。已证实有物质滥用史和自我报告睡眠困难的青少年较无睡眠障碍的青少年,表现出暗光下褪黑素分泌起点(DLMO)更为延迟[72]。这组人群DLMO延迟与睡眠潜伏期延长相关。

显然,失眠的表现中具有昼夜节律失调的成分。对于青少年,这种昼夜节律失调可能导致时相延迟倾向。因此,区分失眠与睡眠时相延迟障碍(DSPD)的诊断存在一定挑战性。DSPD的表现虽然像入睡困难性失眠,但是入睡困难性失眠患者的主诉具有时间特异性[73]。在受到所谓"正常"时间表的限制时,这些青少年除了入睡困难以外,还存在早晨觉醒困难。因此,入睡困难和觉醒困难仅出现于青少年按照"正常"的社会活动相关的睡眠/觉醒时间表上床睡觉时。在没有上述时间表限制的情况下,诸如休假中,青少年启动睡眠并不伴有漫长的入睡潜伏期,且能维持睡眠[73,74]。

最后,促使失眠迁延和持续存在的行为和环境因素涉及范围很广。关于失眠的不利理念的形成可以促进该疾病发生[47]。入睡前的光照暴露可降低褪黑素水平,足以加重青少年已有的时相延迟[75]。"典型的"青少年时间表造成了周末时相延迟,进而影响了上学开始时的入睡启动[76]。此外,许多睡眠卫生习惯可以促使失眠的维持。

青少年失眠患病率介于4%~39%之间,而新发率为5%~23%,慢性失眠率为2%~20%[24,77—80]。所报道的患病率由于各研究中有关失眠的标准不同而有所差异。Roberts等应用失眠的DSM-Ⅳ标准,估计患病率为7.03%,发病率为5.5%[77]。他们报告的慢性失眠的比率为34.71%,而处于缓解期的占65.29%。Johnson等将失眠定义为入睡困难或睡眠维持困难,或者非恢复性睡眠至少1个月,伴有显著忧虑和功能受损,此外发生频率为每周至少4次[24]。根据这一定义,9.4%的青少年达到失眠标准。他们还评估了睡眠时相延迟障碍(DSPD)对于诊断失眠的可能作用。在本研究的1 014名青少年中,19人在最近2周内达到DSPD的诊断标准;但是DSPD并不占失眠病例的大多数,在95名有失眠的青少年中,只有4人达到了DSPD标准,而91人未达到。

青少年失眠的治疗

失眠的鉴别诊断包括睡眠时相延迟障碍(DSPD)、睡眠卫生欠佳和睡眠行为限制。除了这些,还应当考虑潜在的睡眠和(或)内科疾病。OSA

可以表现为频繁夜间觉醒的主诉,但是可能同时有响鼾、大口喘气、呼吸暂停、夜间多汗和夜尿症状。类似地,周期性肢体运动障碍(PLMD)可能伴随午夜觉醒,而 RLS 的患者可能主诉入睡困难型失眠。OSA 和 PLMD 可通过 PSG 予以诊断。如果存在另一种轴Ⅰ障碍的症状,则需要作进一步的评估。对于这些患者无须更改失眠的治疗方案,因为近期研究显示治疗失眠减少了共存的抑郁症状[81,82];当然,也需同时考虑合并疾病的治疗。

从事青少年工作的临床医师相比成人医师来说,有关治疗结果的经验性证据相对缺乏。因此只能从从成人研究结果外加涉及青少年治疗结果的少量文献报道进行推断[83—85]。Weil 和 Goldfried 在一名 11 岁的患者中实施了自我放松训练以治疗失眠[84],而 Barowsky 和同事在 3 名青少年中采用生物反馈疗法治疗了入睡困难型和维持困难型失眠[85]。Bootzin 及其同事对伴有物质滥用史和自述的睡眠问题或日间嗜睡的青少年,采用了多策略联合治疗,包括刺激控制疗法(SCT)、光照疗法、认知疗法、正念减压疗法和睡眠卫生教育等治疗[83]。这项研究为成人中所使用的一些经验性疗法也可改善青少年睡眠障碍的论断提供了迄今为止最为有力的证据。这项研究存在的一些局限性,影响有关治疗结果结论的得出,因为尚不清楚这些治疗是否为睡眠改变的驱动因素(如,研究对象是物质滥用者),且未设立对照组。幸运的是,通过从事青少年领域治疗的开拓者的努力,更多正在进行中的研究使用了许多本章节提到的治疗策略。

用于失眠治疗的各种行为和认知策略可以作为单一疗法使用,也可多策略联合治疗,被称为失眠的认知行为疗法(CBTi)。CBTi 通常包括刺激控制治疗(SCT)、睡眠限制疗法(SRT)、采用放松技术的认知疗法和睡眠卫生教育。CBTi 的合理性在于其针对失眠的多层面属性实施的行为和认知联合干预策略。包括 CBTi 的一些单一疗法已有确凿的经验证据,而其他则没有[86]。尽管如此,迄今为止尚未对 CBTi 策略进行拆分研究,以明确通常包括的所有组分是否都是必要的[87]。

刺激控制治疗(SCT)通过去除不利于睡眠的因素以强调睡眠和卧室

的联系[88]。为了去除促进觉醒的因素，建议只有在困倦时才上床睡觉。如果青少年无困倦感，就不要上床睡觉。此时，需在昏暗的灯光下进行一些普通的活动，以减少光对昼夜节律系统的刺激和影响。通过反复体验在床上快速入睡，床和卧室被重新确立为睡觉的暗示。SCT 包括 5 个关键指令：① 仅当困倦时上床睡觉；② 15～20 min 内无法入睡时则下床活动；③ 床的用途仅限于睡觉；④ 每日早晨应在同一时间醒来；⑤ 白天避免小睡。

SRT 通过减少可允许的床上休息时间以增加快速入睡的可能性[89]。通过限制在床上的总时间，整日睡眠压力稳态即可持续建立，这是因为入睡之前需要保持更长时间的连续觉醒。其可使睡眠启动更快和减少睡眠片段化。治疗前的睡眠日记数据为治疗处方的总睡眠时间和所需的觉醒时间提供依据。觉醒时间需在 1 周的整个 7 d 内通常保持恒定，该时间点的确定基于其在 1 周间必须醒来的最早时间。一旦青少年的睡眠效率达到了 85% 以上（[总睡眠时间/在床上的总时间]×100），其床上总时间将增加 15 min。床上总时间需要每周递增，直至达到最佳睡眠效率。SCT 和 SRT 都将有可能增加白天嗜睡，因为青少年没有入睡则需要起床（SCT），并且限制了在床上的时间（SRT）。医师一定要与青少年及其父母讨论总睡眠时间减少的含义，以使他们理解白天睡眠增加的潜在后果，并且不会过早终止治疗。

对于失眠的认知疗法侧重于判断是否存在不利于睡眠的认识，树立正确的理念[90,91]。通过面谈或标准化评估，诸如关于睡眠的信念和态度量表（DBAS）[47]辨识有关失眠的错误认识，一经发现，需和青少年一起合作，通过教育及行为实验质疑这些错误观念并予以纠正，这一点很重要。

不同的放松技术可以与 CBTi 一起使用，包括渐进性肌肉放松（PMR）、膈肌呼吸、视觉意象、冥想和（或）做瑜伽。最近支持 PMR 用于失眠治疗的证据最多[86,87]；更新的研究结果显示正念冥想和 CBTi 相结合的策略应用前景极佳[92—94]。放松训练的总体目标是通过转移焦点而诱导放松。例如，PMR 训练青少年关注于肌群的紧张和放松，同时正念冥想教导青少年仅意识到目前的想法和行动。每次教其持续关注,使身体充分放松。放松疗法是一项需每日训练的技巧。青少年应当在上床前开始练习,而不是在需要帮助入睡或者想重新回到睡眠中时才开始练习。

睡眠卫生教育将于睡眠卫生治疗欠佳一节中全面阐述,因为其作为失眠的单一治疗无效[95]。不过,睡眠卫生教育和药物是成人失眠初级管理中最常用的疗法。但是,尚无针对儿童和青少年催眠药物的处方经验[96]。此外,药物可以缓解急性症状,但是对成人失眠治疗的研究显示药物并不能维持长期疗效[87](见表7-1)。

表7-1 失眠的认知和行为疗法

刺激控制疗法(SCT)
    当困倦时再上床休息
    当15~20 min内无法入睡时起床下地
    床仅用于睡觉
    每天早晨同一时间醒来
    白天不小睡

睡眠限制疗法(SRT)
    根据治疗前的睡眠日记设定总的睡眠时间
    觉醒时间应当根据1周内最早的所需觉醒时间,并在整个7 d内保持恒定
    如果睡眠效率>85%,缓慢延长总睡眠时间15 min,直至达到最佳睡眠时间
    如果睡眠效率<85%,减少总睡眠时间15~30 min

认知疗法
    通过面谈和评估识别有关不利于睡眠的错误认识
    通过教育和行为实验质疑和纠正有关不利于睡眠的错误认识

放松训练
    寻找针对青少年的最佳技术,诸如渐进性肌肉放松、膈肌呼吸、视觉意象、冥想或瑜伽
    每天入睡前练习20~30 min

睡眠时相延迟障碍

青少年易于发生生物节律延迟,与其他年龄组人群相比更易于发生睡眠时相延迟障碍(DSPD)。DSPD被认为是由内在生物钟和强加的睡眠/觉醒时间表之间的不相吻合所致[73,74,97]。值得注意的是这些青少年

没有发生同龄人的预期延迟。相反,他们的内在生物钟系统被延迟了数个小时,而睡眠启动的发生晚至 1am～6am[53]。正如之前所表明的,当强加于"正常"睡眠/觉醒时间表时,这些青少年表现为入睡困难型失眠和觉醒困难。若允许在他们所选择的时间睡觉时,则不会发生上述问题。遗憾的是,青少年并不能改变他们的社会时间表以适应他们选择的睡眠/觉醒时间表。因此,这些青少年频繁发生由于强加的"正常"时间表导致的不良后果,包括白天睡眠、旷课和抑郁心境[98,99]。

DSM-Ⅳ-TR 要求诊断需要"持续或反复的模式"[54],但是并未明确这种模式需持续多久。《睡眠疾病国际分类-2》(ICSD-2)则需要至少7 d的通过睡眠日记或与睡眠日记一致的活动记录仪监测的数据[53]。这两个诊断系统都要求疾病导致功能损害。Applebee 和 Garcia 在本书第 6章提供更为详尽的阐述。

睡眠时相延迟障碍(DSPD)的治疗

需要考虑的鉴别诊断为失眠、睡眠卫生不良和行为性睡眠限制。鉴别内在时相延迟与行为性时相延迟需要倾听临床表现的关键性差别。关于睡眠行为限制,青少年往往不会主诉入睡困难型失眠。有睡眠卫生不良的青少年常有迫使他们的生物钟系统延迟的行为,不过,如果去除这些环境因素,他们将拥有"正常"的睡眠周期,而不发生生物钟的持续延迟。想逃学的青少年可能延迟上学期间的就寝时间,使得次日清晨觉醒困难。如果存在另一种轴Ⅰ障碍症状,则需要对这种疾病作进一步评估,以探索联合治疗 DSPD。

可供选择的治疗包括时间疗法、光照疗法和外源性褪黑素疗法[97]。DSPD 的时间疗法使青少年每天的就寝时间必需延迟 3 h,直至达到青少年想要的睡眠/觉醒时间表[100]。光照治疗通过使用强光使青少年醒来,使其生物钟节律提前。光照的时限和光的强度很重要。时限应当根据青少年的昼夜时相,使用光相反应曲线(PRC)使有效性最大化。此外,光照越强,时相越提前[101]。遗憾的是,目前并无《指南》确定青少年的光照时长,包括每天几分钟至几小时,以及连续治疗天数[73]。

睡眠卫生不良

睡眠卫生不良包括在不恰当的时机进行干扰睡眠启动或维持的行为[53]。例如,早晨饮用苏打水对入睡的影响小于傍晚时饮用。晚些时候服用则导致没有足够的时间让药物在睡眠期之前代谢完。引起睡眠卫生不良行为的常见促发因素包括睡眠/觉醒时间表、打盹、影响睡眠启动和维持的睡前活动(例如,使用电子产品、锻炼)、不规律的进食以及饮酒或抽烟。

各种不良睡眠卫生行为对睡眠的影响有所不同。例如,Pollak 和 Bright 发现咖啡因摄入增加与半夜觉醒相关[102]。Mindell 等发现 43% 学龄儿童的房间里有电视,而 41% 每天至少饮用一次含咖啡因饮料[103]。有意思的是,相比房间无电视机或没有饮用含咖啡因饮料的同龄人,这些儿童每晚总睡眠时间皆平均减少 20 min。一些研究显示电子产品的使用与就寝时间延迟及睡眠持续时间缩短相关[104—108]。Van den Bulck 注意到相当比例的青少年在"熄灯"后立即使用手机发送短信(55.6%)和打电话(58%),且约 1/5 的青少年在午夜与凌晨 3:00 之间继续使用电话发送短信(20.3%)或打电话(17.3%)[107]。熄灯后使用手机发短信或打电话每周至少一次的青少年感到非常疲劳的可能性为对照人群的 2 倍。

睡眠卫生不良的确切患病率尚不明确。Manni 等发现 1.6%～10.2% 的青少年符合非恢复性睡眠的标准,并存在睡眠卫生不良的行为[109]。例如,10.2% 的青少年符合睡眠不良的标准且自述饮用咖啡;1.6% 符合睡眠不良标准者有饮酒行为。

睡眠卫生不良与失眠的鉴别

正如失眠的治疗一章中所表明,CBTi 的综合治疗策略中通常包含睡眠卫生教育。睡眠良好者的睡眠卫生行为往往较好。通过推理,你可能会认为包括失眠人群的睡眠不佳者必然存在不良的睡眠卫生习惯。这种思维过程是一种误导。正如之前一节所描述的,并非所有的失眠个体都有不良的睡眠卫生习惯,且并非所有存在不良睡眠卫生行为的个体都患有失眠。此外,倾向于失眠的人群中睡眠卫生不良可加重失眠的严重度。尽管如此,如果个体发生的睡眠障碍完全由不良睡眠卫生所导致,那么一旦纠正了不良的睡眠卫生行为,睡眠障碍则会解决。相反地,针对失眠患者而言如果仅仅睡眠卫生行为得到纠正,其失眠症状仍将持续存在。

睡眠卫生不良的治疗

如果有迹象表明青少年存在不良的睡眠卫生行为,那么应当给予睡眠卫生不良的诊断。满足睡眠卫生不良诊断标准的青少年并不影响其同时符合失眠、昼夜节律障碍或睡眠行为限制的诊断标准。如果睡眠卫生不良是诊断的一部分,那么治疗应当包括睡眠卫生教育[110,111],特别是针对青少年这一难以认同的人群。一般而言,睡眠卫生教育包括确保睡眠环境有助于睡眠、维持一致的睡眠/觉醒时间表。避免就寝前 1 h 内进行刺激性活动、规律进食从而使睡觉时不会感到饥饿、避免小睡、就寝前 4～6 h 避免摄入咖啡因以及远离酒精和尼古丁(见表 7-2)。

表 7-2 青少年的睡眠卫生教育

确保睡眠环境安静、黑暗、放松以有利于睡眠
保持一致的夜间习惯、就寝和起床时间,在上学和非上学夜晚之间的差别大约不超过 1 h
就寝前大约 1 h 避免刺激性活动
规律进食,并避免饥饿或过度进食
避免长时间的、计划外的、近傍晚/傍晚打盹
全天避免饮用咖啡因,尤其是就寝前 4～6 h
远离酒精和尼古丁,因为它们会干扰睡眠

行为性睡眠限制

从暑假到开学初需较早上课的转换使青少年睡眠限制及白天嗜睡增加[16]。调查和纵向研究显示平均 60% 的青少年表述"太困而无法起床"[112]或则"醒来时感到疲劳"[18],而近乎70％的青少年需要父母在上学的早晨唤醒他们[13]。

除了生物学节律和上学时间之外,还有其他环境因素,诸如家庭作业负担的增加[14]、课外活动[12,15]、社会活动和电子设备使用[23,104,113]以及父母对就寝时间的影响减少[12,13,114]均不利于青少年获得足够的睡眠总量。像父母一样,他们在睡觉前常进行其他活动。Roberts等报告,综合上学和非上学夜晚,睡眠限制(睡眠<6 h)患病率为8.89％,发病率为8.17％,而慢性迁延率为2.9％[115]。仅就上学夜晚而言,患病率增加到19.82％,发病率增加到16.92％,而慢性迁延率增加到13.13％。<6 h的睡眠较青少年所需(9.2 h)至少缺3 h。睡眠限制<3 h即可对体能造成损害。因此,他们的研究有可能低估了青少年睡眠限制的实际发生率。

更为显著的发现来自2006年美国睡眠民意测验,显示87％的青少年在上学夜晚睡眠<9 h,62％睡眠<8 h[13]。有意思的是,青少年倾向在非上学夜晚的睡眠更多;然而,41％仍然表示他们在非上学夜晚睡眠<9 h。正如其他研究所示,睡眠<8 h的青少年并不认为日间会出现症状,如感觉太疲劳或者困倦、抑郁心境、在学校的日间嗜睡、易激惹或偏执以及饮用更多含咖啡因的饮料。

行为性睡眠限制与失眠的鉴别

不同于失眠,发生行为性睡眠限制的青少年无入睡或睡眠维持困难。相反,他们能快速入睡、早晨觉醒困难以及由于睡眠不足导致白天嗜睡。青少年可能对睡眠时间不足的认识有所不同。青少年所需平均睡眠时间约9.2 h,但存在个体差异。需要一个实用有效的工具采集青少年在不受时间表干扰时的睡眠时间的数据。这些数据有助于了解睡眠需求量,以及确定是否存在如潜在失眠等自身原因所致的睡眠限制。此外,父母的睡眠需要可能有助于确定青少年属于"较短"或"较长"睡眠者。行为性睡眠限制的青少年具有高睡眠效率,而失眠者睡眠效率较低。因为前者一旦上床就能入睡,遗憾的是,他们并未花足够的时间在床上睡觉。

行为性睡眠限制的治疗

如果评估发现行为性睡眠限制的症状，应确保在作出治疗决定前排除其他疾病。如果就诊和数据采集期间发现了相关症状，应当考虑OSA和其他睡眠障碍，还要排除睡眠卫生不良。入睡前使用电子产品的青少年更常出现就寝时间较晚，并因此总睡眠时间更短。排除其他疾病后，可推断睡眠障碍是由于睡眠行为限制所致。

治疗的主要目标是延长总的睡眠时间。通常，当被告知需延长总的睡眠时间时，青少年及其父母常存疑虑。鉴于部分人选择缩短睡眠时间，因此可以预料他们可能不会对延长睡眠时间的目标感兴趣。他们不能确定"如何获得更多睡眠"或者"时间将从何而来"，这是医师主要考虑的问题之一。为了达到睡眠延长的主要目标，医师需要调整他们的时间表，并增加他们重视睡眠的动机来帮助他们找到可用的时间段。睡眠延长可以是一个渐进的过程，也可立即改变，这取决于青少年和其父母的态度。临床医师应当在他们就诊结束之前与家庭共同探讨如何将额外睡眠加入到青少年时间表内。"解决问题"模式有利于帮助家庭直面困难，并确定解决问题的方法。确保强化动机，这可能需要应用像动机访谈一类的辅助治疗。

结　　论

多种因素可促发青少年失眠、DSPD、睡眠卫生不良及睡眠行为限制。强有力的证据证实睡眠障碍的风险与初潮相关。成人研究支持月经周期和失眠症状之间存在关联。尽管如此，尚未有研究充分探讨女性青少年的月经周期和睡眠障碍之间的这种关联。青少年生物节律的延迟，联合环境和社会因素促进了睡眠障碍的发生。为了提高青少年患者的诊断与获治率，需要对青少年、父母、教育工作者和卫生保健人员进行有关睡眠和睡眠障碍的教育。此外，亟需针对青少年患者疗效的研究。

参考文献

[1] Huttenlocher PR. Synaptic density in human frontal cortex—developmental changes and effects of aging. Brain Res. 1979;163(2):195–205.

[2] Feinberg I. Schizophrenia: caused by a fault in programmed synaptic elimination during adolescence? J Psychiatr Res. 1982;17(4):319–34.

[3] Jenni OG, Achermann P, Carskadon MA. Homeostatic sleep regulation in adolescents. Sleep. 2005;28(11):1446–54.

[4] Carskadon MA, Vieira C, Acebo C. Association between puberty and delayed phase preference. Sleep. 1993;16(3):258–62.

[5] Carskadon MA, Acebo C, Richardson GS, Tate BA, Seifer R. An approach to studying circadian rhythms of adolescent humans. J Biol Rhythms. 1997;12(3):278–89.

[6] Carskadon MA, Acebo C, Jenni OG. Regulation of adolescent sleep: implications for behavior. Ann N Y Acad Sci. 2004;1021:276–91.

[7] Carskadon MA, Acebo C. Intrinsic circadian period in adolescents versus adults from forced desynchrony. Sleep. 2005;28(Abstract Supplement):A71.

[8] Carskadon MA. Maturation of processes regulating sleep in adolescents. In: Marcus L, Caroll JL, Donnelly DF, Loughlin GM, editors. Sleep in children: developmental changes in sleep patterns. 2nd ed. New York, NY: Informa Healthcare USA; 2008.

[9] Carskadon MA, Harvey K, Duke P, et al. Pubertal changes in daytime sleepiness. Sleep. 1980;2(4):453–60.

[10] Hansen M, Janssen I, Schiff A, Zee PC, Dubocovich ML. The impact of school daily schedule on adolescent sleep. Pediatrics. 2005;115(6):1555–61.

[11] Wolfson AR, Carskadon MA. Sleep schedules and daytime functioning in adolescents. Child Dev. 1998;69(4):875–87.

[12] Carskadon MA. Patterns of sleep and sleepiness in adolescents. Pediatrician. 1990;17(1):5–12.

[13] Sleep in America poll. Washington, DC. 2006. http://www.sleepfoundation.org/.

[14] Manber R, Pardee RE, Bootzin RR, et al. Changing sleep patterns in adolescents. J Sleep Res. 1995;24:106.

[15] Carskadon MA, Mancuso J, Rosekind MR. Impact of part-time employment on adolescent sleep patterns. J Sleep Res. 1989;18:114.

[16] Carskadon MA, Wolfson AR, Acebo C, Tzischinsky O, Seifer R. Adolescent sleep patterns, circadian timing, and sleepiness at a transition to early school days. Sleep. 1998;21(8):871–81.

[17] Wolfson AR, Acebo C, Fallone G, Carskadon MA. Actigraphically-estimated sleep patterns of middle school students. Sleep. 2003;26(Suppl):313.

[18] Strauch I, Meier B. Sleep need in adolescents: a longitudinal approach. Sleep. 1988;11(4):378–86.

[19] Buchanan CM, Eccles JS, Becker JB. Are adolescents the victims of raging hormones: evidence for activational effects of hormones on moods and behavior at adolescence. Psychol Bull. 1992;111(1):62–107.

[20] Giedd JN, Clasen LS, Lenroot R, et al. Puberty-related influences on brain development. Mol Cell Endocrinol. 2006;254–255:154–62.

[21] Lee KA, McEnany G, Weekes D. Gender differences in sleep patterns for early adolescents. J Adolesc Health. 1999;24(1):16–20.

[22] Laberge L, Petit D, Simard C, et al. Development of sleep patterns in early adolescence. J Sleep Res. 2001;10(1):59–67.

[23] Eggermont S, Van den Bulck J. Nodding off or switching off? The use of popular media as a sleep aid in secondary-school children. J Paediatr Child Health. 2006;42(7–8):428–33.

[24] Johnson EO, Roth T, Schultz L, Breslau N. Epidemiology of DSM-IV insomnia in adolescence: lifetime prevalence, chronicity, and an emergent gender difference. Pediatrics. 2006;117(2):e247–56.

[25] Foley D, Ancoli-Israel S, Britz P, Walsh J. Sleep disturbances and chronic disease in older adults: results of the 2003 National Sleep Foundation Sleep in America Survey. J Psychosom Res. 2004;56(5):497–502.

[26] Baker FC, Driver HS. Self-reported sleep across the menstrual cycle in young, healthy women. J Psychosom Res. 2004;56(2):239–43.

[27] Manber R, Bootzin RR. Sleep and the menstrual cycle. Health Psychol. 1997;16(3):209–14.

[28] Shechter A, Varin F, Boivin DB. Circadian variation of sleep during the follicular and luteal phases of the menstrual cycle. Sleep. 2010;33(5):647–56.

[29] Shibui K, Uchiyama M, Okawa M, et al. Diurnal fluctuation of sleep propensity and hormonal secretion across the menstrual cycle. Biol Psychiatry. 2000;48(11):1062–8.

[30] Baker FC, Waner JI, Vieira EF, et al. Sleep and 24 hour body temperatures: a comparison in young men, naturally cycling women and women taking hormonal contraceptives. J Physiol. 2001;530(Pt 3):565–74.

[31] American Academy of Pediatrics Committee on Adolescence, American College of Obstetricians and Gynecologists Committee on Adolescent Health Care. Menstruation in girls and adolescents: using the menstrual cycle as a vital sign. Pediatrics. 2006;118(5):2245–50.

[32] World Health Organization multicenter study on menstrual and ovulatory patterns in adolescent girls. II. Longitudinal study of menstrual patterns in the early postmenarcheal period, duration of bleeding episodes and menstrual cycles. World Health Organization Task Force on Adolescent Reproductive Health. J Adolesc Health Care. 1986;7(4):236–44.

[33] Widholm O, Kantero RL. A statistical analysis of the menstrual patterns of 8,000 Finnish girls and their mothers. Acta Obstet Gynecol Scand Suppl. 1971;14 Suppl 14:1–36.

[34] Spielman AJ, Caruso LS, Glovinsky PB. A behavioral perspective on insomnia treatment. Psychiatr Clin North Am. 1987;10(4):541–53.

[35] Vollman RF. The menstrual cycle. Major Probl Obstet Gynecol. 1977;7:1–193.

[36] Treloar AE, Boynton RE, Behn BG, Brown BW. Variation of the human menstrual cycle through reproductive life. Int J Fertil. 1967;12(1 Pt 2):77–126.

[37] Schreck KA, Richdale AL. Knowledge of childhood sleep: a possible variable in under or misdiagnosis of childhood sleep problems. J Sleep Res. 2011;20(4):589–97.

[38] Owens JA. The practice of pediatric sleep medicine: results of a community survey. Pediatrics. 2001;108(3):E51.

[39] Meltzer LJ, Phillips C, Mindell JA. Clinical psychology training in sleep and sleep disorders. J Clin Psychol. 2009;65(3):305–18.

[40] Kuhn BR. Sleep disorders. In: Thomas JC, Hersen M, editors. Handbook of clinical interviewing with children. 3rd ed. New York, NY: Sage; 2007. p. 420–47.

[41] Mindell JA, Owens JA. A clinical guide to pediatric sleep: diagnosis and management of sleep problems. 2nd ed. Philadelphia, PA: Lippincott Williams & Wilkins; 2010.

[42] Acebo C, Sadeh A, Seifer R, et al. Estimating sleep patterns with activity monitoring in children and adolescents: how many nights are necessary for reliable measures? Sleep. 1999;22(1):95–103.

[43] Sadeh A, Hauri PJ, Kripke DF, Lavie P. The role of actigraphy in the evaluation of sleep disorders. Sleep. 1995;18(4):288–302.

[44] Carskadon MA, Acebo C. A self-administered rating scale for pubertal development. J Adolesc Health. 1993;14(3):190–5.

[45] Horne JA, Ostberg O. A self-assessment questionnaire to determine morningness-eveningness in human circadian rhythms. Int J Chronobiol. 1976;4(2):97–110.

[46] LeBourgeois MK, Giannotti F, Cortesi F, Wolfson AR, Harsh J. The relationship between reported sleep quality and sleep hygiene in Italian and American adolescents. Pediatrics. 2005;115(1 Suppl):257–65.

[47] Morin C, Vallières A, Ivers H. Dysfunctional beliefs and attitudes about sleep (DBAS): validation of a brief version (DBAS-16). Sleep. 2007;30(11):1547–54.

[48] Dickerson LM, Mazyck PJ, Hunter MH. Premenstrual syndrome. Am Fam Physician. 2003;67(8):1743–52.

[49] Beebe DW. Cognitive, behavioral, and functional consequences of inadequate sleep in children and adolescents. Pediatr Clin North Am. 2011;58(3):649–65.

[50] Johnson EO, Roth T, Breslau N. The association of insomnia with anxiety disorders and depression: exploration of the direction of risk. J Psychiatr Res. 2006;40(8):700–8.

[51] Liu X, Buysse DJ, Gentzler AL, et al. Insomnia and hypersomnia associated with depressive phenomenology and comorbidity in childhood depression. Sleep. 2007;30(1):83–90.

[52] Wirz-Justice A. From the basic neuroscience of circadian clock function to light therapy for depression: on the emergence of chronotherapeutics. J Affect Disord. 2009;116(3):159–60.

[53] American Academy of Sleep Medicine. International classification of sleep disorders: diagnostic and coding manual. 2nd ed. Westchester, IL: American Academy of Sleep Medicine; 2005.

[54] American Psychiatric Association. Diagnostic and statistical manual of mental disorders. 4th ed. Washington, DC: American Psychiatric Association; 2000.

[55] Moore M, Slane J, Mindell JA, Burt SA, Klump KL. Genetic and environmental influences on sleep problems: a study of preadolescent and adolescent twins. Child Care Health Dev. 2011;37(5):638–41.

[56] Richardson GS, Roth T. Future directions in the management of insomnia. J Clin Psychiatry. 2001;62 Suppl 10:39–45.

[57] Roane BM, Taylor DJ. Adolescent insomnia as a risk factor for early adult depression and substance abuse. Sleep. 2008;31(10):1351–6.

[58] Roberts RE, Roberts CR, Chen IG. Impact of insomnia on future functioning of adolescents. J Psychosom Res. 2002;53(1):561–9.

[59] Harvey AG. Sleep and circadian rhythms in bipolar disorder: seeking synchrony, harmony, and regulation. Am J Psychiatry. 2008;165(7):820–9.

[60] Alfano CA, Pina AA, Zerr AA, Villalta IK. Pre-sleep arousal and sleep problems of anxiety-disordered youth. Child Psychiatry Hum Dev. 2010;41(2):156–67.

[61] Palermo TM, Wilson AC, Lewandowski AS, Toliver-Sokol M, Murray CB. Behavioral and psychosocial factors associated with insomnia in adolescents with chronic pain. Pain. 2011;152(1):89–94.

[62] Gregory AM, Cox J, Crawford MR, et al. Dysfunctional beliefs and attitudes about sleep in children. J Sleep Res. 2009;18(4):422–6.

[63] Ustinov Y, Lichstein KL, Wal GSV, et al. Association between report of insomnia and daytime functioning. Sleep Med. 2010;11(1):65–8.

[64] Roth T, Ancoli-Israel S. Daytime consequences and correlates of insomnia in the United States: results of the 1991 National Sleep Foundation Survey. II. Sleep. 1999;22 Suppl 2:S354–8.

[65] Carrier J, Monk TH, Buysse DJ, Kupfer DJ. Sleep and morningness-eveningness in the "middle" years of life (20–59 y). J Sleep Res. 1997;6(4):230–7.

[66] Sleep in America poll. Washington, DC. 2005. http://www.sleep-foundation.org/.

[67] Adan A, Fabbri M, Natale V, Prat G. Sleep beliefs scale (SBS) and circadian typology. J Sleep Res. 2006;15(2):125–32.

[68] Morris M, Lack L, Dawson D. Sleep-onset insomniacs have delayed temperature rhythms. Sleep. 1990;13(1):1–14.

[69] Lack L, Wright H. The effect of evening bright light in delaying the circadian rhythms and lengthening the sleep of early morning awakening insomniacs. Sleep. 1993;16(5):436–43.

[70] Kerkhof G, van Vianen B. Circadian phase estimation of chronic insomniacs relates to their sleep characteristics. Arch Physiol Biochem. 1999;107(5):383–92.

[71] Ong JC, Huang JS, Kuo TF, Manber R. Characteristics of insomniacs with self-reported morning and evening chronotypes. J Clin Sleep Med. 2007;3(3):289–94.

[72] Hasler BP, Bootzin RR, Cousins JC, Fridel K, Wenk GL. Circadian phase in sleep-disturbed adolescents with a history of substance abuse: a pilot study. Behav Sleep Med. 2008;6(1):55–73.

[73] Wyatt JK. Delayed sleep phase syndrome: pathophysiology and treatment options. Sleep. 2004;27(6):1195–203.

[74] Crowley SJ, Acebo C, Carskadon MA. Sleep, circadian rhythms, and delayed phase in adolescence. Sleep Med. 2007;8(6):602–12.

[75] Gooley JJ, Chamberlain K, Smith KA, et al. Exposure to room light before bedtime suppresses melatonin onset and shortens melatonin duration in humans. J Clin Endocrinol Metab. 2011;96(3):E463–72.

[76] Crowley SJ, Carskadon MA. Modifications to weekend recovery sleep delay circadian phase in older adolescents. Chronobiol Int. 2010;27(7):1469–92.

[77] Roberts RE, Roberts CR, Chan W. Persistence and change in symptoms of insomnia among adolescents. Sleep. 2008;31(2):177–84.

[78] Ohayon MM, Roberts RE, Zulley J, Smirne S, Priest RG. Prevalence and patterns of problematic sleep among older adolescents. J Am Acad Child Adolesc Psychiatry. 2000;39(12):1549–56.

[79] Patten CA, Choi WS, Gillin JC, Pierce JP. Depressive symptoms and cigarette smoking predict development and persistence of sleep problems in US adolescents. Pediatrics. 2000;106(2):E23.

[80] Roberts RE, Lewinsohn PM, Seeley JR. Symptoms of DSM-III-R major depression in adolescence: evidence from an epidemiological survey. J Am Acad Child Adolesc Psychiatry. 1995;34(12):1608–17.

[81] Manber R, Edinger JD, Gress JL, et al. Cognitive behavioral therapy for insomnia enhances depression outcome in patients with comorbid major depressive disorder and insomnia. Sleep. 2008;31(4):489–95.

[82] Taylor DJ, Lichstein KL, Weinstock J, Sanford S, Temple JR. A pilot study of cognitive-behavioral therapy of insomnia in people with mild depression. Behav Ther. 2007;38(1):49–57.

[83] Bootzin RR, Stevens SJ. Adolescents, substance abuse, and the treatment of insomnia and daytime sleepiness. Clin Psychol Rev. 2005;25(5):629–44.

[84] Weil G, Goldfried M. Treatment of insomnia in an eleven-year-old child through self-relaxation. Behav Ther. 1973;4(2):282–4.

[85] Barowsky EI, Moskowitz J, Zweig JB. Biofeedback for disorders of initiating and maintaining sleep. Ann N Y Acad Sci. 1990;602:97–103.

[86] Morgenthaler T, Kramer M, Alessi C, et al. Practice parameters for the psychological and behavioral treatment of insomnia: an update. An American Academy of Sleep Medicine report. Sleep. 2006;29(11):1415–9.

[87] Morin CM, Bootzin RR, Buysse DJ, et al. Psychological and behavioral treatment of insomnia: update of the recent evidence (1998–2004). Sleep. 2006;29(11):1398–414.

[88] Bootzin RR. A stimulus control treatment for insomnia. Proceedings of the American Psychological Association. 1972;395–6.

[89] Spielman AJ, Saskin P, Thorpy MJ. Treatment of chronic insomnia by restriction of time in bed. Sleep. 1987;10(1):45–56.

[90] Sloan EP, Hauri P, Bootzin R, et al. The nuts and bolts of behavioral therapy for insomnia. J Psychosom Res. 1993;37 Suppl 1:19–37.

[91] Harvey A, Sharpley A, Ree M, Stinson K, Clark D. An open trial of cognitive therapy for chronic insomnia. Behav Res Ther. 2007;45(10):2491–501.

[92] Ong J, Sholtes D. A mindfulness-based approach to the treatment of insomnia. J Clin Psychol. 2010;66(11):1175–84.

[93] Ong JC, Shapiro SL, Manber R. Combining mindfulness meditation with cognitive-behavior therapy for insomnia: a treatment-development study. Behav Ther. 2008;39(2):171–82.

[94] Ong JC, Shapiro SL, Manber R. Mindfulness meditation and cognitive behavioral therapy for insomnia: a naturalistic 12-month follow-up. Explore (NY). 2009;5(1):30–6.

[95] Taylor DJ, Schmidt-Nowara W, Jessop CA, Ahearn J. Sleep restriction therapy and hypnotic withdrawal versus sleep hygiene education in hypnotic using patients with insomnia. J Clin Sleep Med. 2010;6(2):169–75.

[96] Owens JA, Moturi S. Pharmacologic treatment of pediatric insomnia. Child Adolesc Psychiatr Clin N Am. 2009;18(4):1001–16.

[97] Garcia J, Rosen G, Mahowald M. Circadian rhythms and circadian rhythm disorders in children and adolescents. Semin Pediatr Neurol. 2001;8(4):229–40.

[98] Germain A, Kupfer DJ. Circadian rhythm disturbances in depression. Hum Psychopharmacol. 2008;23(7):571–85.

[99] Thorpy MJ, Korman E, Spielman AJ, Glovinsky PB. Delayed sleep phase syndrome in adolescents. J Adolesc Health Care. 1988;9(1):22–7.

[100] Czeisler CA, Richardson GS, Coleman RM, et al. Chronotherapy: resetting the circadian clocks of patients with delayed sleep phase insomnia. Sleep. 1981;4(1):1–21.

[101] Boivin DB, Duffy JF, Kronauer RE, Czeisler CA. Dose–response relationships for resetting of human circadian clock by light. Nature. 1996;379(6565):540–2.

[102] Pollak CP, Bright D. Caffeine consumption and weekly sleep patterns in US seventh-, eighth-, and ninth-graders. Pediatrics. 2003;111(1):42–6.

[103] Mindell JA, Meltzer LJ, Carskadon MA, Chervin RD. Developmental aspects of sleep hygiene: findings from the 2004 National Sleep Foundation Sleep in America poll. Sleep Med. 2009;10(7):771–9.

[104] Van den Bulck J. Television viewing, computer game playing, and Internet use and self-reported time to bed and time out of bed in secondary-school children. Sleep. 2004;27(1):101–4.

[105] Calamaro CJ, Mason TBA, Ratcliffe SJ. Adolescents living the 24/7 lifestyle: effects of caffeine and technology on sleep duration and daytime functioning. Pediatrics. 2009;123(6):e1005–10.

[106] Li S, Jin X, Wu S, et al. The impact of media use on sleep patterns and sleep disorders among school-aged children in China. Sleep. 2007;30(3):361–7.

[107] Van den Bulck J. Adolescent use of mobile phones for calling and for sending text messages after lights out: results from a prospective cohort study with a one-year follow-up. Sleep. 2007;30(9):1220–3.

[108] Van den Bulck J. The effects of media on sleep. Adolesc Med State Art Rev. 2010;21(3):418–29, vii.

[109] Manni R, Ratti MT, Marchioni E, et al. Poor sleep in adolescents: a study of 869 17-year-old Italian secondary school students. J Sleep Res. 1997;6(1):44–9.

[110] Owens JA, Witmans M. Sleep problems. Curr Probl Pediatr Adolesc Health Care. 2004;34(4):154–79.

[111] Mindell JA. Insomnia in children and adolescents. In: Szuba MP, Kloss JD, Dinges DF, editors. Insomnia principles and management. New York, NY: Cambridge University Press; 2003. p. 125–35.

[112] White L, Hahn PM, Mitler MM. Sleep questionnaire in adolescents. J Sleep Res. 1980;9:108.

[113] Sisson SB, Broyles ST, Newton Jr RL, Baker BL, Chernausek SD. TVs in the bedrooms of children: does it impact health and behavior? Prev Med. 2011;52(2):104–8.

[114] Gangwisch JE, Babiss LA, Malaspina D, et al. Earlier parental set bedtimes as a protective factor against depression and suicidal ideation. Sleep. 2010;33(1):97–106.

[115] Roberts RE, Roberts CR, Xing Y. Restricted sleep among adolescents: prevalence, incidence, persistence, and associated factors. Behav Sleep Med. 2011;9(1):18–30.

第三部分　女性绝经前期

第八章 不宁腿综合征：聚焦女性

David M. Hiestand

引　言

　　不宁腿综合征(RLS)，即将被更名的 Willis-Ekbom 病，是一种影响睡眠的感觉运动障碍性疾病，累及人群的 10%。患者有肢体不适感，于静息时发作，活动后缓解。由于这些症状存在昼夜节律，RLS 的症状可影响患者入睡。关于症状的描述多种多样，常见的有"蚁爬感""不适感""针刺感"和"内部痒感"。不管描述如何，RLS 的症状主要表现为难以抑制的双腿运动冲动，这是因为活动通常可改善症状，患者常需要屈曲、伸展和剧烈活动。最终导致典型的睡眠质量下降，进而出现日间过度嗜睡和疲乏感。虽然男性和女性都有可能罹患此病，但大多数人群研究显示女性更常见，并与一些内科疾病有关，如尿毒症、贫血、糖尿病、妊娠、纤维性肌痛和更年期。

　　继 1865 年 Sir Thomas Willis 最早对该疾病进行描述后，Karl Ekbom 于 1945 年[1]再次提及。然而，直到 1995 年，国际不宁腿综合征研究小组(IRLSSG)才规范了 RLS 的定义和诊断标准[2]。2002 年进一步更新，目前认为诊断必须满足以下 4 个基本标准：

　　(1) 患者有活动腿部的冲动，常伴有腿部的不适感。

　　(2) RLS 症状经必须是在休息或者不活动时加重，例如卧位或坐位。

　　(3) RLS 症状必须是活动可缓解，至少在活动进行时可缓解，尤其是步行。

（4）RLS症状一经出现，无论既往还是当前均需表现为傍晚或夜晚加重。

次要的支持依据包括一级亲属患RLS，周期性肢体运动（PLMs），以及多巴胺能药物可使之缓解。

单纯依靠临床评估即可诊断，病史是评估的关键内容。鉴于对女性的影响以及临床诊断的必要性，医生在对女性的诊疗过程中必须能够识别RLS症状，完善必要的诊断检查并开始治疗。

常与RLS并存及混淆的另一疾病为周期性肢体运动障碍（PLMD），根据《睡眠障碍的国际分类第二版》[3]的定义，PLMD包括以下4个特性：

· 多导睡眠图（PSG）显示重复的、高度一致的腿动，表现为：

（1）持续时间为0.5～5 s；

（2）校准后脚趾背屈的幅度≥25%；

（3）一系列≥4次的连续活动；

（4）间隔期间＞5 s（腿动间期），＜90 s（典型的为20～40 s）。

附加特征如下：

· PLM指数在成人中＞15次/h（或者在儿童中＞5次/h）；

· 临床表现为睡眠障碍或者日间疲乏；

· 腿动不能通过其他情况或者疾病来更好地予以解释。

该疾病的主观症状通常局限于睡眠质量差和失眠，需强调PSG表现可为鉴别此病与RLS提供重要依据。

虽然周期性肢体运动（PLMs）可能会在因出现其他指征进行PSG检查时发现，但必须记住的是，无症状PLMs并不是RLS综合征。另外，PLM指数＞5可见于正常人群和其他睡眠障碍的患者中。在一项针对包括对照人群、失眠、嗜睡、发作性睡病和RLS患者共100人的研究中，PLM指数＞5的患病率在对照组为55%、失眠者为40%、嗜睡者为30%、发作性睡病为80%以及RLS患者为85%[4]。

PLMs还可与常用处方药物相关。一项研究对比了9名服用氟西汀与6名未用药物的抑郁症患者，发现用药组中PLMs发生率为44%[5]。

服用其他抗抑郁药中也有类似发现。与之相反的是，使用安非他酮可减少合并该疾病的抑郁症患者的 PLMs 次数[6]。

除与药物相关外，PLMs 还与其他睡眠疾病有关，如发作性睡眠、快速眼动（REM）睡眠期行为障碍，以及睡眠呼吸障碍，包括上气道阻力综合征（UARS）[7,8]。然而，尚不清楚 PLMs 是由阻塞性睡眠呼吸暂停（OSA）直接引起还是仅与 OSA 所致的觉醒有关[9]。

在适当情况下，可使用与治疗 RLS 同样的药物来治疗周期性肢体运动障碍（PLMD）。然而，如果没有主观症状，须谨慎评估治疗的益处。此外，发现并治疗相关疾病可能是更明智的初始治疗选择。

流 行 病 学

最初 Ekbom[1]基于临床患者资料，预计人群中 RLS 患病率为 5%。目前有关患病率的估计在一定程度上存在矛盾，大多数研究采取问卷调查，而缺乏临床验证或症状频率的特征。一项来自肯塔基州的人群电话调查发现，10% 的应答者至少"经常"有症状。该研究还发现患病率随着年龄增长而增加，在 18～29 岁中为 3%，而 80 岁及以上者则为 19%[10]。该研究还表明患病率无性别差异。更多新近研究证实了年龄增长与症状发生增加相关，且发现患病率及症状具有明显的性别差异。

为确定普通人群中 RLS 患病率，近期对 2 099 名于基层医院就诊的农村患者进行了一项大型的调查发现，24% 的患者符合 RLS 诊断的所有 4 项主要症状。此外，15.3% 的患者至少每周有症状[11]。在该研究中，RLS 更多见于女性（59%），有症状的患者年龄显著高于无症状的患者。最为显著的结果是德国一项针对 4 300 多名受试者的研究发现女性 RLS 的症状患有率更高。本研究是包括面对面访谈和体格检查的横断面研究。该研究显示 RLS 患病率为 10.6%，女性患病率是男性的 2 倍[12]。此外，这些症状和产次相关。64 岁之前，无生育史的女性与男性患病率相同，而育有一个子女的女性患病可能性是男性的 2 倍，而有 3 个或更多孩子的女性患病可能性是男性的 3.5 倍。该研究首次发现了 RLS 与产次的关系,同时还与妊娠、绝经相关,这为性激素在发病与病理生理过程中的作用提供了强有力的证据。

近年来,进行了更加完善及缜密的研究,通过临床随访排除医疗和药物等混淆因素来分析症状的患有率。Allen 等对近 313 000 人进行了人群调查,应答者 62 000 人,其中,4 484 人存在 RLS 症状,而随机抽取其中的 1 400 人接受了进一步的临床评估。以人口普查数据为基础,该研究保守估计美国原发性 RLS 的患病率为 2.4%[13],其中 88% 为女性。该研究同时调查了疾病相关的费用以及生活质量的负担,结果表明可致劳动力丧失(平均每周一天),且随着症状加重,RLS 相关费用支出增加。

虽然目前已明确年龄和性别影响 RLS 患病率,但也存在着种族和族裔的差异。一项针对血液透析患者研究发现,与其他种族相比,非裔美国人 RLS 症状比其他族裔的美国白种人更少[14]。迄今尚无针对普通人群中 RLS 的种族差异的专门研究,这也是需积极探讨的领域。

同样,关于非西方人群 RLS 患病率的研究很少且样本量相当小。来自新加坡的一项研究显示主诉 RLS 症状者不足 1%[15]。日本的研究显示仅有 5% 存在 RLS 症状,且多见于男性[16]。印度一项小样本的研究发现,进行血液透析的患者仅 6.6% 存在症状,而正常对照人群为 0%[17]。这些研究显示东方人群的整体患病率在一定程度上低于西方人群,提示存在多种潜在病因及复杂的病理生理学机制。

虽然随着年龄的增长,RLS 更为常见,但在儿童中也有报道[18,19]。儿童中该疾病可能被误诊为生长性疼痛或注意力缺陷多动症(ADHD)。而尚无儿童性别差异的相关数据。

病因及病理生理学

继流行病学研究之后,RLS 的病因和病理生理学机制成为研究热点。虽然 RLS 与一些疾病相关,但通常将该疾病看作为一种特发性疾病。相关的疾病状态包括妊娠、纤维肌痛、风湿性疾病、糖尿病,肾功能不全、血管功能不全、缺铁性贫血、甲状腺疾病等。当与某个慢性内科疾病相关时，认为 RLS 是继发的。虽然通过标准的治疗可以改善特发性和继发性 RLS 的症状，但尚不清楚原发性和继发性 RLS 是否具有相同的发病机制。

通过对解剖结构、神经递质系统和铁代谢的评估可了解此疾病的病因。而妊娠及绝经期相关性的研究可进一步推测该疾病的发病机制与性激素的关系。

通过对外周神经、脊髓、皮质下及皮质构成的深入研究发现，RLS 可由于中枢神经系统多巴胺缺乏所致。这有力地证明了作用于中枢的多巴胺能药物可减轻症状，而作用于外周的多巴胺能药物则无此作用[20]。这一现象的具体机制尚不明确。

同样地，Ekbom[21] 的研究发现 RLS 与铁缺乏相关。其他研究也证实该结果。一项针对 18 例老年 RLS 及 18 名年龄匹配的对照者的研究发现，RLS 患者血清铁蛋白明显降低，并与症状严重度相关[22]。另一项针对 27 例 29～81 岁患者的研究发现，除 1 名患者外，其余所有患者的铁蛋白水平均＜50 ng/dl，并与症状的严重度相关[23]。一项应用磁共振成像检测大脑内铁含量的研究发现，RLS 患者黑质中铁蛋白水平明显降低[24]。

由于 RLS 症状通常发生于夜间，对昼夜节律相关的机制研究比较活跃。研究发现血清铁水平在夜间会下降 50%[25]。铁是多巴胺合成的必需元素，多巴胺在夜间的合成增加。比较普遍的假说是脑内的低铁水平通过干扰多巴胺合成导致了 RLS。

多巴胺功能障碍的具体定位更难以明确。单光子发射计算机化断层显像（SPECT）和正电子发射断层扫描（PET）的功能成像关于基底节多巴胺受体结合减少相关的研究结果并不一致[26-28]。因此，虽然有证据有力表明中枢铁和多巴胺代谢在 RLS 病因和病理生理学机制中的作用，但仍需进一步的研究。

由于 RLS 症状和激素水平均存在昼夜节律周期，因此，提出了另一致病机制即激素相关机制。Michaud 等证明 PLMs 与唾液中的褪黑素分泌有关[29]。然而，可能与此矛盾的是，外源性的褪黑素可改善大多数患者的 PLMs[30]。使分析更为复杂的是,RLS 患者尿中 6-羟基褪黑素排泄与对照组相比并无明显差异[31]。因此,RLS 与褪黑素的关系需要进一步研究。

妊娠期女性患病率更高进一步支持性激素在女性 RLS 中的作用。孕妇患此症状的风险比一般人群高 2~3 倍。这些症状通常在妊娠晚期最严重,在分娩前后则消失。因此,除了铁和叶酸代谢这些可能病因外,妊娠晚期还可常见某些激素的显著变化。催乳素、孕酮和雌激素水平升高,进而支持了其在 RLS 发病中的作用。然而,目前尚无明确证据表明这些激素在该疾病发病中的作用,有待进一步研究。

针对某些个体而言,RLS 被认为是一种遗传性疾病,高达 60％的患者有家族史[32—34]。而有家族史的 RLS 患者倾向于早年出现症状[35]。针对单卵双生和异卵双生的一项大样本研究发现,RLS 症状的遗传率估计达 54％[36]。在对 12 对单卵双生的研究中发现,10 对均患有 RLS[37]。通过对两个家族的基因连锁研究发现,相关的基因位于 12q[38] 及 14q 染色体[39],之后的研究发现了 RLS 相关的 5 个基因以及 10 个不同风险的等位基因[40—42]。

诊　　断

《睡眠疾病国际分类第二版》制定了 RLS 的诊断标准,列于表 8-1。国际不宁腿综合征协会也发布了类似于表 8-1 的诊断标准,但增加了以下一些支持标准:PLMs 发生于睡眠中;睡眠障碍,尤其是入睡困难;清醒时的运动障碍基本无一例外于休息时发生;阳性家族史;除外可能引起 RLS 的潜在因素及任何年龄开始的典型的慢性、进展性过程伴偶发缓解。重点在于患者提供的病史以及患者的同寝者提供的信息。鉴别引起四肢不适的其他原因是非常重要的。包括糖尿病多发性神经病变、腿痛性痉挛和炎性关节痛。通常仅需要结合相应的病史就能排除这些诊断。患者在白天就诊时基本没有症状,体格检查通常也基本正常。最后,尚无可用于确诊的实验检查指标。

表 8 - 1　12 岁以上人群的 RLS 诊断标准

1. 主诉腿动的冲动,通常伴随或由腿部不适或不愉快感引起
2. 活动的冲动或不愉快感在休息或不运动时开始或加重,如平卧或者坐位
3. 活动的冲动或不愉快感经活动后,至少是在活动时可部分或完全缓解,如步行、伸展
4. 活动的冲动或不愉快感仅在傍晚或夜间时发生或加重
5. 这种情况不能通过其他并存的睡眠障碍,内科及神经系统疾病,精神异常,药物或者物质滥用来更好地解释

　　一般通过临床病史足以与其他疾病进行鉴别诊断。糖尿病性神经痛发生于白天,夜间只是加重。关节炎的疼痛也发生于白天,但其不仅影响四肢远端还对关节有影响,并常伴有僵硬,通常于活动后加重。典型的腿痛性痉挛通常表现为持续性的小腿酸痛,夜间加重,步行也会加重,腓肠肌可触及结节。鉴别诊断另需考虑特征性的病史及体格检查,包括全身躁动的静坐不能以及腰骶部神经根病变的特征性的根性相关体征。在适当的临床背景下也需考虑 ADHD,虽然临床典型为白天症状明显。

　　对那些符合 RLS 表现的患者,需评价可能的继发因素,包括可能与贫血相关的病史,如胃肠道失血、月经等。如下文所述,治疗前需测定血清铁蛋白的水平。关于是否行甲状腺评价仍存在异议。一项研究发现甲状腺功能亢进患者 RLS 患病率较高[12],但可能没必要在缺少临床疑诊的情况下行常规甲状腺功能评估。由于 PLMs 在其他睡眠疾病中高发应予以关注,不过除非有必要对其他睡眠疾病进行评估,否则没有行 PSG 检查的指征。

　　儿童患者的诊断较为困难,尤其是那些对症状没有概念或者不能表述症状的幼儿。由于该病具有遗传倾向,有家族史并存在睡眠不良、失眠或生长性疼痛者需高度疑诊,这时需行 PSG 检查以明确诊断和治疗。

　　需对症状的严重度及频率进行评估,以确定是否需要治疗以及疗效。IRLSSG 为此已制定并验证了分级的量表。该量表包括 10 项患者报告的前 1 周 RLS 症状的频率及严重程度。将症状分为 0(无症状)到 4(重度)级[43]。该量表可用于对期望接受非药物治疗患者的管理以及对药物治疗的剂量滴定。

管　理

治疗的目标是减轻症状的严重程度,可正常入睡并维持睡眠。对于那些症状不频发或症状不会显著影响生活质量的患者,可予简单的行为或非药物干预。对那些症状频发或伴日间嗜睡的患者,则应评估继发病因。一经排除,患者可获益于适当的药物治疗。虽然有些药物已用于RLS治疗,但尚无药物通过美国食品与药品监督管理局(FDA)批准。

如前所述,对存在RLS症状患者的初始评估应包括贫血和铁缺乏。治疗RLS时,纠正缺铁可能就足以缓解症状,推荐作为该疾病的一线治疗。对那些铁缺乏继发性贫血的患者,应开始评价其失血的病因,同时开始补充铁剂治疗。每3个月应检查一次铁蛋白水平,使血清铁蛋白达到目标水平75 ng/dl[23,24]。多种铁剂可供选择。最经济的治疗是口服硫酸亚铁,一天3次,每次325 mg。大多数临床医生建议服用硫酸亚铁的同时口服维生素C 200 mg,以促进铁口服吸收。口服铁可引起便秘和腹部不适。应空腹服用以促进吸收,但如有胃肠道不适,可与不含纤维素的非乳制品食物同时服用。

在消除或治疗RLS继发病因的基础上,应考虑进行非药物治疗,包括补充营养、锻炼、按摩和睡眠卫生[45,46]。使用非药物方法缓解症状对于妊娠女性尤为重要。患者通常在寻求医学建议之前已发现最佳治疗方法。体育活动,如睡前主动伸展可获益;热水浴、冷水浴或冷热交替洗浴可在一定程度上缓解症状。按摩可暂时地感到舒服及症状减轻。鼓励保持恰当的睡眠卫生习惯,因为睡眠剥夺和片断化会加重症状。不宁腿综合征基金会网站(www. rls. org)是一及时更新的优质网站,可提供医学支持和相关信息。

常用非药物治疗有两种,即充气加压装置以及近红外线(NIR)治疗。一些小样本研究发现脉冲式的加压使用4.0 kPa(40 cmH$_2$O)压力,间断作用于腿部1 h,可改善国际RLS研究组织(IRLSSG)评分以及生活质量评分[47—49]。推测可能通过血管内皮释放NO改善症状,从而获益。NIR

可促进一氧化氮释放并已用于治疗神经病变以及烧伤。两项小样本研究表明每周 3 次持续 4 周的治疗可改善 IRLSSG 评分[50,51]。

患者可能寻求辅助或者替代药物治疗，包括维生素 E、维生素 D、维生素 B 以及维生素 C，连同葡萄糖、锌、叶酸以及镁。据称这些药物对缺乏的人群可改善症状，但没有推荐补充的证据。针灸及中药治疗在特定人群中也有应用，同样的，可获益的严谨证据有限。

对于那些尝试使用非药物治疗的患者，避免一些药物和食材也可获益。不用或限用咖啡因、尼古丁、酒精、抗组胺药、大多数的抗抑郁药、老一代止吐剂和抗精神病药可能会缓解症状。

虽然酒精可促进睡眠并可减轻 RLS 症状，但这种效应仅持续 30～90 min，之后便会反弹（本章稍后讨论）。虽然有些患者在服用三环类或选择性 5 - 羟色胺再摄取抑制剂类抗抑郁药后症状改善，但这些药物往往会加重症状[5]。对于抑郁或尼古丁戒断状态的患者，可以考虑使用安非他酮。如前所示，大多数的抗抑郁药物会加重症状。在一项小型研究中发现安非他酮，一种多巴胺活性抗抑郁药，可以减少肢体活动[6]。H_1 受体抗组胺药由于其对多巴胺受体的作用，可能加重 RLS 症状。类似地，老一代的止吐药作用于多巴胺能系统，从而加重症状。新型止吐剂，即选择性 5 - HT_3 受体阻断剂，可能对 RLS 无太大影响。

对于那些使用保守的非药物治疗未达到改善的患者，初始药物的选择须强的有效缓解症状，不良反应最小。表 8 - 2 列举了常用治疗药物的分类。

表 8 - 2 治疗 RLS 的药物

药　　物	初始剂量/mg	剂量范围/mg	不良反应
多巴胺前体			
卡比多巴/左旋多巴	25/100	25/100～100/400	反跳，加重
多巴胺受体激动剂			
普拉克索	0.125	0.5～2	恶心/头晕，鼻塞，便秘，失眠，强迫性行为，反跳，加重
罗匹尼罗	0.25	2～4	

药 物	初始剂量/mg	剂量范围/mg	不良反应
阿片类			
美沙酮	5	5~10	滥用可能,日间
羟考酮	5	5~15	嗜睡,便秘或者
氢可酮	5	5~15	胃肠道不适
曲马多	50	50~100	
苯二氮䓬类			
氯硝西泮	0.5	0.5~4	REM睡眠抑制
替马西泮	15	15~30	日间嗜睡
			滥用可能
抗惊厥药			
加巴喷丁	200,3次/天	最高剂量达2 700 mg	日间嗜睡
普瑞巴林	150	分次使用	共济失调
		150~450	

　　虽然传统上主要的药物是多巴胺前体、苯二氮䓬类及阿片类,但新型多巴胺受体激动剂越来越多地被作为一线药物使用[20],尤其是针对那些频发的慢性症状患者。多巴胺前体,如卡比多巴/左旋多巴仍在使用,但患者常常存在反跳或加重。

　　反跳的定义是在某剂量治疗后期症状倾向加重,可导致症状在深夜或清晨复发。该现象多见于短效的、常规释放的卡比多巴/左旋多巴制剂。加重的定义是每日症状较治疗前出现更早,且更严重。加重是卡比多巴/左旋多巴治疗最为常见的并发症。这时,可停用该药几天,之后再使用多巴胺激动剂。

　　与麦角碱激动剂相比,更推荐使用非麦角碱激动剂普拉克索和罗匹尼罗,这是由于其在减少不良反应方面更具优势。这些药物大多刺激 D_2 及 D_3 受体。一些研究已经证实罗匹尼罗可改善 RLS 的症状[52,53]。标准初始剂量是在 RLS 主要症状发生前 2 h 服用 0.25 mg,每 2~3 天增加 0.25 mg 的剂量来消除症状。大多数患者通常需要 2 mg 或以下,但有些患者可能需要 4 mg 或更多。普拉克索也是治疗 RLS 的有效药物[54-56]。通常起始剂量为 0.125 mg,在主要症状发生前 2 h 服用。每 2~3 天增加 0.125 mg 的剂量直至症状消失。每日剂量常常介于 0.375~0.75 mg 之间。与其前体相比,多巴胺激动剂较少出现加重的情况,但在服用普拉克索 2 年的患者中发现有此现象[57]。

罗替法汀是新一代的非麦角碱激动剂,其通过透皮贴剂吸收。经过 1 年的治疗及后续随访研究证实了其长期安全性及有效性[58]。在欧洲已通过使用,但在美国尚未通过[59,60]。

虽然多巴胺受体激动剂的耐受性好,但其不良反应也更常见。罗匹尼罗及普拉克索均可引起强迫性行为[61—61]。此外,服用这些药物的患者可表现为睡眠问题及情绪紊乱。

由于上述多巴胺激动剂的有效性,患者几乎不需要其他药物治疗。17 世纪 Wills 对阿片类的使用进行了介绍。但该药由于过量使用以及依赖性而被广泛淘汰。不过,这些药物通常耐受性好及长期疗效佳[64]。

苯二氮䓬类用于治疗 RLS 的已有几十年历史,并可有效改善症状。同样,也由于存在滥用、不良反应和耐受性差的风险近来已被避免使用。此外,苯二氮䓬类可抑制 REM 期睡眠,从而破坏睡眠结构。

最后一类可使用的药物包括抗惊厥药——加巴喷丁是目前最有前景的药物。在一项小样本、双盲、安慰剂对照的交叉研究中,加巴喷丁显著改善了 RLS 症状和 PLMs[65]。加巴喷丁每天的最高剂量可达 2 700 mg,分 3 次服用。该研究中主诉为疼痛的患者受益最大。普瑞巴林,一种 α-2-Δ 抗惊厥药,也可改善 RLS 症状[66]。

对于孕妇或备孕期女性,尚未有 RLS 药物治疗方面的数据。应大力提倡使用铁剂和叶酸补充治疗,这不仅是妊娠期常规用药,而且其对孕妇 RLS 症状缓解有益[67]。有些患者尽管适当补充铁和叶酸后仍有症状,但是药物治疗的选择依然受限。

多巴胺能激动剂和前体都是 C 类药物,因此,几乎没有数据可用于参考推荐或反对其应用。苯二氮䓬类属于 D 类药物,因此妊娠期禁用。阿片类药物中,只有羟考酮是 B 类药物,而其他常用的阿片类为 C 类或者 D 类。使用最多的抗癫痫药——卡马西平和加巴喷丁,分别属于 D 类和 C 类药物。因此,对妊娠期间 RLS 的治疗决策,需谨慎考虑对胎儿潜在的风险。

对于非孕妇及非备孕期女性,所有的治疗方法均可用。提倡女性在未采取适当的节育方法时慎重地使用这些药物。幸运的是,多巴胺能激动剂、多巴胺前体、阿片类、苯二氮䓬类药物或抗癫痫药均不具有特殊的药物相互作用。

总　结

RLS通常影响女性,并对睡眠和生活质量造成显著影响。该疾病的病因是多因素的,但就女性而言,可能受到贫血的高发及性激素水平的影响。治疗包括纠正铁缺乏(如果存在缺铁)、非药物和药物治疗。目前的一线治疗药物包括非麦角碱多巴胺激动剂罗匹尼罗和普拉克索。由于其对胎儿的潜在风险,针对孕妇或备孕期女性,药物使用应慎重。

致谢:感谢 Barbara Phillips 医师作为共同作者参与了本章节上一版的写作。

参考文献

[1] Ekbom K. Restless legs: a clinical study. Acta Med Scand Suppl. 1945;158:1–123.
[2] Walters AS. Toward a better definition of the restless legs syndrome. The International Restless Legs Syndrome Study Group. Mov Disord. 1995;10(5):634–42.
[3] American Academy of Sleep Medicine. International classification of sleep disorders. 2nd ed: Diagnostic and coding manual. Westchester, IL: American Academy of Sleep Medicine; 2005.
[4] Montplaisir J, Michaud M, Denesle R, Gosselin A. Periodic leg movements are not more prevalent in insomnia or hypersomnia but are specifically associated with sleep disorders involving a dopaminergic impairment. Sleep Med. 2000;1(2):163–7.
[5] Dorsey CM, Lukas SE, Cunningham SL. Fluoxetine-induced sleep disturbance in depressed patients. Neuropsychopharmacology. 1996;14(6):437–42.
[6] Nofzinger EA, Fasiczka A, Berman S, Thase ME. Bupropion SR reduces periodic limb movements associated with arousals from sleep in depressed patients with periodic limb movement disorder. J Clin Psychiatry. 2000;61(11):858–62.
[7] Fantini ML, Michaud M, Gosselin N, Lavigne G, Montplaisir J. Periodic leg movements in REM sleep behavior disorder and related autonomic and EEG activation. Neurology. 2002;59(12):1889–94.
[8] Exar EN, Collop NA. The association of upper airway resistance with periodic limb movements. Sleep. 2001;24(2):188–92.
[9] Baran AS, Richert AC, Douglass AB, May W, Ansarin K. Change in periodic limb movement index during treatment of obstructive sleep apnea with continuous positive airway pressure. Sleep. 2003;26(6):717–20.
[10] Phillips B, Young T, Finn L, Asher K, Hening WA, Purvis C. Epidemiology of restless legs

symptoms in adults. Arch Intern Med. 2000;60(14):2137–41.

[11] Nichols DA, Allen RP, Grauke JH, et al. Restless legs syndrome symptoms in primary care: a prevalence study. Arch Intern Med. 2003;63(19):2323–9.

[12] Berger K, Luedemann J, Trenkwalder C, John U, Kessler C. Sex and the risk of restless legs syndrome in the general population. Arch Intern Med. 2004;164(2):196–202.

[13] Allen RP, Bharmal M, Calloway M. Prevalence and disease burden of primary restless legs syndrome: results of a general population survey in the United States. Mov Disord. 2011;26(1):114–20.

[14] Kutner NG, Bliwise DL. Restless legs complaint in African-American and Caucasian hemodialysis patients. Sleep Med. 2002;3(6):497–500.

[15] Tan EK, Seah A, See SJ, Lim E, Wong MC, Koh KK. Restless legs syndrome in an Asian population: a study in Singapore. Mov Disord. 2001;16(3):577–9.

[16] Kageyama T, Kabuto M, Nitta H, et al. Prevalences of periodic limb movement-like and restless legs-like symptoms among Japanese adults. Psychiatry Clin Neurosci. 2000;4(3):296–8.

[17] Bhowmik D, Bhatia M, Gupta S, Agarwal SK, Tiwari SC, Dash SC. Restless legs syndrome in hemodialysis patients in India: a case controlled study. Sleep Med. 2003;4(2):143–6.

[18] Rajaram SS, Walters AS, England SJ, Mehta D, Nizam F. Some children with growing pains may actually have restless legs syndrome. Sleep. 2004;27(4):767–73.

[19] Walters AS, Picchietti DL, Ehrenberg BL, Wagner ML. Restless legs syndrome in childhood and adolescence. Pediatr Neurol. 1994;11(3):241–5.

[20] Hening W, Allen R, Earley C, Kushida C, Icchietti D, Silber M. The treatment of restless legs syndrome and periodic limb movement disorder. An American Academy of Sleep Medicine Review. Sleep. 1999;22(7):970–99.

[21] Ekbom KA. Restless legs syndrome. Neurology. 1960;10:868–73.

[22] O'Keeffe ST, Gavin K, Lavan JN. Iron status and restless legs syndrome in the elderly. Age Ageing. 1994;23(3):200–3.

[23] Sun ER, Chen CA, Ho G, Earley CJ, Allen RP. Iron and the restless legs syndrome. Sleep. 1998;21(4):371–7.

[24] Allen RP, Barker PB, Wehrl F, Song HK, Earley CJ. MRI measurement of brain iron in patients with restless legs syndrome. Neurology. 2001;56(2):263–5.

[25] Tarquini B. Iron metabolism: clinical chronobiological aspects. Chronobiologia. 1978;5:315–36.

[26] Ruottinen HM, Partinen M, Hublin C, et al. An FDOPA PET study in patients with periodic limb movement disorder and restless legs syndrome. Neurology. 2000;54(2):502–4.

[27] Turjanski N, Lees AJ, Brooks DJ. Striatal dopaminergic function in restless legs syndrome: 18F-dopa and 11C-raclopride PET studies. Neurology. 1999;52(5):932–7.

[28] Eisensehr I, Wetter TC, Linke R, et al. Normal IPT and IBZM SPECT in drug-naive and levodopa-treated idiopathic restless legs syndrome. Neurology. 2001;57(7):1307–9.

[29] Michaud M, Dumont M, Selmaoui B, Paquet J, Fantini ML, Montplaisir J. Circadian rhythm of restless legs syndrome: relationship with biological markers. Ann Neurol. 2004;55(3):372–80.

[30] Kunz D, Bes F. Exogenous melatonin in periodic limb movement disorder: an open clinical trial and a hypothesis. Sleep. 2001;24(2):183–7.

[31] Tribl GG, Waldhauser F, Sycha T, Auff E, Zeitlhofer J. Urinary 6-hydroxy-melatoninsulfate excretion and circadian rhythm in patients with restless legs syndrome. J Pineal Res. 2003;35(4):295–6.

[32] Ondo W, Jankovic J. Restless legs syndrome: clinicoetiologic correlates. Neurology. 1996;47(6):1435–41.

[33] Walters AS, Hickey K, Maltzman J, et al. A questionnaire study of 138 patients with restless legs syndrome: the 'Night-Walkers' survey. Neurology. 1996;46(1):92–5.

[34] Winkelmann J, Wetter TC, Collado-Seidel V, et al. Clinical characteristics and frequency of the hereditary restless legs syndrome in a population of 300 patients. Sleep. 2000;23(5):597–602.

[35] Bassetti CL, Auerhofer DM, Gugger M, Mathis J, Hess CW. Restless legs syndrome: a clinical study of 55 patients. Eur Neurol. 2001;45(2):67–74.

[36] Desai AV, Cherkas LF, Spector TD, Williams AJ. Genetic influences in self-reported symptoms of obstructive sleep apnoea and restless legs: a twin study. Twin Res. 2004;7(6):589–95.

[37] Ondo WG, Vuong KD, Wang Q. Restless legs syndrome in monozygotic twins: clinical correlates. Neurology. 2000;55(9):1404–6.

[38] Desautels A, Turecki G, Montplaisir J, Sequeira A, Verner A, Rouleau GA. Identification of a major susceptibility locus for restless legs syndrome on chromosome 12q. Am J Hum Genet. 2001;69(6):1266–70.

[39] Bonati MT, Ferini-Strambi L, Aridon P, Oldani A, Zucconi M, Casari G. Autosomal dominant restless legs syndrome maps on chromosome 14q. Brain. 2003;126(Pt 6):1485–92.

[40] Schormair B, Kemlink D, Roeske D, et al. PTPRD (protein tyrosine phosphatase receptor type delta) is associated with restless legs syndrome. Nat Genet. 2008;40:946–8.

[41] Stefansson H, Rye DB, Hick A, et al. A genetic risk factor for periodic limb movements in sleep. N Engl J Med. 2007;357(7):639–47.

[42] Winkelman J, Schormair B, Lichtner P, et al. Genome-wide association study of restless legs syndrome identifies common variants in three genomic regions. Nat Genet. 2007;39:1000–6.

[43] Walters AS and the International Restless Legs Syndrome Study Group. Validation of the International Restless Legs Syndrome Study Group rating scale for restless legs syndrome. Sleep Med. 2003;4(2):121–32.

[44] Wang J, O'Reilly B, Venkataraman R, et al. Efficacy of oral iron in patients with restless legs syndrome and a low-normal ferritin: a randomized, double-blind, placebo-controlled study. Sleep Med. 2009;10(9):973–5.

[45] Paulson GW. Restless legs syndrome. How to provide symptom relief with drug and nondrug therapies. Geriatrics. 2000;55(4):35–47.

[46] Mitchell UH. Non drug-related aspect of treating Ekbom disease, formerly known as restless legs syndrome. Neuropsychiatr Dis Treat. 2011;7:251–7.

[47] Rajaram S, Shanahan J, Ash C, Walters A, Weisfogel G. Enhanced external counter pulsation (EECP) as a novel treatment for restless legs syndrome (RLS): a preliminary test of the vascular neurologic hypothesis for RLS. Sleep Med. 2005;6(2):101–6.

[48] Eliasson A, Lettieri C. Sequential compression devices for treatment of restless legs syndrome. Medicine. 2007;86(6):317–23.

[49] Lettieri C, Eliasson A. Pneumatic compression devices are an effective therapy for restless legs syndrome: a prospective, randomized, double- blinded, sham-controlled trial. Chest. 2008;135(1):74–80.

[50] Mitchell U, Myrer J, Johnson A, Hilton S. Restless legs syndrome and near-infrared light: an alternative treatment option. Physiother Theory Pract. 2010;27(5):345–51.

[51] Mitchell U, Johnson A, Myrer J. Comparison of two infrared devices in their effectiveness in reducing symptoms associated with RLS. Physiother Theory Pract. 2010;27(5):352–9.

[52] Trenkwalder C, Garcia-Borreguero D, Montagna P, et al. Ropinirole in the treatment of restless legs syndrome: results from the TREAT RLS 1 study, a 12 week, randomised, placebo controlled study in 10 European countries. J Neurol Neurosurg Psychiatry. 2004;75(1):92–7.

[53] Adler CH, Hauser RA, Seth K, et al. Ropinirole for restless legs syndrome: a placebo-controlled crossover trial. Neurology. 2004;62(8):1405–7.

[54] Lin SC, Kaplan J, Burger CD, Fredrickson PA. Effect of pramipexole in treatment of resistant restless legs syndrome. Mayo Clin Proc. 1998;73(6):497–500.

[55] Becker PM, Ondo W, Sharon D. Encouraging initial response of restless legs syndrome to pramipexole. Neurology. 1998;51(4):1221–3.

[56] Montplaisir J, Denesle R, Petit D. Pramipexole in the treatment of restless legs syndrome: a follow-up study. Eur J Neurol. 2000;7 Suppl 1:27–31.

[57] Winkelman JW, Johnston L. Augmentation and tolerance with long-term pramipexole treatment of restless legs syndrome (RLS). Sleep Med. 2004;5(1):9–14.

[58] Oertel W, Trenkwalder C, Beneš H, et al. Long-term safety and efficacy of rotigotine transder-

mal patch for moderate-to-severe idiopathic restless legs syndrome: a 5-year open-label extension study. Lancet Neurol. 2011;10(8):710–20.

[59] Merlino G, Serafini A, Robiony F, et al. Restless legs syndrome: differential diagnosis and management with rotigotine. Neuropsychiatr Dis Treat. 2009;5:67–80.

[60] Baldwin CM, Keating GM. Rotigotine transdermal patch: in restless legs syndrome. CNS Drugs. 2008;22(10):797–806.

[61] Salas RE, Allen RP, Earley CJ, Gamaldo CE. Drug hoarding: a case of atypical dopamine dysregulation syndrome in a RLS patient. Mov Disord. 2009;24(4):627–8.

[62] Ondo WG, Lai D. Predictors of impulsivity and reward seeking behavior with dopamine agonists. Parkinsonism Relat Disord. 2008;14(1):28–32.

[63] Salas RE, Allen RP, Earley CJ, Gamaldo CE. A case of compulsive behaviors observed in a restless legs syndrome patient treated with a dopamine agonist. Sleep. 2009;32(5):587–8.

[64] Walters AS, Winkelmann J, Trenkwalder C, et al. Long-term follow-up on restless legs syndrome patients treated with opioids. Mov Disord. 2001;16(6):1105–9.

[65] Garcia-Borreguero D, Larrosa O, de la Llave Y, Verger K, Masramon X, Hernandez G. Treatment of restless legs syndrome with gabapentin: a double-blind, cross-over study. Neurology. 2002;59(10):1573–9.

[66] Goodman A. Pregabalin reported to improve restless legs symptoms and sleep. Neurol Today. 2009;9:25–7.

[67] Lee KA, Zaffke ME, Baratte-Beebe K. Restless legs syndrome and sleep disturbance during pregnancy: the role of folate and iron. J Womens Health Gend Based Med. 2001; 10(4):335–41.

第九章　失眠的药物治疗

Mehmet E. Dokucu

引　言

慢性失眠和大多数急性失眠的主要治疗方式是认知行为治疗（CBT），由于联合治疗较单一治疗更为有效，通常在 CBT 的早期联合药物治疗[1]。这一章的侧重点并非深入讨论不同模式的 CBT，关于此内容，读者可以参阅由 Michael Perlis 等编写，由 Springer 出版社出版的《失眠的认知行为治疗：逐次访谈指南》，该书精美、简洁且系统全面。以下概述美国睡眠医学会（AASM）对失眠症中使用 CBT 的实践指导。

刺激控制疗法训练失眠者重新建立床、卧室与睡眠之间的联系，并设置固定的睡眠-觉醒时间表。AASM 推荐其用于治疗慢性失眠[2]。

放松训练，包括旨在减少躯体紧张或干扰睡眠的闯入性思维的方法，AASM 推荐其用于治疗慢性失眠[2]。

强化睡眠限制，包括将在床上的时间总量减少至实际的入睡时间总量，进而引起轻度的睡眠剥夺，然后随着睡眠强化的改善而延长睡眠时间。AASM 推荐其用于治疗慢性失眠[2]。

矛盾意向法包括指导患者避免帮助入睡的任何努力，从而消除行为焦虑，并推荐用于入睡困难型失眠[2]。

生物反馈治疗给患者提供视觉或听觉反馈，以帮助他们控制躯体紧张，AASM 推荐其用于治疗慢性失眠[2]。

睡眠卫生教育、认知疗法和意象训练不被推荐为慢性失眠的单一治疗方式[2]。

伴或不伴认知疗法的多模式方法被推荐可作为慢性失眠单一治疗方法[2]。

药 物 治 疗

美国国立卫生研究院独立审查专家组报告,尽管失眠症的药物治疗常超过了适应证范围,但是当结合认知行为治疗(CBT)时,长期疗效更佳且更持久[1,3]。尽管如此,临床医师通常推荐药物联合 CBT,或者当 CBT 失败或无应用指征时,推荐作为单一治疗。幸运的是,安全性可能更佳的新一代催眠药物的上市,有利于针对特定的临床问题时更好地权衡获益和不良反应。

药 物 原 理

苯二氮䓬类与 γ-氨基丁酸- A(GABA－A)受体的变构调节位点相结合,激活 γ-氨基丁酸(GABA)。苯二氮䓬类发挥强效的抗惊厥、镇静、抗焦虑以及肌肉松弛作用。"Z"药物是特异的 γ-氨基丁酸- A(GABAA)或者 Ω-1 受体激动剂,其结构与苯二氮䓬类无关。它们是强效的镇静剂,但其抗惊厥以及肌肉松弛的作用微弱。外源性褪黑素以及褪黑素受体激动剂可重新设定昼夜节律并维持几小时的催眠作用(后者可能于更高剂量时发生),这可能继发于核心体温降低。它们通过直接作用于视交叉上核(哺乳动物的节律起搏点)而发挥昼夜节律调节的功能。缬草根是一种草药,可作用于中枢神经系统发挥催眠作用,虽然其作用机制尚不清楚,但是,一些证据表明可能存在 GABA 能组分。多塞平、曲唑酮以及非处方抗组胺药可通过阻断 H_1 及 H_2 受体而发挥抑制内源性组胺的警觉效应。加巴喷丁及其他的抗惊厥药物作为镇静催眠剂的机制不详。

原发性失眠

根据《睡眠疾病国际分类第二版(ICSD 2)》以及《精神障碍诊断与统计手册(第4版)》(DSM-IV-TR),原发性失眠定义为反复的入睡困难及不能维持足够的睡眠时间,或者在晨起感到精力不能恢复,与总的睡眠时间不相称。ICSD2将原发性失眠分为以下几类:① 心理生理性失眠,也称为学习性或条件性失眠,是对卧室环境的异常条件性反应。② 矛盾性失眠,曾被称为睡眠状态错觉,患者主诉的失眠症状与客观发现极其不符。以及③ 特发性或起始于儿童期的失眠症,其原因不明,通常出生时起病并持续不缓解。针对原发性失眠患者,主要采用CBT以及药物联合治疗。CBT治疗早期需联合药物治疗,在维持阶段停用药物,可改善长期预后[1]。

共患性失眠

绝经相关性失眠与围绝经期潮热密切相关,并影响高达40%的女性。在绝经相关失眠中,激素替代治疗在改善绝经相关症状的同时可能改善失眠。由于雌激素替代治疗增加心血管疾病及肿瘤发生的风险,因此需寻找其他治疗潮热及失眠的替代方法。已有关于补充草药黑升麻作为替代选择的研究,但其治疗绝经性失眠的有效性尚无定论[5]。加巴喷丁分次服用(600～2 400 mg/d)可治疗与此相关的潮热及失眠[6]。雷美替安作为褪黑素受体激动剂也对绝经相关性失眠有益[7]。但是,它可能会轻度增加女性催乳素水平[8]。缬草530 mg对改善绝经性失眠有一定的益处[9]。褪黑素联合米氮平治疗围绝经性失眠有效,但存在体重增加的显著不良反应[10]。

与对照组相比,睡前服用艾司佐匹克隆3 mg可同时改善失眠以及绝经的其他伴随症状(如夜间潮热等)[11],大豆异黄酮也有此作用[12]。目前尚无数据支持使用植物性雌激素(红三叶草提取物及其他豆类相关产品)[13]。

妊娠相关失眠可继发于睡眠呼吸障碍,不宁腿综合征(妊娠晚期患病率高达 33%),妊娠期的疼痛及焦虑,也可由于激素变化引起。特别是关于妊娠晚期的睡眠片断化以及睡眠维持型失眠的证据越来越多。在妊娠及哺乳期,由于催眠药物的风险及禁忌证,特别是致畸性,因此其用于治疗失眠面临巨大挑战(见表 9-1)。表 9-1 总结了常用催眠药物的可能致畸性[14]。在此期间催眠药物的选择需谨慎并详细考虑临床及药代动力学因素。尚无关于草药以及饮食补充(如褪黑素及缬草)妊娠风险的相关资料。

表 9-1 催眠药的妊娠及哺乳期分级

药 物	类 别	半衰期/h	妊娠分级	哺乳期分级
佐匹克隆	非苯二氮草类 GABA 激动剂	1.6～4	C	婴儿风险最小
扎来普隆	非苯二氮草类 GABA 激动剂	1	C	婴儿风险最小
氯硝西泮	苯二氮草类	30～40	D	婴儿风险不能排除
劳拉西泮	苯二氮草类	12	D	已关注但尚未明确
替马西泮	苯二氮草类	3.5～18.4	D	婴儿风险不能排除
奥沙西泮	苯二氮草类	5.7～10.9	D	婴儿风险不能排除
曲唑酮	镇静及抗抑郁药	7～10	C	婴儿风险不能排除
阿米替林	三环类镇静剂及抗抑郁药	9～27	C	婴儿风险不能排除
喹硫平	镇静及抗精神药	6～12	C	婴儿风险不能排除
米氮平	镇静及四环类抗抑郁药	20～40	C	婴儿风险不能排除
多西拉敏	抗组胺药	6～12	B	可能会抑制泌乳 对婴儿已关注

妊娠 B、C、D 分级为 FDA 规定。

Adapted with permission from Pavlova M, Sheikh L S. Sleep in women. Seminars in Neurology, 2011, 31(4): 397-403.

其他共患性失眠包括:不宁腿综合征,其他睡眠疾病引起的失眠,神经系统疾病、精神疾病以及其他内科疾病和药物引起的失眠。

共患性失眠治疗的同时治疗原发病可取得最佳疗效。

治 疗 反 应

没有可靠的研究探索镇静催眠药的有效率。少数几项研究表明非苯二氮䓬GABAA激动剂以及苯二氮䓬类至少在初始治疗阶段对大多数人群有效，表现为主观及客观症状的改善。一些患者甚至可能长期获益。在各类人群的研究中，药物治疗不宁腿综合征有效性可达70%～100%，取决于使用的药物不同[15]。目前尚缺少治疗结果研究及头对头比较研究。已证实非苯二氮䓬类GABAA激动剂以及苯二氮䓬类药物用于老年人的有效性及安全性[16]。

苯二氮䓬类药物

苯二氮䓬类药物于1960年代发明，并迅速取代了巴比妥类药物，后者存在显著的中枢神经系统毒性，成瘾风险高，治疗窗窄。不过，苯二氮䓬类也存在很大可能的依赖性、认知损害及治疗失败的风险。该类药物非选择性结合在GABA受体上。"Z"药物或者GABAA受体激动剂出现以前，苯二氮䓬类是治疗失眠的首选催眠药。临床实践表明这些药物有效且不良反应极少。各种苯二氮䓬类药物的不同点在于吸收速率以及药物清除半衰期。除替马西泮外，其他FDA批准的苯二氮䓬类药物目前尚未常规用于治疗失眠。然而，未经FDA批准的苯二氮䓬类药物，如氯硝西泮、阿普唑仑、劳拉西泮以及地西泮更常被使用。虽然地西泮和阿普唑仑的半衰期完全不同（阿普唑仑短、地西泮长），但口服两者均能最快达到生物利用度。因此，均可用于治疗入睡困难型失眠以及夜间惊恐发作。针对行为治疗反应欠佳并伴随明显焦虑的失眠患者，急性期可应用苯二氮䓬类药物治疗，但是由于其风险及不良反应而不宜长期持续应用。

大多数苯二氮䓬类药物的不良反应在于其治疗效应延长超出所预期的时间。考虑到成瘾性、依赖性及耐受性等问题，苯二氮䓬类药物的应用受到普遍的限制。但是，诊断明确者使用这类药物治疗，其成瘾性及滥用的风险低于预期。替马西泮作为最常用的苯二氮䓬类

催眠药,其安全性已得到证实,甚至对于老年患者[17]。速效的苯二氮
䓬类药物,如阿普唑仑可引起反跳性焦虑以及失眠或者令人困扰的
健忘症。

非苯二氮䓬类药物

唑吡坦、扎来普隆及艾司佐匹克隆是化学结构上与苯二氮䓬类无关
的催眠药,尽管它们都和 GABA 受体上的苯二氮䓬位点相结合。

唑吡坦属于咪唑并吡啶类药物,是安全有效的安眠药,滥用、依赖以
及耐受风险均为轻度,即使老年人[20]长期使用也没有戒断症状或者反跳
性失眠[18,19]。唑吡坦副作用最小,半衰期大约为 2 h,血浆峰浓度出现在
90 min 内。仅在肝功能损害时需调整剂量。唑吡坦也有缓释制剂,与直
接释放剂型相比,血浆浓度维持的时间更长,药代动力学研究表明缓释剂
型唑吡坦 12.5 mg 的最高浓度时间(t_{max})以及最终清除的半衰期($t_{1/2}$)与
唑吡坦 10 mg 类似。这些研究表明类似的快速起效以及清除模式可降低
次日执行能力减退的风险[21]。缓释剂型 6.25 mg 用于老年人具有安全
及有效的优点[22],且治疗慢性原发性失眠时,每晚或偶尔使用超过 6 个
月均持续安全及有效[23]。多个研究显示,唑吡坦每晚给药连续 6 个月
以上,持续有效且安全[18]。舌下含服低剂量的唑吡坦含片也可用于维
持困难型失眠[24]。唑吡坦、扎来普隆以及艾司佐匹克隆每晚使用持续
长达 12 月的不良反应很小,且无依赖、戒断、耐受以及失眠反跳
等[25-27],虽然有极少滥用的报告,尤其是在有多种药物滥用史的患者
中[28,29]。由于唑吡坦可引起自发睡眠行为,媒体对其有很多负面的报
道。对特定事件的逆行性遗忘的自发行为很少发生,但这是唑吡坦肯
定的不良反应。需谨慎使用,特别是合并使用其他镇静剂、精神类药
物、剂量高于 10 mg 或者存在脑外伤、精神疾病、未经治疗的睡眠疾病
及既往有睡行症病史等。每天使用剂量>10 mg 是唑吡坦引起复杂睡
眠行为的单一危险预测因子[30]。

扎来普隆是另一个安全有效的催眠药[31],其起效时间接近 30 min,
作用维持时间大约 4 h。大约 1 h 后达血清峰浓度,半衰期也大约 1 h。

由于半衰期短,午夜使用扎来普隆没有残余的镇静作用,从而使其成为治疗维持困难型失眠的理想药物。与唑吡坦一样,扎来普隆的剂量需要根据肝功能变化进行调整,但肾功能损害时并不需要调整剂量。

艾司佐匹克隆在至少长达 12 个月的失眠治疗时有效,而没有关于耐受、依赖或滥用的证据,但在某些患者中可引起轻度、短暂的记忆损害[26,32]。与氟西汀合用时,耐受性相对较好,睡眠可获得迅速的、极大程度且持续的改善;同时,基于临床总体印象(CGI)评估,发现其抗抑郁反应产生更快且抗抑郁作用更强[33]。艾司佐匹克隆联合依普唑仑耐受性好,使失眠及广泛性焦虑综合征患者能感知到睡眠、日间功能、焦虑及心境的改善[34]。唑吡坦 10 mg 与艾司佐匹克隆 3 mg 同样有效,与安慰剂相比,治疗原发性失眠的患者均有效改善多导睡眠监测指标[35]。值得注意的是,艾司佐匹克隆在绝经相关的失眠中也有效[36]。连续 6 个月每晚使用艾司佐匹克隆具有良好的成本-效益比,特别是考虑到对患者生产能力受到影响而造成的成本损耗时[37]。艾司佐匹克隆与唑吡坦及扎来普隆的安全性类似,但是存在一个普遍报道的不良反应,即与安慰剂相比,使用该药的患者有味觉异常感(34% vs. 3%)[38]。

目前,尚无研究将艾司佐匹克隆或唑吡坦与扎来普隆或其他老一代的苯二氮䓬类镇静催眠药进行比较。另一种相关药物佐匹克隆虽然不能在美国使用,但已表明其对原发性失眠以及轮班工作性失眠治疗有帮助[39]。

多个主要关于唑吡坦的研究表明,在刺激控制治疗同时偶尔使用唑吡坦,长期治疗有效且安全[40]。由于其治疗失眠获益最大而耐受及依赖性最小,使得这种安眠剂使用得到推崇。

镇静抗抑郁药

由于考虑到巴比妥类以及苯二氮䓬类的耐受性、成瘾性以及依赖性,同时由于失眠通常合并抑郁,镇静抗抑郁药(特别是阿米替林及曲唑酮)早被纳入失眠的治疗中。在过去 15 年的时间里,用于治疗失眠的抗抑郁药物种类出现上升趋势。遗憾的是,虽然抗抑郁药常规用于辅助睡眠,但很少见关于其治疗失眠有效性的研究,且大多数关于抗抑郁治疗的疗效报道结果不一。此外,由于在夜间使用后存在残余的日间镇静及其他副作用(三环类可加重不宁腿综合征、抗胆碱作用等),因此,这类药物作为治疗失眠的二线选择,特别是在没有合并抑郁症状时。帕罗西汀治疗老年人的原发性失眠无效[41]。

直到最近,才有一些关于抗抑郁药曲米帕明及曲唑酮治疗失眠有效性的临床数据报道[42]。但是,这两个药均存在一些问题。虽然曲唑酮不会加重不宁腿综合征以及周期性腿动,但是可导致残余的日间镇静及引起反跳性失眠。另外,没有证据表明在无合并抑郁的情况下使用曲唑酮可改善原发性失眠患者的睡眠[18]。已有证据表明曲米帕明可改善睡眠效率但不能延长睡眠时间[42]。

除了其他不良反应外,夜间使用抗抑郁药可引起残余的日间镇静。研究表明,多塞平 1 mg、3 mg 以及 6 mg 可在短期内有效改善慢性原发性失眠患者的睡眠质量,其安全性类似于安慰剂[43,44]。

镇静类抗精神病药

新近研究显示喹硫平治疗合并抑郁的失眠有效,尤其是由于抗抑郁治疗[45]或氯氮平[46]撤药所致的症状加重时。然而,另一项安慰剂对照、双盲试验显示其对原发性失眠几乎无效[47]。喹硫平也存在安全性顾虑:研究提示其使用可增加高脂血症和心血管疾病的患病率[48]。奥氮平用于治疗失眠症更少见。在没有合并精神症状或疾病的情况下使用抗精神病药,即使是低剂量也不恰当,并且已有研究表明可增加老年人心脑血管疾病的发病率和病死率。

酒精饮品

25%～30%的失眠患者自行使用酒精饮品、非处方催眠药或者两者同时使用[49],其中饮酒最为常见。尽管如此,酒精可影响睡眠结构,引起睡眠片段化,这很可能是由于后半夜睡眠过程中酒精的撤除效应所致。

抗组胺药和非处方催眠药

虽然很少有证据显示抗组胺药和非处方制剂的疗效,且有研究显示其显著的不良反应,但它们仍然是最广泛使用和被推荐的催眠药。

没有可靠的研究表明抗组胺药在治疗失眠症中的疗效。事实上,夜间单次使用苯海拉明 50 mg(大多数非处方催眠药中的活性成分)的残余日间镇静作用可由 PET 明确反映,即使没有镇静的主观感受也存在相应表现[50]。

抗惊厥药

噻加宾最初为抗惊厥药,但是已在多种神经和精神疾病中有过适应证外应用,且一定程度上用于辅助睡眠。其对于入睡后的觉醒、睡眠的潜伏期、总的睡眠时间以及睡眠的主观判定没有明显影响。此外,它可导致睡眠结构的改变[51]。加巴喷丁是另一种抗惊厥药,对于改善失眠症患者的睡眠效率有一定作用。研究显示,相对低剂量(300～600 mg)的加巴喷丁使原发性失眠者的睡眠效率适度改善[52]。

褪黑素激动剂

虽然没有褪黑素的安全性数据或者 FDA 监管的标准配方,但一些研究显示了其在治疗昼夜节律问题中的有效性。主观的证据表明,尤其是当与镁或锌合用时[53],它可以改善年龄相关性失眠患者的睡眠质量、自闭症和精神发育迟滞中的睡眠障碍[54—56]、精神分裂症[57]、失眠伴随儿童期注意力缺陷多动障碍(ADHD)[58,59],以及儿童期开始的失眠症[60]。尽管如此,现有数据不足以支持其广泛作为治疗原发性失眠症的催眠药物[61]。此外,虽然最近一些研究表明缓释的褪黑素在健康老年人群的失眠治疗中可能获益[62—65],但是对治疗阿尔茨海默病相关的失眠无效[66]。不过,新的褪黑素激动剂在原发性失眠症中具有一定疗效。唯一上市的FDA 批准的褪黑素受体激动剂是雷美替胺,一种褪黑素 ML_1/MT_1 受体激动剂,可显著减少慢性原发性失眠症患者的连续睡眠潜伏期并显著增加总睡眠时间,且没有明显的次日残余效应。研究的剂量为 4 mg、8 mg、16 mg 和 32 mg,推荐剂量为 8 mg[67]。雷美替胺的半衰期短,为 1~2 h,t_{max} 为 45 min,且连续使用 5 周仍然有效[67]。此外,每夜使用直至一年是安全及有效的[68,69],可用于缓解睡眠实验室的首夜效应,也用于因睡眠维持问题而半夜给药[71]以及焦虑相关失眠[72]。雷美替胺的不良反应与安慰剂相似[67]。研究表明其用于轻中度阻塞性睡眠呼吸暂停综合征患者是安全的[73]。

草药

缬草作为催眠药的价值仍有疑问。虽然最近一项全面的综述显示其作为镇静催眠药使用的证据非常弱[74],但是另一项大型安慰剂对照研究表明缬草 450 mg 改善了癌症生存者的主观睡眠[75]。还应当指出的是,尚无安全性数据或 FDA 监管的标准缬草配方。但是病例报告引发了对缬草诱发肝脏毒性的更多关注[76]。对其他草药,诸如酸橙精油[77]和其他从不同草药成分中提取的制剂[78]已经进行了初步研究。尚无研究提供确切的证据表明这些药物存在显著临床疗效。尽管如此,Neurexan,一种由 4 种不同草本植物组成的睡眠辅助剂,其对慢性失眠患者的疗效略优于缬草[79]。

开发中的药物

一些仍然在 2 期和 3 期临床试验中的药物可能用于治疗失眠。其中有食欲素受体拮抗剂,如 almorexant[80—82],5 - HT_2A 受体拮抗剂[83,84]和 H_1/H_2 拮抗剂[85]。

结 论

未经治疗的慢性失眠可能是抑郁、焦虑障碍和高血压的显著危险因素[86]。一项研究显示,与应用催眠药相比,失眠导致护理院中发生跌倒的风险更大[87]。

在缩短睡眠潜伏期和减少夜间觉醒次数方面,所有的镇静催眠药都具有不同程度的疗效。然而,为了睡眠的长期改善,需要结合药物和认知行为治疗。共患性失眠的预后取决于基础疾病对治疗的反应性如何。

参考文献

[1] Morin CM, Vallieres A, Guay B, et al. Cognitive behavioral therapy, singly and combined with medication, for persistent insomnia: a randomized controlled trial. JAMA. 2009;301:2005–15.

[2] Morgenthaler T, Kramer M, Alessi C, et al. Practice parameters for the psychological and behavioral treatment of insomnia: an update. American Academy of Sleep Medicine Report. Sleep. 2006;29:1415–9.

[3] Smith MT, Perlis ML, Park A, et al. Comparative meta-analysis of pharmacotherapy and behavior therapy for persistent insomnia. Am J Psychiatry. 2002;159:5–11.

[4] Mahady GB, Fabricant D, Chadwick LR, Dietz B. Black cohosh: an alternative therapy for menopause? Nutr Clin Care. 2002;5:283–9.

[5] Hayes LP, Carroll DG, Kelley KW. Use of gabapentin for the management of natural or surgical menopausal hot flashes. Ann Pharmacother. 2011;45:388–94.

[6] Thacker HL. Assessing risks and benefits of nonhormonal treatments for vasomotor symptoms in perimenopausal and postmenopausal women. J Womens Health (Larchmt). 2011;20:1007–16.

[7] Dobkin RD, Menza M, Bienfait KL, Allen LA, Marin H, Gara MA. Ramelteon for the treatment of insomnia in menopausal women. Menopause Int. 2009;15:13–8.

[8] Richardson G, Wang-Weigand S. Effects of long-term exposure to ramelteon, a melatonin receptor agonist, on endocrine function in adults with chronic insomnia. Hum Psychopharmacol. 2009;24:103–11.

[9] Taavoni S, Ekbatani N, Kashaniyan M, Haghani H. Effect of valerian on sleep quality in postmenopausal women: a randomized placebo-controlled clinical trial. Menopause. 2011;18:951–5.

[10] Dolev Z. Case series of perimenopausal women with insomnia treated with mirtazapine followed by prolonged-release melatonin add-on and monotherapy. Arch Womens Ment Health. 2011;14:269–73.

[11] Joffe H, Petrillo L, Viguera A, et al. Eszopiclone improves insomnia and depressive and anxious symptoms in perimenopausal and postmenopausal women with hot flashes: a randomized, double-blinded, placebo-controlled crossover trial. Am J Obstet Gynecol. 2010;202:171 e1–e11.

[12] Hachul H, Brandao LC, D'Almeida V, Bittencourt LR, Baracat EC, Tufik S. Isoflavones decrease insomnia in postmenopause. Menopause. 2011;18:178–84.

[13] Pitkin J. Alternative and complementary therapies for the menopause. Menopause Int. 2012;18:20–7.

[14] Pavlova M, Sheikh LS. Sleep in women. Semin Neurol. 2011;31:397–403.

[15] Comella CL. Restless legs syndrome: treatment with dopaminergic agents. Neurology. 2002;58:S87–92.

[16] Cotroneo A, Gareri P, Nicoletti N, et al. Effectiveness and safety of hypnotic drugs in the treatment of insomnia in over 70-year old people. Arch Gerontol Geriatr. 2007;44 Suppl 1:121–4.

[17] Morin CM, Bastien CH, Brink D, Brown TR. Adverse effects of temazepam in older adults with chronic insomnia. Hum Psychopharmacol. 2003;18:75–82.

[18] Mendelson WB, Roth T, Cassella J, et al. The treatment of chronic insomnia: drug indications, chronic use and abuse liability. Summary of a 2001 new clinical drug evaluation unit meeting symposium. Sleep Med Rev. 2004;8:7–17.

[19] Victorri-Vigneau C, Dailly E, Veyrac G, Jolliet P. Evidence of zolpidem abuse and dependence: results of the French Centre for Evaluation and Information on Pharmacodependence (CEIP) network survey. Br J Clin Pharmacol. 2007;64:198–209.

[20] Ancoli-Israel S, Richardson GS, Mangano RM, Jenkins L, Hall P, Jones WS. Long-term use of sedative hypnotics in older patients with insomnia. Sleep Med. 2005;6:107–13.

[21] Barkin RL. Zolpidem extended-release: a single insomnia treatment option for sleep induction and sleep maintenance symptoms. Am J Ther. 2007;14:299–305.

[22] Walsh JK, Soubrane C, Roth T. Efficacy and safety of zolpidem extended release in elderly primary insomnia patients. Am J Geriatr Psychiatry. 2008;16:44–57.

[23] Krystal AD, Erman M, Zammit GK, Soubrane C, Roth T. Long-term efficacy and safety of zolpidem extended-release 12.5mg, administered 3–7 nights per week for 24 weeks, in patients with chronic primary insomnia: a 6-month, randomized, double-blind, placebo-controlled, parallel-group, multicenter study. Sleep. 2008;31:79–90.

[24] Roth T, Hull SG, Lankford DA, Rosenberg R, Scharf MB. Low-dose sublingual zolpidem tartrate is associated with dose-related improvement in sleep onset and duration in insomnia characterized by middle-of-the-night (MOTN) awakenings. Sleep. 2008;31:1277–84.

[25] Hajak G, Cluydts R, Declerck A, et al. Continuous versus non-nightly use of zolpidem in chronic insomnia: results of a large-scale, double-blind, randomized, outpatient study. Int Clin Psychopharmacol. 2002;17:9–17.

[26] Krystal AD, Walsh JK, Laska E, et al. Sustained efficacy of eszopiclone over 6 months of nightly treatment: results of a randomized, double-blind, placebo-controlled study in adults with chronic insomnia. Sleep. 2003;26:793–9.

[27] Roehrs TA, Randall S, Harris E, Maan R, Roth T. Twelve months of nightly zolpidem does not lead to dose escalation: a prospective placebo-controlled study. Sleep. 2011;34:207–12.

[28] Paparrigopoulos T, Tzavellas E, Karaiskos D, Liappas I. Intranasal zaleplon abuse. Am J Psychiatry. 2008;165:1489–90.

[29] Wang LJ, Ree SC, Chu CL, Juang YY. Zolpidem dependence and withdrawal seizure–report of two cases. Psychiatr Danub. 2011;23:76–8.

[30] Hwang TJ, Ni HC, Chen HC, Lin YT, Liao SC. Risk predictors for hypnosedative-related complex sleep behaviors: a retrospective, cross-sectional pilot study. J Clin Psychiatry. 2010;71:1331–5.

[31] Israel AG, Kramer JA. Safety of zaleplon in the treatment of insomnia. Ann Pharmacother. 2002;36:852–9.

[32] Roth T, Walsh JK, Krystal A, Wessel T, Roehrs TA. An evaluation of the efficacy and safety of eszopiclone over 12 months in patients with chronic primary insomnia. Sleep Med. 2005; 6:487–95.

[33] Fava M, McCall WV, Krystal A, et al. Eszopiclone co-administered with fluoxetine in patients with insomnia coexisting with major depressive disorder. Biol Psychiatry. 2006;59:1052–60.

[34] Pollack M, Kinrys G, Krystal A, et al. Eszopiclone coadministered with escitalopram in patients with insomnia and comorbid generalized anxiety disorder. Arch Gen Psychiatry. 2008;65:551–62.

[35] Erman MK, Zammit G, Rubens R, et al. A polysomnographic placebo-controlled evaluation of the efficacy and safety of eszopiclone relative to placebo and zolpidem in the treatment of primary insomnia. J Clin Sleep Med. 2008;4:229–34.

[36] Soares CN, Joffe H, Rubens R, Caron J, Roth T, Cohen L. Eszopiclone in patients with insomnia during perimenopause and early postmenopause: a randomized controlled trial. Obstet Gynecol. 2006;108:1402–10.

[37] Snedecor SJ, Botteman MF, Bojke C, Schaefer K, Barry N, Pickard AS. Cost-effectiveness of eszopiclone for the treatment of adults with primary chronic insomnia. Sleep. 2009;32: 817–24.

[38] Wessell AM, Weart CW. Eszopiclone (Lunesta) for treatment of transient and chronic insomnia. Am Fam Physician. 2005;71:2359–60.

[39] Quera-Salva MA, Philip P, Taillard J, et al. [Study of the real situation of improvement by Zopiclone in treatment of insomnia among persons working during night shifts] [Article in

French]. Rev Neurol. 2002;158:1102–6.

[40] Hajak G, Bandelow B, Zulley J, Pittrow D. "As needed" pharmacotherapy combined with stimulus control treatment in chronic insomnia–assessment of a novel intervention strategy in a primary care setting. Ann Clin Psychiatry. 2002;14:1–7.

[41] Reynolds III CF, Buysse DJ, Miller MD, Pollock BG, Hall M, Mazumdar S. Paroxetine treatment of primary insomnia in older adults. Am J Geriatr Psychiatry. 2006;14:803–7.

[42] Riemann D, Voderholzer U, Cohrs S, et al. Trimipramine in primary insomnia: results of a polysomnographic double-blind controlled study. Pharmacopsychiatry. 2002;35:165–74.

[43] Krystal AD, Durrence HH, Scharf M, et al. Efficacy and safety of doxepin 1mg and 3mg in a 12-week Sleep Laboratory and Outpatient Trial of Elderly Subjects with Chronic Primary Insomnia. Sleep. 2010;33:1553–61.

[44] Roth T, Rogowski R, Hull S, et al. Efficacy and safety of doxepin 1mg, 3mg, and 6mg in adults with primary insomnia. Sleep. 2007;30:1555–61.

[45] Sokolski KN, Brown BJ. Quetiapine for insomnia associated with refractory depression exacerbated by phenelzine. Ann Pharmacother. 2006;40:567–70.

[46] Hanisch F, Friedemann J, Pillmann F. Combined treatment with quetiapine and sertindole in therapy refractory insomnia after clozapine discontinuation. J Psychopharmacol. 2010;24:1725–6.

[47] Tassniyom K, Paholpak S, Tassniyom S, Kiewyoo J. Quetiapine for primary insomnia: a double blind, randomized controlled trial. J Med Assoc Thai. 2010;93:729–34.

[48] Gugger JJ, Cassagnol M. Low-dose quetiapine is not a benign sedative-hypnotic agent. Am J Addict. 2008;17:454–5.

[49] Roehrs T, Hollebeek E, Drake C, Roth T. Substance use for insomnia in Metropolitan Detroit. J Psychosom Res. 2002;53:571–6.

[50] Zhang D, Tashiro M, Shibuya K, et al. Next-day residual sedative effect after nighttime administration of an over-the-counter antihistamine sleep aid, diphenhydramine, measured by positron emission tomography. J Clin Psychopharmacol. 2010;30:694–701.

[51] Roth T, Wright Jr KP, Walsh J. Effect of tiagabine on sleep in elderly subjects with primary insomnia: a randomized, double-blind, placebo-controlled study. Sleep. 2006;29:335–41.

[52] Lo HS, Yang CM, Lo HG, Lee CY, Ting H, Tzang BS. Treatment effects of gabapentin for primary insomnia. Clin Neuropharmacol. 2010;33:84–90.

[53] Rondanelli M, Opizzi A, Monteferrario F, Antoniello N, Manni R, Klersy C. The effect of melatonin, magnesium, and zinc on primary insomnia in long-term care facility residents in Italy: a double-blind, placebo-controlled clinical trial. J Am Geriatr Soc. 2011;59:82–90.

[54] Braam W, Didden R, Maas AP, Korzilius H, Smits MG, Curfs LM. Melatonin decreases daytime challenging behaviour in persons with intellectual disability and chronic insomnia. J Intellect Disabil Res. 2010;54:52–9.

[55] Niederhofer H, Staffen W, Mair A, Pittschieler K. Brief report: melatonin facilitates sleep in individuals with mental retardation and insomnia. J Autism Dev Disord. 2003;33:469–72.

[56] Paavonen EJ, Nieminen-von Wendt T, Vanhala R, Aronen ET, von Wendt L. Effectiveness of melatonin in the treatment of sleep disturbances in children with Asperger disorder. J Child Adolesc Psychopharmacol. 2003;13:83–95.

[57] Suresh Kumar PN, Andrade C, Bhakta SG, Singh NM. Melatonin in schizophrenic outpatients with insomnia: a double-blind, placebo-controlled study. J Clin Psychiatry. 2007;68:237–41.

[58] Bendz LM, Scates AC. Melatonin treatment for insomnia in pediatric patients with attention-deficit/hyperactivity disorder. Ann Pharmacother. 2010;44:185–91.

[59] Hoebert M, van der Heijden KB, van Geijlswijk IM, Smits MG. Long-term follow-up of melatonin treatment in children with ADHD and chronic sleep onset insomnia. J Pineal Res. 2009;47:1–7.

[60] Smits MG, van Stel HF, van der Heijden K, Meijer AM, Coenen AM, Kerkhof GA. Melatonin improves health status and sleep in children with idiopathic chronic sleep-onset insomnia: a randomized placebo-controlled trial. J Am Acad Child Adolesc Psychiatry. 2003;42:1286–93.

[61] Almeida Montes LG, Ontiveros Uribe MP, Cortes Sotres J, Heinze Martin G. Treatment of

primary insomnia with melatonin: a double-blind, placebo-controlled, crossover study. J Psychiatry Neurosci. 2003;28:191–6.

[62] Garzon C, Guerrero JM, Aramburu O, Guzman T. Effect of melatonin administration on sleep, behavioral disorders and hypnotic drug discontinuation in the elderly: a randomized, double-blind, placebo-controlled study. Aging Clin Exp Res. 2009;21:38–42.

[63] Lemoine P, Nir T, Laudon M, Zisapel N. Prolonged-release melatonin improves sleep quality and morning alertness in insomnia patients aged 55 years and older and has no withdrawal effects. J Sleep Res. 2007;16:372–80.

[64] Wade AG, Crawford G, Ford I, et al. Prolonged release melatonin in the treatment of primary insomnia: evaluation of the age cut-off for short- and long-term response. Curr Med Res Opin. 2011;27:87–98.

[65] Wade AG, Ford I, Crawford G, et al. Nightly treatment of primary insomnia with prolonged release melatonin for 6 months: a randomized placebo controlled trial on age and endogenous melatonin as predictors of efficacy and safety. BMC Med. 2010;8:51.

[66] Singer C, Tractenberg RE, Kaye J, et al. A multicenter, placebo-controlled trial of melatonin for sleep disturbance in Alzheimer's disease. Sleep. 2003;26:893–901.

[67] Erman M, Seiden D, Zammit G, Sainati S, Zhang J. An efficacy, safety, and dose-response study of ramelteon in patients with chronic primary insomnia. Sleep Med. 2006;7:17–24.

[68] Mayer G, Wang-Weigand S, Roth-Schechter B, Lehmann R, Staner C, Partinen M. Efficacy and safety of 6-month nightly ramelteon administration in adults with chronic primary insomnia. Sleep. 2009;32:351–60.

[69] Richardson GS, Zammit G, Wang-Weigand S, Zhang J. Safety and subjective sleep effects of ramelteon administration in adults and older adults with chronic primary insomnia: a 1-year, open-label study. J Clin Psychiatry. 2009;70:467–76.

[70] Zammit G, Schwartz H, Roth T, Wang-Weigand S, Sainati S, Zhang J. The effects of ramelteon in a first-night model of transient insomnia. Sleep Med. 2009;10:55–9.

[71] Zammit G, Wang-Weigand S, Rosenthal M, Peng X. Effect of ramelteon on middle-of-the-night balance in older adults with chronic insomnia. J Clin Sleep Med. 2009;5:34–40.

[72] Gross PK, Nourse R, Wasser TE. Ramelteon for insomnia symptoms in a community sample of adults with generalized anxiety disorder: an open label study. J Clin Sleep Med. 2009;5:28–33.

[73] Kryger M, Wang-Weigand S, Roth T. Safety of ramelteon in individuals with mild to moderate obstructive sleep apnea. Sleep Breath. 2007;11:159–64.

[74] Sarris J, Byrne GJ. A systematic review of insomnia and complementary medicine. Sleep Med Rev. 2011;15:99–106.

[75] Barton DL, Atherton PJ, Bauer BA, et al. The use of Valeriana officinalis (Valerian) in improving sleep in patients who are undergoing treatment for cancer: a phase III randomized, placebo-controlled, double-blind study (NCCTG Trial, N01C5). J Support Oncol. 2011;9:24–31.

[76] Vassiliadis T, Anagnostis P, Patsiaoura K, et al. Valeriana hepatotoxicity. Sleep Med. 2009;10:935.

[77] Carvalho-Freitas MI, Costa M. Anxiolytic and sedative effects of extracts and essential oil from Citrus aurantium L. Biol Pharm Bull. 2002;25:1629–33.

[78] Chung KF, Lee CK. Over-the-counter sleeping pills: a survey of use in Hong Kong and a review of their constituents. Gen Hosp Psychiatry. 2002;24:430–5.

[79] Waldschutz R, Klein P. The homeopathic preparation Neurexan vs. valerian for the treatment of insomnia: an observational study. ScientificWorldJournal. 2008;8:411–20.

[80] Neubauer DN. Almorexant, a dual orexin receptor antagonist for the treatment of insomnia. Curr Opin Investig Drugs. 2010;11:101–10.

[81] Bettica P, Squassante L, Groeger JA, Gennery B, Winsky-Sommerer R, Dijk DJ. Differential effects of a dual orexin receptor antagonist (SB-649868) and zolpidem on sleep initiation and consolidation, SWS, REM sleep, and EEG power spectra in a model of situational insomnia. Neuropsychopharmacology. 2012;37:1224–33.

[82] Winrow CJ, Gotter AL, Cox CD, et al. Pharmacological characterization of MK-6096 — a dual orexin receptor antagonist for insomnia. Neuropharmacology. 2012;62:978–87.

[83] Al-Shamma HA, Anderson C, Chuang E, et al. Nelotanserin, a novel selective human

5-hydroxytryptamine2A inverse agonist for the treatment of insomnia. J Pharmacol Exp Ther. 2010;332:281–90.

[84] Xiong Y, Ullman B, Choi JS, et al. Identification of fused bicyclic heterocycles as potent and selective 5-HT(2A) receptor antagonists for the treatment of insomnia. Bioorg Med Chem Lett. 2012;22:1870–3.

[85] Ravula SB, Yu J, Tran JA, et al. Lead optimization of 2-(piperidin-3-yl)-1H-benzimidazoles: identification of 2-morpholin- and 2-thiomorpholin-2-yl-1H-benzimidazoles as selective and CNS penetrating H-antihistamines for insomnia. Bioorg Med Chem Lett. 2012;22:421–6.

[86] Vgontzas AN, Liao D, Bixler EO, Chrousos GP, Vela-Bueno A. Insomnia with objective short sleep duration is associated with a high risk for hypertension. Sleep. 2009;32:491–7.

[87] Avidan AY, Fries BE, James ML, Szafara KL, Wright GT, Chervin RD. Insomnia and hypnotic use, recorded in the minimum data set, as predictors of falls and hip fractures in Michigan nursing homes. J Am Geriatr Soc. 2005;53:955–62.

第十章 绝经前期女性阻塞性睡眠呼吸暂停低通气综合征

Kanika Bagai 及 Beth A. Malow

引　言

阻塞性睡眠呼吸暂停低通气综合征(OSAHS)以睡眠期反复咽部气道的塌陷为主要特征。通常绝经前正常成年女性(20～45 岁)体内激素环境受月经周期、口服避孕药物、妊娠及哺乳的影响。而激素水平的变化影响绝经前女性 OSAHS 发生发展的可能性。临床上,睡眠呼吸障碍疾病谱包括呼吸暂停、低通气和上气道阻力综合征(UARS)。

流　行　病　学

根据一项问卷和多导睡眠监测的大样本女性队列研究[1],OSAHS 在绝经前期女性的患病率较低(约为 0.5%)。有趣的是,该研究还发现经激素替代治疗的绝经后女性 OSAHS 的患病率与绝经前期女性患病率一样低(0.5%)。在这两组人群中,睡眠呼吸暂停仅与肥胖相关(肥胖定义为 BMI$\geqslant$32.3 kg/m^2),且未经激素替代治疗的绝经后女性 OSA 患病率显著增高(2.7%)。

另一项来自 Dancy 等[2]的研究对比了绝经前期女性($n=797$)和绝经后女性($n=518$)的睡眠呼吸暂停患病率及严重程度,结果发现绝经后女性 OSAHS(定义为呼吸暂停低通气指数 AHI>10 次/h)患病率高于绝经期前(47% vs. 21%)。另外,该研究还报道,绝经后女性 OSAHS 患者的 BMI 和颈围均较绝经前 OSAHS 女性患者更高。尽管两组中 AHI 均随着 BMI 和颈围的增加而升高,但是绝经前期女性组 BMI 与 AHI 线性相关不明显,仅在 BMI 较高时此相关才较为显著。两组间颈围和 AHI 的关系无差异。而绝经后女性睡眠呼吸暂停较严重,即使去除颈围和 BMI 的影响后这一差异仍然存在,提示两组间可能存在上气道功能的差异。

来自威斯康星州的睡眠队列研究包括了 589 例女性[3],研究采用诊断标准为 AHI 为 5~15 次/h,结果发现 AHI 在更年期的不同阶段逐渐增加,分别为:绝经前期 10.8%,围绝经期 18.4%,围绝经期/绝经期 27%,绝经后期 29%。

因此,绝经增加 OSA 的风险,而绝经前期和激素替代治疗则可降低这一风险。提示激素的变化在 OSAHS 的发病过程中起重要作用。

激素对睡眠和呼吸的影响及其在 OSAHS 发病中的作用

孕酮

实验模型中孕酮对睡眠的影响与苯二氮䓬类药物相似,均可缩短非快速眼动(NREM)期睡眠的潜伏期,降低低频脑电波(θ 波,δ 波)活性,提高高频脑电波(>10 Hz)活性。大剂量孕酮可抑制小鼠 REM 睡眠[4]。

另外,孕酮还具有呼吸刺激作用。男性服用醋酸甲羟孕酮后,基础分钟通气量以及对高碳酸的通气反应性均增强。人工合成的孕酮可应用于高原红细胞增多症、慢性阻塞性肺疾病、肥胖低通气综合征等患者,以刺激呼吸。然而,对于不伴高碳酸血症的男性 OSA 患者而言,醋酸甲羟孕酮并不能改善呼吸暂停频率、持续时间及动脉血氧饱和度的下降[5]。

通常认为,女性在月经周期中的黄体期和妊娠期通气驱动增强,被认为继发于孕酮水平的升高[6,7]。

Popovic 等[8]选取绝经前期女性和绝经后女性各 12 人，分别测试这些受试者在基础状态和吸气相阻力负荷状态下，觉醒期颏舌肌肌电和上气道阻力（UAR），结果显示颏舌肌肌电的觉醒期时相性和紧张性肌电活性峰值在月经黄体期较高，卵泡期较低，绝经后期达到最低。孕酮水平与上述肌电活性峰值呈弱正相关，但具有统计学意义。因此认为，女性激素（可能是孕酮）对上气道扩张肌群活性具有重要作用。但研究并未涉及睡眠对上气道肌群紧张性的影响。

雌激素

雌激素可能间接调控呼吸运动。雌二醇可通过上调孕酮受体，增强孕酮的呼吸兴奋作用[9]。

由于研究样本量有限，关于激素替代治疗（HRT）对睡眠呼吸暂停的疗效尚无一致的结论。Pickett 等的一项针对 9 例手术性绝经女性的研究指出，雌孕激素联合治疗在改善睡眠呼吸事件和低通气持续时间上，显著优于安慰剂组。而 Cistulli 等[11]对 15 例中度 OSA 的绝经后女性的研究，并未发现雌激素或雌孕激素联合治疗有效。新近一项针对具有临床症状和 OSAHS 的 4 名绝经后女性和 1 名围绝经期女性的初步研究[12]，应用多导睡眠仪检测评价激素替代治疗（雌二醇和曲美孕酮）前后的变化，发现治疗组严重度减轻，AHI 平均下降 75%。激素替代治疗效果的差异可能与激素代谢的个体差异有关。需要进一步研究对比雌激素单一治疗和联合治疗的效果，以阐明雌激素对呼吸调控以及睡眠呼吸暂停综合征的作用。

有报道称，雌激素替代治疗可加重绝经后中重度哮喘女性患者的病情。Lange 等[13]指出，激素替代治疗与自述哮喘和类哮喘症状呈弱正相关。

雌激素不足与绝经后体脂分布的变化有关。围绝经期雌激素水平下降的同时，卵巢还分泌少量雄激素。而全身体脂和上身肥胖症均与睾酮有关。一些研究指出，激素替代治疗可通过调节脂蛋白脂酶（LPL）活性，减缓停经相关的脂肪蓄积[14]。不论雌激素单一治疗还是雌孕激素联合治疗均可激活脂蛋白脂酶，降低体脂蓄积。而全身体脂变化，尤其是颈部，会影响上气道肌肉的张力，进而导致 OSA 发生。

上气道阻力的性别差异

性别之所以在 OSA 发病中起重要作用，是因为 OSA 患者睡眠过程中上气道功能存在性别差异所致。

Trinder 等[15]的一项研究纳入男性和女性各 14 名，观察睡眠初始期和整个 NREM 睡眠期（从觉醒到慢波睡眠）通气功能和上气道阻力（UAR）的变化。气流的测量通过面罩连接的流速仪完成。UAR 则由同步记录的气流值、面罩压、会厌压计算而得。结果显示，从觉醒期至 NREM 睡眠 2 期的通气量和 UAR 的变化无明显性别差异。一旦 NREM 睡眠期稳定并逐渐进入慢波睡眠（SWS）时，UAR 的改变存在性别差异。在睡眠期，男性 UAR 进行性升高，而女性 SWS 期的 UAR 则与非 SWS 期类似，或仅有轻微升高。尽管 UAR 变化显著，但是通气量却基本维持在一定水平。睡眠对上气道肌群活性的作用的性别差异可能是男性更易患 OSA 的原因。

一项对比不同年龄组健康人群 UAR 和上气道直径的性别差异的研究[16]指出，无论坐位还是仰卧位，年轻女性［平均年龄（27±1）（18～34）岁］的气道直径较年长女性、年长及年轻男性更狭窄。且较年轻男性而言，年轻女性在觉醒期和 NREM 睡眠期时，高流量时口咽阻力升高更明显。另外，只有年轻女性和年长男性在觉醒期和 REM 睡眠期存在呼吸阻力升高。然而，这种从觉醒期到睡眠期的改变在不同年龄组之间却无差异。因此，尚不清楚这些结果的临床意义。

众所周知，肥胖是 OSA 的独立危险因素，但即使女性有更多的体脂含量且更容易发胖，OSA 在男性的发病率仍高于女性。一项研究[17]比较了 78 例男性患者和 52 例女性患者的上气道大小，发现在体重匹配的前提下，女性的口咽连接处和咽部横截面积均较男性更小。不论男女，BMI 和咽部横截面积无相关性；而 BMI 和 AHI 均呈正相关。除了脂肪沉积外,肥胖还可通过体积负荷和改变组织特性等方式更易导致 UAR 增加。另有研究指出[18],尽管正常男性咽部面积较女性大,但咽部阻力却更高。这可能是由于气道顺应性和组织特性的性别差异所致。

症　　状

常见的 OSA 症状包括:鼾声、日间嗜睡、憋醒、睡眠不安和被证实的呼吸暂停。事实上,生活质量的各个方面,从身心健康到社会职能均可能受 OSA 影响[19]。绝经前期女性患者还可有其他症状,如精神障碍、易怒、社会交往障碍、性欲减低,夜尿增多及相关的夜间睡眠干扰,晨起头痛和口干。一项研究显示,43％女性诉月经不规律[20]。40％的睡眠呼吸障碍女性患者将离异和关系不和谐归因于长期嗜睡和疲乏,认为其"社会隔离"是由于躯体因素,而并非如抑郁等心理问题所致。

由于女性比男性可能更多抱怨疲倦和晨起头痛,而可能更少地表述夜间睡眠不安或被告知睡眠呼吸暂停,因此,女性睡眠呼吸障碍患者不易辨识[21]。尽管也存在日间嗜睡,但女性患者却常常主诉入睡困难,因此她们往往认为是由于失眠引起。

在女性患者正式就诊前,嗜睡或其他睡眠呼吸障碍症状可能已持续(9.7±3.1)年之久。相比而言,年长和肥胖女性更加关注这些症状而主动就诊[20]。针对轻度 OSA 和嗜睡的人群分析,72％男性初诊为过度嗜睡病或发作性睡病,仅 1 例患者被诊断为慢性疲劳综合征。相反,女性患者中 53％被初诊为慢性疲劳综合征并接受相应治疗[20]。由于大量患者被误诊,因此,女性睡眠呼吸障碍患者的并发症往往更多且更严重。一些研究报道显示,几乎 20％的女性患者伴发有甲状腺功能减退[22]。

体　　征

肥胖是导致女性绝经前期 OSAHS 发病的主要危险因素。一项研究[23]将 27 例有明显 OSAHS 症状女性患者(1/3 为绝经前期)与 110 例男性患者进行比较,结果发现 OSAHS 女性患者肥胖程度较男性患者更严重。

Schellenberg 等[24]研究 420 例 OSAHS 患者的体格检查指标和危险因素,试图通过体格检查(咽侧壁狭窄,扁桃腺肥大,悬雍垂或舌体增大,上颚低垂,下颌后缩/深覆𬌗)来辨识上气道骨性结构和软组织结构异常,进而以此判断 OSA 的危险性。在校正 BMI 和颈围等因素后,咽侧壁增厚引起的气道狭窄和扁桃体肥大与 OSA 发病相关性有显著统计学意义(危险度分别为 2.0 和 2.6)。性别亚组分析显示,女性 OSA 发病与口咽结构异常无明显相关,而咽侧壁狭窄是与男性 OSA 相关的唯一独立危险因素。但此研究并未涉及绝经前和绝经后女性的对比。

另一项研究[25]对绝经前女性 OSAHS 患者(10 例)、绝经后女性患者(13 例)及男性患者(32 例)进行了比较。其中 2 例绝经前女性有明显的咽部结构异常,其余 8 例的肥胖程度较男性更严重。因此,相比男性和绝经后女性而言,更多的绝经前 OSA 女性存在上气道结构紊乱和肥胖。

不 良 后 果

OSA 可造成多种不良临床后果。多项研究认为,OSA 是高血压、心血管疾病的独立危险因素[26,27]。一项基于 6 132 例患者的大型社区队列研究发现,SDB 与中老年高血压相关,无论性别及种族背景如何[27]。一项前瞻性研究发现,OSA 与 4 年后发生高血压呈量-效关系,并独立于各种混杂因素[28]。肌交感神经活性和夜间去甲肾上腺素水平升高可能是 OSA 所致高血压发生的原因。另外,OSA 患者发生短暂性缺血发作和脑卒中(中风)的危险性较高[29]。颅内压升高可能继发于呼吸暂停事件,进而引起晨起头痛,认知功能受损以及血管并发症。痛经和闭经是 OSA 女性患者的常见症状,经治疗可缓解。除此之外,OSA 与发生交通事故的危险性密切相关[30]。

睡眠呼吸暂停与月经周期

月经周期孕酮水平的变化影响通气状态。在月经周期的黄体期,女性中枢化学感受器驱动更为敏感。孕酮水平的生理性升高可能导致黄体期每分钟通气量和对高碳酸血症的通气反应性增加[31]。然而,这些通气改变效应并不能缓解 OSAHS。有研究显示,在整个月经周期,绝经前女性 NREM 睡眠期呼吸暂停、低通气及氧饱和度下降事件的频率和持续时间并无变化[31]。仅在黄体期 REM 睡眠时,这些指标才有略微改善。但无论在 NREM 还是 REM 睡眠时相,黄体期继发于呼吸暂停事件的平均动脉压升高均较卵泡期更为显著。对于肥胖或气道解剖性狭窄的女性而言,孕酮可通过呼吸兴奋作用阻止气道阻塞发生,尽管此保护作用常常被体重增加这一因素所抵消。

睡眠呼吸暂停与妊娠及先兆子痫

妊娠对睡眠期呼吸的影响与睡眠本身的改变无关[33]。包括不利因素和保护性因素。不利因素包括:体重增加,子宫增大,鼻腔阻塞。通过喉镜检查发现,妊娠期体重的增加与上气道阻塞性显著相关,并且增加了产科手术时插管的困难[34]。除体重增加外,导致妊娠期呼吸改变最显著的机械性异常是子宫增大所致的膈肌抬高。具体表现为补呼气量和残气量下降,进而导致功能残气量减少。这种改变可能造成动静脉分流和低氧血症,同时肺的氧储备降低,最终导致通气不足的状态下加重低氧[33]。在妊娠中期及晚期,鼻塞非常常见。雌激素水平升高引起鼻黏膜充血水肿,分泌物增多。鼻咽部气流阻力增加,可进一步增加易塌陷咽部的气道负压,诱发 OSAHS 和上气道阻力综合征(UARS)。

保护性因素包括:循环孕酮可增加呼吸驱动(前文已提及);妊娠女性为了舒适的原因常避免仰卧位;由于雌孕激素水平增高所致 REM 睡眠期缩短(此期间上气道肌肉张力下降,故睡眠呼吸暂停事件发生率较高),以及氧解离曲线右移可增强胎儿循环的氧供。

关于妊娠期 SDB 确切发生率和后果尚无定论。6 例女性分别在孕 36 周和产后进行多导睡眠仪监测,结果显示两个时间点血氧水平均可较好地维持,妊娠期呼吸暂停和低通气频率显著降低[35]。且即使在功能残气量和残气量降低、肺泡动脉氧分压差增加、仰卧位心输出量下降等条件下,仍可观察到上述现象。

多个研究指出,妊娠期女性打鼾主诉增加。一项对 350 位妊娠女性和 110 位年龄匹配的非妊娠女性的问卷调查发现,虽然妊娠女性的打鼾频率较高,但是母亲打鼾并不增加胎儿异常的风险[36]。一项纳入 502 例妊娠女性的独立研究,在分娩当天进行问卷筛查,结果显示,23% 孕妇有夜间打鼾,14% 伴发高血压(非打鼾者为 6%),10% 伴发先兆子痫(非打鼾者为 4%)。11% 的习惯性打鼾孕妇被证实存在呼吸暂停,而非打鼾者呼吸暂停的发生率仅为 2%。有打鼾症状的母亲,7.1% 发生胎儿宫内生长迟缓,2.6% 发生过期产。尽管这些研究存在一些局限性,但上述结果仍提示上气道阻力可影响胎儿状况[37]。

Maasilta 等[38]对肥胖(平均妊娠 BMI>30 kg/m²)和非肥胖妊娠女性(平均 BMI 20~25 kg/m²)的 SDB 进行评价,结果发现:妊娠早期,肥胖组和非肥胖组 AHI 有显著差异(1.7 次/h vs. 0.2 次/h)外,打鼾时间占总睡眠时间的百分比亦有显著差异(32% vs. 1%)。

Izci 等[39]分别对 37 例合并先兆子痫女性、50 例非妊娠女性及 50 例妊娠晚期女性的上气道直径进行比较。75% 的合并先兆子痫者有打鼾。与其他两组比较,合并先兆子痫女性的上气道在直立位和仰卧位时均存在狭窄。这些改变可能是先兆子痫女性睡眠期上气道阻力增高发生的原因。另外,睡眠中的这些变化可能加重先兆子痫患者的高血压。

多囊卵巢综合征相关睡眠呼吸暂停

多囊卵巢综合征(PCOS)是一种绝经前期女性常见的内分泌紊乱疾病。临床特征包括:经量减少、雄激素分泌过剩相关体征和胰岛素抵抗。

常伴肥胖,尤其是向心性肥胖(即腰臀比升高)。

Vgontzas 等[40]比较了 53 例 PCOS 患者(年龄:16～45 岁)和 452 例非 PCOS 绝经前期女性(年龄 20～42 岁)的多导睡眠图,发现在校正 BMI 影响后,PCOS 患者睡眠呼吸障碍的发生率是非 PCOS 组的 30 倍。另外,PCOS 组日间嗜睡较对照组更频繁(80.4 vs. 27.0%,$P < 0.001$)。经过睡眠呼吸暂停治疗的 PCOS 亚组患者与未经治疗亚组相比,其空腹血浆胰岛素水平显著升高,血糖/胰岛素比值显著降低。治疗和未治疗亚组间血浆游离及总睾酮水平,以及空腹血糖水平均无差异。综上所述,对于绝经前期女性而言,空腹胰岛素水平升高和血糖/胰岛素比值降低可作为睡眠呼吸障碍的生物学标志物,比睾酮更有意义。其他一系列研究[41]也证实,PCOS 患者睡眠呼吸障碍患病率及 AHI 均高于非 PCOS 患者。

睡眠呼吸暂停相关甲状腺功能减退

对存在睡眠呼吸暂停相关症状的女性,常规筛查甲状腺功能减退症(甲减)未必有意义[42]。不过,认识甲减是 OSAHS 的独立危险因素非常重要。因此,对于甲减女性,需通过询问鼾声和日间嗜睡以筛检有无合并 OSAHS。如果临床上怀疑,应进一步行全夜 PSG 检测以确诊。

OSA 患者多导睡眠图的性别差异

多个研究认为,女性患者的 AHI 低于 BMI、年龄匹配的男性患者[43,44]。Ware 等[44]发现青年和中年女性的呼吸暂停事件较同龄男性要少,但老年女性(60～88 岁)呼吸暂停严重度与同龄男性相似。因此推测绝经和上气道肌肉张力导致了这些差异的形成。即使 BMI 增加,女性和年纪轻仍可能是减少气道塌陷性的有利因素。换句话说,相同 AHI 的情况下,女性较男性更肥胖。

同样,Walker 等[45]发现与男性相比,女性 AHI 和 BMI 的相关性较弱。因此认为,减肥对于女性呼吸暂停的改善效果并不如男性明显。

O'Connor 等[46]在一项对 830 例患者的回顾性研究中探讨了性别对 OSA 患者多导睡眠图特征的影响。与男性患者相比,NREM 睡眠期呼吸事件较轻,而在 REM 睡眠期呼吸事件发生频率较高,因此,女性 OSAHS 患者的病情较轻。女性患者中 REM 相关的 OSA 事件(指 AHI 5～15 次/h 且主要发生的 REM 睡眠期的轻度 OSA;AHI REM/AHI NREM>2 且 AHI NREM<15 次/h),较男性更为普遍。而仰卧位 OSA (主要在仰卧位时发生的 OSA,不论严重程度如何)则在男性中更为常见。研究者进一步按照 BMI($<$30 kg/m^2,30～40 kg/m^2,$>$40 kg/m^2)分层比较 REM 性别差异,提示 BMI 的作用并不明显。

绝经前和绝经后 OSAHS

威斯康星队列研究[47]表明,围绝经期及绝经后女性对自身睡眠的不满意率是绝经前女性的 2 倍,但 PSG 监测结果提示绝经与睡眠质量下降并无显著相关性。绝经前及绝经后女性的睡眠结构紊乱程度均随着睡眠呼吸障碍严重度增加(以 AHI 进行分级)而加重。在任何 AHI 水平下,绝经后女性睡眠质量客观监测均优于绝经前女性。因此,绝经与客观监测提示的睡眠质量下降无独立相关性。所以,中年女性的睡眠异常并不能简单当作更年期症状进行治疗。

治 疗 策 略

治疗方案的选择需根据 OSAHS 的症状和体征以及 PSG 监测结果。睡眠呼吸暂停的治疗方法包括行为治疗如减肥、治疗鼻部症状、持续气道正压通气(CPAP)、口腔矫正器及手术。

行为治疗

需明确患者是否并存导致或加重上气道塌陷性的因素。推荐治疗 OSAHS 患者的生活方式改变策略也同样适用于绝经前女性。

减肥

研究发现绝经前期女性中 OSAHS 与高 BMI 及颈围相关。Dancey 等[2]发现肥胖程度较高的女性中 AHI 随着 BMI 增加而急剧增加。患先兆子痫的女性体重显著高于健康孕妇及非孕女性,且孕前 BMI 亦高于健康孕妇[48]。

采用改变饮食结构及增加运动相结合的减肥策略,在减轻 OSAHS 严重度中起首要作用。AHI 水平改善与减重程度相关,即使是轻度体重下降也可使部分患者明显受益[49]。多项研究结果均显示减肥手术可显著改善睡眠呼吸暂停的严重度[50]。尽管减肥手术越来越多应用于难治性复杂性肥胖症,但是其用于治疗肥胖合并 OSA 患者的长期疗效尚未阐明[51]。

体位治疗

体位治疗对部分睡眠呼吸障碍患者有效[51]。侧睡可有效防止仰卧位的舌根后坠及上气道狭窄。孕妇侧睡亦有助于缓解妊娠子宫压迫所致的下肢静脉压力升高。适当升高床头可能也是有效的。

避免使用加重上气道塌陷的药物

睡前至少 6 h 应避免饮酒。睡前避免镇静药物及饮食过饱。另外,睡眠剥夺可能会加重次日夜间的睡眠驱动,因此应避免睡眠剥夺。

治疗鼻部症状

合理治疗可引起鼻部充血的过敏性症状相当重要,因为它可导致上气道阻塞。经鼻吸入激素如氟替卡松(含或不含非镇静类抗组胺药)需使用 4～6 周。同时应提倡戒烟以改善上气道状态。

持续气道正压通气治疗

CPAP 是治疗中重度睡眠呼吸暂停的"金标准"。Loube 等[52]在

1999 年发表一份共识指出,基于威斯康星睡眠队列研究发现 OSAHS 患者高血压患病风险增高,因此所有呼吸紊乱指数(RDI)≥30 的 OSA 患者,不管症状如何,均需使用 CPAP 治疗。5≤RDI≤30 且伴有日间过度嗜睡、认知功能受损、情绪障碍、失眠及合并心血管疾病如高血压、缺血性心脏病及脑卒中的患者亦应使用 CPAP 治疗。

一项针对 334 例女性睡眠呼吸障碍患者的研究发现[20],CPAP 治疗可改善所有入组患者的嗜睡及其他临床症状,如绝经前期女性的痛经症状。

CPAP 已尝试作为上气道阻力综合征(UARS)的首选治疗,并发现可有效改善临床症状。一项针对合并 UARS 及慢性失眠的绝经后女性随机研究结果表明,鼻甲射频消融术或鼻甲切除术及 CPAP 治疗均较 6 个月单纯使用行为治疗能更有效改善日间疲劳[52]。部分睡眠暂停指数正常,且无打鼾的 UARS 患者使用 CPAP 治疗仍可获益[50]。

对于合并先兆子痫的孕妇,低水平的自动持续气道内正压通气(auto-CPAP)安全有效,可有效消除吸气流速受限,进而有效降低夜间血压[54]。

美国睡眠医学会(AASM)实践参数认为 CPAP 是 OSA 的有效治疗[55]。应用 CPAP 治疗初期前几个星期即需进行随访,以确定治疗的模式以及必要时进行调整。推荐长期随访每年 1 次,必要时处理面罩,机器本身以及实际使用中存在的问题。

口腔矫治器

口腔矫治器可用于改善打鼾及 OSA。其治疗的相关机制包括下颌前移、舌体前徙及改变上腭、下颌位置或机械力学特征。根据美国睡眠障碍协会对口腔矫治器治疗打鼾及 OSA 的实践建议[56],口腔矫治器适用于拟行 CPAP 治疗或 CPAP 治疗失败的轻中度 OSA 患者。此外,口腔矫治器可作为减肥、改变睡姿等行为治疗的有效辅助手段。亦适用于 UARS 患者[57]。研究表明,对中重度 OSA 患者来说,经鼻 CPAP 治疗比口腔矫正器更有效,因此应推荐首选 CPAP 治疗。

对于中重度 OSA 且不能耐受或拒绝使用 CPAP 治疗、扁桃体切除术、腺样体切除术、颅面部手术及气管切开术的患者,可推荐使用口腔矫正器。对于原发性鼾症或轻度 OSA 患者,并不推荐 PSG 随访,除非症状有所加重或未有好转。然而,中重度 OSA 患者在口腔矫治器完成最后调整并佩戴后需复查 PSG 监测以明确疗效,并应定期门诊随访以确保治疗依从性。

口腔矫治器可能会加重部分患者 OSA 的严重度,因此有必要进行合理的随访。治疗中可能出现的问题主要是不能耐受矫治器治疗及佩戴不正确,这需要患者的努力以更好地使用。此外,口腔矫治器的佩戴可能会加重下颌关节疾病,亦可能导致牙齿错位或不适,且与矫治器的型号相关。

手术治疗

根据美国睡眠障碍协会实践建议,经鼻气道正压通气是中重度 OSA 患者的推荐治疗方案[58]。经鼻气道正压通气亦适用于有症状的轻度 OSA 患者。手术治疗适用于具有可通过手术矫正的解剖结构异常的 OSA 患者,亦可用于无创治疗失败或拒绝无创治疗,并希望得到手术治疗及能耐受手术治疗的 OSA 患者。

悬雍垂腭咽成形术(UPPP)作为单一的治疗方法,无论是否同时行扁桃体切除术,均不能有效地使中重度 OSA 患者的 AHI 恢复正常。接受手术治疗的患者需严格筛选以降低手术失败率[59]。颌骨前徙术(MMA)适用于重度 OSA 的治疗,或者那些拟行口腔矫治器治疗无效或者疗效不理想的 OSA 患者。多层面和分步手术(MLS)适用于多部位狭窄的患者,特别是应用 UPPP 作为单一手段治疗失败的患者。激光辅助的悬雍垂成形术(LAUP)并不常规推荐应用于 OSA 患者。临床工作中需充分告知患者手术治疗成功率、并发症,其他可选择的治疗方案,如经鼻气道正压通气治疗与口腔矫治器,以及这些治疗方案的有效性与成功率。

参考文献

[1] Bixler EO, Vgontzas AN, Lin HM, et al. Prevalence of sleep-disordered breathing in women: effects of gender. Am J Respir Crit Care Med. 2001;163(3 Pt1):608–13.

[2] Dancey DR, Hanly PJ, Soong C, et al. Impact of menopause on the prevalence and severity of sleep apnea. Chest. 2001;120(1):151–5.

[3] Young T, Finn L, Austin P, Peterson A. Menopausal status and sleep-disordered breathing in the Wisconsin Sleep Cohort Study. Am J Respir Crit Care Med. 2003;167:1181–5.

[4] Lancel M, Faulhaber J, Josboer F, Rupprecht R. Progesterone induces changes in sleep comparable to those of agonistic GABAA receptor modulators. Am J Physiol. 1996;271:E763–72.

[5] Rajagopal K, Abbrecht P, Jabbari B. Effects of medroxyorogesterone acetate in obstructive sleep apnea. Chest. 1986;90(6):815–21.

[6] White D, Douglas N, Pickett C, Weil J, Zwillich C. Hypoxic ventilatory response during sleep in normal premenopausal women. Am Rev Respir Dis. 1982;126:530–53.

[7] Brownell L, West P, Kruger M. Breathing during sleep on normal pregnant women. Am Rev Respir Dis. 1986;133:38–41.

[8] Popovic RM, White DP. Influence of gender on waking genioglossus electromyogram and upper airway resistance. Am J Respir Crit Care Med. 1995;152:725–31.

[9] Leavitt WW, Blaha GC. An estrogen-stimulated, progesterone-binding system in the hamster uterus and vagina. Steroids. 1972;19:263–74.

[10] Pickett CK, Regensteiner JG, Woodard WD, et al. Progestin and estrogen reduce sleep-disordered breathing in postmenopausal women. J Appl Physiol. 1989;66:1656–61.

[11] Cistulli PA, Barnes DJ, Grunstein RR, Sullivan CE. Effect of short-term hormone replacement in the treatment of obstructive sleep apnea in postmenopausal women. Thorax. 1994;49:699–702.

[12] Wesstrom J, Ulfberg J, Nilsson S. Sleep apnea and hormone replacement therapy: a pilot study and a literature review. Acta Obstet Gynecol Scand. 2005;84(1):54–7.

[13] Lange P, Parner J, Prescott E, et al. Exogenous female sex steroid hormones and risk of asthma and asthma-like symptoms: a cross sectional study of the general population. Thorax. 2001;56:613–6.

[14] Tchernof A, Poehlman ET. Effect of menopause transition on body fatness and body fat distribution. Obes Res. 1998;6:246–54.

[15] Trinder J, Kay A, Kleiman J, Dunai J. Gender differences in airway resistance during sleep. J Appl Physiol. 1997;83(6):1986–97.

[16] Thurnheer R, Wraith PK, Doughlas NJ. Influence of age and gender on upper airway resistance in NREM and REM sleep. J Appl Physiol. 2001;90:981–8.

[17] Mohsenin V. Gender differences in the expression of sleep-disordered breathing: role of upper airway dimensions. Chest. 2001;120(5):1442–7.

[18] Pillar G, Malhotra A, Fogel R, et al. Airway mechanics and ventilation in response to resistive loading during sleep. Am J Respir Crit Care Med. 2001;163:1627–32.

[19] D'Ambrosio C, Bowman T, Mohsenin V. Quality of life in patients with obstructive sleep apnea. Effect of nasal continuous positive airway pressure—a prospective study. Chest. 1999;115:123–9.

[20] Guilleminault C, Stoohs R, Kim Y, Chervin R, Black J, Clerk A. Upper airway sleep disordered breathing in women. Ann Intern Med. 1995;122:493–501.

[21] Ambrogetti A, Olson L, Saunders N. Differences in the symptoms of men and women with obstructive sleep apnea. Aust N Z J Med. 1991;21:863–6.

[22] Halvarson DJ, Porubsky ES. Obstructive sleep apnea in women. Otolaryngol Head Neck Surg. 1998;119(5):497–501.

[23] Guilleminault C, Quera-Salva M-A, Partinen M, et al. Women and the obstructive sleep apnea syndrome. Chest. 1998;93:104–9.

[24] Schellenberg JB, Maislin G, Schwab RJ. Physical findings and the risk for obstructive sleep apnea. The importance of oropharyngeal structures. Am J Respir Crit Care Med. 2000;162:740–8.

[25] Wilhoit SC, Suratt PM. Obstructive sleep apnea in premenopausal women. A comparison with men and with postmenopausal women. Chest. 1987;91(5):654–8.

[26] Redline S, Strohl KP. Recognition and consequences of obstructive sleep apnea hypopnea syndrome. Clin Chest Med. 1998;19:1–19.

[27] Nieto FJ, Young TB, Lind BK, et al. Association of sleep-disordered breathing, sleep apnea, and hypertension in a large community-based study. JAMA. 2000;283:1829–36.

[28] Pepperd PE, Young T, Plata M, Skatrud J. Prospective study of the association between sleep-disordered breathing and hypertension. N Engl J Med. 2000;342:1378–84.

[29] Bassetti C, Aldrich MS. Sleep apnea in acute cerebrovascular diseases. Final report on 128 patients. Sleep. 1999;22:217–23.

[30] Teran-Santos J, Jimenez-Gomez A, Cordero-Guevara J. The association between sleep apnea and the risk of traffic accidents. N Engl J Med. 1999;340:847–51.

[31] Edwards N, Wilcox I, Sullivan C. Sleep apnea in women. Thorax. 1998;53:S12–5.

[32] Charbonneau M, Falcone T, Cosio M, Levy R. Obstructive sleep apnea during pregnancy: therapy and implications for fetal health. Am Rev Respir Dis. 1991;144:461–3.

[33] Feinsilver SH, Hertz G. Respiration during sleep in pregnancy. Clin Chest Med. 1992;13:637–44.

[34] Pilkington S, Carli F, Dakin M, et al. Increase in Mallampati score during pregnancy. Br J Anaesth. 1995;74:638–42.

[35] Brownell L, West P, Kryger M. Breathing during sleep in normal pregnant women. Am Rev Respir Dis. 1986;133:38–41.

[36] Loube DI, Pceta JS, Morales MC, et al. Self reported snoring in pregnancy: association with fetal outcome. Chest. 1996;109:885–9.

[37] Franklin KA, Holmgran PA, Jonsson F, et al. Snoring, pregnancy-induced hypertension, and growth retardation of the fetus. Chest. 2000;117:137–41.

[38] Maasilta P, Bachour A, Teramo K, et al. Sleep-related disordered breathing during pregnancy in obese women. Chest. 2001;120:1448–54.

[39] Izci B, Riha RL, Martin SE, et al. The upper airway in pregnancy and preeclampsia. Am J Respir Crit Care Med. 2003;167:137–40.

[40] Vgontzas AN, Legro RS, Bixler EO, Grayev A, Kales A, Chrousos GP. Polycystic ovarian syndrome is associated with obstructive sleep apnea and daytime sleepiness: role of insulin resistance. J Clin Endocrinol Metab. 2001;86:517–20.

[41] Fogel RB, Malhotra A, Pillar G, Pittman SD, Dunaif A, White DP. Increased prevalence of obstructive sleep apnea syndrome in obese women with polycystic ovary syndrome. J Clin Endocrinol Metab. 2001;86:1175–80.

[42] Miller CM, Husain AM. Should women with obstructive sleep apnea syndrome be screened for hypothyroidism? Sleep Breath. 2003;7(4):185–8.

[43] Millman RP, Carlisle C, Mc Garvey S, Eveloff S, Levinson P. Body fat distribution and sleep apnea severity in women. Chest. 1995;107:362–6.

[44] Ware J, McBrayer RH, Scott JA. Influence of sex and age on duration and frequency of sleep apnea events. Sleep. 2000;23:165–70.

[45] Walker RP, Durazo-Arvizu R, Wachter B, Gopalsami C. Preoperative differences between male and female patients with sleep apnea. Laryngoscope. 2001;111(9):1501–5.

[46] O'Connor C, Thornley K, Hanly P. Gender differences in the polysomnographic features of obstructive sleep apnea. Am J Respir Crit Care Med. 2000;161:1465–72.

[47] Young T, Rabago D, Zgierska A, Austin D, Finn L. Objective and subjective sleep quality in premenopausal, perimenopausal, and postmenopausal women in the Wisconsin Sleep Cohort Study. Sleep. 2003;26(6):667–72.

[48] Izci B, Martin SE, Dundas KC, Liston WA, Calder AA, Douglas NJ. Sleep complaints: snoring and daytime sleepiness in pregnant and pre-eclamptic women. Sleep Med. 2005;6(2):163–9.

[49] Smith PL, Gold AR, Schubert N, et al. Weight loss in mildly to moderately obese patients with obstructive sleep apnea. Ann Intern Med. 1983;103:850–5.

[50] Guilleeminault C, Stoohs R, Clerk A, et al. From obstructive sleep apnea syndrome to upper airway resistance syndrome: consistency of daytime symptoms. Sleep. 1992;15(Suppl):S13–6.

[51] Morgenthaler TI, Kapen S, Lee-Chiong T, et al. Practice parameters for the medical therapy of obstructive sleep apnea. Sleep. 2006;29(8):1031–5.

[52] Loube DI, Gay PC, Strohl KP, Pack AI, et al. Indications for positive airway pressure treatment of adult obstructive sleep apnea patients. A consensus statement. Chest. 1999;115:863–6.

[53] Guilleminault C, Palombini L, Poyares D, et al. Chronic insomnia, post menopausal women, and SDB, part 2: comparison of non drug treatment trials in normal breathing and UARS post menopausal women complaining of insomnia. J Psychosom Res. 2002;53:617–23.

[54] Edwards N, Blyton DM, Kirjavainen T, Kesby GJ, Sullivan CE. Nasal continuous positive airway pressure reduces sleep-induced blood pressure increments in preeclampsia. Am J Respir Crit Care Med. 2000;162:252–7.

[55] Kushida CA, Littner MR, Hirshkowitz M, et al. Practice parameters for the use of continuous and bilevel positive airway pressure devices to treat adult patients with sleep-related breathing disorders. Sleep. 2006;29(3):375–80.

[56] American Sleep Disorders Association. Practice parameters for the treatment of snoring and obstructive sleep apnea with oral appliances. Sleep. 1995;18(6):511–3.

[57] Yoshida K. Oral device therapy for the upper airway resistance syndrome patient. J Prosthet Dent. 2002;87:427–30.

[58] Thorpy M, Chesson A, Derderian S, et al. Practice parameters for the treatment of obstructive sleep apnea in adults: the efficacy of surgical modifications of the upper airway. Sleep. 1996;19:152–5.

[59] Aurora RN, Casey KR, Kristo D, et al. Practice parameters for the surgical modifications of the upper airway for obstructive sleep apnea in adults. Sleep. 2010;33(10):1408–13.

第十一章 多囊卵巢综合征与阻塞性睡眠呼吸暂停

Mira Aubuchon

引　言

多囊卵巢综合征(PCOS)是育龄期女性常见的内分泌紊乱性疾病,临床上常表现为月经紊乱、雄激素增多症及不孕症。Stein 及 Leventhal 在 1935 年首次对 PCOS 的特点进行阐述[1],将其归纳为一组卵巢囊性增大、肥胖、多毛症、慢性无排卵性不孕的综合征[2]。由于 PCOS 常并发糖尿病、心脏疾病及肿瘤[1],因此正确的诊断及治疗尤为重要。近年来,研究证实 PCOS 亦是阻塞性睡眠呼吸暂停(OSA)的一大危险因素。OSA 以睡眠呼吸障碍为特征,若不及时诊治,将导致严重的健康问题。

PCOS 的诊断

PCOS 临床表现复杂及多样化,由于其病理生理学机制尚不明确,因此目前尚无被广泛接受的统一的诊断标准[1]。1990 年,美国国立卫生研究院(NIH)—国家儿童健康和人类发展研究所(NICHD)PCOS 的诊断标准包括慢性无排卵及雄激素分泌异常增多,并同时排除其他原因[3](见表 11-1)。而卵巢的形态学表现并非必需,毕竟并不是所有 PCOS 患者均存在超声下的多囊卵巢(PCO)[2]。

表 11-1　NIH 和鹿特丹标准的比较

标　准	鹿特丹 2003	NIH1990
满足条件	前 3 项中两项,加第 4 项	1,2 和 4 项
1. 高雄激素血症	√	√
2. 慢性无排卵	√	√
3. 多囊卵巢	√	非必需
4. 除外其他病因	√	√

　　由于认为多囊卵巢可预测卵巢功能异常,因此在 2003 年欧洲鹿特丹的会议上达成新的共识,使 NIH 标准得以扩展,将超声下见多囊卵巢纳入诊断标准[4](见表 11-1)。多囊卵巢的超声诊断标准为,超声下至少一侧卵巢内出现直径 2~9 mm 的卵泡,数量>12 个和(或)卵巢体积增大>10 ml[4]。

　　两个标准均未对慢性无排卵给出严格的定义。通常典型表现为每年少于 6~8 次自发性阴道出血[2]。两个标准均要求排除先天性肾上腺增生、分泌雄激素的肿瘤、库欣综合征及高泌乳素血症等相关疾病[2,4]。

　　临床高雄激素血症表现为多毛症和(或)痤疮[2,4]。多毛及其程度评估主要通过以 Ferriman-Gallwey 半定量多毛评分对上唇、下颌、下腹部及大腿内侧等部位的体毛进行检查、评分,评分>5 分则定义为多毛(1)(见图 11-1)。

　　生化指标的测定有助于高雄激素血症的诊断,包括总睾酮、游离睾酮、性激素结合球蛋白(SHBG)、雄烯二酮(A4)及硫酸脱氢表雄酮(DHEA-S)水平,但易受口服避孕药的影响。雄激素测定在无明显多毛症的患者中较有意义,可仅通过测定总睾酮(异常值>60 ng/dl)及 17-羟孕酮(17-OHP)水平来排除先天性肾上腺皮质增生症[1]。然而,总的来说,单纯的临床评估具有一定主观性,而生化指标尚无标准化的正常范围[4]。

OSA 的诊断

　　OSA 为夜间睡眠中反复出现上气道完全或不完全性阻塞而引起周

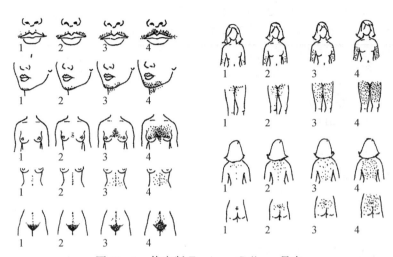

图 11-1　修定版 Ferriman-Gallwey 量表

（经 Elsevier 公司的允许后复制，Hatch R，Rosenfi eld RL，Kim MH，Tredway D. Hirsutism：implications，etiology，and management. American Journal of Obstetrics and Gynecology，1981；140(7)：815-830）

期性低通气或呼吸暂停，可导致缺氧、血压和心率波动增大及睡眠紊乱[5]。整夜多导睡眠监测（PSG）是诊断 OSA 的金标准，其监测项目包括心电图、脑电图、眼动图、肌电图、呼吸努力、口鼻气流、血氧饱和度及腿动[6]。

呼吸暂停是指口鼻气流消失至少 10 s，低通气是指口鼻气流下降幅度为 30%～50%，伴有血氧饱和度下降至少 2%～4%，并持续至少10 s[6]。根据 PSG 所检测的每小时呼吸暂停及低通气发生次数，即呼吸暂停低通气指数（AHI）来评判 OSA 严重度[5]。AHI 可与睡眠呼吸紊乱指数（RDI）互换使用[6]。阻塞性睡眠呼吸暂停综合征（OSAS）的诊断需结合 PSG 监测及临床症状如日间过度嗜睡等[7]。

成人 OSA 的临床症状包括日间嗜睡、伴侣证实的夜眠憋气、打鼾或夜间气促等[6]。由于抗抑郁药物及降压药可诱发或加重 OSA，因此在OSA 的诊断中需明确既往用药史[8]。不过，肥胖患者的单纯的日间嗜睡可能是代谢或昼夜节律紊乱所致，而并非由于夜间睡眠紊乱[9]。来自澳大利亚的一项对 99 例病理性肥胖患者的临床研究显示，可以预测 OSA及其严重度的唯一症状是伴侣所发现的呼吸暂停[10]（见表 11-2）。

表 11 - 2 OSA(定义为 AHI≥15＋有症状的
严重肥胖者)的独立预测因素

变　　量	OSA 危险度 (OR)(95％CI)	p 值	矫正的危险度 (OR)(95％CI)	调整后的 p 值
年龄≥38 岁($n=58$)	3.4(1.3～9.2)	0.007	4.66(1.0～22)	0.050
BMI≥45($n=51$)	4.3(1.7～11.1)	0.002	4.6(1.1～20)	0.043
空腹血浆胰岛素≥ 28 μmol/L($n=23$)	10.2(3.4～30)	<0.001	14.7(2.9～74)	0.001
糖化血红蛋白≥6％ ($n=25$)	5.9(2.2～15.8)	<0.001	4.5(1.1～18.4)	0.036
男性($n=23$)	5.2(1.9～14.8)	0.001	7.3(1.6～31.8)	0.008
颈围≥43 cm($n=52$)*	10.2(3.7～28)	<0.001	13.2(2.4～75)	0.004
伴侣发现的呼吸暂停 ($n=37$)	3.3(1.4～8)	0.006	4.8(1.2～18.9)	0.024

* Dixon J B, Schachter L M, O'Brien P E. Predicting sleep apnea and excessive day sleepiness in the severely obese: indicators for polysomnography. Chest，2003；123(4)：1134 - 41.(已授权引用)

OR 比数比；BMI 体重指数

　　OSA 的体格检查中可发现颈围增大、凹陷性水肿、高血压、颌面部与咽部结构异常及体重增加，但仍有 1/3 的 OSA 患者为非肥胖者[6]。除体重指数(BMI)≥45 kg/m² 外，腰围及颈围是 OSA 最佳预测指标[11](见表 11 - 2)。

　　结合临床症状，一些实验室检查指标亦可以预测 OSA。高密度脂蛋白<1.17 mmol/L 及空腹血糖>5.6 mmol/L 均与 OSA 相关，但相比这两个指标，糖化血红蛋白>6％及空腹血浆胰岛素水平>28 μmol/L 更具预测价值[11](见表 11 - 2)。

　　OSA 患者日间嗜睡(EDS)需与特发性嗜睡、发作性睡病、非典型抑郁症、睡眠中周期性腿动、中枢性睡眠呼吸暂停及睡眠不足综合征等疾病鉴别[6]。伴侣所发现的夜间窒息、气促、咳嗽、气短等症状亦可能发生于胃食管反流、哮喘、充血性心力衰竭、中枢性睡眠呼吸暂停、夜间惊恐发作及睡眠相关性喉痉挛等疾病状态[6]。睡眠室 PSG 检测是客观评价的金标准，可实时监测睡眠行为，及时纠正电极的异常。

　　1999 年，美国医学科学院睡眠医学工作组(American Academy of Medicine Sleep Task Force)采用 AHI 评价 OSA 严重度[7]。轻度 OSA 为

AHI 至少≥5 次/h;中、重度 OSA 的界值分别为≥15 次/h 及≥30 次/h[7]。

多囊卵巢综合征流行病学

PCOS 是女性无排卵及多毛症最常见的病因[12]。由于缺乏统一的诊断标准,且不同研究中心入组病例存在选择偏差,因此目前 PCOS 流行病学研究数据仍非常有限[1]。Guzike 认为目前最具说服力的流行病学研究[1]是1998 年在阿拉巴马州进行的一项针对 227 名非选择性女性人群调查。尽管多数研究提出 PCOS 患病率可能在 3.5%～11.2%之间,但是阿拉巴马研究表明 PCOS 总体患病率为 4%,其中白种人患病率为4%～4.7%,非洲裔美国人为 3.4%[13]。该研究显示 11 名 PCOS 患者年龄在 18～29 岁之间,Guzick 等根据这些数据推测美国目前有 300 万 PCOS 患者[1]。

成人肥胖显然是 PCOS 的危险因素之一。在美国,PCOS 患者中肥胖率为 50%～60%,显著高于普通人群中的 30%[14]。然而,PCOS 亦可见于体重正常的女性,提示 PCOS 的发病还涉及其他因素。在阿拉巴马州的研究中,11 例 PCOS 中仅有 4 例为肥胖患者(36%),且 BMI 均>30 kg/m²,即仍有 64%为非肥胖者[13]。

在英国,青春期女性中 PCOS 的患病率为 8%～26%[11]。青少年罹患 PCOS 的预测因子包括低出生体重、阴毛早现(早于 8 岁)、非洲裔美国人或拉美裔以及直系亲属中有 PCOS 患病史[11]。随着年龄增长,体内雄激素水平下降,从而使 PCOS 患者月经周期可能逐渐趋向规律,尤其在42～47 岁人群中更为明显[15]。

OSA 流行病学

估计成年人中约 1/5 患有轻度 OSA,而 1/15 患中重度 OSA[5]。在OSA 人群中,男女比例为 8:1[5]。但在普通人群中男女 OSA 患病比例仅为 2:1,提示女性 OSA 容易被漏诊[5]。OSA 的危险因素包括男性、肥胖及年长,但 OSA 亦可发生在年轻非肥胖女性中。Young 等对美国威斯康星州 602 名 30～60 岁雇员进行普查发现，女性与男性轻度 OSA 患病率分别为 9％与 24％，重度患病率分别为 4％与 9.1％[16]。据估算在美国约有 75％～80％OSA 未被诊断，令人担忧的是这些患者不能得到合理的治疗[5]。另一项纳入 1 000 名女性的临床研究显示，中度 OSA（AHI＞10 次/h，伴日间嗜睡）发生率为 1.2％，重度 OSA 为 2.2％[17]。

男性 OSA 受肥胖的影响程度大于女性。一项针对肥胖人群（BMI＞40 kg/m²）的调查发现，女性 OSA 发生率为 7％，而男性为 76.9％[18]。一项队列研究发现，体重每增加 10％（最高至 20％），AHI 即增加 30％，发展为中重度 OSA 的危险度增加 6 倍[19]。然而，需要注意的是，OSA 确实可发生在偏瘦型女性中[20]。

在美国，非洲裔美国人与白种人 OSA 患病率的种族差异尚无定论[7]。两项中国香港流行病学研究显示，男性 OSA 患病率为 5％，女性为 2％，受肥胖之外的其他因素影响[7]。

重度 OSA 的发生率随着年龄的增长而增加，并在 65 岁后达到高峰（男性为 13％，女性为 7％）[5]。Young 等对美国威斯康星州 589 例女性进行随访研究发现，在排除 BMI 影响后，OSA 发生率从绝经前的 10.8％上升至绝经后的 29％[21]（见图 11 - 2）。

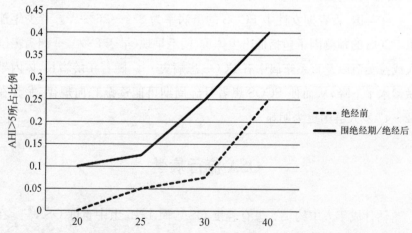

图 11 - 2　根据绝经状态，按体重指数（BMI，kg/m²，x 轴）划分的呼吸暂停-低通气指数（AHI）＞5 的患病率

（数据来源于 Young T, Finn L, Austin D, Peterson A. Menopausal status and sleep-disordered breathing in the Wisconsin Sleep Cohort Study. Am J Res Crit Care 2003；167：1181 - 1185）

多囊卵巢综合征的并发症

PCOS 常伴有不孕,且由于无法对抗高雌激素水平,PCOS 常并发子宫内膜癌[1]。PCOS 相关的代谢紊乱包括糖耐量(IGT)受损、糖尿病(DM)、血脂异常及动脉粥样硬化临床前改变[1]。

与体重相匹配的非 PCOS 患者及正常人群相比,肥胖及非肥胖的PCOS 患者更易罹患 IGT 及 2 型糖尿病(由口服 75 g 葡萄糖耐量试验诊断)[22](见图 11 - 3)。

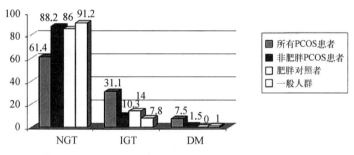

图 11 - 3　多囊卵巢综合征(PCOS)患者中符合世界
卫生组织(WHO)标准的糖耐量
受损(IGT)的患病率

NGT:正常糖耐量;IGT:糖耐量受损;DM:糖尿病
（数据来源于 Legro R S, Kunselman A R, Dodson W C, Dunaif A. Prevalence and predictors of risk for Type 2 diabetes mellitus and IGT in polycystic ovary syndrome: a prospective, controlled study in 254 affected women. J Clin Endocrinol Metab 1999;84(1): 165 - 9)

另一项脂代谢相关研究比较了 195 例 PCOS 患者及 62 例对照组,结果显示肥胖及非肥胖 PCOS 患者总胆固醇及低密度脂蛋白水平均显著高于相应对照组,但仅肥胖 PCOS 出现甘油三酯升高[23]。意外发现,不同体重的两组 PCOS 患者的高密度脂蛋白均相对较高,原因目前尚不能解释[23]。

研究发现年龄≥45 岁的 PCOS 患者超声检查的颈动脉内膜中层较年龄、BMI 相匹配的对照组显著增厚[24],这可加重颈动脉粥样硬化的亚临床改变[24]。然而,西班牙学者则认为心血管疾病生物学标记物如 C 反应蛋白等水平升高与肥胖相关,而并非受 PCOS 或胰岛素抵抗影响[25]。所幸的是,英国一项回顾性研究对 1930—1979 年间确诊的 786 例 PCOS 患者住院病死率进行统计分析后指出,PCOS 患者病死率并不高于英国全国平均水平[26]。

OSA 并发症

OSA 与糖尿病、高血压、冠心病、充血性心力衰竭及脑梗死等并发症相关[5],并常伴有日间作业功能下降及交通事故高发[5]。据估算未经治疗的 OSA 死亡率为 2%~10%,心血管并发症是主要的死亡原因[27]。两项研究显示,男性 2 型糖尿病、胰岛素抵抗稳态模型评价水平与 OSA 显著相关,且独立于肥胖因素[28,29]。然而,来自睡眠心脏健康研究(SHHS)的横断面分析对 470 例糖尿病患者及 4 402 非糖尿病患者进行评估发现,当去除体型及 BMI 的影响后,OSA 在糖尿病人群中发生率升高幅度并不显著[30]。

历时 8 年的前瞻性的美国威斯康星州睡眠队列研究证实 OSA 与高血压存在因果关系,发现排除年龄、性别、体型、吸烟、饮酒等影响因素后 OSA 人群患高血压的危险度随 AHI 上升而增加[31]。此外,睡眠心脏健康研究(SHHS)对 6 424 例患者进行家用 PSG 监测结果显示 OSA 亦是冠心病的独立危险因素[32]。OSA 夜间急性缺氧、CO_2 潴留、交感神经兴奋及血压升高,最终可导致冠脉血管损伤[33]。

重度 OSA 可导致左心室(LV)功能异常。一项前瞻性研究发现 169 例重度 OSA 但未合并冠心病的患者中 7.7% 存在 LV 收缩功能异常,持续气道正压通气(CPAP)治疗后左心功能恢复正常[34]。另外,多项研究显示脑卒中及短暂性脑缺血发作(TIA)患者中 OSA 发生率均显著高于对照组[35],提示 OSA 可能亦是脑血管疾病的危险因素,其可能的发病机制包括高血压及脑血流灌注减少[36]。OSA 患者可伴有神经认知功能下降,可能与海马区缺氧性损伤相关[36]。表现为学习记忆功能、注意力、执行功能及运动技能等受到影响[27]。OSA 认知功能受损可能与该人群中交通事故高发有关,仅2000年就有80万司机发生交通事故,1400人死于事故中[37]。

多囊卵巢综合征的病理生理学机制

PCOS确切发病机制尚不明确,胰岛素抵抗(IR)及下丘脑-垂体轴激素分泌异常可能起主要作用(见图11-4)。

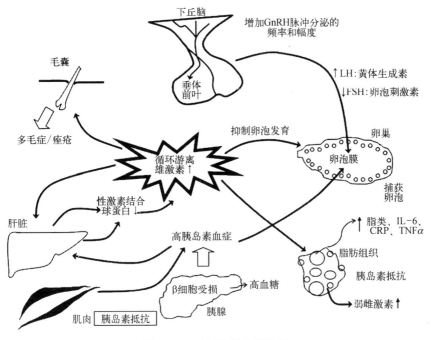

图11-4　PCOS的发病机制

胰岛素抵抗是指机体需要高水平胰岛素以维持相对正常糖耐量的状态,当胰岛β细胞失代偿时,可导致糖耐量异常及2型糖尿病[38]。PCOS患者中IR发生率高达50%～70%,显著高于普通人群(10%～25%)[39]。

IR可加重内脏脂肪或腹内脂肪堆积,如大网膜和肠系膜。内脏脂肪组织细胞密度、血流量及神经分布明显高于皮下脂肪,与游离脂肪酸增高相关[40]。游离脂肪酸可导致肝脏对胰岛素代谢清除率下降,并增加肝糖原生成[41]。虽然胰岛素抵抗与肥胖高度相关,但是 Dunaif 等在 1989 年的研究中发现非肥胖 PCOS 患者中 IR 水平与单纯肥胖患者相当,提示 PCOS 可能是 IR 的独立危险因素之一[1]。

尽管存在全身胰岛素抵抗,但是卵巢还保持对胰岛素的敏感性[1]。胰岛素可增强黄体生成素(LH)作用于卵泡膜细胞产生雄激素的功能[42]。并可通过抑制肝脏性激素结合球蛋白合成,进一步导致高雄激素血症[2]。胰岛素还可增强颗粒细胞芳香化酶的活性而刺激合成低水平的雌二醇,通过负反馈调节使垂体分泌促卵泡生成素(FSH)减少[42],继而影响卵泡的正常发育及排卵[1]。

在正常月经周期中,下丘脑神经元以一种精确的脉冲形式分泌促性腺激素释放激素(GnRH),促进垂体脉冲式分泌 LH。适当的促性腺激素释放脉冲频率及幅度在下丘脑-垂体-卵巢轴对月经周期的调控过程中至关重要。而在 PCOS 患者中出现该神经内分泌轴调节功能异常,尤其是 LH 释放脉冲的频率及幅度增大[1],GnRH 释放脉冲的异常可导致其 FSH 水平降低[1],但目前确切原因并不清楚。

LH 释放脉冲变化在睡眠中尤为显著。月经周期正常的女性在夜间可出现睡眠相关的 LH 脉冲周期性暂停,这在卵泡期早期更加常见[43,44]。然而,PCOS 患者 LH 脉冲式分泌频率增加,并不受 BMI 影响[42,45,46]。PCOS 的脉冲频率增加提示夜间 GnRH 分泌模式异常[47,48],但原因不明。

OSA 病理生理学机制

目前,OSA 确切发病机制亦不清楚,可能是上气道结构异常、咽肌活性异常、全身脂肪重新分布、炎症、IR、高雄激素血症及中枢呼吸调控异常等因素共同作用的结果。阐明这些机制有助于解释性别差异及肥胖对 OSA 的影响。

清醒状态下,OSA 患者咽肌活性增高是一种维持气道开放的代偿机制,但进入睡眠后这种代偿机制消失[49]。呼吸暂停所引起的低氧血症及高碳酸血症可致觉醒反应,诱发过度通气而降低 CO_2 水平,继而减少呼吸中枢兴奋传出而引发呼吸暂停[49],而患者再次入睡后反复出现[49]。如图 11-5 所示。

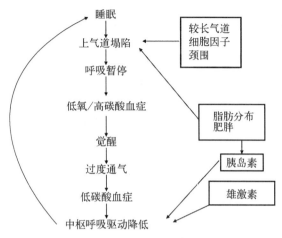

图 11-5　OSA 的发病机制

(数据来源于 Jordan A S, White D P, Fogel R B. Recent advances in understanding the pathogenesis of obstructive sleep apnea. Curr Opin Pulm Med Nov 2003;9(6):459-464; and Malhotra A, Huang Y, Fogel RB et al. The male predisposition to pharyngeal collapse:importance of airway length. Am J Respir Crit Care Med Nov 15 2002;166(10):1388-1395)

研究表明,排除身高因素后,男性气道长度仍大于女性[50]。尽管男性气道管腔面积显著大于女性,但男性气道却更易塌陷[50]。另外,即使健康的男性,其咽腔容积及软腭比女性要大,这亦增加易感人群发生 OSA 的危险性[50]。尽管男性颈围较大可能与 OSA 高发病率相关,但在去除 BMI、年龄及颈围身高比的影响后,男性中 OSA 发病率仍显著高于女性[51]。

众所周知,肥胖是 OSA 的危险因素之一,但与全身总脂肪量相比,皮下脂肪的重新分布对 OSA 严重度更有预测意义。男性上半身脂肪量(以肩胛下和肱三头肌皮褶厚度测量值评估)及 AHI 均>BMI、腰臀比相匹配的女性对照组[52]。内脏脂肪比皮下脂肪对 OSA 严重度的预测更有意义,且独立于 BMI($r=0.07,p=0.00$)[53](见图 11-6)。

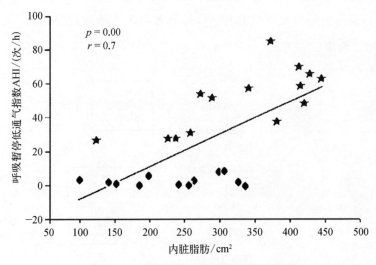

图 11 - 6　内脏脂肪和睡眠呼吸暂停指数

（数据来源于 Vgontzas AN，Papanicolaou DA，Bixler EO et al. Sleep apnea and daytime sleepiness and fatigue：relation to visceral obesity，insulin resistance，and hypercytokinemia. J Clin Endocrinol Metab 2000；85(3)：1151 - 1158）

　　无呼吸暂停者进入睡眠后咽肌(尤其是颏舌肌)活性尚可以维持气道开放,而 OSA 患者咽肌活性则下降[49]。无论肥胖与否,OSA 患者均出现颏舌肌快收缩肌纤维异常[54],且 OSA 咽部组织中间质及淋巴细胞浸润增加,抗炎酶减少,这些因素均可导致咽部血管舒张并增加上气道塌陷性[55]。

　　男性 OSA 患者肿瘤坏死因子(TNF - α)及白细胞介素- 6(IL - 6)等全身炎症因子水平显著高于对照组[53](见图 11 - 7),这些细胞因子可致日间嗜睡、随 BMI 而升高;与 OSA 相关,且独立于肥胖因素[53,56]。男性肥胖 OSA 患者空腹血糖、胰岛素水平及内脏脂肪量较单纯肥胖对照组显著升高,而内脏脂肪本身也能释放炎症因子[53](见表 11 - 3)。

　　呼吸中枢调控机制亦存在性别差异,这可能与睾酮水平相关。在非快速眼动(NREM)睡眠期,男性出现呼吸暂停所需的 CO_2 下降幅度小于处在卵泡期或黄体期的女性[57]。在一项临床研究中,给 8 例生理周期正常、非肥胖且无呼吸暂停的中年育龄女性在卵泡期使用睾酮皮肤贴剂10～

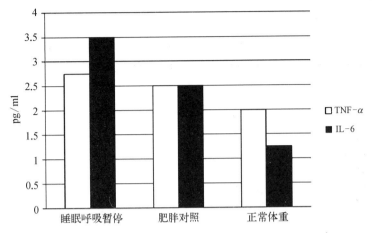

图 11-7 睡眠呼吸暂停者，BMI-匹配的肥胖者以及正常
体重对照者的血浆 TNF-α 及 IL-6 水平

（数据来源于 Vgontzas AN, Papanicolaou DA, Bixler EO et al. Sleep apnea and daytime sleepiness and fatigue：relation to visceral obesity, insulin resistance, and hypercytokinemia. J Clin Endocrinol Metab 2000；85(3)：1151-1158)

表 11-3 阻塞性睡眠呼吸暂停(OSA)以及肥胖
对照者的血浆中血糖以及胰岛素水平

	肥胖对照($n=11$)	OSA($n=14$)
胰岛素(μg/ml)$\bar{x}\pm$SE	14.55±2.49	25.7±4.22($p<0.01$)
血糖(μg/dl)$\bar{x}\pm$SE	85.4±4.4	106.2±4.1($p<0.05$)

经准许后引自 Vgontzas AN, Papanicolaou DA, Bixler EO, Hopper K, Lotsikas A, Lin HM, Kales A, Chrousos GP. Sleep apnea and daytime sleepiness and fatigue：relation to visceral obesity, insulin resistance, and hypercytokinemia. J Clin Endocrinol Metab 2000 Mar；85(3)：1151-8.

SE：标准差

12 天，使其体内睾酮水平与男性相当(>130 ng/dl)，比较其用药前后对低碳酸血症的反应性，结果发现用药后受试者在 NREM 期中 CO_2 化学敏感性增高，提示发生呼吸暂停的危险性增大[58]。与体重匹配的男性比较，肥胖男性 OSA 患者中夜间 LH 及总睾酮分泌减少，表现为平均值和曲线下面积(AUC)减少[59]。一项回顾性研究中尽管只纳入 5 例受试者，但结果仍提示垂体对雄激素水平的抑制作用与 OSA 的发病相关[60]。目前这些研究结果仍存在一定矛盾，但可以推测的是低雄激素血症可能是对 OSA 的适应性反应而非病因[60]。

OSA 与 PCOS

PCOS 患者中 OSA 发生率显著高于普通女性人群。一项针对 23 例肥胖绝经前 PCOS 女性患者的研究发现约 69.6% 符合有症状 OSA 诊断[61]。另一项调查发现,在 18 例肥胖 PCOS 患者中约 44.4% 合并 OSA,而在体重、年龄相匹配的对照组中仅为 5.5%[62]。患 PCOS 的青春期女性中的 SDB 和 EDS 患病率明显高于 BMI、性别、种族和年龄相匹配的对照组[63]。

基于 RDI 水平分级的 OSA 严重度并非一定与 BMI 相关[61](见图 11 - 8)。但是,成人 PCOS 患者的 OSA 严重度若依 AHI 为标准,则与腰臀比(WHR)以及总睾酮浓度显著相关(相关系数分别为 $r=0.051$ 及 $r=0.052$,p 值均<0.03)[62]。在青春期人群中,代谢综合征对 SDB 及 EDS 有独立预测意义[63]。PCOS 女性 IL - 6 及 TNF - α 水平升高,但是与男性不同的是,这一升高与 OSA 并无相关性[64]。

研究显示,PCOS 患者胰岛素敏感性与 SDB 相关,SDB 包括 OSA 及

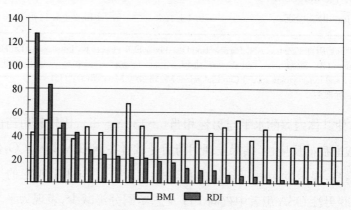

图 11 - 8   BMI 与 RDI

BMI：体重指数；RDI：呼吸紊乱指数

(经 Elsevier 同意后复制自 Gopal M, Duntley S, Uhles M, Attarian H. The role of obesity in the increased prevalence of obstructive sleep apnea syndrome in patients with polycystic ovarian syndrome. Sleep Med Sep 2002, 3(5)：401 - 404)

较重而需要治疗的 UARS(9 例 PCOS 患者及 3 例对照组患者)[65]。研究表明,去除 BMI 的影响后,SDB 与空腹胰岛素相关性最强,与葡萄糖/胰岛素比值亦有良好相关性[65](见表 11 - 4)。然而,对于青春期患者,胰岛素抵抗不能预测 SDB[63]。

表 11 - 4　多囊卵巢综合征伴或不伴阻塞性睡眠呼吸暂停(OSA)女性的生化指标

	非 OSA	OSA	p
血糖 nmol/L	5.48±0.25	5.65±0.31	NS
胰岛素 pmol/L	176.71±18.53	306.48±52.39	0.01
血糖/胰岛素比值	0.04±0.003	0.02±0.006	0.05
游离睾酮 nmol/L	118.11±16.54	124.81±44.52	NS
总睾酮 nmol/L	284.77±26.41	276.20±73.1	NS

经准许后引自 Vgontzas AN, Legro RS, Bixler EO, Grayev A, Kales A, Chrousos GP. Polycystic ovary syndrome is associated with obstructive sleep apnea and daytime sleepiness: role of insulin resistance. J Clin Endocrinol Metab 2001;86(2):517-20.

OSA 可以反过来加重胰岛素抵抗,糖耐量正常的 PCOS 女性中,合并 OSA 者血糖及胰岛素水平高于不合并 OSA 者[66](见图 11 - 9)。这一效应具有量-效关系,PCOS 女性随着 OSA 严重度增加而易发生糖耐量

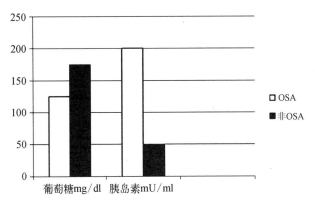

图 11 - 9　糖耐量正常伴或不伴 OSA 的 PCOS 女性口服 75 g
葡萄糖耐量试验 2 h 平均血糖及胰岛素水平

(数据来源于 Tasali E, Van Cauter E, Hoffman L, Ehrmann DA. Impact of obstructive sleep apnea on insulin resistance and glucose tolerance in women with polycystic ovary syndrome. JCEM 2008;93:3878-3884.)

异常[66]（见图 11 - 10）。

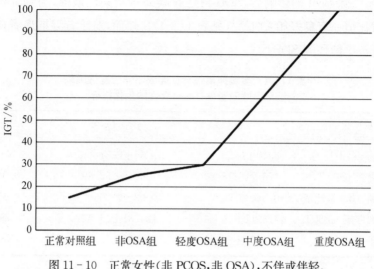

图 11 - 10　正常女性（非 PCOS，非 OSA），不伴或伴轻、
中和重度 OSA 的 PCOS 女性的 IGT 患病率

（数据来源于 Tasali E，Van Cauter E，Hoffman L，Ehrmann DA. Impact of obstructive sleep apnea on insulin resistance and glucose tolerance in women with polycystic ovary syndrome. JCEM 2008，93：3878 - 3884.）

总之，OSA 在男性中发病率较高，这与全身性及向心性肥胖、雄激素升高、炎症介质、IR 及上半身和颈部脂肪分布增加相关。但对于 PCOS 女性来说，这些指标的性别差异变小。PCOS 女性具有上述多个特征，这就解释了为什么 PCOS 女性罹患 OSA 的风险显著高于一般女性人群。

OSA 的治疗

OSA 的治疗策略需综合多方面，包括改变生活方式、减肥、机械辅助治疗、手术及仍在探索中的药物治疗。合理的治疗不仅可改善 SDB，亦有助于改善向心性肥胖、IR 及神经内分泌紊乱。

改变生活方式主要指通过避免诱发气道塌陷及夜间觉醒的刺激因素以改善睡眠卫生状态。需减少的刺激因素包括饮酒、镇静药物及平卧位休息等,尽管尚无相关研究对其疗效进行评估[67]。关于减重对 OSA 的影响,一项纵向研究发现体重下降 5％即可使 AHI 显著下降(14％)[19]。然而,虽然减重确实可在短期内(6～12 个月)减轻 OSA,但很难避免体重反弹[68,69]。另外,即使那些长期保持体重无反弹者,OSA 仍可能持续存在或复发[68,69]。

经鼻持续气道正压通气治疗(CPAP)是 OSA 最常用的治疗手段。CPAP 可抵抗吸气时上气道负压作用,进而避免咽部塌陷[70]。治疗过程中患者需佩戴鼻罩并用带子固定[6]。CPAP 压力设置需通过 PSG 及压力滴定结果决定,压力过低不能有效改善呼吸暂停,而压力过高则易导致觉醒、中枢性睡眠呼吸暂停及某些易患人群的心律失常[6]。尽管 CPAP 治疗 OSA 的有效率为 80％～90％,但治疗所致皮肤、眼睛及鼻腔的刺激不适使依从性并不理想。

其他机械辅助治疗措施包括双水平气道正压通气(BiPAP)及口腔矫治器。前者为在吸气相及呼气相时予以不同水平的正压通气[6],后者为改变上气道结构,如舌的位置,以降低上气道塌陷性并改善肌肉功能[67]。

一项来自日本的研究指出,12 例超重 OSA 患者接受 6 个月以上 CPAP 治疗后,体重无明显改变,但内脏脂肪量(由 CT 扫描测量)显著下降,同时脂代谢紊乱(HDL 和 LDL 胆固醇水平)改善[71]。此外,在非胰岛素依赖 DM 合并中重度 OSA 患者中,CPAP 治疗在体重无明显改变情况下可改善胰岛素敏感性(由高胰岛素正葡萄糖钳夹技术确定)[72],不过此效应在最近另一项研究中未得到证实[73]。多项研究中采用不同指标如胰岛素水平、空腹血糖、HbA1c 及口服糖耐量测定来评估糖耐量水平,但均未发现在 BMI 未下降的前提下 CPAP 能有效改善患者糖耐量水平[71—73]。

CPAP 亦可改善 OSA 的神经内分泌紊乱。研究表明,男性 OSA 中胰岛素样生长因子-1(IGF-1)水平下降,可能是由于慢波睡眠改变,性激素结合球蛋白(SHBG)及总睾酮水平下降所致[74]。同时,该研究还发现,43 例肥胖男性 OSA 患者在经过 3 个月 CPAP 治疗后 IGF-1、总睾酮及 SHBG 水平升至正常水平,且体重无改变[74]。

悬雍垂腭咽成形术（UPPP）是目前治疗 OSA 最常用的手术方式。UPPP 是指术中切除悬雍垂、部分软腭及多余咽腔组织，以达到扩大咽腔的效果，但成功率仅 40%～50%[6]。UPPP 手术对单纯上咽部结构异常患者疗效最好，但对于阻塞部位在舌根的效果不佳[67]。激光辅助 UPPP 成功率较高，但手术一旦失败可进一步加重 OSA[67]。其他手术治疗方法包括中线部分舌切除术以减少舌部阻塞、上颌前徙术及颅颌面畸形矫正术等[6]。

关于 OSA 药物治疗的研究非常有限。单纯雌激素或雌孕激素联合治疗对绝经后女性 OSA 无明显疗效[75]。在一项随机双盲对照交叉的初步研究中，8 例肥胖 OSA 患者接受 TNF-α 及 IL-6 阻滞剂依那西普治疗 3 周后，日间嗜睡症状显著改善，且 AHI 出现中等程度下降[56]。不过，由于 PCOS 患者上述细胞因子水平的升高独立于 OSA[64]，依那西普对这类患者是否有效尚不清楚。

最近，仅有的一项研究报道了 CPAP 特别针对 PCOS 合并 OSA 肥胖女性患者的心血管系统的影响。即使去除了 BMI 影响，CPAP 治疗 8 周可使去甲肾上腺素水平分泌下降，去甲肾上腺素水平是反映与心血管疾病相关的交感神经激活的标志物；还可改善胰岛素敏感性[76]。这些改善存在剂量依赖关系，夜间 CPAP 治疗时间每增加一小时使胰岛素敏感性增加 7%[76]。

结　论

目前，关于 OSA 合并 PCOS 的研究非常有限，仍需更多地从公众健康及更好了解两者之间可能存在的内在病理生理学联系的角度进行研究。由于目前与 OSA 治疗相关的研究多集中在男性群体，因此针对 OSA 合并 PCOS 治疗前后疗效对比的研究更具有临床意义。鉴于 PCOS 在女性中如此普遍，这类患者无疑为促进女性睡眠相关疾病及临床后果的筛查、预防及治疗的提供重要契机。

参考文献

[1] Guzick DS. Polycystic ovary syndrome. Obstet Gynecol. 2004;103(1):181–93.

[2] Legro RS. Diagnostic criteria in polycystic ovary syndrome. Semin Reprod Med. 2003;21(3): 267–75.

[3] Zawadski JK, Dunaif A. Diagnostic criteria for polycystic ovary syndrome: towards a rational approach. In: Dunaif A, Givens J, Haseltine F, Merriam GR, editors. Polycystic ovary syndrome. Boston: Blackwell Scientific Publications; 1992. p. 377–84.

[4] Rotterdam ESHRE/ASRM-Sponsored PCOS Consensus Workshop Group. Revised 2003 consensus on diagnostic criteria and long-term health risks related to polycystic ovary syndrome (PCOS). Hum Reprod. 2004;19(1):41–7.

[5] Young T, Skatrud J, Peppard PE. Risk factors for obstructive sleep apnea in adults. JAMA. 2004;291(16):2013–6.

[6] Attarian HP, Sabri AN. When to suspect obstructive sleep apnea syndrome. Symptoms may be subtle, but treatment is straightforward. Postgrad Med. 2002;111(3):70–6; quiz 14.

[7] Young T, Peppard PE, Gottlieb DJ. Epidemiology of obstructive sleep apnea: a population health perspective. Am J Respir Crit Care Med. 2002;165(9):1217–39.

[8] Farney RJ, Lugo A, Jensen RL, Walker JM, Cloward TV. Simultaneous use of antidepressant and antihypertensive medications increases likelihood of diagnosis of obstructive sleep apnea syndrome. Chest. 2004;125(4):1279–85.

[9] Vgontzas AN, Bixler EO, Tan TL, Kantner D, Martin LF, Kales A. Obesity without sleep apnea is associated with daytime sleepiness. Arch Intern Med. 1998;158(12):1333–7.

[10] Dixon JB, Schachter LM, O'Brien PE. Predicting sleep apnea and excessive day sleepiness in the severely obese: indicators for polysomnography. Chest. 2003;123(4):1134–41.

[11] Driscoll DA. Polycystic ovary syndrome in adolescence. Semin Reprod Med. 2003;21(3):301–7.

[12] Franks S. Polycystic ovary syndrome. N Engl J Med. 1995;333(13):853–61.

[13] Knochenhauer ES, Key TJ, Kahsar-Miller M, Waggoner W, Boots LR, Azziz R. Prevalence of the polycystic ovary syndrome in unselected black and white women of the southeastern United States: a prospective study. J Clin Endocrinol Metab. 1998;83(9):3078–82.

[14] Wright CE, Zborowski JV, Talbott EO, McHugh-Pemu K, Youk A. Dietary intake, physical activity, and obesity in women with polycystic ovary syndrome. Int J Obes Relat Metab Disord. 2004;28(8):1026–32.

[15] Winters SJ, Talbott E, Guzick DS, Zborowski J, McHugh KP. Serum testosterone levels decrease in middle age in women with the polycystic ovary syndrome. Fertil Steril. 2000; 73(4):724–9.

[16] Young T, Palta M, Dempsey J, Skatrud J, Weber S, Badr S. The occurrence of sleep-disordered breathing among middle-aged adults. N Engl J Med. 1993;328(17):1230–5.

[17] Bixler EO, Vgontzas AN, Lin HM, et al. Prevalence of sleep-disordered breathing in women: effects of gender. Am J Respir Crit Care Med. 2001;163(3 Pt 1):608–13.

[18] Rajala R, Partinen M, Sane T, Pelkonen R, Huikuri K, Seppalainen AM. Obstructive sleep apnoea syndrome in morbidly obese patients. J Intern Med. 1991;230(2):125–9.

[19] Peppard PE, Young T, Palta M, Dempsey J, Skatrud J. Longitudinal study of moderate weight change and sleep-disordered breathing. JAMA. 2000;284(23):3015–21.

[20] Guilleminault C, Stoohs R, Kim YD, Chervin R, Black J, Clerk A. Upper airway sleep-disordered breathing in women. Ann Intern Med. 1995;122(7):493–501.

[21] Young T, Finn L, Austin D, Peterson A. Menopausal status and sleep-disordered breathing in the Wisconsin Sleep Cohort Study. Am J Respir Crit Care Med. 2003;167(9):1181–5.

[22] Legro RS, Kunselman AR, Dodson WC, Dunaif A. Prevalence and predictors of risk for type 2 diabetes mellitus and impaired glucose tolerance in polycystic ovary syndrome: a prospective, controlled study in 254 affected women. J Clin Endocrinol Metab. 1999;84(1):165–9.

[23] Legro RS, Kunselman AR, Dunaif A. Prevalence and predictors of dyslipidemia in women with polycystic ovary syndrome. Am J Med. 2001;111(8):607–13.

[24] Talbott EO, Guzick DS, Sutton-Tyrrell K, et al. Evidence for association between polycystic ovary syndrome and premature carotid atherosclerosis in middle-aged women. Arterioscler Thromb Vasc Biol. 2000;20(11):2414–21.

[25] Escobar-Morreale HF, Villuendas G, Botella-Carretero JI, Sancho J, San Millan JL. Obesity, and not insulin resistance, is the major determinant of serum inflammatory cardiovascular risk markers in pre-menopausal women. Diabetologia. 2003;46(5):625–33.

[26] Pierpoint T, McKeigue PM, Isaacs AJ, Wild SH, Jacobs HS. Mortality of women with polycystic ovary syndrome at long-term follow-up. J Clin Epidemiol. 1998;51(7):581–6.

[27] Redline S, Strohl KP. Recognition and consequences of obstructive sleep apnea hypopnea syndrome. Clin Chest Med. 1998;19(1):1–19.

[28] Coughlin SR, Mawdsley L, Mugarza JA, Calverley PM, Wilding JP. Obstructive sleep apnoea is independently associated with an increased prevalence of metabolic syndrome. Eur Heart J. 2004;25(9):735–41.

[29] Elmasry A, Lindberg E, Berne C, et al. Sleep-disordered breathing and glucose metabolism in hypertensive men: a population-based study. J Intern Med. 2001;249(2):153–61.

[30] Resnick HE, Redline S, Shahar E, et al. Diabetes and sleep disturbances: findings from the Sleep Heart Health Study. Diabetes Care. 2003;26(3):702–9.

[31] Peppard PE, Young T, Palta M, Skatrud J. Prospective study of the association between sleep-disordered breathing and hypertension. N Engl J Med. 2000;342(19):1378–84.

[32] Shahar E, Whitney CW, Redline S, et al. Sleep-disordered breathing and cardiovascular disease: cross-sectional results of the Sleep Heart Health Study. Am J Respir Crit Care Med. 2001;163(1):19–25.

[33] Shamsuzzaman AS, Gersh BJ, Somers VK. Obstructive sleep apnea: implications for cardiac and vascular disease. JAMA. 2003;290(14):1906–14.

[34] Laaban JP, Pascal-Sebaoun S, Bloch E, Orvoen-Frija E, Oppert JM, Huchon G. Left ventricular systolic dysfunction in patients with obstructive sleep apnea syndrome. Chest. 2002;122(4):1133–8.

[35] Neau JP, Paquereau J, Meurice JC, Chavagnat JJ, Gil R. Stroke and sleep apnoea: cause or consequence? Sleep Med Rev. 2002;6(6):457–69.

[36] Bartlett DJ, Rae C, Thompson CH, et al. Hippocampal area metabolites relate to severity and cognitive function in obstructive sleep apnea. Sleep Med. 2004;5(6):593–6.

[37] Sassani A, Findley LJ, Kryger M, Goldlust E, George C, Davidson TM. Reducing motor-vehicle collisions, costs, and fatalities by treating obstructive sleep apnea syndrome. Sleep. 2004;27(3):453–8.

[38] Goldstein BJ. Insulin resistance as the core defect in type 2 diabetes mellitus. Am J Cardiol. 2002;90(5A):3G–10.

[39] Ovalle F, Azziz R. Insulin resistance, polycystic ovary syndrome, and type 2 diabetes mellitus. Fertil Steril. 2002;77(6):1095–105.

[40] Bjorntorp P. The regulation of adipose tissue distribution in humans. Int J Obes Relat Metab Disord. 1996;20(4):291–302.

[41] Jensen MD, Kanaley JA, Reed JE, Sheedy PF. Measurement of abdominal and visceral fat with computed tomography and dual-energy x-ray absorptiometry. Am J Clin Nutr. 1995;61(2):274–8.

[42] Morales AJ, Laughlin GA, Butzow T, Maheshwari H, Baumann G, Yen SS. Insulin, somatotropic, and luteinizing hormone axes in lean and obese women with polycystic ovary syndrome: common and distinct features. J Clin Endocrinol Metab. 1996;81(8):2854–64.

[43] Filicori M, Santoro N, Merriam GR, Crowley Jr WF. Characterization of the physiological pattern of episodic gonadotropin secretion throughout the human menstrual cycle. J Clin Endocrinol Metab. 1986;62(6):1136–44.

[44] Soules MR, Steiner RA, Cohen NL, Bremner WJ, Clifton DK. Nocturnal slowing of pulsatile luteinizing hormone secretion in women during the follicular phase of the menstrual cycle. J Clin Endocrinol Metab. 1985;61(1):43–9.

[45] Apter D, Butzow T, Laughlin GA, Yen SS. Accelerated 24-hour luteinizing hormone pulsatile activity in adolescent girls with ovarian hyperandrogenism: relevance to the developmental phase of polycystic ovarian syndrome. J Clin Endocrinol Metab. 1994;79(1):119–25.

[46] Taylor AE, McCourt B, Martin KA, et al. Determinants of abnormal gonadotropin secretion in clinically defined women with polycystic ovary syndrome. J Clin Endocrinol Metab. 1997;82(7):2248–56.

[47] Waldstreicher J, Santoro NF, Hall JE, Filicori M, Crowley Jr WF. Hyperfunction of the hypothalamic-pituitary axis in women with polycystic ovarian disease: indirect evidence for partial gonadotroph desensitization. J Clin Endocrinol Metab. 1988;66(1):165–72.

[48] Zumoff B, Freeman R, Coupey S, Saenger P, Markowitz M, Kream J. A chronobiologic abnormality in luteinizing hormone secretion in teenage girls with the polycystic-ovary syndrome. N Engl J Med. 1983;309(20):1206–9.

[49] Jordan AS, White DP, Fogel RB. Recent advances in understanding the pathogenesis of obstructive sleep apnea. Curr Opin Pulm Med. 2003;9(6):459–64.

[50] Malhotra A, Huang Y, Fogel RB, et al. The male predisposition to pharyngeal collapse: importance of airway length. Am J Respir Crit Care Med. 2002;166(10):1388–95.

[51] Dancey DR, Hanly PJ, Soong C, Lee B, Shepard Jr J, Hoffstein V. Gender differences in sleep apnea: the role of neck circumference. Chest. 2003;123(5):1544–50.

[52] Millman RP, Carlisle CC, McGarvey ST, Eveloff SE, Levinson PD. Body fat distribution and sleep apnea severity in women. Chest. 1995;107(2):362–6.

[53] Vgontzas AN, Papanicolaou DA, Bixler EO, et al. Sleep apnea and daytime sleepiness and fatigue: relation to visceral obesity, insulin resistance, and hypercytokinemia. J Clin Endocrinol Metab. 2000;85(3):1151–8.

[54] Carrera M, Barbe F, Sauleda J, et al. Effects of obesity upon genioglossus structure and function in obstructive sleep apnoea. Eur Respir J. 2004;23(3):425–9.

[55] Hatipoglu U, Rubinstein I. Inflammation and obstructive sleep apnea syndrome pathogenesis: a working hypothesis. Respiration. 2003;70(6):665–71.

[56] Vgontzas AN, Zoumakis E, Lin HM, Bixler EO, Trakada G, Chrousos GP. Marked decrease in sleepiness in patients with sleep apnea by etanercept, a tumor necrosis factor-alpha antagonist. J Clin Endocrinol Metab. 2004;89(9):4409–13.

[57] Zhou XS, Shahabuddin S, Zahn BR, Babcock MA, Badr MS. Effect of gender on the development of hypocapnic apnea/hypopnea during NREM sleep. J Appl Physiol. 2000;89(1):192–9.

[58] Zhou XS, Rowley JA, Demirovic F, Diamond MP, Badr MS. Effect of testosterone on the apneic threshold in women during NREM sleep. J Appl Physiol. 2003;94(1):101–7.

[59] Luboshitzky R, Aviv A, Hefetz A, et al. Decreased pituitary-gonadal secretion in men with obstructive sleep apnea. J Clin Endocrinol Metab. 2002;87(7):3394–8.

[60] McCowan KC, Malhotra A. The correlation between obstructive sleep apnea and low gonadotropin secretion in men. Sleep Med. 2003;4(1):83–4.

[61] Gopal M, Duntley S, Uhles M, Attarian H. The role of obesity in the increased prevalence of obstructive sleep apnea syndrome in patients with polycystic ovarian syndrome. Sleep Med. 2002;3(5):401–4.

[62] Fogel RB, Malhotra A, Pillar G, Pittman SD, Dunaif A, White DP. Increased prevalence of obstructive sleep apnea syndrome in obese women with polycystic ovary syndrome. J Clin Endocrinol Metab. 2001;86(3):1175–80.

[63] Nandalike K, Strauss T, Agarwal C, et al. Screening for sleep-disordered breathing and excessive daytime sleepiness in adolescent girls with polycystic ovarian syndrome. J Pediatr. 2011;159(4):591–6.

[64] Vgontzas AN, Trakada G, Bixler EO, et al. Plasma interleukin 6 levels are elevated in polycystic ovary syndrome independently of obesity or sleep apnea. Metabolism. 2006;55(8):1076–82.

[65] Vgontzas AN, Legro RS, Bixler EO, Grayev A, Kales A, Chrousos GP. Polycystic ovary syndrome is associated with obstructive sleep apnea and daytime sleepiness: role of insulin resistance. J Clin Endocrinol Metab. 2001;86(2):517–20.

[66] Tasali E, Van Cauter E, Hoffman L, Ehrmann DA. Impact of obstructive sleep apnea on insulin resistance and glucose tolerance in women with polycystic ovary syndrome. J Clin Endocrinol Metab. 2008;93(10):3878–84.

[67] Goldberg R. Treatment of obstructive sleep apnea, other than with continuous positive airway

175

pressure. Curr Opin Pulm Med. 2000;6(6):496–500.

[68] Kajaste S, Brander PE, Telakivi T, Partinen M, Mustajoki P. A cognitive-behavioral weight reduction program in the treatment of obstructive sleep apnea syndrome with or without initial nasal CPAP: a randomized study. Sleep Med. 2004;5(2):125–31.

[69] Sampol G, Munoz X, Sagales MT, et al. Long-term efficacy of dietary weight loss in sleep apnoea/hypopnoea syndrome. Eur Respir J. 1998;12(5):1156–9.

[70] Bahammam A, Kryger M. Decision making in obstructive sleep-disordered breathing. Putting it all together. Clin Chest Med. 1998;19(1):87–97.

[71] Chin K, Shimizu K, Nakamura T, et al. Changes in intra-abdominal visceral fat and serum leptin levels in patients with obstructive sleep apnea syndrome following nasal continuous positive airway pressure therapy. Circulation. 1999;100(7):706–12.

[72] Brooks B, Cistulli PA, Borkman M, et al. Obstructive sleep apnea in obese noninsulin-dependent diabetic patients: effect of continuous positive airway pressure treatment on insulin responsiveness. J Clin Endocrinol Metab. 1994;79(6):1681–5.

[73] Smurra M, Philip P, Taillard J, Guilleminault C, Bioulac B, Gin H. CPAP treatment does not affect glucose-insulin metabolism in sleep apneic patients. Sleep Med. 2001;2(3):207–13.

[74] Grunstein RR, Handelsman DJ, Lawrence SJ, Blackwell C, Caterson ID, Sullivan CE. Neuroendocrine dysfunction in sleep apnea: reversal by continuous positive airways pressure therapy. J Clin Endocrinol Metab. 1989;68(2):352–8.

[75] Polo-Kantola P, Rauhala E, Helenius H, Erkkola R, Irjala K, Polo O. Breathing during sleep in menopause: a randomized, controlled, crossover trial with estrogen therapy. Obstet Gynecol. 2003;102(1):68–75.

[76] Tasali E, Chapotot F, Leproult R, Whitmore H, Ehrmann DA. Treatment of obstructive sleep apnea improves cardiometabolic function in young obese women with polycystic ovary syndrome. J Clin Endocrinol Metab. 2011;96(2):365–74.

第十二章　女性与日间过度嗜睡

Nidhi S. Undevia

引　言

本章探讨 OSAS 及不宁腿综合征以外的原发性睡眠障碍相关的日间过度嗜睡(EDS),包括发作性睡病,复发性嗜睡症,特发性嗜睡症,行为问题所致睡眠不足综合征以及疾病、药物或物质因素所致的过度嗜睡。

多年来,研究表明睡眠障碍尤其是日间嗜睡症状在女性中更常见。2007 年,美国睡眠人群调查研究显示,40~60 岁女性中 20%主诉有影响日间生活的嗜睡[1]。已有证据表明,其嗜睡的原因至少部分是由于女性更易发生睡眠剥夺所致[2]。来自日本的针对在岗人员的一项研究显示,需要照料家庭的女性比不需要照料家庭的女性以及独居女性更易患EDS,而对于男性来说,家庭却成为减少男性睡眠剥夺发生的保护性因素[3],提示超额工作及家庭责任是导致女性更易发生睡眠不足的原因之一[3]。然而,瑞典针对 5 580 名女性的横断面研究显示,有孩子并不增加过度嗜睡的风险。研究发现其中 16.1%报告有日间嗜睡,随着年龄的增长日间嗜睡的风险下降,而焦虑和抑郁与过度嗜睡高度相关[4]。尽管女性夜间总睡眠时间(TST)及睡眠效率与男性相似,但日间小睡则少于男性[5]。因此,实际上女性总睡眠时间较短。且女性睡眠障碍常常被漏诊,也是导致女性过度嗜睡患病率较高的因素之一。

Epworth 嗜睡评估量表(ESS)是目前最为常用的 EDS 及睡眠障碍

筛查工具之一(见表 12-1)。ESS 是一简单易行的自我评估问卷,通过量化 8 种常见日常生活情境中打瞌睡或者入睡的可能性来评价总体日间嗜睡程度[6]。最近一项研究显示 ESS 更易发现男性的主观嗜睡。因为 ESS 与男性其他主观测试结果显著相关,提示 ESS 对男性主观嗜睡的敏感性高于女性。研究表明,男性与女性对嗜睡相关问题的回答情况并不相同[7]。新近针对老年白种人和黑种人女性的研究发现,ESS 作为评估老年女性自述睡眠问题的方法,具有较高的信度和效度[8]。三分之一是由于激素水平变化及其对女性睡眠的影响。成人中 EDS 的发生存在性别差异,而在青春期前的儿童中并未发现[9]。日间嗜睡等睡眠问题在围绝经期女性和绝经后女性中比较普遍,且与潮热、睡眠呼吸暂停、不宁腿综合征以及抑郁导致的睡眠紊乱相关。多个研究显示,患严重经前综合征的女性比症状较轻者更易发生嗜睡[10,11]。月经相关嗜睡以及激素水平变化的关系将在本章做详细讨论,而激素水平变化对睡眠的影响已在第 5 章中谈及。

表 12-1　Epworth 嗜睡评估量表

0=从不打瞌睡	≥9 分提示嗜睡
1=轻度打瞌睡可能	
2=中度打瞌睡可能	
3=高度打瞌睡可能	
情境	打瞌睡可能
坐着阅读书刊	0 1 2 3
看电视	0 1 2 3
在公共场所坐着不动(例如,剧院或者开会)	0 1 2 3
作为乘客坐在汽车中持续 1 小时不间断	0 1 2 3
当环境允许时,下午躺着休息	0 1 2 3
坐着跟别人说话	0 1 2 3
午餐未饮酒,餐后安静坐着	0 1 2 3
堵车时停下来在车里待几分钟	0 1 2 3

　　在讨论女性嗜睡相关的特定疾病之前,首先需要简单介绍睡眠医学中常用的各种诊断性检查,这些指标在本书的其他章节也将提到。

诊 断 性 检 查

多导睡眠图

多导睡眠图监测通常进行全夜监测,包括睡眠过程中的脑电图、眼动图、肌电图、氧饱和度、肢体运动、口鼻气流、心电图及胸腹运动。

多次小睡潜伏期试验

多次小睡潜伏期试验(MSLT)是检测正常觉醒状态下的入睡倾向的有效方法。该试验包括日间的 5 次小睡,每次间隔 2 h。平均入睡潜伏期≤8 min 即为嗜睡,10 min 及以上为正常。

醒觉维持试验

醒觉维持试验(MWT)检测的是受试者在安静、黑暗的环境下保持清醒的能力。整个试验包括 4 次小睡,每次 40 min,间隔 2 h,第 1 次小睡在早晨起床 1~3.5 h 后进行。平均睡眠潜伏期<19.4 min 被认为存在日间嗜睡[12,13]。

导致 EDS 的原发性睡眠障碍

除 OSA 和 RLS 以外,能导致日间过度嗜睡症状的原发性睡眠障碍包括发作性睡病、复发性嗜睡症,特发性嗜睡症,行为问题所致睡眠不足综合征以及疾病、药物或物质性过度嗜睡、非物质依赖或已知生理原因所致的过度嗜睡。这些疾病状态罗列在第二版的《睡眠障碍国际分类(ICSD-2)》中,分类为"中枢性过度嗜睡,而非源于生物学节律性睡眠障碍、睡眠相关的呼吸障碍,或者其他干扰夜间睡眠的因素"[14]。本章将就每一种疾病分别进行讨论。

发 作 性 睡 病

发作性睡病是一种以日间过度嗜睡、猝倒、睡眠麻痹及入睡前/初醒时幻觉为特征的神经系统疾病,诊断为该病的患者不一定 4 种症状同时具有。猝倒是发作性睡病的特有症状,而其他症状可以出现在严重睡眠剥夺的人群。男女均可患病,但男性略多。通常情况下,其为缓慢起病,症状常初发于 20～30 岁时,但病例报道显示发作性睡病可在儿童期发病,部分病例直到中年期才得到确诊[15,16]。有猝倒的发作性睡病患病率为 1/2 000。

EDS 是诊断发作性睡病的必要条件。与其他以嗜睡为主要表现的睡眠疾病相似,发作性睡病患者常在放松或久坐不动的环境下易打瞌睡,或者在这些情况下需要额外的努力去维持觉醒状态[17]。发作性睡病的日间过度嗜睡与其他睡眠障碍的嗜睡无任何差别。这种"睡眠发作"并非像人们通常认为的那样会突然进入睡眠,而是类似于睡眠剥夺后或严重睡眠紊乱疾病中出现的明显嗜睡症状[17]。睡眠发作的持续时间可以从数秒钟到数分钟不等。发作性睡病患者的小睡特征是具有可恢复精力性。嗜睡通常是发作性睡病的首发症状。猝倒是发作性睡病的特征性表现,是指患者在强烈情绪刺激(典型的如生气、大笑)的情况下出现双侧肌张力部分或完全丧失。肌张力下降可发生在部分肌群中,下降幅度可较小,症状可较轻微如双侧眼睑下垂、垂头、口齿不清或手持物品滑落,严重者可全身瘫痪而摔倒。猝倒发生常持续数秒至 2～3 min,有时可能更长[17]。呼吸肌群及眼动肌群不受累。猝倒状态是猝倒的罕见类型,其特征是可持续数小时。猝倒症状出现通常不早于嗜睡症状,而是与嗜睡症状同时或延迟 1～30 年出现。入睡前或觉醒时幻觉是指在入睡前或觉醒后出现生动的知觉体验。这些幻觉通常是不愉快的,并与巨大威胁感或死亡的恐惧感相关。睡眠麻痹是指在睡眠与觉醒的转换过程中出现一过性全身活动不能或说话不能。这些症状常使患者感到内心恐慌。

夜间睡眠常被频繁的觉醒打断,而患者常抱怨失眠。其他睡眠相关问题包括睡眠呼吸障碍、周期性肢体运动、NREM 期异态睡眠以及 REM 期睡眠行为异常。

第二版《睡眠障碍国际分类》(ICSD - 2)将发作性睡病分为多个类型:包括伴猝倒的发作性睡病、非猝倒型发作性睡病、疾病相关发作性睡病以及非特指的发作性睡病[14]。发作性睡病的诊断要求几乎每日发生

EDS,且至少 3 个月及以上。尽可能行整夜 PSG 及随后的多次小睡潜伏期试验(MSLT)以确诊。MSLT 所示的平均睡眠潜伏期需≤8 min,以及 2 次或以上睡眠始发快速眼动期(Sleep onset REM periods, SOREMP)。或者通过检测脑脊液中食欲素-1 水平来诊断(见表 12-2)。通过有无明确的猝倒来区分猝倒型发作性睡病与非猝倒型(见表 12-2 和表 12-3)。和疾病相关的发作性睡病是指与内科或神经科疾患相关。与发作性睡病相关的疾病包括肿瘤、结节病、多发性硬化、头部外伤、强直性肌营养不良症、Prader-Will 综合征、帕金森病以及多系统萎缩。

表 12-2　猝倒型发作性睡病的诊断标准

患者主诉几乎每日发生 EDS,且至少 3 个月及以上

明确的猝倒史,定义为情绪所诱发的、突然的、短暂的肌张力丧失

需进行整夜 PSG 及随后的 MSLT 以确诊;MSLT 所示的平均睡眠潜伏期需≤ 8 min,以及该测试前夜在足够的夜间睡眠(至少 6 h)情况下出现 2 次或以上的睡眠始发快速眼动期(SOREMPs)。或者,脑脊液中食欲素-1 水平≤110 pg/ml 或≤正常平均参考值的 1/3

过度嗜睡不能用其他的睡眠障碍、内科或神经科疾病、精神障碍、用药或者物质滥用来更好地解释

The international classification of sleep disorders: diagnostic and coding manual. 2nd ed. Westchester, IL. American Academy of Sleep Medicine, 2005.(经过美国睡眠医学会的许可)

表 12-3　非猝倒型的发作性睡病的诊断标准

患者主诉几乎每日发生 EDS,且至少 3 个月及以上

并无典型的猝倒发作,而可能存在可疑的或非典型的类似猝倒的情况

需进行整夜 PSG 及随后的 MSLT 以确诊;MSLT 所示的平均睡眠潜伏期需≤ 8 min,以及该测试前夜在足够的夜间睡眠(至少 6 h)情况下出现 2 次或以上的 SOREMPs

过度嗜睡不能用其他的睡眠障碍、内科或神经科疾病、精神障碍、药物或者物质滥用来更好地解释

The international classification of sleep disorders: diagnostic and coding manual. 2nd ed. Westchester, IL. American Academy of Sleep Medicine, 2005.(经过美国睡眠医学会的许可)

遗传学/病理生理学机制

许多研究证实发作性睡病受遗传因素的影响。猝倒型发作性睡病与

人类白细胞抗原亚型 HLA‐DR1501(DR15 或 DR2)密切相关,而HLA‐DQB1‐0602(DQ)与发作性睡病相关。最常见的猝倒型发作性睡病 HLA 标志是 DQB1 ∗ 0602,其基因频率为 85%～95%。在非猝倒型发作性睡病,HLA DQB1 ∗ 0602 的频率也有增加(约 40%)。肿瘤坏死因子(TNF‐α 和 TNF 受体 2 基因)基因多态性也被证实与其发病相关[18,19]。两种下丘脑多肽下丘脑泌素 I 和 II(亦称为食欲素 A、B)[20]在发作性睡病的发病机制中起重要作用[21]。动物模型研究显示,下丘脑分泌素 2‐受体基因缺失可导致实验犬发作性睡病的发生[22],而下丘脑分泌素基因敲除的小鼠于清醒状态下和猝倒时可发生 REM 睡眠[23]。发作性睡病患者中,位于下丘脑的脑分泌素合成细胞减少 85%～95%[24]。大部分有猝倒症状的发作性睡病患者脑脊液中下丘脑分泌素水平无法测出[25]。血清中下丘脑分泌素水平正常,提示发作性睡病的病变部位位于大脑中枢。发作性睡病伴猝倒具有特定基因型,并非与下丘脑分泌素通路相关,这部分患者脑脊液中下丘脑分泌素水平在正常范围[26]。另一研究发现,非猝倒型发作性睡病患者的下丘脑分泌素分泌细胞的数量减少了 1/3[27]。下丘脑分泌素神经元丢失的机制可能与自身免疫有关。然而,目前尚未发现下丘脑分泌素及其受体的抗体[28,29]。有研究报道发作性睡病新发患者的抗链球菌抗体增加,提示链球菌感染可能是自身免疫过程的触发因素[30]。

治疗

目前,尚无针对发作性睡病病因的特异性治疗。治疗目标包括控制嗜睡以及其他睡眠相关症状[31]。非药物治疗应包括避免睡眠剥夺以及保持良好睡眠卫生。小睡可以帮助维持日间警觉。目前,美国食品药品监督管理局（FDA）批准用于发作性睡病的药物包括:莫达非尼(modafinil)、阿莫达非尼(armodafinil)、羟丁酸钠(sodium oxybate)、安非他明(ampohetamines)和哌甲酯(methylphenidate)[31]。

过去一直应用刺激剂来治疗 EDS,如哌甲酯或右旋安非他明,但是最近莫达非尼(modafinil)和阿莫达非尼(armodafinil)已经成为大多数患者的一线治疗。莫达非尼是一种新型促进维持觉醒的药物,其化学成分及药理学特性与其他刺激剂不同。莫达非尼成瘾性低[32],已成为目前治疗发作性睡病相关日间嗜睡的一线方案以及标准治疗策略[33]。莫达非尼并非多巴胺受体激动剂[34,35],不会引起中枢神经系统的广泛兴奋[36],而是通过选择性调节下丘脑-大脑皮质通路以维持觉醒。该通路在睡眠及觉醒的生理调控中起重要作用[37,38]。治疗剂量通常为每天 200～400 mg,不过部分患者可能需要更高剂量[39]。阿莫达非尼是莫达非尼的右旋对映异构体,其治疗作用及不良反应与莫达非尼类似,但是其清除半衰期较长。羟丁酸钠为 γ-羟基丁酸(GHB)钠盐,是大脑内源性物质,对治疗发作性睡病日间嗜睡有效。其被发现为存在于哺乳动物下丘脑,基底神经节以及古皮质的 4 碳脂肪酸[40]。在欧洲,羟丁酸钠已经作为麻醉药物应用多年。尽管经鼻下丘脑分泌素激动剂的使用可能给治疗带来希望[41,42],但是治疗过度嗜睡的下丘脑分泌素激动剂的研发进程仍然缓慢。

大多数用于治疗猝倒的药物都具有抑制 REM 睡眠的作用。传统治疗猝倒的药物为三环类抗抑郁药或氟西汀。近来,一种特定的药物羟丁酸钠被批准用于猝倒的治疗。已有研究证实羟丁酸钠对猝倒有长期疗效。与三环类抗抑郁药不同的是,目前尚未发现羟丁酸钠治疗中断会导致猝倒症状反跳[43]。治疗剂量为每天 4.5～9 g,分两次在夜间口服(一次在睡前口服,另一次在睡眠中期口服,通常在首次服药后 3 h)。羟丁酸钠及抗抑郁药物亦可用于治疗发作性睡病相关的夜间睡眠片断化、入睡前幻觉及睡眠麻痹。

复发性嗜睡症

复发性嗜睡症是指反复发生的常伴随其他症状的过度嗜睡,通常间隔数周或数月。发作期通常持续数天至数周,每年反复 1～10 次。发作间期的睡眠和一般行为须正常。Kleine-Levin 综合征(KLS)和月经相关性复发嗜睡症是复发性嗜睡症的两种不同的临床类型。如表 12－4所示。

表 12 - 4　诊断标准：复发性过度嗜睡（包括 Kleine-Levin
综合征（KLS）和月经相关性嗜睡症）

患者经历反复发作过度嗜睡，持续 2 天～4 周
发作至少每年 1 次
发作间歇期患者的警觉性，认知和行为均正常
过度嗜睡不能用其他睡眠障碍、内科或神经科疾病、精神疾病、用药以及物质滥用等更好地解释

The international classifi cation of sleep disorders: diagnostic and coding manual. 2nd ed. Westchester, IL. American Academy of Sleep Medicine, 2005. (经过美国睡眠医学会的许可)

　　KLS 的男/女之比大约为 4∶1。可存在行为异常：如暴食、性欲亢进、易怒及具有攻击性。KLS 的发病年龄通常为 10～20 岁。在近第 1 次发病前偶尔有流感样疾病或者感染，提示与自身免疫紊乱相关。HLA DQB1＊02 在 KLS 患者中的频率增高，表明存在遗传易感性。也可见 KLS 的一些家族性病例报道[44-47]。脑脊液（CSF）分析在正常范围内，包括下丘脑分泌素-1 水平，其在猝倒型发作性睡病中分泌不足。

　　月经周期相关嗜睡的描述较少但却为一种独立的疾病，其实质是与月经周期相关的周期性嗜睡。通常于初潮发生后的数月后被发现。EDS 通常在排卵后出现并持续 1～2 周，在月经期到来时突然缓解。Billiard 等学者于 1975 年首次报道月经周期相关性嗜睡，该病例是一名 13 岁女童，在每次月经周期中反复出现嗜睡症状，发作时每 24 h 平均主观睡眠时间达 14 h 19 min，Wilkinson 添加测试结果提示能力水平显著下降（该测试常用于评估睡眠缺失严重程度，通常是通过让患者做 1 h 的常用数字添加，并结合其他试验）。激素水平检查并无明显异常。由于周期性嗜睡与月经周期的结束关系最为密切，因此提示孕酮可能在其中发挥作用。该病例通过口服避孕药，以抑制排卵获得成功治疗[48]。Papy 等学者对另 1 名月经周期相关性嗜睡患者进行 8 年随访，发现周期性嗜睡者的脑电图并无明显异常。该患者最初嗜睡症状出现于月经期后 5～6 天，而后嗜睡症状常出现在排卵期。与前一个病例相似，该患者激素水平变化亦无明显异常，并且予以口服避孕药后症状得到改善[49]。Sachs 等于 1982 年对 1 名患有月经周期相关性嗜睡的 16

岁女性住院治疗 31 天后进行 3 年随访。该患者的神经系统检查及妇科检查均无异常，血清生殖激素水平亦正常，而脑脊液中高香草酸及 5 - 羟基吲哚乙酸水平在嗜睡症状期明显低于无症状期。与前述两个病例相似，嗜睡症状仅与排卵相关，口服避孕药（OCP）可阻断排卵而使症状缓解。若治疗中止，排卵与周期性嗜睡又会再次出现，而再次予以 OCP 即可改善症状。最后一个病例，3 年中类似的治疗与症状反复的情况共出现了 2 次[50]。Bamford 在 1993 年报道了 1 例具有相同症状的年龄较大（42 岁）的女性患者。该患者在服用甲氧氯普胺（胃复安）后出现月经周期停止，但这并没有改善 EDS，反而使 EDS 症状更不稳定。其催乳素水平在嗜睡症状出现时显著升高。与前 3 例病例不同的是，激素替代治疗效果不佳，而低剂量的哌甲酯可有效改善其嗜睡症状[51]。前述所报道的病例均排除了引起嗜睡的内科及精神疾病史。也有研究发现，围月经期相关性嗜睡好发于经前期症状明显的女性，常出现在黄体期，而经前期症状较轻者则常在黄体期出现失眠[52]。新近报道的一例 KLS 男性的姐妹患有月经相关性过度嗜睡，进一步支持该疾病具有遗传易感性[53]。

病理生理学机制

　　基于日间嗜睡发作常伴有高催乳素水平，Bamford 提出一个假说，认为多巴胺能及单胺能神经递质系统可能参与了月经周期相关的日间嗜睡的发病过程。理论上讲，这些神经递质亦与另一种发作性过度嗜睡疾病 Kleine-Levin 综合征（KLS）相关。临床资料完整的病例研究显示，KLS 患者的大脑影像学及 MRI 正常。但是，单光子发射计算机体层显像（SPECT）显示在症状期下丘脑出现低灌注区域，在无症状期恢复正常[54—56]。

诊断

　　目前尚无确诊 KLS 的客观方法。对于月经相关性过度嗜睡，通常依据有症状期和发作后标准化 MSLT 及 PSG 检查作出诊断。上述检查不应早于症状发作开始后的第 2 个晚上,并在检查的次日评估最大嗜睡程度,于症状结束＞2 周后复查以对发作间歇期进行评估[57]。

治疗

复发性嗜睡的治疗方法包括兴奋剂或激素治疗(针对月经相关性过度嗜睡患者)。兴奋剂常用于症状发作期,目前推荐使用莫达非尼,其不良反应小且成瘾性低。对于 KLS,兴奋剂在症状期有效,但不能预防复发。尚未发现药物能降低整体的复发率,也不能改善发作的最初几天的症状[58]。基于对 5 例患者的小样本观察,发现锂剂可能对治疗 KLS 有效,可以缩短过度嗜睡的发作持续时间,且在发作的治疗期间未见异常行为表现[59]。

激素治疗如口服避孕药治疗(OCPs)及激素替代治疗已被证实能有效治疗月经相关性过度嗜睡。

特 发 性 嗜 睡

近年来发现特发性嗜睡(IH)临床表现具有异质性,因此很难确切界定。早先的描述包括两种形式: ① 多症状型,特征是 EDS,夜眠时间异常延长、清醒期出现睡醉状态;② 单症状型,仅表现为 EDS[60]。ICSD-2 区分为长睡眠时间特发性嗜睡以及非长睡眠时间特发性嗜睡(见表 12-5~表 12-6)。IH 的特征性表现为持续存在的严重过度嗜睡。典型表现为小睡不能使精力恢复,觉醒后意识恍惚(睡醉状态)。患者常自述早晨觉醒困难,通常需要特殊的设备或方式辅助才能醒来。长睡眠时间者,通常会有一个明显延长主要睡眠发作(见表 12-5)。IH 的患病率尚不清楚;不过,近些年诊断频率低于以往,可能是由于目前的诊断标准更加严格。典型 IH 的起病在 25 岁以前,无明显性别差异。一旦发病,其严重程度相对稳定,且持续较长时间。需应用多导睡眠图排除其他原因的日间嗜睡,MSLT 必须满足平均睡眠潜伏期＜8 min,以及 SOREMPs 少于 2 个。

表 12 - 5 诊断标准：伴长时间睡眠的特发性嗜睡

患者主诉几乎每日出现的日间过度嗜睡，至少 3 个月

经过访谈、活动记录仪或者睡眠日志记录的患者夜间睡眠时间延长（>10 h）。清晨或者小睡后几乎总是感觉醒来费力

夜间多导睡眠监测排除其他原因引起的日间嗜睡

多导睡眠监测提示睡眠潜伏期缩短以及主体睡眠期延长至≥10 h

如果在整夜多导睡眠监测后进行 MSLT，可发现平均睡眠潜伏期<8 min，所记录到的 SOREMPs 少于 2 次。特发性嗜睡的平均睡眠潜伏期为(6.2±3.0)min

过度嗜睡不能用其他睡眠疾病、内科或者神经疾病、精神疾病、药物以及物质滥用来更好地解释

The international classifi cation of sleep disorders: diagnostic and coding manual. 2nd ed. Westchester, IL. American Academy of Sleep Medicine, 2005.（经过美国睡眠医学会的许可）

表 12 - 6 诊断标准：不伴长时间睡眠的特发性嗜睡

患者主诉几乎每日出现的日间过度嗜睡，至少 3 个月

经过访谈、活动记录仪或者睡眠日志记录的患者夜间睡眠正常（>6 h,但<10 h）

夜间多导睡眠监测排除其他原因引起的日间嗜睡

多导睡眠监测提示主体睡眠期的持续时间正常（>6 h,但<10 h）

如果在整夜多导睡眠监测后进行 MSLT，可发现平均睡眠潜伏期<8 min，所记录到的 SOREMPs<2 次。特发性嗜睡的平均睡眠潜伏期为(6.2±3.0)min

过度嗜睡不能用其他睡眠疾病，内科或者神经疾病，精神疾病，药物以及物质滥用来更好地解释

The international classification of sleep disorders: diagnostic and coding manual. 2nd ed. Westchester, IL. American Academy of Sleep Medicine, 2005.（经过美国睡眠医学会的许可）

病理生理学机制

由于缺少 IH 相应的动物模型，对该病的病理生理学机制的了解远不及发作性睡病[61]。有研究显示，与发作性睡病不同的是，IH 患者的脑脊液下丘脑分泌素水平正常或增高[62]。但发作性睡病及 IH 患者的瘦素水平均下降[63]。

治疗

莫达菲尼、苯丙胺、甲基苯丙胺及右旋苯丙胺对治疗 IH 相关的日间嗜睡可能有效[31]。一项针对 24 例发作性睡病和 18 例 IH 的研究显示，莫达菲尼可以减少嗜睡发作次数[64]。

行为问题所致的睡眠不足综合征

行为问题所致的睡眠不足综合征，是指患者个人持续不能获得达到维持正常警觉和清醒水平所需充足的夜间睡眠。对增加睡眠时间有治疗反应性可以诊断该病[14]。

内科疾病相关的嗜睡

内科疾病相关过度嗜睡的直接原因是所合并的内科或神经科疾病。不伴有猝倒症状，且不符合发作性睡病的诊断标准。只有当内科疾病直接导致过度嗜睡时才能诊断为内科疾病相关的嗜睡。心理因素、药物或毒品所致的过度嗜睡分别归类为其他的类别。夜间睡眠应超过 6 h，且不合并其他睡眠紊乱，如睡眠相关的呼吸疾病或周期性腿动等。临床和病理亚型包括：帕金森病相关嗜睡、创伤后过度嗜睡、家族遗传疾病、脑肿瘤、感染或中枢神经系统病变、内分泌疾病（特别是甲状腺功能低下），以及继发于中毒或代谢异常的过度嗜睡[14]。

药物和物质滥用所致过度嗜睡

药物和物质滥用所致过度嗜睡诊断需符合：确认为继发于药物和物质滥用后的夜间睡眠过度、日间过度嗜睡或过多的小睡。嗜睡可能与刺激性药物的撤除以及使用镇静催眠药物或具有镇静作用的药物相关。应用镇静药物可能增加睡眠呼吸障碍，应予以排除[14]。关于导致过度嗜睡的药物不在本章做详细讨论,但是,大多数这类药物以及具有药理作用的物质拥有某些共同的特性,大多数亲脂性高,作用于多巴胺、胆碱能或者组胺受体。除了这些直接作用外,药物和物质可以通过干扰睡眠结构和作为戒断症状导致 EDS。表 12 - 7 罗列了与 EDS 相关的药物分类。

表 12 - 7　与日间过度嗜睡(EDS)相关药物分类

镇痛药
平喘药
抗惊厥药
抗抑郁药
抗组胺药
降压药
治疗帕金森药物
抗精神病药
苯二氮䓬类药物
止吐剂
兴奋剂撤除

非物质或非已知生理因素所致的过度嗜睡

据报道非物质或非已知生理因素所致的过度嗜睡患者中,症状包括夜间睡眠时间长、日间嗜睡或过度的小睡。患者通常过度关注于他们的嗜睡。与嗜睡相关的精神状态包括情绪障碍、转换障碍或其他精神障碍[14]。日间嗜睡是抑郁的表现之一,尤其是在女性中更为明显。Khan 等学者在男女双胞胎中发现严重抑郁的症状存在性别差异,其中女性在严重抑郁发作时更易出现疲劳、嗜睡及精神运动性抑制,而男性则易表现为失眠及焦虑[65]。另外,女性抑郁症的患病率是男性的 2 倍,且在女性双相障碍患者中更多见[66]。尽管抑郁症为排除性诊断,但基于以上几点因素,在以疲劳和日间嗜睡为主诉的女性患者的鉴别诊断时需考虑抑郁症的可能。精神性嗜睡的患者常伴有夜间睡眠紊乱,尽管其主观症状明显,但客观评估的日间嗜睡在正常范围内。这一点与原发性嗜睡不同,这类患者夜间睡眠正常,但主观及客观的嗜睡程度评估结果均为异常[67]。

结　论

日间嗜睡在发达国家中很普遍,女性比男性更为常见。这种性别差异可能原因包括:女性睡眠剥夺更为严重、激素变化及某些原发性、继发性睡眠障碍疾病较为高发等。

参考文献

[1] Chasens ER, Twerski SR, Yang K, Umlauf MG. Sleepiness and health in midlife women: results of the National Sleep Foundation's 2007 Sleep in America poll. Behav Sleep Med. 2010;8(3):157–71.

[2] Liu X, Uchiyama M, Kim K, etal. Sleep loss and daytime sleepiness in the general adult population of Japan. Psychiatry Res. 2000;93(1):1–11.

[3] Doi Y, Minowa M. Gender differences in excessive daytime sleepiness among Japanese workers. Soc Sci Med. 2003;56(4):883–94.

[4] Theorell-Haglow J, Lindberg E, Janson C. What are the important risk factors for daytime sleepiness and fatigue in women? Sleep. 2006;29(6):751–7.

[5] Lichstein KL, Durrence HH, Riedel BW, Taylor DJ, Bush AJ. Epidemiology of sleep. Mahwah, NJ: Lawrence Erlbaum Associates; 2004.

[6] Johns M, Hocking B. Daytime sleepiness and sleep habits of Australian workers. Sleep. 1997;20(10):844–9.

[7] Baldwin CM, Kapur VK, Holberg CJ, Rosen C, Nieto FJ. Associations between gender and measures of daytime somnolence in the Sleep Heart Health Study. Sleep. 2004;27(2):305–11.

[8] Beaudreau SA, Spira AP, Stewart A, etal. Validation of the Pittsburgh Sleep Quality Index and the Epworth Sleepiness Scale in older black and white women. Sleep Med. 2011;13(1):36–42.

[9] Liu X, Sun Z, Uchiyama M, Shibui K, Kim K, Okawa M. Prevalence and correlates of sleep problems in Chinese schoolchildren. Sleep. 2000;23(8):1053–62.

[10] Baker FC, Colrain IM. Daytime sleepiness, psychomotor performance, waking EEG spectra and evoked potentials in women with severe premenstrual syndrome. J Sleep Res. 2010;19 (1 Pt 2):214–27.

[11] Lamarche LJ, Driver HS, Wiebe S, Crawford L. JM DEK. Nocturnal sleep, daytime sleepiness, and napping among women with significant emotional/behavioral premenstrual symptoms. J Sleep Res. 2007;16(3):262–8.

[12] Doghramji K, Mitler MM, Sangal RB, etal. A normative study of the maintenance of wakefulness test (MWT). Electroencephalogr Clin Neurophysiol. 1997;103(5):554–62.

[13] Mitler MM, Doghramji K, Shapiro C. The maintenance of wakefulness test: normative data by age. J Psychosom Res. 2000;49(5):363–5.

[14] American Academy of Sleep Medicine. The international classification of sleep disorders: diagnostic and coding manual. 2nd ed. Westchester, IL: American Academy of Sleep Medicine; 2005.

[15] Rye DB, Dihenia B, Weissman JD, Epstein CM, Bliwise DL. Presentation of narcolepsy after 40. Neurology. 1998;50(2):459–65.

[16] Wise MS. Childhood narcolepsy. Neurology. 1998;50(2 Suppl 1):S37–42.

[17] Black JE, Brooks SN, Nishino S. Narcolepsy and syndromes of primary excessive daytime somnolence. Semin Neurol. 2004;24(3):271–82.

[18] Wieczorek S, Gencik M, Rujescu D, etal. TNFA promoter polymorphisms and narcolepsy. Tissue Antigens. 2003;61(6):437–42.

[19] Kato T, Honda M, Kuwata S, etal. Novel polymorphism in the promoter region of the tumor necrosis factor alpha gene: no association with narcolepsy. Am J Med Genet. 1999;88(4):301–4.

[20] Sakurai T, Amemiya A, Ishii M, etal. Orexins and orexin receptors: a family of hypothalamic neuropeptides and G protein-coupled receptors that regulate feeding behavior. Cell. 1998;92(4):573–85.

[21] Kanbayashi T, Inoue Y, Chiba S, etal. CSF hypocretin-1 (orexin-A) concentrations in narcolepsy with and without cataplexy and idiopathic hypersomnia. J Sleep Res. 2002;11(1):91–3.

[22] Lin L, Faraco J, Li R, etal. The sleep disorder canine narcolepsy is caused by a mutation in the hypocretin (orexin) receptor 2 gene. Cell. 1999;98(3):365–76.

[23] Chemelli RM, Willie JT, Sinton CM, etal. Narcolepsy in orexin knockout mice: molecular genetics of sleep regulation. Cell. 1999;98(4):437–51.

[24] Thannickal TC, Moore RY, Nienhuis R, etal. Reduced number of hypocretin neurons in human narcolepsy. Neuron. 2000;27(3):469–74.

[25] Nishino S, Ripley B, Overeem S, Lammers GJ, Mignot E. Hypocretin (orexin) deficiency in human narcolepsy. Lancet. 2000;355(9197):39–40.

[26] Khatami R, Maret S, Werth E, etal. Monozygotic twins concordant for narcolepsy-cataplexy without any detectable abnormality in the hypocretin (orexin) pathway. Lancet. 2004;363(9416):1199–200.

[27] Thannickal TC, Nienhuis R, Siegel JM. Localized loss of hypocretin (orexin) cells in narcolepsy without cataplexy. Sleep. 2009;32(8):993–8.

[28] Scammell TE. The frustrating and mostly fruitless search for an autoimmune cause of narcolepsy. Sleep. 2006;29(5):601–2.

[29] Tanaka S, Honda Y, Inoue Y, Honda M. Detection of autoantibodies against hypocretin, hcrtrl, and hcrtr2 in narcolepsy: anti-Hcrt system antibody in narcolepsy. Sleep. 2006;29(5):633–8.

[30] Aran A, Lin L, Nevsimalova S, etal. Elevated anti-streptococcal antibodies in patients with recent narcolepsy onset. Sleep. 2009;32(8):979–83.

[31] Morgenthaler TI, Kapur VK, Brown T, etal. Practice parameters for the treatment of narcolepsy and other hypersomnias of central origin. Sleep. 2007;30(12):1705–11.

[32] Thorpy MJ, Schwartz JR, Kovacevic-Ristanovic R, Hayduk R. Initiating treatment with modafinil for control of excessive daytime sleepiness in patients switching from methylphenidate: an open-label safety study assessing three strategies. Psychopharmacology (Berl). 2003;167(4):380–5.

[33] Littner M, Johnson SF, McCall WV, etal. Practice parameters for the treatment of narcolepsy: an update for 2000. Sleep. 2001;24(4):451–66.

[34] Akaoka H, Roussel B, Lin JS, Chouvet G, Jouvet M. Effect of modafinil and amphetamine on the rat catecholaminergic neuron activity. Neurosci Lett. 1991;123(1):20–2.

[35] Ferraro L, Antonelli T, O'Connor WT, Tanganelli S, Rambert FA, Fuxe K. Modafinil: an antinarcoleptic drug with a different neurochemical profile to d-amphetamine and dopamine uptake blockers. Biol Psychiatry. 1997;42(12):1181–3.

[36] Engber TM, Koury EJ, Dennis SA, Miller MS, Contreras PC, Bhat RV. Differential patterns of regional c-Fos induction in the rat brain by amphetamine and the novel wakefulness-promoting agent modafinil. Neurosci Lett. 1998;241(2–3):95–8.

[37] Lin JS, Hou Y, Jouvet M. Potential brain neuronal targets for amphetamine-, methylphenidate-, and modafinil-induced wakefulness, evidenced by c-fos immunocytochemistry in the cat. Proc Natl Acad Sci U S A. 1996;93(24):14128–33.

[38] Scammell TE, Estabrooke IV, McCarthy MT, etal. Hypothalamic arousal regions are activated during modafinil-induced wakefulness. J Neurosci. 2000;20(22):8620–8.

[39] Schwartz JR, Feldman NT, Bogan RK. Dose effects of modafinil in sustaining wakefulness in

narcolepsy patients with residual evening sleepiness. J Neuropsychiatry Clin Neurosci. 2005;17(3):405–12.

[40] Scrima L, Hartman PG, Johnson Jr FH, Thomas EE, Hiller FC. The effects of gamma-hydroxybutyrate on the sleep of narcolepsy patients: a double-blind study. Sleep. 1990;13(6):479–90.

[41] Dhuria SV, Hanson LR, Frey 2nd WH. Intranasal drug targeting of hypocretin-1 (orexin-A) to the central nervous system. J Pharm Sci. 2009;98(7):2501–15.

[42] Hallschmid M, Born J. Revealing the potential of intranasally administered orexin A (hypocretin-1). Mol Interv. 2008;8(3):133–7.

[43] U.S. Xyrem Multicenter Study Group. Sodium oxybate demonstrates long-term efficacy for the treatment of cataplexy in patients with narcolepsy. Sleep Med. 2004;5(2):119–23.

[44] Katz JD, Ropper AH. Familial Kleine-Levin syndrome: two siblings with unusually long hypersomnic spells. Arch Neurol. 2002;59(12):1959–61.

[45] Janicki S, Franco K, Zarko R. A case report of Kleine-Levin syndrome in an adolescent girl. Psychosomatics. 2001;42(4):350–2.

[46] Dauvilliers Y, Mayer G, Lecendreux M, etal. Kleine-Levin syndrome: an autoimmune hypothesis based on clinical and genetic analyses. Neurology. 2002;59(11):1739–45.

[47] BaHammam AS, GadElRab MO, Owais SM, Alswat K, Hamam KD. Clinical characteristics and HLA typing of a family with Kleine-Levin syndrome. Sleep Med. 2008;9(5):575–8.

[48] Billiard M, Guilleminault C, Dement WC. A menstruation-linked periodic hypersomnia. Kleine-Levin syndrome or new clinical entity? Neurology. 1975;25(5):436–43.

[49] Papy JJ, Conte-Devolx B, Sormani J, Porto R, Guillaume V. The periodic hypersomnia and megaphagia syndrome in a young female, correlated with menstrual cycle (author's transl). Rev Electroencephalogr Neurophysiol Clin. 1982;12(1):54–61.

[50] Sachs C, Persson HE, Hagenfeldt K. Menstruation-related periodic hypersomnia: a case study with successful treatment. Neurology. 1982;32(12):1376–9.

[51] Bamford CR. Menstrual-associated sleep disorder: an unusual hypersomniac variant associated with both menstruation and amenorrhea with a possible link to prolactin and metoclopramide. Sleep. 1993;16(5):484–6.

[52] Manber R, Bootzin RR. Sleep and the menstrual cycle. Health Psychol. 1997;16(3):209–14.

[53] Rocamora R, Gil-Nagel A, Franch O, Vela-Bueno A. Familial recurrent hypersomnia: two siblings with Kleine-Levin syndrome and menstrual-related hypersomnia. J Child Neurol. 2010;25(11):1408–10.

[54] Huang YS, Guilleminault C, Kao PF, Liu FY. SPECT findings in the Kleine-Levin syndrome. Sleep. 2005;28(8):955–60.

[55] Hong SB, Joo EY, Tae WS, Lee J, Han SJ, Lee HW. Episodic diencephalic hypoperfusion in Kleine-Levin syndrome. Sleep. 2006;29(8):1091–3.

[56] Poryazova R, Schnepf B, Boesiger P, Bassetti CL. Magnetic resonance spectroscopy in a patient with Kleine-Levin syndrome. J Neurol. 2007;254(10):1445–6.

[57] Rosenow F, Kotagal P, Cohen BH, Green C, Wyllie E. Multiple sleep latency test and polysomnography in diagnosing Kleine-Levin syndrome and periodic hypersomnia. J Clin Neurophysiol. 2000;17(5):519–22.

[58] Huang YS, Lakkis C, Guilleminault C. Kleine-Levin syndrome: current status. Med Clin North Am. 2010;94(3):557–62.

[59] Poppe M, Friebel D, Reuner U, Todt H, Koch R, Heubner G. The Kleine-Levin syndrome—effects of treatment with lithium. Neuropediatrics. 2003;34(3):113–9.

[60] Billiard M. Idiopathic hypersomnia. Neurol Clin. 1996;14(3):573–82.

[61] Billiard M, Dauvilliers Y. Idiopathic hypersomnia. Sleep Med Rev. 2001;5(5):349–58.

[62] Dauvilliers Y, Baumann CR, Carlander B, etal. CSF hypocretin-1 levels in narcolepsy, Kleine-Levin syndrome, and other hypersomnias and neurological conditions. J Neurol Neurosurg Psychiatry. 2003;74(12):1667–73.

[63] Bassetti C, Gugger M, Bischof M, etal. The narcoleptic borderland: a multimodal diagnostic approach including cerebrospinal fluid levels of hypocretin-1 (orexin A). Sleep Med. 2003;4(1):7–12.

[64] Bastuji H, Jouvet M. Successful treatment of idiopathic hypersomnia and narcolepsy with modafinil. Prog Neuropsychopharmacol Biol Psychiatry. 1988;12(5):695–700.

[65] Khan AA, Gardner CO, Prescott CA, Kendler KS. Gender differences in the symptoms of major depression in opposite-sex dizygotic twin pairs. Am J Psychiatry. 2002;159(8):1427–9.

[66] Sadock BJ, Sadock VA. Mood disorders. In: Sadock BJ, Sadock VA, editors. Kaplan and Sadock's synopsis of psychiatry: behavioral sciences/clinical psychiatry. 9th ed. Philadelphia: Lippincott Williams & Wilkins; 2002. p. 534–72.

[67] Vgontzas AN, Bixler EO, Kales A, Criley C, Vela-Bueno A. Differences in nocturnal and day-time sleep between primary and psychiatric hypersomnia: diagnostic and treatment implications. Psychosom Med. 2000;62(2):220–6.

第十三章 从女性的健康视角看异态睡眠

Cynthia L. Bodkin，Carlos H. Schenck 和 Michael J. Howell

引　言

异态睡眠是指在入睡时、睡眠中或从睡眠中醒来时身体发生的不良事件或经历[1]。异态睡眠包括不正常的举动、行为、情绪、知觉、梦境以及在夜晚任何时候发生的与任一睡眠阶段有关的自主神经系统功能紊乱。这些疾病可导致患者及其同床伴侣或室友受伤、睡眠中断、危害健康、心理压力和人际关系紧张。

异态睡眠可以影响任何年龄的人群——包括子宫内的胎儿（如同纪录片《睡中奔跑者：每日异态睡眠者背后的故事》所描述的[2]）。人们认为胎儿在母体子宫内的踢蹬就是"自主运动模式"的表现，即最原始的运动激活形式——在最原始的睡眠中并无抑制同时存在[3]。这种胎儿正常的运动激活逐渐发展，当其强度增大、持续时间延长，将会改变或扰乱母亲的睡眠，导致因胎儿异态睡眠引起的母亲失眠[1]。

异态睡眠往往涉及我们基本需求或最深本能欲望的释放。在睡眠中，这种中枢模式的驱动可以被不适当地激活，常伴怪异、可怕及有害的后果。睡眠中这些驱动行为（如行走、进食、性活动、暴力行为）的反复发生参与了疾病的病理过程。

异态睡眠可以被分为原发性异态睡眠（睡眠本身发生障碍）和继发性异态睡眠（其他器官疾病的睡眠期表现）[4,5]。从快速眼动（REM）睡眠期到非快速眼动（NREM）睡眠期，原发性异态睡眠包含 12 种诊断学分类[1]。本章主要讨论与女性相关的异态睡眠。

继发性异态睡眠可以根据涉及的器官与系统再进一步细分,如中枢神经系统(癫痫、头痛),心肺系统(心律失常、夜间心绞痛、夜间哮喘等)以及胃肠道系统(胃食管反流等)。此外,各种睡眠障碍可以促发继发性异态睡眠,如阻塞性睡眠呼吸暂停(OSA),其可通过睡眠片段化增加稳态睡眠驱动,还可导致突然觉醒而使异态睡眠发作。其他睡眠/昼夜节律紊乱及使用镇静剂均和异态睡眠行为密切相关。

在过去的 20 年中,发表了大量关于异态睡眠的研究,增加了人们对这些有趣行为的病理生理机制理解的广度和深度。这些研究使新的疾病逐渐被认知,并发现已知疾病的发生越来越频繁,发病年龄范围更广,且后果比已知的更为严重。此外,异态睡眠存在显著的性别差异,这也是本章讨论的主题之一。一些异态睡眠还具有明显的遗传背景,常常发现一个家庭中存在多人患异态睡眠,或者一个人同时患有多种异态睡眠。最后,一旦被正确诊断,大多数异态睡眠通过某种疗法可得到基本控制,即使达不到完全控制水平。

本章节首先列举女性异态睡眠的临床研究方法。接着将阐述其病理生理学机制和异态睡眠的个体化管理。包括非快速眼动(NREM)睡眠期异态睡眠(睡行症、意识模糊性觉醒及夜惊);以及快速眼动(REM)睡眠期异态睡眠,包括 REM 相关的睡眠行为障碍(RBD),其他形式的梦境相关睡眠行为异常及孤立性睡眠麻痹。先前认为 RBD 主要发生于老年男性。我们进一步阐述了累及女性的两种疾病状态,与目前分类有所不同,分别为睡眠相关进食障碍(SRED,睡食症)和睡眠相关的解离性障碍。有趣的是,SRED 的许多病例实际上是不宁腿综合征(RLS)患者的一种非运动症状。最后,我们将对妊娠期女性的异态睡眠进行系统讨论。

通过阅读本章内容,读者将了解与女性睡眠健康相关的 5 个方面内容:① 女性更易患特定的异态睡眠;② 异态睡眠对女性的不利影响与对男性的影响一样;③ 男性中多发的侵略性和暴力性异态睡眠也可对女性造成不利影响;④ 部分易感女性可出现经期前的异态睡眠;⑤ 异态睡眠可引起妊娠期的各种风险(见表 13 - 1)。

表 13-1　异态睡眠的性别差异

	女性为主	无性别差异	男性为主
NREM		睡行症 意识模糊性觉醒 睡惊症	睡眠性交症
REM		孤立性睡眠麻痹	REM期相关行为障碍
其他或病因不明	睡眠相关进食障碍 睡眠相关解离障碍 妊娠异态睡眠 月经异态睡眠		

异态睡眠的临床评价

异态睡眠的临床评价从详细询问病史开始。病史来源不应仅限于患者,如果可能的话,还需问询其床伴。床伴常常能提供最有价值的信息,应鼓励其陪同患者就诊。随访或就诊前完成筛查问卷(见表13-2),任何回答"是"均提示可能存在异态睡眠,需进一步询问。此外,应鼓励患者与其家庭成员沟通,从而获得更多观察到的信息。

表 13-2　异态睡眠的具体筛查问卷

1. 你或你的同床伴侣确信你过多地移动你的胳膊、腿或身体,或者睡眠过程中有令人不安的行为吗?
2. 你做梦时有动作吗,就好像你试图做出梦中的行为?
3. 在睡眠过程中,你是否曾经伤害到自己或者床伴儿?
4. 你是否梦游,或因夜间恐惧而发出喊叫或尖叫声?
5. 当你昏昏欲睡或睡眠时,是否感到腿部不适和/或剧烈抽动和跳来跳去?
6. 你会在夜间未完全清醒的状态下吃、喝或发生性行为吗?
7. 你会在早上醒来发觉你的口中有食物或觉得腹胀,早餐无食欲,或看到夜间留下的食物残渣?
8. 你的体重是否会莫名其妙地增加,并怀疑是否因为在夜间进食?
9. 别人是否告诉你,在睡眠中你对自己或同床伴侣有异常性行为,如长期和(或)暴力自慰,发出大声或令人反感的与性有关声音,或(不适当的)与你的同床伴侣的性接触?
10. 你的腿是否会感到不安或不舒服,从而迫使你起床走动并难以入睡?

11. 在你入睡或醒来时是否会突然肌肉麻痹发作？这种状况是否有时还伴有视觉、听觉或触觉幻觉？
12. 你在夜间入睡后是否会突然起身，然后离开房子，却不记得你做了什么？
13. 你在睡眠过程中是否有大声和长时间的呻吟，你自己可能并不知道，但是扰乱了他人的睡眠？
14. 你在昏昏欲睡或睡眠的过程中是否有身体摇摆、头部摇晃或撞头现象？
15. 你在睡眠时是否经常搔抓、咬指甲、扯头发，而自己没有意识到这一点？

　　睡眠习惯及激越行为相关的问题需列出（见表13-3），还包括详细的内科和精神疾病史、系统回顾、个人既往及现在的陋习（躯体的，性，言语情感）以及家族史（包括睡眠困难）。在评价复杂性睡眠相关行为异常时，精神科会谈和心理测试非常重要，包括 Beck 抑郁和焦虑量表、明尼苏达多项人格调查、症状自评量表-90、分离性体验量表[6]。

表 13-3　睡眠习惯和行为问题

1. 你睡眠和起床时间的安排是怎样的？
2. 你醒来后感觉精力充沛还是不能恢复？
3. 你通常饮酒或咖啡的时间及方式如何？
4. 请描述干扰你睡眠的生活压力。
5. 你有什么躯体症状或内科及精神科疾病影响你的睡眠吗？
6. 你服用什么药物，包括非处方药物？

　　原发性异态睡眠相关的体格检查并无异常表现。而体格检查的异常往往提示患者存在继发性异态睡眠，RBD 最常见于帕金森病患者。

　　随后，可在经认证的经验丰富的睡眠中心对异态睡眠进行评估及治疗。强烈推荐患者在行多导睡眠图监测之前，睡眠医师对患者的病情进行初步评估。虽然为了"节约时间"，患者在见到睡眠医师之前，PSG 已经安排好。然而并不是所有患者都需做 PSG，应根据不同患者的临床评估选择不同的检查。标准 PSG 监测包括：眼动图（EOG）、脑电图（6 导联 EEG）、肌张力（下颌EMG）、心电图（EKG）及鼻气流和呼吸努力监测。除此之外，异态睡眠的检查需包括 4 通道 EMG、完整的视听记录及 32 导联 EEG（癫痫监测）。

NREM 异态睡眠

睡行症、意识模糊性觉醒和睡惊症

临床研究

睡行症和睡惊症通常出现在 NREM 深度睡眠(慢波睡眠)阶段。睡行症和睡惊症主要影响儿童,许多成年人也可罹患(患病率大约为 4%)[7]。

睡行症以复杂、自发的行为为特征:如离开床、漫无目的地游走、荒谬地把东西从一个地方带到另一个地方、在壁橱或垃圾筐里小便。更值得注意的是,患者有时还离开房屋及驾驶汽车。患者的表现像是醒着的,常出现荒诞的对话,在早晨醒来之后回忆不起晚上发生的事情。

疯狂的或侵略性行为,挥舞武器(刀、枪、棒球棒),或判断的暂时中断(如从卧室窗口出去或在冬夜里徘徊在遥远的户外),可能导致自己或他人不慎受伤或死亡[6,8,9]。睡行症通常出现在入睡以后 15~120 min,但成人有可能贯穿于整个睡眠期间。每次发作的持续时间有很大不同,在RLS 患者使用镇静催眠药物后发病的持续时间最长。睡惊症的特征性表现是突然、响亮、恐惧的尖叫(典型的是儿童),患者极度伤心。常伴有自主神经的活性增加,表现为瞳孔扩大、心率和呼吸加快、大汗[1]。睡惊症与睡行症相同,通常出现在睡眠的上半段时间,虽然两者均可发生于夜晚的任何时候。

和儿童睡行症相比,典型成人患者可以有部分回忆,可描述发病时梦境。典型的睡行症发生时,梦境通常是关于受到紧急危险的恐吓,如来势汹汹的入侵者、火灾、天花板塌陷。对这些患者而言,激动型睡行症和睡惊症之间的鉴别常较模糊,因为均可有恐惧的尖叫。因此,我们通常诊断此类成人为混合"睡行症/睡惊症"。

睡行症比 REM 相关的睡眠行为障碍(RBD)更易发生与真实环境的相互作用,因为睡行症发作的时程较长,且有部分皮质觉醒参与。和

RBD 不同的是,患者仍处于 REM 睡眠期,仅参与了梦境中的内心对白。[1]

儿童中睡行症的患病率估计高达 17％(高峰年龄为 4~8 岁),最近的数据表明成人的患病率(4％~10％)比先前认为的更高[11,12]。睡惊症的患病率儿童为 1％~6.5％,15~64 岁人群为 2.3％~2.6％,65 岁以后降为 1％[1,13]。已经确认睡行症和睡惊症有家族遗传背景。无伤害的睡行症发病无性别差异,但伤害型的睡行症在男性中多发。睡惊症也无显著性别差异。

意识模糊性觉醒属于 NREM 异态睡眠的另一分类,可有睡行症和睡惊症的部分表现[1]。意识模糊性觉醒的持续时间有很大差异,包括长时间的烦躁不安和愤怒发作。意识模糊性觉醒在儿童和年龄＜35 岁的成人中高发。一项大样本人群研究显示 3~13 岁的儿童患病率为 17.3％,35 岁以下成人患病率 2.9％~6.9％[1,14,15]。

睡眠惯性——无法及时而适当地使自己在睡眠及觉醒之间转换——是意识模糊性觉醒的明确特征。易患因素包括遗传因素和任何导致稳态睡眠驱动增加的方式:睡眠剥夺、轮班工作和服用镇静药。意识模糊性觉醒进而可表现为突然的觉醒,包括:SDB、周期性腿动和环境因素造成的睡眠中断。

最近认为睡眠有关的异常性行为也是意识模糊性觉醒的一种表现。已发表的报告将这种现象称为"睡眠性行为""睡眠性交症"或"非典型睡眠期间的性行为"[1,16,19]。睡眠期间的表现包括发出与性有关的响亮声音,长时间的和(或)暴力的自慰,性骚扰和殴打未成年人或成人(包括配偶),不顾及同床伴侣的月经状况而与之发生性行为(与觉醒时不同)。一些病例还包括其他异态睡眠,如睡食症和睡眠相关的驾驶。尽管意识模糊性觉醒在男女中发生的比例无明显差异,睡眠中的性行为更多发生于男性。和男性相比,女性所受影响较大的原因是因为性行为后身体和心理上的压力。所有报告的病例都存在清晨对于夜间性行为的失忆。多导睡眠图监测往往可提供支持 NREM 异态睡眠的诊断依据。

最后,反复夜间划伤、咬指甲以及拉扯头发可被认为是 NREM 异态睡眠的其他症状,严重者可有出血,导致多处结痂,皮肤溃疡和感染。这种抓挠有时集中在肛周区域。此病的性别分布似乎相同。治疗可能包括睡觉时戴手套(通常捆绑带子使其在睡眠中不易摆脱)以及使用有镇静作用的抗组胺药和苯二氮䓬类药物(BZDs)[20,21]。

睡行症、睡惊症、意识模糊性觉醒的多导睡眠图监测结果

睡行症和睡惊症会突然出现在从 NREM 睡眠任何阶段觉醒时,但最常见于慢波睡眠(N_3)。在发病时,脑电图(EEG)可提示睡眠和觉醒的交错,或完全觉醒。经常有令人印象深刻的解离——完全觉醒的脑电波模式与判断力丧失的表现、混乱行为之间存在严重的不协调[6,22,23]。

当代相关医学文献表明,尽管压力在成人睡行症和睡惊症发生中起促进作用,但是大多数情况下并不与心理问题和精神疾病有因果关系。不过,至少一半的成人睡行症和睡惊症患者有抑郁症和(或)焦虑症史[15]。

睡行症、睡惊症和意识模糊性觉醒的治疗

幸运的是,大多数 NREM 异态睡眠时程较短,病情严重度较轻。因此,大部分认为是良性状态的患者可以给予安慰。如果有必要进行药物治疗,需认真识别并减轻危险因素,如睡眠剥夺,昼夜节律失调,使用镇静剂和合并睡眠障碍以及尽可能保证卧室的安全性。

当睡行症和镇静催眠药的使用密切相关时,重新仔细考虑需使用该药的疾病的诊断显得尤为重要。在这些患者中,他们或许并没有失眠(而患者却因此使用了镇静剂),但是存在引起入睡困难的其他疾病。例如,RLS 和昼夜节律延迟[10,24,25]。解除影响睡眠的因素可解决异常夜间睡眠行为,尤其是这些潜在疾病被诊断和治疗后[10,25,26]。

睡行症患者频繁皮质觉醒的病因经常和其他睡眠障碍(如睡眠呼吸暂停)密切相关。应治疗相关临床症状或严重并发症,如 OSA 或 RLS。2005 年一份重要的报告纳入了 60 名慢性睡行症患者,诊断后 1 年后进

行 PSG 随访。在这 60 例患者中,较大比例(53 例)被诊断为 SDB,不过症状较轻,尚未达到 OSA 诊断标准,但提示存在上气道阻力综合征(UARS)。这些患者并无日间嗜睡的临床表现。在这 53 例患者中,只有 3 例失访,而其余的 50 例在针对 SDB 治疗后睡行的症状也有所好转,其中 42 例使用 CPAP 治疗的依从性较高,另外 8 例在进行上气道手术后睡行的症状也得到了改善。这些结果提示,即便是针对轻度,无症状 SDB 患者的治疗也可改善睡行的症状[27]。

如果 NREM 期异态睡眠的患者拒绝上述治疗手段,还有多种方法可供选择。药物治疗包括:各种苯二氮䓬类药物(BZDs)和抗抑郁药。非药物治疗可选择按时唤醒和催眠疗法。报道最常用于 NREM 期异态睡眠症的药物是各种 BZD 类镇静催眠药物。BZDs 可激活 GABAa 受体,使氯离子内流增加[28]。针对 NREM 期异态睡眠患者,可使用短效和长效 BZDs。BZDs 用于治疗 NREM 期异态睡眠症还存在矛盾,正如苯二氮䓬受体激动剂(BRAs)等其他镇静剂,可引起患者夜间行为的记忆缺失[10]。

最早报道药物治疗的研究之一,是关于地西泮的双盲随机交叉对照试验,得出了不同的结果。在该研究中,5 名慢性睡行症患者随机接受 10 mg 地西泮或安慰剂治疗。结果显示地西泮可以减轻部分患者,而非所有患者的睡行症。对照组和治疗组并没有显著差异,但是该项研究样本量很小,且并不确定是否伴随其他睡眠问题,如轻度睡眠呼吸障碍(SDB)[29]。对于在治疗 NREM 期异态睡眠的药物研究中,最多的是关于氯硝西泮。1989 年的一项研究报道 61 名患者因睡眠相关伤害问题而使用氯硝西泮,83.6% 的患者对氯硝西泮治疗的反应快速且持久[6]。此后,该研究者报道了 170 名混合性睡眠障碍患者(其中 69 名有睡行症或睡惊症)接受了 BZDs 治疗,以氯硝西泮为主(136 名患者)[30]。在经过平均 3.5 年的随访以后,大多数患者(86%)的症状得到了完全或部分缓解。更重要的是,该作者发现氯硝西泮对于缓解症状疗效持续,且剂量耐受性风险低。另一项小型研究(10 例)也证实了这点。研究者对 10 名有梦游史患者在接受不同治疗后进行了随访。通过 PSG 监测诊断 NREM 异态睡眠,6 名患者初始治疗为氯硝西泮,其中 5 名患者的睡行症状得到了明显改善[31]。相反地,最近的随访报告显示氯硝西泮并不能使 5 名患者的睡行症状改善能够持续。该研究排除了这些患者存在的轻微 SDB 或者其他的精神疾患,一年之后,使用氯硝西泮的所有患者均退出了该研究,且睡行症的症状仍持续存在[27]。

改善情绪的药物

研究表明作用于 5 - HT 系统的 SSRI 抗抑郁药治疗某些患者的 NREM 异态睡眠有效,特别是针对睡惊症。但是相关的研究仅限于病例个案或小样本报告,尚需要进一步的研究。

1994 年,一例同时患有睡惊症和睡行症的 30 岁患者,使用帕罗西汀治疗有效[32]。作者认为 SSRI 通过 5 -羟色胺系统作用于脑干的惊恐中枢。尤其是中脑导水管周围灰质参与这一作用。相反的是,另一篇报告发现帕罗西汀可造成患者睡行[33]。一项针对睡行症患者的研究中,8 例经过严格筛查具有潜在的情绪异常和焦虑的患者接受了药物(SSRIs,曲唑酮,抗焦虑药)治疗或者心理治疗。通过一年的随访,8 名患者症状均持续存在[27]。因此需要更多的研究,尤其是随机对照研究。

睡眠性交症的治疗

异常的睡眠相关的性行为的治疗主要包括治疗基础疾病,即意识模糊性觉醒和睡行症:据报道入睡时服用氯硝西泮以及使用持续气道正压治疗(CPAP)有效[17](认为 OSA 可能加重伴有异常性行为的意识模糊性觉醒和(或)睡行症)。此外,医生应考虑将患者及其伴侣转诊给心理医生和精神科医生,理由包括下列 1~2 项:① 进一步了解婚姻/人际关系对异常的睡眠性行为的促进作用。② 处理异常的睡眠性行为的不良后果(个人和人际关系)。

催眠和环境改变

教会患者睡前进行自我催眠[34]或其他放松技巧对于较轻的睡行症和睡惊症成人或儿童患者可能有效。心理医生或者其他临床医生可以调整自我催眠和放松的方案,以满足患者个体化治疗的需求。

周围环境的安全性是治疗有潜在危险的睡行症患者时应考虑的另一

个重要因素。患者应当被告知,有可能对她们自己或床伴造成危害的床边物品或家具应当被移走,尤以拿走手枪最为重要。此外,还应考虑使用夜间照明灯、运动感知器、房门警报器以及其他安全装置。

REM 相关异态睡眠

REM 睡眠行为障碍

哺乳动物的快速眼动睡眠包括大脑活动的高能量状态,也被称为"异相睡眠"。因为尽管大脑活动水平高,但肌紧张几乎完全被抑制。这种全身肌肉麻痹(REM 弛缓)是哺乳动物 REM 睡眠的三个定义性特征之一,此外还有快速眼球运动和与觉醒时几乎相同的活跃的脑电波(EEG)模式。

RBD 中 REM 期习惯性肌肉弛缓,带来严重的临床后果。RBD 的临床特点是梦境的演绎是生动的、紧张的、充满令人激动的情节、冲突和暴力。这些梦的场景常包括首先被陌生人、动物或昆虫恐吓和攻击,然后因保护自己或爱人而进行反击。

临床表现

长期(慢性)RBD 有确切的临床表现[1,35]。慢性 RBD 以老年男性为主,平均发病年龄在 50 岁出头,且>85%的患者为男性[36—38]。然而,女性几乎各个年龄段都可能发生 RBD,平均年龄在 40 岁出头[39]。

床伴观察到的和睡眠实验室监测记录到的演绎梦境的行为包括:讲话、叫喊、咒骂、哭喊、大笑、做手势、抓取、挥动手臂、拳打、脚踢、坐起、扑打、交配行为、从床上跳下、坠床、紧勒睡伴、爬行以及跑步。据报道,60%的女性 RBD 患者有暴力行为[39]。在最终来睡眠中心寻求帮助之前,RBD 患者往往在睡眠中不得不保护自己,相关措施包括:使用睡袋,垫水床,用枕头做屏障或在地板上放床垫,或用腰带、绳索或狗链将自己绑在床上或床柱上[40,41]。

RBD 患者的妻子常在其丈夫演绎梦境的暴力行为中受到虐待,她们的脸、手臂和躯干可能伤痕累累。医生和护士常会问及是否存在故意的家庭暴力。然而,这些女性明白丈夫是在睡梦中做出了进攻性的暴力行为。此外,大多数情况下,妻子仍然与丈夫同床,以保护丈夫避免自我伤害。虽然尚无 RBD 直接导致分居或离婚的报道,但有一对新婚的年轻夫妻因 RBD 而婚姻不和谐,幸运的是,RBD 经适当治疗而控制后,问题得以解决[42]。

一半以上的 RBD 病例与脑部疾病密切相关[35]。脑部疾病主要是神经退行性疾病(特别是突触核蛋白病,如帕金森病以及相关疾病),也包括发作性睡病和脑卒中(中风)。事实上,RBD 可能是神经系统疾病的第一征象,其他("经典")的临床表现可能要在几年甚至几十年之后才出现。例如,50 岁以上患有 RBD 的男性大约 2/3 最终会患上帕金森病(PD)或者相关疾病,如多系统萎缩或路易体痴呆症,平均间隔期为 13 年,范围为 2 年至 29 年[43,44]。病因不明的 RBD 患者 12 年后患神经退行性疾病的概率为 52%[45]。最近的研究显示 RBD 不仅仅是帕金森病的标志,而且是帕金森病合并认知功能障碍的标志[46-50]。有趣并具预示意义的是,夜间行为的变化可能是几十年后严重脑部疾病的预兆。因此,神经系统的常规评估应被纳入 RBD 的长期管理中。RBD 的病程是逐步进展的,很少能够自行缓解。

RBD 的患病率至今未知,但估测在老年人群中为 0.5%[1]。尽管大多数 RBD 患者为男性,但是女性患者由于暴力表现更少见(男女比较后的总体趋势)而被忽视。因此,女性 RBD 较为缓和往往被忽视,也不需要医学干预。当通过多导睡眠图(PSG)对帕金森病患者进行 RBD 筛查时,发现女性 RBD 的发生率较男性低(38% vs. 57%)[39]。

RBD 还可作为应用 5-羟色胺能制剂时的急性中毒表现。某些抗抑郁药物很可能会引起或加重 RBD,或者表现为其初期形式——临床前期 RBD(多导睡眠图异常,但无异态睡眠史)。这些药物包括选择性 5-羟色氨再摄取抑制剂氟西汀(百忧解)、舍曲林、西酞普兰(西普兰)等,文拉法辛(怡诺思),米氮平[瑞美隆],以及其他如三环类抗抑郁药和单胺氧化酶抑制剂[51]。急性中毒性 RBD 患者的行为或梦境异常和慢性 RBD 的相同,然而起病年龄通常较年轻[52]。

诊断

诊断需要正式的睡眠实验室(即多导睡眠图)监测结合临床评价。诊断标准包括：① 肌张力增高和(或)REM 睡眠中肌肉抽搐；② REM 睡眠中记录到异常行为和(或)伤害性或破坏性睡眠行为；③ REM 睡眠中无癫痫的脑电波表现。针对女性不伴肌肉弛缓 REM 的判断，上肢 EMG 电极比腿部电极更为敏感[53]。

治疗

接受治疗的 RBD 患者中约 90％可得到有效控制[36,37]。治疗首选氯硝西泮，通常有效剂量是睡前 0.5～1.0 mg[30]。氯硝西泮可以抑制 REM 睡眠期间异常的时相性肌肉抽搐和行为异常，而不是使 REM 睡眠期正常的肌肉麻痹(快速眼动迟缓)恢复[54]。最近，就寝时服用天然褪黑素(正常由松果体分泌)已被证明治疗 RBD 有效，剂量范围为 3～15 mg[35,55]。褪黑素的治疗作用机制尚不清楚。部分 RBD 患者似乎对氯硝西泮和褪黑素的联合治疗反应最佳，尤其是那些进展期神经退行性疾病患者。值得注意的是，RBD 是不能被"治愈"的，但可以被控制——需每天晚上坚持服药。因此，患者在旅途中也要按时服药，即使只是一个很短的周末旅行，因为每一次 RBD 的复发都有对自身或者睡伴造成重大伤害的风险。

虽然采用了最佳药物治疗，一些患者仍会在夜间出现导致潜在性伤害的行为，或不能够耐受镇静药。最近的研究表明，对于那些治疗抵抗的患者，或许可以通过订制床边警报使之受益[56]。针对这一治疗，对男性和女性患者均有研究，使用一个压力敏感性警报器，在其中设置一个熟悉的声音(通常来自家庭成员)。当 RBD 患者 DEB 发作时试图坐起，他们将会听到熟悉的声音，提醒这是在做梦，他们应该继续躺下睡觉。最后，要倡导尽可能地保证睡眠环境的安全性(例如，将锐器远离床边放置)。

与梦境演绎行为有关的其他异态睡眠

RBD 并不是唯一的与梦境演绎行为(DEB)有关的异态睡眠[35]。因此,主诉梦境演绎行为的患者(和他们的睡伴)有必要与经验丰富的睡眠医生进行详细的面谈,之后在具有诊断异态睡眠经验的睡眠实验室进行整夜 PSG 监测。DEB 病史对 RBD 早期诊断及相关治疗并无提示意义。正如已经提到的,除了 RBD 以外的各种异态睡眠均可以表现出试图演绎梦境的行为,如睡行症、睡惊症、异态睡眠重叠症、SRED(睡眠相关的进食障碍)、OSA、夜间癫痫、节律运动障碍以及躯体异常。

我们曾经报道过 2 例仅在经前期发生睡惊症和伤害性的睡行症的病例[57]。第 1 例为 17 岁女性,有 6 年的经前期睡惊症和睡行症,与反复的受伤有关,月经初潮 1 年后起病。在每次月经前的 4 个晚上,她会尖叫并从床上跑下来。她并没有相关的精神病史。月经来潮前 3 天的 PSG 监测结果确诊了睡行症。就寝前自我催眠练习治疗快速有效,疗效持续了 2 年以上。第 2 例为 46 岁女性,睡惊症和睡行症史 5 年,经常受伤,起初与月经并无关系,但是在转诊前 8 个月她的病情仅表现为与月经有关的经前期睡眠异常。使用催眠术和氯硝西泮 0.25 mg 部分缓解。因此,医生应当询问睡行症和睡惊症是否明显地与经前相关或加重。

复发性孤立性睡眠麻痹

临床研究

复发性孤立性睡眠麻痹发生在患者入睡或醒来时,意识清楚,可呼吸和眼球运动,但却无法动弹。睡眠麻痹相关的特征性预感包括恐惧的感觉和半醒状态或入睡前幻觉[1]。睡眠麻痹(SP)与觉醒时 REM 期肌肉弛缓并无关联。因此,更多认为是 REM 异态睡眠。发病过程可能只持续短短几秒,但给患者带来极大的恐惧感。睡眠麻痹发作后会自动缓解,可在外界声音和触觉刺激下终止。睡眠麻痹常被认为是发作性睡病的一个症状(详见本书其他章节),但是其经常独立发生,尤其是在睡眠剥夺或昼夜节律失调情况下。

一项大型的系统综述评估了睡眠麻痹的流行病学。估计普通人群一生中的患病率为 7.6%,学生患病率为 28.3%,精神病者患病率为 31.9%[58],不同的文化背景间有所差异,美国患病率较低[59]。不同患者所描述的睡眠麻痹症状不同,但是令人惊奇的是不同文化背景患者的描述也存在相似之处。患者经常将睡眠麻痹症状描述为超自然的或宗教的各种体验,包括"感觉有死尸爬到了我的身上""被幽灵推倒""感觉自己被魔鬼靠着或压着"[60—62]。还有家族性睡眠麻痹的报道[1]。

睡眠质量的下降,睡眠-觉醒周期不规律,慢性睡眠剥夺,OSA,倒时差和其他睡眠紊乱都是导致睡眠麻痹的因素[63—66]。睡眠麻痹还和精神疾患密切相关,其中最常见的是焦虑障碍[63,64,67—70]。仰卧位睡眠也和睡眠麻痹发生相关,这或许是继发于SDB相关觉醒。

PSG 发现

强制性觉醒时 PSG 监测证实睡眠麻痹发生于入睡时,PSG 还显示 RSM 期出现 α 节律和(或)肌肉弛缓持续至下一次觉醒[65]。

治疗

对大多数睡眠麻痹的患者来说,通过纠正潜在的睡眠障碍,改善昼夜节律及睡眠时长可成功治愈。应劝慰患者不能将睡眠麻痹认为是典型的潜在神经精神疾病。极少出现保守治疗无效的情况,极度困扰的患者可以选择药物治疗,5-羟色胺能药物或许有一定的疗效[72,73]。

与 OSA 相关的异态睡眠及其治疗

异态睡眠和 OSA 会相互作用导致不良影响(见表 13-4)[1,5]。因此对异态睡眠患者进行筛查以排除 OSA 尤为重要。对合并的 OSA 治疗不但可以减轻 SDB 的症状,而且通常不需要用药物即可控制患者的夜间行为。

表 13-4　异态睡眠和 OSA 的相互影响

1. OSA 所致 REM 睡眠期觉醒,伴随做梦相关的复杂或暴力行为,与 REM 睡眠行为异常类似: 伪 RBD
2. OSA 所致 NREM 睡眠中意识模糊性觉醒可能与反复发作的异常性行为(睡眠性交症)有关
3. OSA 所致 NREM 睡眠中觉醒,伴随复杂、激惹或暴力行为,可能类似于睡行症和(或)睡惊症

4. 针对 OSA 的 CPAP 治疗可能会引起大量的睡眠慢波"反弹"以及出现睡行症或睡惊症

5. 未经治疗的梦游症或睡惊症,伴有反复睡眠中断,可能会影响 OSA 的 CPAP 治疗,因为患者会反复或较长时间地脱掉 CPAP 面罩

6. OSA 所致 NREM 睡眠或 REM 睡眠中的意识模糊性觉醒可能与不自主的 SRED 有关,最终可导致超重,反过来加剧 OSA

7. SRED 可能引起体重增加,进而引起 OSA 相关临床表现

8. OSA 引起的大脑缺氧可能导致复杂的或暴力性癫痫发作

9. OSA(机体可用的氧气急剧减少)可引起夜间的脑缺氧发作,而睡眠中异常激烈的活动可加剧这种状况

女性为主的异态睡眠

睡眠相关进食障碍(SRED)

SRED 的特征性表现为反复睡眠中觉醒后进食,夜间空腹状态被扰乱。这与人类正常的生理状态不同,正常情况下夜间处于饥饿状态,通过调节代谢以及食欲来维持睡眠期间的能量稳态[74]。

临床研究

睡眠相关进食的发生经常是不自主的,强迫性的或是"无法控制的行为"。有趣的是,患者经常否认有饥饿感,而是不吃点东西回到床上又无法睡着[75,76]。进食遗忘和使用镇静催眠药物密切相关,特别是 BRAs 类药物如唑吡坦[77,78],从这个角度看,SRED 类似于睡行症。从 SRED 本身来看,它又可被看作是一种异态睡眠(即睡眠过程中的行为异常),并且常伴有其他睡眠障碍,如睡行症和 OSA[1]。最近,研究证据强烈显示许多夜间进食症患者可能为非运动性症状的 RLS[24](见本章关于 RLS 和 SRED 的内容)。

SRED 是一种长期困扰患者的慢性疾病。最初的研究显示超过一半的患者(58%)主诉每夜至少一次进食[79]。在另一项研究中,大多数患者有很长时间(平均 16 年)的不自主进食史,并且几乎所有患者每天晚上都有发生[76]。有相当一部分患者(23%)描述有一夜超过 5 次进食的

病史[75]。

SRED 的特征是进食高热量的食物，有时是危险性的食物，甚至摄入的并非食品。最常见的夜间进食含有更多碳水化合物和脂肪。无意识地进食可能导致一些伤害，如饮过热的饮品、窒息、灼伤和割伤。此外，患者还会进食一些不可食用及有毒物质，如蛋壳、咖啡渣、瓜子壳、垃圾食品黄油蛋卷、胶水及清洁剂。最后，对食物过敏者会在夜间吃一些他们白天尤其注意避免的引起过敏的食物[41,80,81]。

反复夜间进食会带来一系列的并发症，其中以体重增加最为常见。SRED 还会引起或加重糖尿病、高甘油三酯血症、高胆固醇血症、高血压和 OSA[41,76,81]。夜间进食增加蛀牙发生的风险，原因是进食后很少进行口腔清洁[81]，夜间唾液分泌减少，患者通常入睡时还塞着满嘴的食物。最后，如果患者 SRED 症状得不到很好控制的话，会引起继发性抑郁症[76]。

SRED 的确诊标准之一为部分或完全地意识缺失。关于 SRED 的最早研究显示，84％(32/38)的患者主诉有意识的缺失[79]。在另一项研究中，91％(21/23)的患者意识不完全清醒或者有行为遗忘[76]。相反地，随后的一篇报告发现在睡眠实验室的 26 名患者在夜间进食后能够保持意识清醒。目前，意识水平降低或行为遗忘已不是诊断 SRED 的必备标准，见《睡眠障碍的国际分类第二版》[1]。

研究关于 SRED 意识缺失这一矛盾最好的解释是因为患者服用镇静药或者合并睡行症[75]。第一篇关于夜间进食遗忘的个案报告提示和镇静精神类药物（氯丙嗪，阿米替林，甲乙哌酮）以及其他异态睡眠有关[81—83]。此外，初期研究的大多数患者均有服用安眠药或睡行症史[79]。然而，一项纳入 92 名夜间进食患者的社区研究发现只有 18％的患者处于至少部分无意识状态，而这些完全清醒者均无睡行症史。相反地，如果患者的确有睡行症史，至少有 73％的患者能意识到他们行为的异常[84]。更确切的证据是，在睡眠实验室里 26 名未用药物者均意识到他们的夜间进食，仅 1 名患者有睡行症的病史[75]。

夜间进食的遗忘和持续服用镇静药密切相关。SRED 和服用三唑仑、锂剂、奥氮平、利培酮、佐匹克隆、扎来普隆(见表 13 - 5)[81,85—88] 以及唑吡坦缓释片等相关[89,90]。患者服用的药物大多数是唑吡坦(属于BRA)。在 2002 年,研究者对服用唑吡坦的 5 例中年 SRED 患者进行了随访,2 例在服用唑吡坦之前已经开始有间断夜间进食的症状。所有 5 名患者服用神经精神药物,有趣的是这 5 人均有 RLS 病史。在服用唑吡坦后不久,所有的患者均有遗忘的夜间进食,而在停药后症状消失[77]。随访了 1 235 名精神科门诊患者,提示使用唑吡坦和抗抑郁药是发生 SRED最高的风险因素。

表 13 - 5　与 SRED 相关的药物

唑吡坦-速释制剂
唑吡坦-缓释制剂
佐匹克隆
扎来普隆
三唑仑
咪达唑仑
利培酮
奥氮平

无法控制的夜间进食常常发生在患者服用了超过推荐最大剂量(10 mg)的唑吡坦后[91,92]。一般是患者努力尝试入睡,因此在无医嘱指导下自行加大剂量[93]。

BRAs 可提高中枢 GABA A 受体处 GABA 的活性进而起催眠作用,包括睡眠和健忘[10,94]。催眠药可以抑制行为能力,或许唑吡坦本身并不能引起 SRED,但是对于有夜间进食危险因素的患者的行为不具有抑制作用。RLS 患者发生夜间进食的倾向性更大[24,25]。已有大量病例报道显示 RLS 患者中 BRA 相关的夜间进食遗忘的症状[24,25,77,89,95]。

流行病学研究显示夜间进食(功能障碍性的或非功能障碍性的)及SRED(仅仅表现为功能障碍性的夜间进食)很常见,尤其是当合并其他睡眠疾病时,最常见的是 SRED 合并 RLS。对睡眠中心的 53 名 RLS 患者的研究显示,66%的患者频繁夜间进食,45%为 SRED[24]。这些发现也和一项纳入 100 名 RLS 患者的调查研究一致,其中 33%患 SRED,而正常人群患病率仅为1‰[25]。SRED和其他异态睡眠也密切相关。3个研究显示48%～65%的SRED合并睡行症[76,79,96]。无进食的睡行症常常发生在SRED之前,之后,一旦夜间进食开始了,通常成为睡行的主要表现[79]。报道的大多数患者(60%～83%)为女性。

SRED和RLS的关系

一篇关于SRED和RLS的综述阐述了这两种疾病之间紧密联系,可能为因果关系。主要根据流行病学调查,PSG监测、临床资料和治疗反应性得出了下列结论。

和SRED一样,RLS在女性患病率较高[1,97]。此外药物引起的SRED在女性也很常见[78,92]。和RLS类似,SRED的特征也提示潜在的多巴胺功能的受损[98]。首先,多巴胺可调节强迫性行为,如坐立不安、吸烟和暴饮暴食[98,99]。其次,对35名SRED的多导睡眠图(PSG)研究发现,77%测试者睡眠时存在RLS觉醒和周期性肢体运动[75]。第三,和RLS相关的咀嚼肌节律活动(RMMA),夜间磨牙症和多巴胺能现象[75,100,101]也常见于SRED[75,81]。

有趣的是,夜间SRED患者进食行为和RLS的活动行为极其类似。RLS的特征为一种存在于下肢的潜在的不适感觉(经常难以用言语形容),进而引起患者被迫活动。运动可以减轻这种感觉,直至这种感觉消失,才能继续睡眠[102]。SRED患者描述从睡眠中醒来时他们就一定要吃东西(通常并不饥饿),从而干扰睡眠的继续。接着,患者进食后这种感觉消失,睡眠也可继续[1,25,81,103]。通过对33名SRED合并RLS患者研究发现,夜间进食症状得到控制者比未控制者更有可能使用相关药物[25]。此外,一项关于普拉克索治疗SRED的双盲治疗研究显示其可减少患者夜间活动和改善睡眠[104]。

重要的是,一大部分唑吡坦导致的SRED发生于RLS患者[77,89,94,105]。RLS在临床上有别于心理生理性失眠(PI),但常被误认为PI。值得注意的是,当仔细排除RLS后,SRED、睡行及其他复杂性睡眠行为在接受唑吡坦治疗的PI患者中很少见(1%或更少)[106—109]。1例引人关注的唑吡坦导致SRED的RLS患者,在停用唑吡坦及开始RLS治疗后,运动不宁和夜间进食遗忘的症状消失。同一作者随后综述了另外 10 名患者,8 名唑吡坦所致 SRED 患者疑诊 RLS,并得到证实[94]。因此 RLS 被当作 PI 误治,可能是许多遗忘性 SRED 病例发病的潜在重要环节。

总之,表 13 - 6 罗列的一系列证据提示,SRED 或许是无运动表现的 RLS,并且将 RLS 误以 PI 治疗是导致药物所致 SRED 的重要机制。

表 13 - 6 SRED 和 RLS 的关系

在药物和非药物性 SRED 患者中常常发现 RLS

RLS 患者常有夜间进食表现,Ekbom 于 1960 年首次报道

SRED 在 RLS 患者中常见

RLS 患者的夜间进食,不同于其他原因所致睡眠片段化患者的"消磨时光",如心理生理性失眠(PI),很少干扰夜间节食

SRED 患者的强迫性夜间进食与运动或非运动性 RLS 的特征类似

PSG 研究显示 SRED 伴随周期性腿动(PLMs)、RMMA 以及磨牙。这些现象也多见于 RLS,且像 RLS 一样与多巴胺功能异常相关

夜间进食与 RLS 的运动不安常同步发生,加重及缓解

许多报道显示药物所致的 SRED 的睡眠片段化不是由 PI 引起,而是由 RLS 引起,RLS 常按 PI 误诊误治

报道遗忘性 SRED 的发生与苯二氮䓬类受体激动剂的使用增加同步

作用于中枢性神经系统(CNS)的镇静催眠药物(对记忆和判断力的抑制)可使倾向性行为释放。在 RLS 病例可表现为不恰当和遗忘的夜间移动及进食

经过严格的评估,并经镇静剂治疗排除潜在的运动不宁病例后,则 SRED 很少被诊断

早期证据显示多巴胺类药物治疗 RLS 可改善(而非加重)夜间进食和 SRED

SRED 的治疗

治疗的首要目标是控制任何相关的睡眠障碍或停用任何可能引起或加剧 SRED 的用药(见表 13 - 6)。例如,对于 OSA 诱导的 SRED 患者,经鼻持续气道正压通气(CPAP)治疗 OSA 的同时有可能控制异常夜间进食。多巴胺类药物,类阿片活性肽,和苯二氮䓬类(BZDs)药物常被用于治疗 RLS。有趣的是,这些药物治疗梦游合并 SRED 的患者也有效。一项系列病例报告显示 8 例合并睡行症的 SRED 患者溴隐亭和(或)氯硝西泮治疗有效。

目前,两类药物已经被应用于治疗 SRED,并且在控制功能障碍性夜

间进食可能有一定的效果。特别是多巴胺类药物及抗癫痫药物托吡酯的有效性均已得到初步证实。

即使没有临床运动不宁的症状,多巴胺类药物也可有效治疗 SRED。早期的临床研究发现入睡前服用左旋多巴或溴隐亭可有效减轻夜间 SRED[26]。最近,一项针对多巴胺受体激动剂普拉克索的小型 RCTs 显示,所有患者对普拉克索耐受性佳,包括那些没有合并 RLS 和 PLMD 的患者。在使用普拉克索后,患者的睡眠得到了改善,夜间的活动也随之减少,而觉醒次数和时长并无明显改变[104]。多巴胺激动剂的主要不良反应包括镇静,症状性位置性障碍及冲动行为。

早年的研究认为抗癫痫药物托吡酯为有效药物之一。一项针对 4 名患者的非盲试验显示托吡酯治疗有效,耐受性好,夜间进食消失,并且在 8.5 月后体重均有所下降[110]。一项研究纳入 17 名托吡酯治疗的 SRED 患者中,12 人对治疗有反应。另一项针对 25 名 SRED 患者的研究报道,68％的患者治疗后有反应,此外,1 年后有 28％的患者体重下降>10％。但是使用托吡酯的不良反应较高,41％的患者不能持续应用托吡酯治疗[112],其主要的不良反应包括:体重下降、感觉异常、肾结石、认知功能障碍及症状性位置性障碍。

睡眠相关的解离症

临床研究

睡眠相关的(或夜间)解离性障碍(DDs)是一种复杂的夜间行为,出现在完全觉醒的状态下[1,113]。睡眠相关的 DDs 可以直接出现在从觉醒到睡眠的短暂过渡阶段,也可以在任一阶段睡眠觉醒后的几分钟内。这一点与睡行症或夜惊症,REM 睡眠行为障碍均不同。睡行症或夜惊症在 NREM 睡眠突然觉醒后立即出现,而 REM 睡眠行为障碍出现在 REM 睡眠中。

夜间 DDs 是一种变异型睡眠相关 DDs,在美国精神病学协会出版的《精神障碍诊断与统计手册》(第四版)(DSM-IV)中定义如下:"基本特征……是对意识、记忆、身份的整合功能或对环境的感知的破坏。"

在 DSM-Ⅳ 解离性障碍一章中列出的 5 种诊断分类中，迄今 3 种记录了夜间 DDs：解离性身份障碍（旧称"多重人格障碍"）、解离型神游以及其他未细分的解离性障碍。

大多数夜间 DDs 的患者也有相应的日间 DDs，且同时有既往和（或）现患的躯体疾病和（或）性虐待史。创伤后应急障碍，严重情绪障碍，重度焦虑症，多次自杀企图，自残行为，并多次入住精神科也很常见。不过，有时夜间解离性障碍（似乎）可单独发生，不伴日间症状。

在睡眠期，夜间解离患者可能尖叫、狂走或狂奔、自残（包括用小刀削去自己的生殖器和身体，自焚，撞头，拉扯头发）以及其他暴力表现，包括暴力行为——企图杀害同床的睡眠伴侣。

夜间解离发作可能是复杂的，持续时间从几分钟到 1 个小时甚至更久，且经常重演之前躯体和性虐待的情景。这种活动通常与患者所认为的梦境同时发生，而这种梦境实际上是对过往虐待的游离而清醒的记忆。与性有关的行为（例如，交配行为）有可能发生，且有可能伴随防范行为（例如，抵挡或袭击攻击者）以及相符的语言表达（例如，告诉攻击者停止或走开）。其他的解离表现还有恍惚状态，伴或不伴与所谓的梦境有关的复杂行为。夜间解离症还可发生攻击后的头痛。一位患者报告了至少两次夜间记忆丧失，当时她从睡眠中觉醒，开车到机场买了一张机票，飞到了一个遥远的城市，抵达目的地不久她清醒过来，意识到自己又经历了一次夜间解离发作[41,113]。

夜间 DDs 在女性中多发。发病年龄从儿童到中年早期。病程往往长期而严重，症状经常每周几次或一夜几次。并发症包括在解离状态时反复伤害自己和（或）床伴，包括跌打损伤、骨折、割伤、烧伤。自残导致的皮肤和生殖器感染也可能发生。既往和（或）目前的躯体、性或语言情感虐待史，伴随严重而长期的精神疾病史，构成了主要的诱发和促发因素[114]。

多导图睡眠结果

至少有 9 个病例（其中 4 个来自我们睡眠中心）在多导图睡眠监测中记录到夜间分离症[113,115]。在每次分离症发生之前、期间和之后都维持

EEG(脑电波)觉醒。

治疗

精神科专科治疗,包括住院和门诊,可为重病患者提供最佳治疗机会。DDs 是最难以控制的精神疾病,病情往往长期而反复。

妊娠期异态睡眠

一项流行病学调查探究了妊娠和异态睡眠之间的关系[116]。该研究随访了 325 位芬兰母亲,调查了 5 个异态睡眠相关的问卷,时间覆盖妊娠前 3 个月,孕早、中、晚期,分娩后的 3 个月。问卷包含了结构性的问题,内容包括梦呓症和梦游症(两者都包含)、睡眠起始、临睡幻觉、睡眠麻痹、恶梦、睡眠磨牙、夜间遗尿。该研究的方法学优势在于 93.5% 的配偶或床伴也参与帮助完成问卷。主要结果如下:妊娠期异态睡眠的总数下降,与经产妇组相比,初产妇组的下降更明显,直到妊娠晚期前,两组一直有差异。睡眠麻痹是唯一在妊娠晚期发病率上升的异态睡眠,尽管其在妊娠早期发病率呈下降趋势。

至少有 2 个病例报告了睡行症或睡惊症在妊娠期病情加重[117,118]。此外,孕妇自身有活跃的异态睡眠且伴复杂、激惹或暴力行为,或者其床伴患活跃的异态睡眠且伴侵袭或暴力行为[如 REM 期睡眠行为障碍(RBD)或激惹型睡行症/睡惊症],他们和未出生的孩子均面临睡眠相关的受伤风险[119]。一本关于异态睡眠的书籍记录了由患者和家属讲述的 60 多个临床故事,提及妊娠和活动期异态睡眠相关危害的多个案例;还阐述了患激惹的睡行症和睡惊症的非妊娠妇女,以及患上述疾病或 RBD 男子同床睡眠的女性所面临的危险[41]。妊娠期发生的异态睡眠的治疗尚未被深入研究。FDA 已经将氯硝西泮归于妊娠 D 类,因此推荐孕前停用氯硝西泮[120]。

结　　论

异态睡眠包括一组具有复发性的、特殊的、危险的、令人痛苦的行为以及扭曲的经历,可以多种方式对女性产生不利影响。幸运的是,异态睡眠往往可以得到科学的解释,且通常是可治疗的。一个经验丰富的配备有睡眠实验监测的睡眠障碍治疗中心是异态睡眠评估和治疗的宝贵资源。

参考文献

[1] American Academy of Sleep Medicine. The international classification of sleep disorders: diagnostic and coding manual. 2nd ed. Westchester, IL: American Academy of Sleep Medicine; 2005.

[2] Dehler BL. Sleep runners: the stories behind everyday parasomnias (DVD). St. Paul, MN: Slow-Wave Films, LLC; 2004.

[3] McGinty DJ. Brain mechanisms of sleep. New York, NY: Raven; 1985.

[4] Mahowald MW, Ettinger MG. Things that go bump in the night: the parasomnias revisited. J Clin Neurophysiol. 1990;7(1):119–43.

[5] Mahowald MW, Schenck CH. Parasomnias including the restless legs syndrome. Clin Chest Med. 1998;19(1):183–202.

[6] Schenck CH, Milner DM, Hurwitz TD, Bundlie SR, Mahowald MW. A polysomnographic and clinical report on sleep-related injury in 100 adult patients. Am J Psychiatry. 1989;146(9):1166–73.

[7] Ohayon MM, Guilleminault C, Priest RG. Night terrors, sleepwalking, and confusional arousals in the general population: their frequency and relationship to other sleep and mental disorders. J Clin Psychiatry. 1999;60(4):268–76. quiz 277.

[8] Mahowald MW, Schenck CH, Goldner M, Bachelder V, Cramer-Bornemann M. Parasomnia pseudo-suicide. J Forensic Sci. 2003;48(5):1158–62.

[9] Mahowald MW, Schenck CH, Cramer Bornemann MA. Sleep-related violence. Curr Neurol Neurosci Rep. 2005;5(2):153–8.

[10] Dolder CR, Nelson MH. Hypnosedative-induced complex behaviours: incidence, mechanisms and management. CNS Drugs. 2008;22(12):1021–36.

[11] Klackenberg G. Somnambulism in childhood—prevalence, course and behavioral correlations. A prospective longitudinal study (6–16 years). Acta Paediatr Scand. 1982;71(3):495–9.

[12] Hublin C, Kaprio J, Partinen M, Heikkila K, Koskenvuo M. Prevalence and genetics of sleepwalking: a population-based twin study. Neurology. 1997;48(1):177–81.

[13] Simonds JF, Parraga H. Prevalence of sleep disorders and sleep behaviors in children and adolescents. J Am Acad Child Psychiatry. 1982;21(4):383–8.

[14] Bjorvatn B, Gronli J, Pallesen S. Prevalence of possible parasomnias in the general population: P48. J Sleep Res. 2008;17:107.

[15] Ohayon MM, Priest RG, Zulley J, Smirne S. The place of confusional arousals in sleep and mental disorders: findings in a general population sample of 13,057 subjects. J Nerv Ment Dis. 2000;188(6):340–8.

[16] Rosenfeld DS, Elhajjar AJ. Sleepsex: a variant of sleepwalking. Arch Sex Behav. 1998;27(3):269–78.

[17] Guilleminault C, Moscovitch A, Yuen K, Poyares D. Atypical sexual behavior during sleep. Psychosom Med. 2002;64(2):328–36.

[18] Shapiro CM, Trajanovic NN, Fedoroff JP. Sexsomnia—a new parasomnia? Can J Psychiatry. 2003;48(5):311–7.

[19] Mangan MA. A phenomenology of problematic sexual behavior occurring in sleep. Arch Sex

Behav. 2004;33(3):287–93.

[20] Mahowald MW, Schenck CH. Non-rapid eye movement sleep parasomnias. Neurol Clin. 2005;23(4):1077–106. vii.

[21] Patel T, Ishiuji Y, Yosipovitch G. Nocturnal itch: why do we itch at night? Acta Derm Venereol. 2007;87(4):295–8.

[22] Gastaut H, Broughton R. A clinical and polygraphic study of episodic phenomena during sleep. In: Wortis J, editor. Recent advances in biological psychiatry, vol. 7. New York, NY: Plenum; 1965. p. 197–223.

[23] Schenck CH, Pareja JA, Patterson AL, Mahowald MW. Analysis of polysomnographic events surrounding 252 slow-wave sleep arousals in thirty-eight adults with injurious sleepwalking and sleep terrors. J Clin Neurophysiol. 1998;15(2):159–66.

[24] Howell MJ, Schenck CH, Larson S, Pausalavidyasagar S. Nocturnal eating and sleep-related eating disorder (SRED) are common among patients with restless legs syndrome. Sleep. 2010;33:A227.

[25] Provini F, Antelmi E, Vignatelli L, et al. Association of restless legs syndrome with nocturnal eating: a case-control study. Mov Disord. 2009;24(6):871–7.

[26] Schenck CH, Hurwitz TD, O'Connor KA, Mahowald MW. Additional categories of sleep-related eating disorders and the current status of treatment. Sleep. 1993;16(5):457–66.

[27] Guilleminault C, Kirisoglu C, Bao G, Arias V, Chan A, Li KK. Adult chronic sleepwalking and its treatment based on polysomnography. Brain. 2005;128(Pt 5):1062–9.

[28] Rudolph U, Mohler H. GABA-based therapeutic approaches: GABAA receptor subtype functions. Curr Opin Pharmacol. 2006;6(1):18–23.

[29] Reid WH, Haffke EA, Chu CC. Diazepam in intractable sleepwalking: a pilot study. Hillside J Clin Psychiatry. 1984;6(1):49–55.

[30] Schenck CH, Mahowald MW. Long-term, nightly benzodiazepine treatment of injurious parasomnias and other disorders of disrupted nocturnal sleep in 170 adults. Am J Med. 1996;100(3):333–7.

[31] Kavey NB, Whyte J, Resor Jr SR, Gidro-Frank S. Somnambulism in adults. Neurology. 1990;40(5):749–52.

[32] Lillywhite AR, Wilson SJ, Nutt DJ. Successful treatment of night terrors and somnambulism with paroxetine. Br J Psychiatry. 1994;164(4):551–4.

[33] Kawashima T, Yamada S. Paroxetine-induced somnambulism. J Clin Psychiatry. 2003;64(4):483.

[34] Hurwitz TD, Mahowald MW, Schenck CH, Schluter JL, Bundlie SR. A retrospective outcome study and review of hypnosis as treatment of adults with sleepwalking and sleep terror. J Nerv Ment Dis. 1991;179(4):228–33.

[35] Schenck CH, Mahowald MW. REM sleep behavior disorder: clinical, developmental, and neuroscience perspectives 16 years after its formal identification in SLEEP. Sleep. 2002;25(2):120–38.

[36] Olson EJ, Boeve BF, Silber MH. Rapid eye movement sleep behaviour disorder: demographic, clinical and laboratory findings in 93 cases. Brain. 2000;123(Pt 2):331–9.

[37] Schenck CH, Hurwitz TD, Mahowald MW. Symposium: normal and abnormal REM sleep regulation: REM sleep behaviour disorder: an update on a series of 96 patients and a review of the world literature. J Sleep Res. 1993;2(4):224–31.

[38] Wing YK, Lam SP, Li SX, et al. REM sleep behaviour disorder in Hong Kong Chinese: clinical outcome and gender comparison. J Neurol Neurosurg Psychiatry. 2008;79(12):1415–6.

[39] Bodkin CL, Schenck CH. Rapid eye movement sleep behavior disorder in women: relevance to general and specialty medical practice. J Womens Health (Larchmt). 2009;18(12):1955–63.

[40] Schenck CH, Bundlie SR, Ettinger MG, Mahowald MW. Chronic behavioral disorders of human REM sleep: a new category of parasomnia. Sleep. 1986;9(2):293–308.

[41] Schenck CH. Paradox lost: midnight in the battleground of sleep and dreams. Minneapolis, MN: Extreme-Nights, LLC; 2005.

[42] Yeh SB, Schenck CH. A case of marital discord and secondary depression with attempted

suicide resulting from REM sleep behavior disorder in a 35-year-old woman. Sleep Med. 2004;5(2):151–4.

[43] Schenck CH, Bundlie SR, Mahowald MW. Delayed emergence of a parkinsonian disorder in 38% of 29 older men initially diagnosed with idiopathic rapid eye movement sleep behaviour disorder. Neurology. 1996;46(2):388–93.

[44] Schenck CH, Bundlie S, Mahowald MW. REM behavior disorder (RBD): delayed emergence of parkinsonism and/or dementia in 65% of older men initially diagnosed with idiopathic RBD, and an analysis of the minimum & maximum tonic and/or phasic electromyographic abnormalities found during REM sleep. Sleep. 2003;26(Suppl):A316.

[45] Postuma RB, Gagnon JF, Vendette M, Fantini ML, Massicotte-Marquez J, Montplaisir J. Quantifying the risk of neurodegenerative disease in idiopathic REM sleep behavior disorder. Neurology. 2009;72(15):1296–300.

[46] Massicotte-Marquez J, Decary A, Gagnon JF, et al. Executive dysfunction and memory impairment in idiopathic REM sleep behavior disorder. Neurology. 2008;70(15):1250–7.

[47] Vendette M, Gagnon JF, Decary A, et al. REM sleep behavior disorder predicts cognitive impairment in Parkinson disease without dementia. Neurology. 2007;69(19):1843–9.

[48] Postuma RB, Gagnon JF, Montplaisir J. Cognition in REM sleep behavior disorder—a window into preclinical dementia? Sleep Med. 2008;9(4):341–2.

[49] Terzaghi M, Sinforiani E, Zucchella C, et al. Cognitive performance in REM sleep behaviour disorder: a possible early marker of neurodegenerative disease? Sleep Med. 2008;9(4):343–51.

[50] Gagnon JF, Fantini ML, Bedard MA, et al. Association between waking EEG slowing and REM sleep behavior disorder in PD without dementia. Neurology. 2004;62(3):401–6.

[51] Kryger MH, Roth T, Dement WC. Principles and practice of sleep medicine. 4th ed. Philadelphia, PA: Elsevier/Saunders; 2005.

[52] Boeve BF. REM sleep behavior disorder: updated review of the core features, the REM sleep behavior disorder-neurodegenerative disease association, evolving concepts, controversies, and future directions. Ann N Y Acad Sci. 2010;1184:15–54.

[53] Tatman J, Sind J. REM behavior disorder manifests differently in women and men. Sleep Res. 1996;25:380.

[54] Gagnon JF, Postuma RB, Montplaisir J. Update on the pharmacology of REM sleep behavior disorder. Neurology. 2006;67(5):742–7.

[55] Kunz D, Mahlberg R. A two-part, double-blind, placebo-controlled trial of exogenous melatonin in REM sleep behaviour disorder. J Sleep Res. 2010;19(4):591–6.

[56] Howell MJ, Arneson PA, Schenck CH. A novel therapy for REM sleep behavior disorder (RBD). J Clin Sleep Med. 2011;7(6):639–44.

[57] Schenck CH, Mahowald MW. Two cases of premenstrual sleep terrors and injurious sleepwalking. J Psychosom Obstet Gynaecol. 1995;16(2):79–84.

[58] Sharpless BA, Barber JP. Lifetime prevalence rates of sleep paralysis: a systematic review. Sleep Med Rev. 2011;15(5):311–5.

[59] Awadalla A, Al-Fayez G, Harville M, et al. Comparative prevalence of isolated sleep paralysis in Kuwaiti, Sudanese, and American college students. Psychol Rep. 2004;95(1):317–22.

[60] Jimenez-Genchi A, Avila-Rodriguez VM, Sanchez-Rojas F, Terrez BE, Nenclares-Portocarrero A. Sleep paralysis in adolescents: the 'a dead body climbed on top of me' phenomenon in Mexico. Psychiatry Clin Neurosci. 2009;63(4):546–9.

[61] Kompanje EJ. 'The devil lay upon her and held her down'. Hypnagogic hallucinations and sleep paralysis described by the Dutch physician Isbrand van Diemerbroeck (1609–1674) in 1664. J Sleep Res. 2008;17(4):464–7.

[62] Hinton DE, Pich V, Chhean D, Pollack MH. 'The ghost pushes you down': sleep paralysis-type panic attacks in a Khmer refugee population. Transcult Psychiatry. 2005;42(1):46–77.

[63] Munezawa T, Kaneita Y, Osaki Y, et al. Nightmare and sleep paralysis among Japanese adolescents: a nationwide representative survey. Sleep Med. 2011;12(1):56–64.

[64] Hsieh SW, Lai CL, Liu CK, Lan SH, Hsu CY. Isolated sleep paralysis linked to impaired nocturnal sleep quality and health-related quality of life in Chinese-Taiwanese patients with

obstructive sleep apnea. Qual Life Res. 2010;19(9):1265–72.

[65] Takeuchi T, Miyasita A, Sasaki Y, Inugami M, Fukuda K. Isolated sleep paralysis elicited by sleep interruption. Sleep. 1992;15(3):217–25.

[66] Snyder S. Isolated sleep paralysis after rapid time-zone change ('jet-lag') syndrome. Chronobiologia. 1983;10(4):377–9.

[67] Paradis C, Friedman S, Hinton DE, McNally RJ, Solomon LZ, Lyons KA. The assessment of the phenomenology of sleep paralysis: the Unusual Sleep Experiences Questionnaire (USEQ). CNS Neurosci Ther. 2009;15(3):220–6.

[68] Ramsawh HJ, Raffa SD, White KS, Barlow DH. Risk factors for isolated sleep paralysis in an African American sample: a preliminary study. Behav Ther. 2008;39(4):386–97.

[69] Mellman TA, Aigbogun N, Graves RE, Lawson WB, Alim TN. Sleep paralysis and trauma, psychiatric symptoms and disorders in an adult African American population attending primary medical care. Depress Anxiety. 2008;25(5):435–40.

[70] Solomonova E, Nielsen T, Stenstrom P, Simard V, Frantova E, Donderi D. Sensed presence as a correlate of sleep paralysis distress, social anxiety and waking state social imagery. Conscious Cogn. 2008;17(1):49–63.

[71] Cheyne JA. Situational factors affecting sleep paralysis and associated hallucinations: position and timing effects. J Sleep Res. 2002;11(2):169–77.

[72] Koran LM, Raghavan S. Fluoxetine for isolated sleep paralysis. Psychosomatics. 1993;34(2):184–7.

[73] Snyder S, Hams G. Serotoninergic agents in the treatment of isolated sleep paralysis. Am J Psychiatry. 1982;139(9):1202–3.

[74] Van Cauter E, Polonsky KS, Scheen AJ. Roles of circadian rhythmicity and sleep in human glucose regulation. Endocr Rev. 1997;18(5):716–38.

[75] Vetrugno R, Manconi M, Ferini-Strambi L, Provini F, Plazzi G, Montagna P. Nocturnal eating: sleep-related eating disorder or night eating syndrome? A videopolysomnographic study. Sleep. 2006;29(7):949–54.

[76] Winkelman JW. Clinical and polysomnographic features of sleep-related eating disorder. J Clin Psychiatry. 1998;59(1):14–9.

[77] Morgenthaler TI, Silber MH. Amnestic sleep-related eating disorder associated with zolpidem. Sleep Med. 2002;3(4):323–7.

[78] Schenck CH, Connoy DA, Castellanos M, et al. Zolpidem-induced amnestic sleep-related eating disorder (SRED) in 19 patients. Sleep. 2005;28(Abstract Suppl):1.

[79] Schenck CH, Hurwitz TD, Bundlie SR, Mahowald MW. Sleep-related eating disorders: polysomnographic correlates of a heterogeneous syndrome distinct from daytime eating disorders. Sleep. 1991;14(5):419–31.

[80] Winkelman JW. Sleep-related eating disorder and night eating syndrome: sleep disorders, eating disorders, or both? Sleep. 2006;29(7):876–7.

[81] Schenck CH, Mahowald MW. Review of nocturnal sleep-related eating disorders. Int J Eat Disord. 1994;15(4):343–56.

[82] Nadel C. Somnambulism, bed-time medication and over-eating. Br J Psychiatry. 1981;139:79.

[83] Whyte J. Somnambulistic eating: a report of three cases. Int J Eat Disord. 1990;9:577–81.

[84] de Zwaan M, Roerig DB, Crosby RD, Karaz S, Mitchell JE. Nighttime eating: a descriptive study. Int J Eat Disord. 2006;39(3):224–32.

[85] Lam SP, Fong SY, Ho CK, Yu MW, Wing YK. Parasomnia among psychiatric outpatients: a clinical, epidemiologic, cross-sectional study. J Clin Psychiatry. 2008;69(9):1374–82.

[86] Lu ML, Shen WW. Sleep-related eating disorder induced by risperidone. J Clin Psychiatry. 2004;65(2):273–4.

[87] Molina SM, Joshi KG. A case of zaleplon-induced amnestic sleep-related eating disorder. J Clin Psychiatry. 2010;71(2):210–1.

[88] Paquet V, Strul J, Servais L, Pelc I, Fossion P. Sleep-related eating disorder induced by olanzapine. J Clin Psychiatry. 2002;63(7):597.

[89] Chiang A, Krystal A. Report of two cases where sleep related eating behavior occurred with

the extended-release formulation but not the immediate-release formulation of a sedative-hypnotic agent. J Clin Sleep Med. 2008;4(2):155–6.

[90] Najjar M. Zolpidem and amnestic sleep related eating disorder. J Clin Sleep Med. 2007;3(6):637–8.

[91] Tsai MJ, Tsai YH, Huang YB. Compulsive activity and anterograde amnesia after zolpidem use. Clin Toxicol (Phila). 2007;45(2):179–81.

[92] Hwang TJ, Ni HC, Chen HC, Lin YT, Liao SC. Risk predictors for hypnosedative-related complex sleep behaviors: a retrospective, cross-sectional pilot study. J Clin Psychiatry. 2010;71(10):1331–5.

[93] Schenck CH. Clinical and research implications of a validated polysomnographic scoring method for REM sleep behavior disorder. Sleep. 2005;28(8):917–9.

[94] Yun CH, Ji KH. Zolpidem-induced sleep-related eating disorder. J Neurol Sci. 2010;288(1–2):200–1.

[95] Barbier de La Serre R, Desmarest T, Dormann J, Fourtou JR, Kampf S, Owen-Jones L. Sanofi Aventis 2005 financial report. Sanofi-Aventis. 2006. http://en.sanofi.com/Images/16033_Doc-Ref_2006_FR.pdf. Accessed 1 Oct 2013.

[96] Lam SP, Fong SY, Yu MW, Li SX, Wing YK. Sleepwalking in psychiatric patients: comparison of childhood and adult onset. Aust N Z J Psychiatry. 2009;43(5):426–30.

[97] Berger K, Luedemann J, Trenkwalder C, John U, Kessler C. Sex and the risk of restless legs syndrome in the general population. Arch Intern Med. 2004;164(2):196–202.

[98] Paulus W, Dowling P, Rijsman R, Stiasny-Kolster K, Trenkwalder C. Update of the pathophysiology of the restless-legs-syndrome. Mov Disord. 2007;22 Suppl 18:S431–9.

[99] Bello NT, Hajnal A. Dopamine and binge eating behaviors. Pharmacol Biochem Behav. 2010;97(1):25–33.

[100] Lavigne GJ, Kato T, Kolta A, Sessle BJ. Neurobiological mechanisms involved in sleep bruxism. Crit Rev Oral Biol Med. 2003;14(1):30–46.

[101] Lavigne GJ, Montplaisir JY. Restless legs syndrome and sleep bruxism: prevalence and association among Canadians. Sleep. 1994;17(8):739–43.

[102] Walters AS. Toward a better definition of the restless legs syndrome. The International Restless Legs Syndrome Study Group. Mov Disord. 1995;10(5):634–42.

[103] Provini F, Antelmi E, Vignatelli L, et al. Increased prevalence of nocturnal smoking in restless legs syndrome (RLS). Sleep Med. 2010;11(2):218–20.

[104] Provini F, Albani F, Vetrugno R, et al. A pilot double-blind placebo-controlled trial of low-dose pramipexole in sleep-related eating disorder. Eur J Neurol. 2005;12(6):432–6.

[105] Sansone RA, Sansone LA. Zolpidem, somnambulism, and nocturnal eating. Gen Hosp Psychiatry. 2008;30(1):90–1.

[106] Ganzoni E, Santoni JP, Chevillard V, Sebille M, Mathy B. Zolpidem in insomnia: a 3-year post-marketing surveillance study in Switzerland. J Int Med Res. 1995;23(1):61–73.

[107] Holm KJ, Goa KL. Zolpidem: an update of its pharmacology, therapeutic efficacy and tolerability in the treatment of insomnia. Drugs. 2000;59(4):865–89.

[108] Roth T, Roehrs T, Vogel G. Zolpidem in the treatment of transient insomnia: a double-blind, randomized comparison with placebo. Sleep. 1995;18(4):246–51.

[109] Roth T, Soubrane C, Titeux L, Walsh JK. Efficacy and safety of zolpidem-MR: a double-blind, placebo-controlled study in adults with primary insomnia. Sleep Med. 2006;7(5):397–406.

[110] Winkelman JW. Treatment of nocturnal eating syndrome and sleep-related eating disorder with topiramate. Sleep Med. 2003;4(3):243–6.

[111] Schenck CH. Topiramate therapy of sleep related eating disorder (SRED). Sleep. 2006;29:A268.

[112] Winkelman JW. Efficacy and tolerability of open-label topiramate in the treatment of sleep-related eating disorder: a retrospective case series. J Clin Psychiatry. 2006;67(11):1729–34.

[113] Schenck CH, Milner DM, Hurwitz TD, Thomas D, Bundlie S, Scott R. Dissociative disorders presenting as somnambulism: polysomnographic, video and clinical documentation (8 cases).

Dissociation. 1989;2(4):194–204.

[114] Scroppo JC, Drob SL, Weinberger JL, Eagle P. Identifying dissociative identity disorder: a self-report and projective study. J Abnorm Psychol. 1998;107(2):272–84.

[115] Calamaro CJ, Mason TB. Sleep-related dissociative disorder in a 6-year-old girl. Behav Sleep Med. 2008;6(3):147–57.

[116] Hedman C, Pohjasvaara T, Tolonen U, Salmivaara A, Myllyla VV. Parasomnias decline during pregnancy. Acta Neurol Scand. 2002;105(3):209–14.

[117] Snyder S. Unusual case of sleep terror in a pregnant patient. Am J Psychiatry. 1986;143(3):391.

[118] Berlin RM. Sleepwalking disorder during pregnancy: a case report. Sleep. 1988;11(3): 298–300.

[119] Schenck CH, Lee SA, Bornemann MA, Mahowald MW. Potentially lethal behaviors associated with rapid eye movement sleep behavior disorder: review of the literature and forensic implications. J Forensic Sci. 2009;54(6):1475–84.

[120] Santiago JR, Nolledo MS, Kinzler W, Santiago TV. Sleep and sleep disorders in pregnancy. Ann Intern Med. 2001;134(5):396–408.

第四部分　妊娠期

第十四章　妊娠期不宁腿综合征

Mari Viola-Saltzman

引　言

　　不宁腿综合征(RLS)的特征是下肢不能安宁,晚上休息时症状最严重,活动后可短暂缓解。随着年龄的增长,RLS 的患病率和严重度均增加。65 岁以上女性 RLS 患病率高达 19％,而 30 岁以下的非妊娠女性患病率仅 5％[1]。但是,妊娠期 RLS(gRLS)却极其普遍,妊娠期女性患病率近 25％。早在 1945 年,Ekbom 首先使用 RLS 这个术语时,就已注意到 RLS 与妊娠之间的联系。RLS 是一种临床诊断,其基本的 4 个临床特征已在本书中进行过阐述(详见第八章)。国际 RLS 研究小组对诊断的细节也做了进一步的描述[2,3]。

　　RLS 的姊妹病是周期性肢体运动障碍(PLMD)。PLMD 发生在睡眠过程中,主要表现为髋、膝和足趾局部屈曲,通常持续 0.5～5 s、间隔 5～90 s 出现一次[4]。这些动作可导致睡眠片段化。约有 70％的 RLS 患者有 PLMD 表现。和非 RLS 患者相比,RLS 患者在分娩前后更易出现 PLMs[5,6]。然而,多导睡眠图(PSG)显示并非每一位 PLMD 患者均罹患 RLS[3]。

　　gRLS 的发病率尚不清楚。在一项大型的横向问卷研究中,Suzuki 等发现女性 gRLS 患者表现为入睡困难、睡眠维持困难、清晨早醒以及日间过度嗜睡。同时,睡眠持续时间稍有缩短,但具有统计学意义[7]。妊娠期常见的 RLS 和（或）PLMD 合并其他睡眠疾病可造成不利影响，引起明显日间嗜睡，并严重影响情绪和生活质量。

流 行 病 学

人群 RLS 患病率为 5%～10%，并随着年龄的增长而增加[8]。研究表明，妊娠期 RLS 患病率增加至 11%～34%[9—11]，相关研究结果见表 14-1。患病率的差异一部分归因于定义、评估方法、症状评估的妊娠期月份及妊娠女性年龄不同以及研究人群之间遗传学的不均质性[9]。

表 14-1　妊娠期 RLS 患病率综述

第一作者/国家	出版年份	样本量	患病率/%
Ekbom/Sweden	1945	486	11
Jolivet/France	1953	100	27
Ekbom/Sweden	1970	202	12
Goodman/England	1988	500	19
Hedman/Finland	2002	325	30
Suzuki/Japan	2003	16 528	20
Manconi/Italy	2004	606	26

＊研究最初来源于 Manconi 和 Ferini-Strambi[9]，表格引用获得 Manconi 等的许可[12]。

Manconi 等对该问题进行了最为缜密的研究，642 名孕妇来自一家意大利产科诊所，其中孕前患 RLS 为 9.9%，新近患 RLS 为 16.7%。在大约 15% 的病例中，RLS 症状≥3 次/周。与 gRLS 发展显著相关的因素（弱相关但有统计学意义）包括：既往 gRLS 史、产妇年龄、妊娠前体重增加、低血红蛋白以及平均红细胞体积（MCV）[12]。

妊娠期 RLS 症状出现呈稳定上升趋势，至妊娠第 5 个月时超过 5%。发病率峰值是在第 6 个月，而第 7、8 个月时 RLS 症状最严重。产后 1 个月，RLS 症状呈迅速下降趋势。Goodman 等发现产后 1 周左右超过 50% 的 gRLS 症状缓解。在新发的 RLS 病例中少数亚组患者症状可持续存在[7,12—14]。和孕前无 RLS 症状的患者相比,孕前有 RLS 者在妊娠期症状更为严重[15]。Xiong 等通过对加拿大家庭的研究,发现和非妊娠期相关 RLS 的女性比较,妊娠相关 RLS 患者的平均起病年龄更小(20.7 岁 vs. 32.6 岁;$p<0.001$),病程持续时间更长(33.1 年 vs. 22.5 年;$p<0.001$)[16]。在对超过 200 名妊娠女性的研究发现,妊娠期出现 RLS 的患者发生慢性 RLS 的风险增加了 4 倍,且再次怀孕时出现 RLS 症状的可能性近 60%[17]。

妊娠期 RLS 的病因学

如未发现家族史以外的其他继发性因素,那么认为 RLS 是特发性的。迄今为止,通过对两个系谱的家族性 RLS 分析鉴定出每个家族不同的常染色体显性基因(参见第八章)。其他与 RLS 相关的可疑基因位点仍有待更深入的研究。一些环境因素也会影响外显率、发病年龄以及疾病严重度。

已发现一些 RLS 的继发性因素,其中包括妊娠。与无 RLS 家族史的女性相比,有家族史的女性在妊娠期间更易出现相关症状(19% vs. 3%)[18]。关于妊娠状态如何影响 RLS 的患病及严重度,目前仍不清楚。

一些研究支持如下观点,即铁缺乏可引起或加重 RLS[19]。有学者提出,中枢神经系统(CNS)内铁的平衡失调会造成基底节内多巴胺产生减少。RLS 患者全身铁正常蓄积时,可发现缺铁仅限于中枢神经系统内。此理论得到了脑脊液研究的佐证,即脑脊液中铁蛋白降低和转铁蛋白增加。另外,通过黑质和壳核的核磁共振铁定量的研究发现铁浓度的降低,并得到尸检证实。单光子放射计算机辅助断层显像术(SPECT)和正电子放射断层扫描术(PET)均显示 D_2 受体减少[20,21]。

在妊娠期间常见缺铁。随着铁储存(铁蛋白减少以及总铁结合力增加)的减少,孕妇患 gRLS 的风险会逐渐增加。此外,补铁能缓解 gRLS 症状[4]。最近的一项研究发现,与对照组相比,患 gRLS 的女性在足月分娩前血红蛋白和 MCV 有显著降低[22],而并未报道铁蛋白水平。尚无针对 gRLS 患者的中枢神经系统铁代谢的相关研究。产后常需要 3 个月的时间来补充缺铁量。因此,很难观察到分娩后 gRLS 的显著改善来验证 gRLS 的缺铁假说。

很容易将 gRLS 的产生归因于妊娠期激素水平的显著变化[22,23]。泌乳素水平在妊娠期间明显增高,其具有抗多巴胺作用,这可能是发生 gRLS 的潜在机制。然而,产后哺乳期妇女的催乳素水平仍会持续升高。妊娠期间,雌激素和孕激素水平会逐步上升,足月分娩时急剧下降。但是,一些女性分娩前 2 周 gRLS 会有所下降[13]。分娩前 gRLS 症状的改善与激素水平变化作为主要病因的观点相矛盾。此外,尚无对照研究表明月经周期时 RLS 是否变化,而此时同样存在雌激素和孕激素的周期性变化。尽管如此,激素水平与 gRLS 之间的关系仍为研究焦点。

部分学者提出 gRLS 与神经功能的改变有关,这是由于近端神经或脊髓的局部受压或受牵拉造成,认为和皮质下感觉运动功能的震荡信号改变有关。大量 RLS 发生于急性神经、脊髓损伤,或被认为是其后期症候。对胸腰脊髓或腰骶丛的局部影响可能会引起 gRLS 症状似乎具有合理性[14]。

gRLS 的病因仍然不明。由于观察到多产妇在其后期生活中 RLS 发生率增加,因此这一问题正在受到关注。最近,Berger 等研究发现 RLS 的患病率与产次惊人相关。无生育史女性和 64 岁以下男性 RLS 的患病率相似。育有一个孩子的女性,RLS 的患病率近 2 倍。具有明显的剂量效应,妊娠 3 次及以上的女性其患病率增加。另外,有意思的是,患有 gRLS 的女性在以后的生活中再次出现 RLS 症状的可能性增加[24]。上述结果都支持这样一个观点,即妊娠状态加剧了 RLS 易患性,且这种影响持久存在。

gRLS 的临床表现

患者基本不会仅因为 RLS 的主要症状而自愿就诊。更常见的主诉是入睡困难或是夜间经常醒来。在妊娠晚期,还有多种其他会引起肢体不适和睡眠片段化的疾病,包括失眠、腹胀、胃食道反流、胎动、关节炎、腰痛、肌肉痉挛、夜尿以及周围神经病变等。临床医生有可能通过询问 RLS 特征相关问题来作出诊断。可根据 RLS 的主要特征与其他临床症状类似的疾病相鉴别。

诊断 RLS 无须行确诊实验。然而,有必要排除妊娠以外的继发性因素。应评估贫血、血清铁蛋白以及铁结合力,同时也应考虑对糖尿病和甲状腺功能减退症的筛查。Bosco 等认为即使糖尿病前状态(或者糖耐量受损)也与特发性 RLS 相关[25]。肾功能不全也可引起 RLS,肌酐和血尿素氮水平的检测有助于诊断。感觉、肌力和深部腱反射检查有助于排除神经病变。

gRLS 的治疗方案

对药物可能致畸效应的担心会严重制约妊娠期 RLS 用药方案的选择。几乎所有用于治疗 RLS 的药物属于美国食品与药品监督管理局(FDA)划分的妊娠 C 类或者更高级别,提示在动物实验中发现它们会对胎儿造成不利影响,及尚缺乏人类胎儿的相关研究。而 B 类药物培高利特和非慢性期使用的羟考酮则例外。但是,有关培高利特在人类妊娠期使用的临床数据有限。同时,有关心脏瓣膜纤维化的不良反应报告在不断增加,不良反应发生率高,本药对哺乳也有可能产生负面影响。另外,多巴胺受体激动剂抑制催乳激素水平并可能干扰哺乳。妊娠期使用麻醉镇静剂会导致新生儿戒断综合征,使得羟考酮在妊娠期难以应用。目前尚无妊娠期使用罗匹尼罗的报告(个人与葛兰素史克的交流信息,May 2005)。使用抗癫痫药物(如加巴喷丁和卡马西平)可能会引起一系列不良反应,包括新生儿处于镇静状态和营养不良。然而,在妊娠晚期,gRLS 的症状最为严重,通常不再关心使用这些药物可能引起婴儿发生脊柱裂的风险。如果考虑在 gRLS 严重时给予药物治疗,那么建议服用尽可能低的剂量和降低用药频率。

已证实补充铁剂和叶酸是有效的[14,26,27]。即使在血清铁水平并不低下的情况下，也建议进行补充。Earley 建议服用硫酸亚铁每次 325 mg，每日 3 次。空腹服用且补充维生素 C100 mg 可增加铁的吸收。腹痛和便秘是常见的不良反应。在产前补充的多种维生素中，大多数已包含有 0.8 mg 的叶酸。也可考虑额外服用叶酸 1 mg，每日 2 次。据报道，1 例未足月产的孕 26 周孕妇的 RLS 症状经注射硫酸镁得以改善[28]。

　　一个更安全的方法就是重新评估药物，并尽可能限制使用已知会加剧 RLS 症状的药物。最常见的加剧 RLS 的药物是咖啡因，应该避免用于 gRLS 患者。其他已知可加剧 RLS 症状的药物有止吐药、抗组胺药、抗精神病药、神经阻滞剂、选择性 5-羟色胺再摄取抑制剂、酒精和尼古丁。

　　妊娠期间用药的复杂性最大限度地给非药物治疗提供了一个极好的机会。虽然很少有研究评估其疗效或受益程度，但是许多研究者建议要多运动，如睡前伸展运动、按摩及热水浴或冷水浴。在傍晚时分，进行轻度到中度的运动也是有利的，但不能剧烈运动。不健康的睡眠卫生习惯，如睡眠剥夺会加剧 RLS。关注睡眠习惯和进行相关教育，至少有可能部分缓解 RLS 症状。

　　应当强调的是，当许多患者得知自己的症状并非由某些渐进的神经疾病所导致的精神障碍时，她们深感宽慰。确切的诊断和耐心的辅导可显著地减轻患者的痛苦。重要的是要识别那些伴长期睡眠剥夺的中重度 RLS 患者。如果日间出现过度嗜睡的症状，应考虑行车安全以及与重型机械作业相关的安全问题。日间，尤其是在早上 RLS 症状最轻的时候小憩会儿，可能是一有益的短期策略。

结　　论

　　gRLS 是一种常见的却未受到重视的症候群，会引起身体不适、睡眠片段化及日间嗜睡。gRLS 的病因尚未阐明。一旦发现，应同时对其他可引起 gRLS 症状的疾病进行筛查，如糖尿病、缺铁、甲状腺功能减退症、肾功能不全和神经病变。尽管很多药物有疗效，但妊娠期间的使用仍面临很多困难。应补充铁剂和叶酸。如果同时使用其他药物，需进行分析并限制可能加重 RLS 的药物使用，常能改善病情。非药物策略是治疗的重要手段。尽管大多数女性在产前或是产后几周出现 RLS 症状的缓解，但是再次妊娠期间或是日后的生活中 RLS 症状复发的风险会增高。

致谢：

本章最初是由 Keith J，Nagle MD，Vermont Regional Sleep Center，University of Vermont College of Medicine，Department of Neurology，Burlington，VT. 写成。

参考文献

[1] Berger K, Luedemann J, Trenkwalder C, et al. Sex and the risk of restless legs syndrome in the general population. Arch Intern Med. 2004;164:196–202.

[2] Allen RP, Mignot E, Ripley B, et al. Increased CSF hypocretin-1 (orexin-A) in restless legs syndrome. Neurology. 2002;59:639–41.

[3] Walters AS. Toward a better definition of the restless legs syndrome. The International Restless Legs Syndrome Study Group. Mov Disord. 1995;10:634–42.

[4] Chesson AL Jr, Wise M, Davila D et al. Practice parameters for the treatment of restless legs syndrome and periodic limb movement disorder. An American Academy of Sleep Medicine Report. Standards of Practice Committee of the American Academy of Sleep Medicine. Sleep 1999;22:961–8.

[5] Nikkola E, Ekblad U, Ekholm E, et al. Sleep in multiple pregnancy: breathing patterns, oxygenation, and periodic leg movements. Am J Obstet Gynecol. 1996;174:1622–5.

[6] Dzaja A, Wehrle R, Lancel M, et al. Elevated estradiol plasma levels in women with restless legs syndrome. Sleep. 2009;32:169–74.

[7] Suzuki K, Ohida T, Sone T, et al. The prevalence of restless legs syndrome among pregnant women in Japan and the relationship between restless legs syndrome and sleep problems. Sleep. 2003;26:673–7.

[8] Lavigne GJ, Montplaisir JY. Restless legs syndrome and sleep bruxism: prevalence and association among Canadians. Sleep. 1994;17:739–43.

[9] Manconi M, Ferini-Strambi L. Restless legs syndrome among pregnant women. Sleep. 2004;27:350–1.

[10] Uglane MT, Westad S, Backe B. Restless legs syndrome in pregnancy is a frequent disorder with a good prognosis. Acta Obstet Gynecol Scand. 2011;90:1046–8.

[11] Neau J-P, Marion P, Mathis S, et al. Restless legs syndrome and pregnancy: follow-up of pregnant women before and after delivery. Eur Neurol. 2010;64:361–6.

[12] Manconi M, Govoni V, De Vito A, et al. Restless legs syndrome and pregnancy. Neurology. 2004;63:1065–9.

[13] Goodman JD, Brodie C, Ayida GA. Restless leg syndrome in pregnancy. BMJ. 1988;297:1101–2.

[14] Lee KA, Zaffke ME, Baratte-Beebe K. Restless legs syndrome and sleep disturbance during pregnancy: the role of folate and iron. J Womens Health Gend Based Med. 2001;10:335–41.

[15] Neau J-P, Porcheron A, Mathis S. Restless legs syndrome and pregnancy: a questionnaire study in the Poitiers District, France. Eur Neurol. 2010;64:268–74.

[16] Xiong L, Montplaisir J, Desautels A. Family study of restless legs syndrome in Quebec, Canada: clinical characterization of 671 familial cases. Arch Neurol. 2010;67:617–22.

[17] Cesnik E, Casetta I, Turri M. Transient RLS during pregnancy is a risk factor for the chronic idiopathic form. Neurology. 2010;75:2117–20.

[18] Winkelmann J, Wetter TC, Collado-Seidel V, et al. Clinical characteristics and frequency of the hereditary restless legs syndrome in a population of 300 patients. Sleep. 2000;23:597–602.

[19] Earley CJ, Allen RP, Beard JL, et al. Insight into the pathophysiology of restless legs syndrome. J Neurosci Res. 2000;62:623–8.

[20] Hening WA, Allen RP, Earley CJ, et al. An update on the dopaminergic treatment of restless legs syndrome and periodic limb movement disorder. Sleep. 2004;27:560–83.

[21] Hening WA. Treatment of restless legs syndrome. Neurol Rev. 2005;3:11–17.

[22] Manconi M, Govoni V, De Vito A, et al. Pregnancy as a risk factor for restless legs syndrome. Sleep Med. 2004;5:305–8.

[23] Pien GW, Schwab RJ. Sleep disorders during pregnancy. Sleep. 2004;27:1405–17.

[24] Montplaisir J, Boucher S, Poirier G, et al. Clinical, polysomnographic, and genetic characteristics of restless legs syndrome: a study of 133 patients diagnosed with new standard criteria. Mov Disord. 1997;12:61–5.

[25] Bosco D, Plastino M, Fava A, et al. Role of the oral glucose tolerance test (OGTT) in the idiopathic restless legs syndrome. J Neurol Sci. 2009;287:60–3.

[26] Earley CJ. Clinical practice. Restless legs syndrome. N Engl J Med. 2003;348:2103–9.

[27] Botez MI, Lambert B. Folate deficiency and restless-legs syndrome in pregnancy. N Engl J Med. 1977;297:670.

[28] Bartell S, Zallek S. Intravenous magnesium sulfate may relieve restless legs syndrome in pregnancy. J Clin Sleep Med. 2006;2:187–8.

第十五章　妊娠期及产后失眠评估

Mary K. Barger，Aaron B. Caughey 和 Kathryn A. Lee.

引　言

大多数女性(84%)主诉在妊娠期 1 周内会出现几次失眠，1/3 的孕妇诉其在妊娠期极少或者从未有过一夜完整的睡眠[1]。在妊娠晚期，孕妇更易出现睡眠片段化，总睡眠时间减少和打鼾[2—4]。在妊娠各期睡眠差的原因各不相同，然而自妊娠早期即开始有睡眠问题，并主诉尿频，这是由于孕激素水平上升及肾小球滤过率增加所致[5,6]。肥胖孕妇患阻塞性睡眠呼吸暂停(OSA)的风险较高[7]。与 OSA 相关的低氧血症可能会导致孕妇高血压、妊娠期糖尿病以及胎儿宫内生长迟缓[8]。此外，出现打鼾及白天嗜睡症状的孕妇更易发生先兆子痫[9]。妊娠相关贫血会使孕妇发生不宁腿综合征的风险增加。妊娠晚期睡眠不足会增加滞产的风险及加大剖宫产概率[10]。

无论婴儿喂养的方式怎样，无论抱婴儿时婴儿的体位或在夜间照顾婴儿的细心程度如何[11,12]，产后期睡眠问题会继续困扰新妈妈。产后抑郁症很难和慢性睡眠剥夺进行区分。产后慢性睡眠不足使产妇及其家人在开车或照顾婴儿时发生意外事故风险增加。睡眠剥夺的父母照顾婴儿，增加了孩子受虐待的风险。本章阐述妊娠期间和产后可能出现的睡眠问题，从而突出具体问题以指导临床对疾病的评估，最终减轻失眠对母婴健康的影响。

妊 娠 失 眠 症

除了感觉恶心外,妊娠早期症状还包括疲劳和睡眠障碍。最早可在妊娠第 10 周,10％～15％的孕妇会由于恶心、背痛、尿频而主诉睡眠不安。在妊娠中期,胎动和胃灼热感可能开始干扰睡眠。然而,大多数孕妇在适应了体内激素的变化及恶心症状消失后,其睡眠、日间疲劳和情绪都会好转。在妊娠晚期,大多数孕妇(65％～80％)会有一些影响睡眠的自觉症状,如尿频、腰酸背痛、气短、腿痛性痉挛、皮肤瘙痒或恶梦[1,5,13]。梦的内容在整个妊娠过程中可能会变化,但随着妊娠持续,孕妇及她们的配偶都会回忆起更多不同主题的梦境[14]。这可能是由于醒来的次数增加,使能回忆起梦境的可能性增大。有流产史的孕妇在再次妊娠的时候会经常被梦境困扰,但是这些梦的内容又与首次妊娠的孕妇所做的梦并无不同[15]。

在妊娠晚期,大多数孕妇在每晚约 7 h 的睡眠中会醒来 2～3 次,但也有一些孕妇每晚睡眠少至 3～4 h[2,16,17]。年龄较大的孕妇(>30 岁)比年轻孕妇的睡眠少,这也可能与家里还有其他小孩子有关[4]。初产妇在妊娠期间发生睡眠剥夺的风险高于经产妇,这可能与她们之前无怀孕经验有关。当经产妇怀孕时,夜间会计划更多时间的睡眠,并不太会受家里其他小孩的影响[18]。

孕妇很少抱怨入睡困难(起始型失眠),因为她们在夜间觉醒太频繁而造成睡眠缺乏的累积,从而使入睡根本不成问题。更多的主诉是尿频或不适引起的维持型失眠。通过更客观的测量措施,如腕动记录仪或多导睡眠图监测,孕妇睡 7 h 左右(睡眠时间比其报道的少 30 min),整夜短暂觉醒总时间可以达到 45～60 min[6,10,13]。表 15 - 1 比较了妊娠早期和晚期觉醒的常见原因。

临床小结

孕妇在妊娠期可因多次短暂觉醒导致每晚睡眠减少约 1 h。初产妇

表 15-1　妊娠期夜间醒来的原因(%)

	妊娠早期(2~14 周)	妊娠晚期(28~42 周)
排尿	51	47
腿痛性痉挛	13	45
关节痛	4	23
胃灼热(食管反流)	33	51
床伴因素	9	12
做梦/恶梦	3	5
焦虑	3	1
胎动	0	5

习惯其固定的睡觉和起床时间,而经产妇待在床上时间会延长 1 h。妊娠期常见维持型失眠,但起始型失眠少见。若出现后者,应进一步了解其可能的原因,如对分娩的焦虑及恐惧、婚姻不和谐或环境因素等。针对任何有关入睡困难的主诉应进行 RLS 的评价,这将在下一章中详细讨论。表 15-2 总结了与妊娠相关失眠的临床评估的 6 个要点。

表 15-2　妊娠期失眠——临床评价要点

妊娠期由于频繁觉醒导致睡眠缺失约 1 h/晚

初产妇出现睡眠不足的风险比经产妇要高

妊娠期入睡困难的主诉较少见,需进一步评估下列情况:

①对于分娩的焦虑;②夫妻关系不协调;③抑郁;或者④不安全感

入睡困难失眠的女性导致日间嗜睡的可能性小,但可能主诉日间疲乏和抑郁情绪

任何主诉入睡困难型失眠者应评估不宁腿。这些女性可能存在日间过度嗜睡,日间疲乏和抑郁情绪

既往有入睡困难型失眠的女性可能在妊娠期有改善,这是由于高孕酮水平具有催眠和放松的作用

影响睡眠的腿部感觉异常

在妊娠前,妊娠期及产后期间,27%~36%的女性主诉在睡眠起始阶段感觉有腿部痉挛[13],但这种感觉很少干扰睡眠的维持。女性由于严重的肌肉痉挛导致突然觉醒在妊娠前和妊娠后发生率为 10%,但在妊娠晚

期上升到 45%[19]。腿部痉挛是否与睡眠期周期性腿动相关尚未明确。但多胎妊娠的孕妇(双胞胎或三胞胎)比单胎者在睡眠过程中更容易发生周期性腿动[20]。服用乳酸镁或柠檬酸镁 350 mg(15 mmol)/d 可明显减少妊娠期腿部痉挛的发生[21,22]。

在妊娠期的入睡困难型失眠大多可能由缺铁性贫血相关的 RLS 导致,这是妊娠期常见病。血清铁和叶酸水平较低,甚至在正常下限内都被认为是引起 RLS 的可能原因[23,24]。RLS 发病率在妊娠晚期达到高峰(23%~37%),通常在分娩后症状可缓解[4,23,25]。在养育孩子期间,RLS 的发生率和年龄无关[26],但多胎妊娠的孕妇比单胎妊娠孕妇在睡眠中更容易发生 RLS 或周期性腿动[20]。目前所报道的 RLS 发病率跨度较大,可能与每周或每月自觉症状的频率阈值标准或产次不同有关,因为女性随着妊娠次数的增加,更易发生 RLS[26,27]。

许多孕妇不太愿意向她们的保健医生谈及休息时出现的腿动,或许因为她们认为会在分娩后消失而不想服药,或者以为医师会认为她们是精神病患者或疯子。而另一部分孕妇则觉得自己的症状为"纯粹的折磨"或"比分娩一个 6.8 kg 的婴儿还要难受",并描述为"蠕虫在她们血管里爬行"或"蚂蚁在她们的腿内爬上爬下"。有些孕妇则因受此折磨而发誓永远不会再次怀孕。RLS 通常在就寝前的傍晚开始,站立和行走可暂时缓解,但只要躺下这种感觉就会再次出现。

除了睡前经历的不宁腿症状,孕妇入睡时间可延迟,情绪更加抑郁[23]。首次妊娠出现 RLS 的女性在再次妊娠时更易出现 RLS,但两次妊娠间期症状可完全消失[4]。对于 RLS 严重患者,其他潜在的因素还包括甲状腺疾病、静脉曲张或服用引起症状加重的药物,如 SSRIs、抗组胺剂及止吐剂[28]。通常往往使用阿片类药物或多巴胺受体激动剂治疗 RLS,而孕妇和医生都不愿意在妊娠期或哺乳期使用这些药物(见表 15-3)。孕妇更容易接受的理疗包括散步、腿部按摩和洗热水澡。此外,建议孕妇减少咖啡因的摄入量,鼓励从妊娠前即开始增加铁和叶酸的补充。如果这些方法无效,可尝试使用多巴胺受体激动剂普拉克索(见 FDA 目录 B 类),尽管其在妊娠期使用的临床数据很少[29]。

表 15 - 3　妊娠期和哺乳期用药风险

药　物	FDA 妊娠风险分级					Hale 哺乳期风险分级				
	A	B	C	D	X	1	2	3	4	5
抗组胺药										
盐酸苯海拉明		X					X			
多西拉敏	X							X		
羟嗪			X			X				
抗抑郁药										
阿米替林			X				X			
氟西汀			X				X			
丙咪嗪				X			X			
帕罗西汀			X				X			
舍曲林			X				X			
曲唑酮			X				X			
文拉法辛			X					X		
多巴胺类										
卡马西平				X			X			
卡比多巴/左旋多巴			X					X		
普拉克索		X							X	
安眠药										
酒精（乙醇）				X				X		
阿普唑仑				X				X		
氯硝西泮				X				X		
地西泮				X				X		
右旋佐匹克隆				X				X		
氟西泮					X			X		
劳拉西泮				X				X		
咪达唑仑				X			X			
司可巴比妥				X				X		
替马西泮					X			X		
三唑仑					X			X		
扎来普隆			X				X			
唑吡坦			X					X		
阿片类药物										
可待因			X					X		
哌替啶		X					X			
吗啡			X					X		
羟吗啡酮		X						X		

药　物	FDA 妊娠风险分级					Hale 哺乳期风险分级				
	A	B	C	D	X	1	2	3	4	5
兴奋剂										
咖啡因		X					X			
右旋苯丙胺			X					X		
甲基苯丙胺			X							X
莫达菲尼			X					X		

FDA 妊娠期用药的分级

A：对胎儿危害几乎没有

B：动物研究无风险,但无针对人体的研究;或者动物试验有风险,但人体对照研究对胎儿无风险

C：动物试验证实对胎儿具有不良反应,但无针对女性的研究;或者不能用于动物及女性的研究

D：存在对人类胎儿有危害的证据,但是尽管如此,临床中还是可权衡利弊进行选择

X：研究证实对胎儿具有高危险性,不管母亲风险如何均为禁忌。

Hale 哺乳期分级

L1 最安全：许多哺乳母亲服药后没有观察到对婴儿的损害。

L2 较安全：在有限数量的对哺乳母亲用药研究中没有证据显示不良反应增加,和(或)对胎儿具有危险性的证据很少

L3 中等安全：缺乏对哺乳妇女的对照研究;可能存在不良反应的风险;或者对照研究仅显示有很轻微的非致命性的副作用

L4 可能危险：证据表明对婴儿或泌乳具有危害性,但若母亲获益大于对婴儿的危害时,可考虑使用

L5 禁忌：对哺乳母亲的研究已证实对婴儿有明显的危害

经过 Hale TW 的同意后使用：Hale TW. Medications and Mothers' Milk. 15th ed. Amarillo, TX：Hale Publishing；2012.

临床小结

计划怀孕的女性在妊娠前应补充维生素、铁和叶酸,这不仅仅可预防胎儿神经管缺陷。鼓励多进食富含叶酸的营养食品,如面包和谷类等。为了促进铁和叶酸的吸收,女性也应摄取足量的维生素 C、戒除咖啡因及酒精。对贫血的孕妇和血清铁及叶酸的血清水平处于正常低限的孕妇,应询问她们在晚上试图入睡时是否出现腿部的异常感觉。如果她们有因 RLS 及入睡困难型失眠引起的日间过度嗜睡,应转诊至有资质的睡眠中心。

打鼾及肥胖相关的维持型失眠

除孕妇在妊娠期体重增加以外,血容量增加 2～3 L,而总体液量增加约 7 L。高体液量和胎盘分泌雌激素的增多可导致鼻充血、鼻黏膜肿胀及下肢水肿[30]。鼻充血、上半身体重增加和打鼾是妊娠期常见的主诉,妊娠期这些因素可导致孕妇患 OSA 的风险增高,同时也存在胎儿反复缺氧,胎盘功能不全,胎儿生长受限的风险。

女性在妊娠期气短(呼吸困难)是由于呼吸驱动增强所致,进而每分钟通气量增加。呼吸困难加重常见于妊娠晚期,尤其是妊娠子宫可致功能残气量减少。睡觉时头部垫高会使孕妇感觉更舒适和更易于呼吸,也有助于改善胃食管反流的发生所引起的胃灼热与睡眠障碍。非肥胖孕妇睡眠期血氧饱和度保持稳定[7]。但是,如果孕妇仰卧位睡眠,妊娠子宫可以压迫下腔静脉(仰卧位低血压综合征),心输出量降低,潮式呼吸时气道早期关闭引起氧饱和度下降,此时胎儿易因子宫胎盘功能不全出现低氧血症。

除了每分钟通气量的增加及呼吸困难外,有 10%～35% 的孕妇在妊娠期新出现打鼾,而在妊娠前只有不到 5% 的女性打鼾[4,8,32]。打鼾只是睡眠呼吸障碍(SDB)的一个症状,而阻塞性呼吸暂停事件是 SDB 更严重的表现。妊娠期 SDB 可能和胎儿、新生儿的并发症发生率增高有关,如胎儿宫内发育迟缓和低出生体重儿[8,32,33]。新近研究显示,甚至在除外体重指数的影响后,妊娠期睡眠呼吸障碍使罹患糖尿病的风险增至 2～3 倍[8]。由于 OSA 引起的睡眠的片段化可导致日间嗜睡。因此,孕妇在从事有危险的工作或驾驶时应谨慎,建议适时安排日间小憩。

先兆子痫

妊娠期高血压、先兆子痫、溶血-肝酶升高-血小板减少(HELLP)综合征和子痫惊厥构成了孕妇内皮细胞功能障碍相关的疾病谱,发生率为 3%～10%,前瞻性研究表明初产妇发生率更高[34—36]。除高血压以外,这组疾病还和由于黏膜和咽部水肿引起睡眠时上气道狭窄及气流受限相关[37—39]。先兆子痫还与睡眠期周期性腿动的发生增加相关。患有先兆子痫的孕妇颈围较健康孕妇更粗，且和 BMI 相关，75％～85％患有先兆子痫的孕妇自诉有打鼾症状[9,40]。由于先兆子痫常伴有气流受限，夜间常有频繁觉醒，这部分孕妇存在维持型失眠，其主诉日间过度嗜睡的程度要重于那些由于打鼾及 OSA 所致觉醒的患者。她们可能常主诉因胸闷、咳嗽和憋气而突然醒来。

超重或肥胖的孕妇更易发生先兆子痫[34,41]。即使这些孕妇不发生先兆子痫也会出现打鼾更加频繁，日间过度嗜睡、失眠、睡眠时长缩短及睡眠质量下降[2]。

临床小结

打鼾是妊娠期间常见的现象，但阻塞性睡眠呼吸暂停较罕见。孕妇日间过度嗜睡及睡伴发现有打鼾或呼吸暂停事件时需进一步评估以排除阻塞性睡眠呼吸暂停。体重增加过快或先兆子痫的孕妇患 SDB 的风险较高，及时干预可使孕妇和胎儿均受益，常用干预手段为经鼻持续气道正压通气（CPAP）治疗，直至分娩。

经鼻 CPAP 可改善合并 SDB 孕妇的睡眠，减少日间嗜睡，降低血压。对于现有治疗无效的先兆子痫孕妇，也可尝试经鼻 CPAP，这是一种有价值的干预手段。使用 CPAP 可延长妊娠时间保证胎儿存活直至娩出[40,42]。虽然 CPAP 治疗可能不会改变深睡眠时间或快速眼动期（REM）睡眠，但可以减轻夜间缺氧发作，改善胎盘灌注，延长妊娠使胎儿接近足月。CPAP 治疗不会对母亲或胎儿造成任何不良反应[43,44]。

产 程 和 分 娩

研究显示随着分娩的临近（40～42 周），睡眠质量会降低。妊娠后期催产素水平增高可促进觉醒，这可部分解释上述现象[45]。成功的生产需要由子宫、胎盘以及母体分泌的适度的蛋白和激素水平，特别是下丘脑垂体轴所分泌的激素。睡眠片段化和（或）睡眠剥夺对影响分娩的神经递质具有一定的作用,如多巴胺、去甲肾上腺素以及5-羟色胺[46]。还可以影响女性的注意力及意外情况下处理问题的能力,及干扰人际关系,这些均是孕妇解决分娩痛所需要的[47]。睡眠不足也使疼痛的敏感性增加[47,48]。在最近的一项研究中,在分娩前几周夜间睡眠小于6 h的孕妇与夜间睡眠>7 h的孕妇相比平均产程延长约10 h,剖宫产的风险增加3.5倍[10]。

在分娩的早期阶段,当宫缩不规则及产程停滞时,给予硫酸吗啡可行治疗性休息,因为85%孕妇在产程活跃期会保持清醒[49]。与产后恢复早期的睡眠不足相比,在分娩前的睡眠时间不足和因产程活跃引起的夜间睡眠不足对产后早期"婴儿蓝调"(如产后抑郁症)的发生及情绪低落产生的影响更大[50]。

睡眠片段化也可导致夜间催乳素浓度下降[45]。最新证据显示,催乳素可以促进产程中催产素及血管加压素的释放。正常阴道分娩时催乳素水平会在峰值停留4~6 h,然后恢复到正常的生理节律[51]。正常情况下,泌乳30 min后出现血清催乳素水平增加,但紧急剖宫产的孕妇产后最初几天不会出现[51]。这些生产和分娩因素如何影响孕妇及婴儿的睡眠仍未阐明。表15-4总结了产程和分娩引起睡眠问题的4个关键点。

表15-4　产程和分娩中睡眠缺失的指标——临床评估要点

通常在妊娠晚期出现夜间睡眠缺失约1 h
初产妇平均每晚睡眠<6 h可能的产程比>7 h者要长10 h
初产妇平均每晚睡眠<6 h者比>7 h者,更可能需要行剖宫产
孕妇从药物治疗诱导的睡眠中醒来后,宫缩通常会改善

产 后 失 眠 症

从分娩的第1天开始至分娩后前3个月,睡眠障碍常持续存在,特别是初产妇,其发生率为74%。而经阴道分娩孕妇发生率为57%,剖宫产孕妇73%[52]。分娩后直到婴儿能整夜睡眠为止,新妈妈的睡眠会因为要照顾婴幼儿而受到干扰。

在经阴道分娩后的当天晚上,新妈妈和婴儿同一房间时睡眠效率会降低[(74±16.6)%],REM 潜伏期会缩短[(70.8±23.2)min],但与正常对照组相比,新妈妈的 3 期和 4 期深睡眠阶段或 REM 睡眠的总时间并无明显差异[53]。

在正常妊娠中,睡觉效率平均为 90%左右。在产后恢复的最初几个月,初产妇睡眠效率下降到约 77%,经产妇约 84%[18]。在日本,初产妇经常和婴儿共用同一床铺,睡眠效率与白种人经产妇相比下降更明显[54]。无论产次如何,在产后最初 3 个月,产妇深睡眠(3 期和 4 期)增加而浅睡眠(1 期和 2 期)减少[18,55,56]。表 15-5 总结了与产后失眠相关的临床评估 8 个关键点。

表 15-5　产后失眠——临床评估要点

妊娠女性应讨论婴儿睡眠安排计划
从妊娠期到产后睡眠变化大的女性患产后抑郁症的风险更高
在评价产后女性的抑郁之前应评估其睡眠剥夺情况
新父母应被告知慢性失眠会导致发生事故和遗漏错误的风险增大。例如,忘记把他们的孩子从汽车里抱出而任其受烈日暴晒,或者不遵循配方奶粉或婴儿用药剂量的指导
应评估婴儿的睡眠计划
应鼓励母乳喂养以增加母亲的深睡眠
强调产妇产后锻炼和充足的光照
应向母亲询问婴儿的特质,应评估父母对婴儿任何特质改变的处理方式和虐待婴儿的风险

泌乳和母乳喂养

妈妈们通常认为她们的睡眠质量和喂养婴儿的方式无关[57,58]。无论是否处于睡眠状态,哺乳期女性基础催乳素水平较高,且在每次哺乳时催乳素陡然增高。断奶后 24 h,其催乳素水平会恢复至其较低的基线水平以及健康女性的睡眠相关的昼夜节律模式[59,60]。与非泌乳产妇相比,虽然哺乳女性 REM 睡眠期差别不大,但是其深睡眠(3 期和 4 期)增多,浅睡眠(1 期和 2 期)减少,微觉醒次数也较少[61]。和哺乳的母亲相比,使用配方奶粉喂养婴儿的母亲其 REM 睡眠期出现递减[62]。腕动计测量的结果显示,在产后最初几月,母乳喂养的母亲每夜的睡眠比使用配方奶粉喂养者增加 45 min 左右。

产后母婴同床睡眠的问题

具有西方文化背景的家长,如美国的父母可能更崇尚独立性,从出生时开始,就喜欢让婴儿睡在一个单独的房间[64]。父母和孩子睡在一起的现象遍布世界各地,包括母亲和婴儿睡同一张床(床共享)和睡在同一房间内(室共享)。床共享的优势包括:促进母乳喂养和母婴交流,尽管毛毯或父母肥胖可能有加重婴儿窒息的风险存在,成人柔软的床垫表面可能导致婴儿猝死综合征发生[65]。产后妈妈和她们的婴儿睡一张床时可能有更多的觉醒,但睡眠效率似乎不受单独睡眠或共享睡眠的影响[66]。

20 世纪 90 年代,父母和婴儿同睡一张床的比例由原来的 6% 上升至 13%[67],目前,约有 22% 的家庭在产后 1 个月床共享,产后 6 个月床共享只有 13%[68]。来自佛罗里达州的人群研究显示,2~6 个月的婴儿与父母同床睡眠的占 46%[69]。有一些报道称床共享可促进哺乳[68,70],其与母乳喂养、文化传统或住处拥挤程度无关[71]。

美国国家睡眠基金会在 2007 年调查了 1 000 名女性,9% 的母亲表示她们和婴儿睡一张床[1]。可能床共享更常见于收入和教育程度较低的年轻单身母亲,但我们最近的研究表明,约 40% 的富裕新父母在产后和婴儿同睡一张床,与种族或教育程度无关,产后 3 个月会下降到 20% 左右[63,72]。只有 7% 的夫妇表示,他们计划在婴儿出生后和婴儿床共享。因此,许多新父母不太介意和婴儿床共享所带来的健康风险。

新妈妈在产后的最初几周不太可能重返工作岗位。因此,白天有时间打盹,这可减少她们在夜间由于婴儿护理导致的睡眠片段化的影响。从另一方面来说,新爸爸经常需工作,但在晚上也有睡眠的缺失,且没有机会午休[3]。不管谁主要负责夜间照顾婴儿,新妈妈和新爸爸都应当评估 EDS。

产后抑郁

在女性的一生中,重度抑郁发作的发病率为 10%~20%。在生育这一年患病率也为 10%～20%。但考虑到对婴儿生长及发育的可能风险,孕期或哺乳期间使用药物治疗比较慎重。意大利针对初产妇女的研究显示,在产后 15 个月,30% 以上女性仍抱怨睡眠不足及疲劳,>50% 女性主诉有抑郁症状[73]。在对美国东海岸女性的纵向研究中,研究人员除外了妊娠晚期抑郁的女性,并在产后 15 个月对 37 名妇女进行随访[16]。10 人(26%)在产后 3～4 周有明显抑郁症状,但只有 2 名妇女在产后 12～15 个月仍有抑郁症状。在她们自己完成的睡眠日记中,记录到的总睡眠时间在整个研究过程中变化并不大。这 10 名患有抑郁症的母亲总睡眠时间更多,其在妊娠晚期即表现为早上晚起床和午睡时间延长。在产后 3～4 周对她们的睡眠进行评估时发现,夜间睡眠被干扰的次数,起床时间延迟及午休时间也较多[16]。妊娠期和产后睡眠模式变化较大的新妈妈更易患产后抑郁[3]。不管是否记录到睡眠和情绪的关系,对新妈妈、家庭成员和临床医生来说,鉴别产后慢性睡眠剥夺症状与抑郁症状有一定难度[74]。

严重抑郁症发作的成人夜间入睡后第 1 个 REM 期出现较早,REM 期睡眠时间更长。相比健康的新妈妈,有抑郁症状的产后妇女 REM 潜伏期显著缩短,总睡眠时间平均缩短 1 h,睡眠效率降低约 12%[3]。产妇由于照顾婴儿而引起大量的睡眠缺失,因此一旦关灯之后非常容易入睡。对产后 3 个月女性的对比分析发现,抑郁症状与睡眠片段化的相关性显著高于与婴儿气质的相关性[75]。产后抑郁症的特别重要的标志包括主诉入睡困难型失眠及低血清催乳素水平[76]。

妇女产后抑郁症的非药物治疗方案包括,后半夜睡眠部分剥夺,即让一个新妈妈只能睡到凌晨 2:00,以减少 REM 期睡眠[77];或者在早晨进行强光治疗,可能需要长达 4 周的治疗才会起效[78]。女性失眠或产后抑郁的药物治疗选择可参照表 15-3,同时显示了对胎儿或新生儿的风险[79]。

难养型的婴儿气质和母亲失眠

评价新妈妈抚养婴儿好坏常通过评估她的孩子所达到的生长发育阶段,特别是婴儿开始能整夜睡觉的时间点。许多初产妇对晚上持续睡眠有误解,认为"整夜睡觉"是指从晚上 8:00 至早上 8:00。而大多数医生解释为,婴儿喂食后入睡,在间隔 2～4 h 夜间没有醒来进食。在形成婴儿的常规睡眠模式前,这个时间点每晚都有波动,并持续数周。不过,这类婴儿在深夜乃至清晨仍有可能需喂食,这样的话,母亲每晚只有 5～6 h 不间断的睡眠,而她们可能需要 7～8 h 睡眠才觉得会休息好。即使到了婴儿 1 岁时,有 20%～30%的婴儿仍存在夜间睡眠中断[80]。父母在讲述婴儿很难满足、哭闹过度时,也会提及其睡眠不良。

即使对分娩后还在婴儿室的新生儿进行评估,婴儿睡眠也有很大的差异。这和胎龄、出生体重、分娩和喂养的方式有关。初产妇分娩的婴儿睡眠少于经产妇娩出的婴儿;剖宫产的婴儿 REM 期睡眠比经阴道分娩的婴儿更活跃[80]。新生儿的睡眠模式似乎不受性别、产妇年龄或父母社会经济地位的影响。

尽管所记录的睡眠时间变异较大,总的来说在婴儿室的婴幼儿 12 h 的夜间(7:00 pm～06:59 am)睡眠时间比白天(07:00 am～6:59 pm)要多。但婴儿有许多的夜间觉醒,这可能需要也可能不需要父母的干预。如果新爸爸或妈妈对睡眠不足很敏感,或处理不好相关问题,就会增加夜间睡眠不佳的婴儿受虐待的风险。随着时间的推移,孩子性情会变坏,同时父母存在慢性睡眠不足及应对策略欠佳,这些都需要家人和朋友的干预,以防婴幼儿的安全和幸福受到伤害。

临床小结

有些新妈妈产后初期可能会特意和婴儿床共享,以促进和婴儿的亲密关系和方便哺乳。但也有些新妈妈并不打算这样做,他们认为通过和婴儿床共享获得更多的睡眠是一种错误的策略。尽管产妇并不打算与她的婴儿同床睡眠,或可能不愿意与她们的家庭医生讨论这个问题,但是应该给所有的新妈妈分析与婴儿床共享的利弊,而父亲也应当参加讨论。婴儿出生后,新父母的白天活动,夜间睡眠模式应该有许多调整。他们的抑郁症状原因是睡眠减少,而并非对父母身份的不适应所致。白天活动的改善,如光照和运动可增加睡眠,这可能比心理辅导,心理治疗或服用抗抑郁药物更有效。如果新父母处理不好其被干扰的睡眠模式时,需进行仔细的临床评估,因为调整不好有可能会增加虐待婴儿的风险。表15-5总结了产后失眠临床评估的8个要点。

总　结

　　女性睡眠模式可能在妊娠10周或者更早即受到干扰,多开始于主诉尿频及疲劳时。与妊娠前,妊娠期及正常女性对照组相比,产妇睡眠效率在产后第1个月最低,特别是新妈妈比富有经验的母亲更显著,不过所有的新父母都会有明显的睡眠缺失。产后需关注的主要问题是睡眠缺失及其所致的身体易疲劳感,消极的情绪状态和认知功能减退(见表15-6)。新妈妈睡眠缺失如何影响她们的健康,与家人的关系,或对新爸爸健康的影响尚未成为科研或临床的研究焦点。可采用创伤和花费均小的干预措施来改善睡眠,并应当从临床和成本-效益的角度综合考虑这些治疗方法。

表 15-6　妊娠期和产后典型的睡眠变化

	妊娠早期	妊娠中期	妊娠晚期	产　　后
睡眠变化	尿频引起的睡眠片段化	较少睡眠片段化	尿频和腿痛性痉挛引起的睡眠片段化	婴儿喂养引起的睡眠片段化 初产妇的睡眠片段化比经产妇严重
		首次出现打鼾	胃灼热 鼻充血 不规律宫缩 气短	哺乳的母亲觉醒期较长,但其深睡眠比非哺乳者要多
			乳房触痛 腕管/关节疼痛	如果不参加工作,小睡会增加
	比孕前深睡眠减少(3~4期慢波睡眠)	深睡眠减少	深睡眠减少	深睡眠增加
日间症状	疲劳感/嗜睡 晨起或夜间恶心	充满能量 鼻充血	疲劳感/嗜睡增加	疲劳感/嗜睡

续　表

	妊娠早期	妊娠中期	妊娠晚期	产　　后
临床评估	检测血清铁和叶酸水平，判断 RLS 风险	评估睡眠呼吸障碍	评估： 不宁腿 睡眠呼吸障碍 询问：婴儿睡眠安排的计划	评估： 日间过度嗜睡 认知功能障碍 产后抑郁 询问：婴儿的睡眠情况以及夜间父母的活动情况

参考文献

[1] National Sleep Foundation, editor. Sleep in America Survey 2007: women and sleep 2007; March 5–7; Washington, DC.

[2] Facco FL, Kramer J, Ho KH, Zee PC, Grobman WA. Sleep disturbances in pregnancy. Obstet Gynecol. 2010;115(1):77–83.

[3] Lee KA, McEnany G, Zaffke ME. REM sleep and mood state in childbearing women: sleepy or weepy? Sleep. 2000;23(7):877–85.

[4] Hedman C, Pohjasvaara T, Tolonen U, Suhonen-Malm AS, Myllyla VV. Effects of pregnancy on mothers' sleep. Sleep Med. 2002;3(1):37–42.

[5] Schweiger MS. Sleep disturbance in pregnancy. A subjective survey. Am J Obstet Gynecol. 1972;114(7):879–82.

[6] Driver HS, Shapiro CM. A longitudinal study of sleep stages in young women during pregnancy and postpartum. Sleep. 1992;15(5):449–53.

[7] Maasilta P, Bachour A, Teramo K, Polo O, Laitinen LA. Sleep-related disordered breathing during pregnancy in obese women. Chest. 2001;120(5):1448–54.

[8] Bourjeily G, Raker CA, Chalhoub M, Miller MA. Pregnancy and fetal outcomes of symptoms of sleep-disordered breathing. Eur Respir J. 2010;36(4):849–55.

[9] Izci B, Martin SE, Dundas KC, Liston WA, Calder AA, Douglas NJ. Sleep complaints: snoring and daytime sleepiness in pregnant and pre-eclamptic women. Sleep Med. 2005;6(2):163–9.

[10] Lee KA, Gay CL. Sleep in late pregnancy predicts length of labor and type of delivery. Am J Obstet Gynecol. 2004;191(6):2041–6.

[11] Gay CL, Lee KA, Lee SY. Sleep patterns and fatigue in new mothers and fathers. Biol Res Nurs. 2004;5(4):311–8.

[12] Montgomery-Downs HE, Insana SP, Clegg-Kraynok MM, Mancini LM. Normative longitudinal maternal sleep: the first 4 postpartum months. Am J Obstet Gynecol. 2010;203(5):465. e1–7.

[13] Baratte-Beebe KR, Lee K. Sources of midsleep awakenings in childbearing women. Clin Nurs Res. 1999;8(4):386–97.

[14] Moorcroft WH. Understanding sleep and dreaming. New York: Kluwer Academic/Plenum; 2003.

[15] Van P, Cage T, Shannon M. Big dreams, little sleep: dreams during pregnancy after prior pregnancy loss. Holist Nurs Pract. 2004;18(6):284–92.

[16] Wolfson AR, Crowley SJ, Anwer U, Bassett JL. Changes in sleep patterns and depressive symptoms in first-time mothers: last trimester to 1-year postpartum. Behav Sleep Med.

2003;1(1):54–67.

[17] Greenwood KM, Hazendonk KM. Self-reported sleep during the third trimester of pregnancy. Behav Sleep Med. 2004;2(4):191–204.

[18] Lee KA, Zaffke ME, McEnany G. Parity and sleep patterns during and after pregnancy. Obstet Gynecol. 2000;95(1):14–8.

[19] Valbo A, Bohmer T. Leg cramps in pregnancy—how common are they? Tidsskr Nor Laegeforen. 1999;119(11):1589–90.

[20] Nikkola E, Ekblad U, Ekholm E, Mikola H, Polo O. Sleep in multiple pregnancy: breathing patterns, oxygenation, and periodic leg movements. Am J Obstet Gynecol. 1996;174(5): 1622–5.

[21] Nygaard IH, Valbo A, Pethick SV, Bohmer T. Does oral magnesium substitution relieve pregnancy-induced leg cramps? Eur J Obstet Gynecol Reprod Biol. 2008;141(1):23–6.

[22] Young GL, Jewell D. Interventions for leg cramps in pregnancy. Cochrane Database Syst Rev. 2002;(1):CD000121.

[23] Manconi M, Govoni V, De Vito A, Economou NT, Cesnik E, Mollica G, et al. Pregnancy as a risk factor for restless legs syndrome. Sleep Med. 2004;5(3):305–8.

[24] Botez MI, Lambert B. Folate deficiency and restless-legs syndrome in pregnancy. N Engl J Med. 1977;297(12):670.

[25] Lee KA, Zaffke ME, Baratte-Beebe K. Restless legs syndrome and sleep disturbance during pregnancy: the role of folate and iron. J Womens Health Gend-Based Med. 2001;10(4): 335–41.

[26] Berger K, Luedemann J, Trenkwalder C, John U, Kessler C. Sex and the risk of restless legs syndrome in the general population. Arch Intern Med. 2004;164(2):196–202.

[27] Suzuki K, Ohida T, Sone T, Takemura S, Yokoyama E, Miyake T, et al. The prevalence of restless legs syndrome among pregnant women in Japan and the relationship between restless legs syndrome and sleep problems. Sleep. 2003;26(6):673–7.

[28] Panossian LA, Avidan AY. Review of sleep disorders. Med Clin North Am. 2009;93(2): 407–25, ix.

[29] Djokanovic N, Garcia-Bournissen F, Koren G. Medications for restless legs syndrome in pregnancy. J Obstet Gynaecol Can. 2008;30(6):505–7.

[30] Sahota PK, Jain SS, Dhand R. Sleep disorders in pregnancy. Curr Opin Pulm Med. 2003;9(6):477–83.

[31] Bourjeily G, Ankner G, Mohsenin V. Sleep-disordered breathing in pregnancy. Clin Chest Med. 2011;32(1):175–89.

[32] Franklin KA, Holmgren PA, Jonsson F, Poromaa N, Stenlund H, Svanborg E. Snoring, pregnancy-induced hypertension, and growth retardation of the fetus. Chest. 2000;117(1): 137–41.

[33] Loube DI, Poceta JS, Morales MC, Peacock MD, Mitler MM. Self-reported snoring in pregnancy. Association with fetal outcome. Chest. 1996;109(4):885–9.

[34] Bodnar LM, Catov JM, Klebanoff MA, Ness RB, Roberts JM. Prepregnancy body mass index and the occurrence of severe hypertensive disorders of pregnancy. Epidemiology. 2007;18(2):234–9.

[35] Hauth JC, Ewell MG, Levine RJ, Esterlitz JR, Sibai B, Curet LB, et al. Pregnancy outcomes in healthy nulliparas who developed hypertension. Calcium for Preeclampsia Prevention Study Group. Obstet Gynecol. 2000;95(1):24–8.

[36] Wallis AB, Saftlas AF, Hsia J, Atrash HK. Secular trends in the rates of preeclampsia, eclampsia, and gestational hypertension, United States, 1987–2004. Am J Hypertens. 2008;21(5): 521–6.

[37] Bachour A, Maasilta P. Mouth breathing compromises adherence to nasal continuous positive airway pressure therapy. Chest. 2004;126(4):1248–54.

[38] Ekholm EM, Polo O, Rauhala ER, Ekblad UU. Sleep quality in preeclampsia. Am J Obstet Gynecol. 1992;167(5):1262–6.

[39] Izci B, Riha RL, Martin SE, Vennelle M, Liston WA, Dundas KC, et al. The upper airway in pregnancy and pre-eclampsia. Am J Respir Crit Care Med. 2003;167(2):137–40.

[40] Edwards N, Blyton DM, Kirjavainen T, Kesby GJ, Sullivan CE. Nasal continuous positive airway pressure reduces sleep-induced blood pressure increments in preeclampsia. [erratum appears in Am J Respir Crit Care Med 2000 Dec;162(6):2358]. Am J Respir Crit Care Med. 2000;162(1):252–7.

[41] Catov JM, Ness RB, Kip KE, Olsen J. Risk of early or severe pre-eclampsia related to pre-existing conditions. Int J Epidemiol. 2007;36(2):412–9.

[42] Champagne K, Schwartzman K, Opatrny L, Barriga P, Morin L, Mallozzi A, et al. Obstructive sleep apnoea and its association with gestational hypertension. Eur Respir J. 2009; 33(3): 559–65.

[43] Guilleminault C, Palombini L, Poyares D, Takaoka S, Huynh NTL, El-Sayed Y. Pre-eclampsia and nasal CPAP: part 1. Early intervention with nasal CPAP in pregnant women with risk-factors for pre-eclampsia: preliminary findings. Sleep Med. 2007;9(1):9–14.

[44] Poyares D, Guilleminault C, Hachul H, Fujita L, Takaoka S, Tufik S, et al. Pre-eclampsia and nasal CPAP: part 2. Hypertension during pregnancy, chronic snoring, and early nasal CPAP intervention. Sleep Med. 2007;9(1):15–21.

[45] Pires GN, Andersen ML, Giovenardi M, Tufik S. Sleep impairment during pregnancy: possible implications on mother-infant relationship. Med Hypotheses. 2010;75(6):578–82.

[46] Siegel JM. The neurotransmitters of sleep. J Clin Psychiatry. 2004;65 Suppl 16:4–7.

[47] Orzel-Gryglewska J. Consequences of sleep deprivation. Int J Occup Med Environ Health. 2010;23(1):95–114.

[48] Pan PH, Lee S, Harris L. Chronobiology of subarachnoid fentanyl for labor analgesia. Anesthesiology. 2005;103(3):595–9.

[49] Friedman EA. Labor: clinical evaluation and management. New York: Appleton; 1978.

[50] Wilkie G, Shapiro CM. Sleep deprivation and the postnatal blues. J Psychosom Res. 1992;36(4):309–16.

[51] Heasman L, Spencer JA, Symonds ME. Plasma prolactin concentrations after caesarean section or vaginal delivery. Arch Dis Child Fetal Neonatal Ed. 1997;77(3):F237–8. PMCID: 1720725.

[52] Tribotti S, Lyons N, Blackburn S, Stein M, Withers J. Nursing diagnoses for the postpartum woman. J Obstet Gynecol Neonatal Nurs. 1988;17(6):410–6.

[53] Zaffke ME, Lee KA. Sleep architecture in a postpartum sample: a comparative analysis. Sleep Res. 1992;21:327.

[54] Nishihara K, Horiuchi S, Eto H, Uchida S. Comparisons of sleep patterns between mothers in post-partum from 9 to 12 weeks and non-pregnant women. Psychiatry Clin Neurosci. 2001;55(3):227–8.

[55] Coble PA, 3rd Reynolds CF, Kupfer DJ, Houck PR, Day NL, Giles DE. Childbearing in women with and without a history of affective disorder. II. Electroencephalographic sleep. Compr Psychiatry. 1994;35(3):215–24.

[56] Karacan I, Heine W, Agnew HW, Williams RL, Webb WB, Ross JJ. Characteristics of sleep patterns during late pregnancy and postpartum periods. Am J Obstet Gynecol. 1968;101:579–86.

[57] Wambach KA. Maternal fatigue in breastfeeding primiparae during the first nine weeks post-partum. J Hum Lact. 1998;14(3):219–29.

[58] Quillan SI. Infant and mother sleep patterns during 4th postpartum week. Issues Compr Pediatr Nurs. 1997;20:115–23.

[59] Nissen E, Uvnas-Moberg K, Svensson K, Stock S, Widstrom AM, Winberg J. Different patterns of oxytocin, prolactin but not cortisol release during breastfeeding in women delivered by caesarean section or by the vaginal route. Early Hum Dev. 1996;45(1–2):103–18.

[60] Noel GL, Suh HK, Frantz AG. Prolactin release during nursing and breast stimulation in post-partum and nonpostpartum subjects. J Clin Endocrinol Metab. 1974;38(3):413–23.

[61] Blyton DM, Sullivan CE, Edwards N. Lactation is associated with an increase in slow-wave sleep in women. J Sleep Res. 2002;11(4):297–303.

[62] Petre-Quadens I, DeLee C, Edwards N. Sleep-cycle alterations during pregnancy, postpartum

and the menstrual cycle. In: Ferin M, Halberg F, Richart RM, Van Wiele RL, editors. Biorhythms and human reproduction. New York: Wiley; 1974. p. 335–51.

[63] Doan T, Gardiner A, Gay CL, Lee KA. Breast-feeding increases sleep duration of new parents. J Perinat Neonatal Nurs. 2007;21(3):200–6.

[64] Morelli GA, Rogoo B, Oppenhein D, Goldsmith D. Cultural variation in infants' sleeping arrangements: questions of independence. Dev Psychol. 1992;28:604–13.

[65] American Academy of Pediatrics. The changing concept of sudden infant death syndrome: diagnostic coding shifts, controversies regarding the sleeping environment, and new variables to consider in reducing risk. Pediatrics. 2005;116(5):1245–55.

[66] McKenna JJ, Thoman EB, Anders TF, Sadeh A, Schechtman VL, Glotzbach SF. Infant-parent co-sleeping in an evolutionary perspective: implications for understanding infant sleep development and the sudden infant death syndrome. Sleep. 1993;16(3):263–82.

[67] Lahr MB, Rosenberg KD, Lapidus JA. Maternal-infant bedsharing: risk factors for bedsharing in a population-based survey of new mothers and implications for SIDS risk reduction. Matern Child Health J. 2007;11(3):277–86.

[68] McCoy RC, Hunt CE, Lesko SM, Vezina R, Corwin MJ, Willinger M, et al. Frequency of bed sharing and its relationship to breastfeeding. J Dev Behav Pediatr. 2004;25(3):141–9.

[69] Broussard DL, Sappenfield WM, Goodman DA. The Black and White of infant back sleeping and infant bed sharing in Florida, 2004–2005. Matern Child Health J. 2012;16(3):713–24.

[70] Ball HL. Breastfeeding, bed-sharing, and infant sleep. Birth. 2003;30(3):181–8.

[71] Brenner RA, Simons-Morton BG, Bhaskar B, Revenis M, Das A, Clemens JD. Infant-parent bed sharing in an inner-city population. Arch Pediatr Adolesc Med. 2003;157(1):33–9.

[72] Gay CL, Ward TM, Lee KA. Parent-newborn co-sleeping in the San Francisco Bay area. Sleep. 2004;27(Abstr Suppl):A356.

[73] Romito P, Saurel-Cubizolles MJ, Cuttini M. Mothers' health after the birth of the first child: the case of employed women in an Italian city. Women Health. 1994;21(2–3):1–22.

[74] Kennedy HP, Beck CT, Driscoll JW. A light in the fog: caring for women with postpartum depression. J Midwifery Womens Health. 2002;47(5):318–30.

[75] Goyal D, Gay C, Lee K. Fragmented maternal sleep is more strongly correlated with depressive symptoms than infant temperament at three months postpartum. Arch Womens Ment Health. 2009;12(4):229–37.

[76] Abou-Saleh MT, Ghubash R, Karim L, Krymski M, Bhai I. Hormonal aspects of postpartum depression. Psychoneuroendocrinology. 1998;23(5):465–75.

[77] Parry BL. Assessing risk and benefit: to treat or not to treat major depression during pregnancy with antidepressant medication. Am J Psychiatry. 2009;166(5):512–4.

[78] Corral M, Kuan A, Kostaras D. Bright light therapy's effect on postpartum depression. Am J Psychiatry. 2000;157(2):303–4.

[79] Hale TW. Medications and mothers' milk. 14th ed. Amarillo, TX: Hale; 2010.

[80] Sadeh A, Dark I, Vohr BR. Newborns' sleep-wake patterns: the role of maternal, delivery and infant factors. Early Hum Dev. 1996;44(2):113–26.

第十六章　妊娠和睡眠呼吸障碍

Sunita Kumar 和 Helena Schotland

引　言

妊娠期机体生理变化显著。在此阶段,睡眠和呼吸状态的变化很常见。在某些条件下,这些正常的生理改变可能导致睡眠呼吸障碍(SDB)。本章将对妊娠期睡眠和呼吸的生理变化进行描述,并讨论这些改变与打鼾、阻塞性睡眠呼吸暂停(OSA)病理过程的关系。

正常妊娠的睡眠结构和质量

妊娠期进行性升高的雌激素和黄体酮水平与睡眠觉醒状态密切相关。雌激素可缩短快速眼动(REM)睡眠期[1—3],而黄体酮则具有一定的镇静作用[4],并可延长非快眼动睡眠期[5]。睡眠状态的改变在妊娠早期和晚期最为显著。通常,在妊娠早期,总睡眠时间和日间嗜睡明显增加;而在妊娠晚期则以总睡眠时间减少、夜间觉醒次数增加为特征[6—8]。觉醒的发生由多因素造成,主要包括:胎动、尿频、腿痛性痉挛、背痛、胃灼热和周身不适。

妊娠期的呼吸改变

在妊娠期,许多生理性和激素因素可影响呼吸状态。一些因素对机体造成不利影响,促使孕妇易发 SDB;然而另一些因素却起保护作用。其中,最明显最受关注的机械因素为增大的子宫,其可引起腹内压改变、膈肌变形以及胸腔内结构的改变。肺功能研究显示:随着妊娠期的进展,功能残气量(FRC)和补呼气量进行性下降[10—13]。这些变化可引起闭合气量＞功能残气量,进而导致肺内分流和低氧血症[14]。FRC 降低还可减低肺内氧储备,这一过程与夜间呼吸障碍(如 OSA)有关[15]。大量研究证实,正常妊娠晚期氧饱和度下降[16—18],且仰卧位时这一效应会放大[16,19]。幸运的是,多数孕妇采用侧卧位睡眠[17—20],这一体位可有效改善氧饱和度,减少 SDB 的发生。妊娠期也是体重在短期内显著增加的一个时期。在非妊娠期,体重的增加和 SDB 的严重度直接相关。然而,对于妊娠期体重增加是否为 SDB 的独立危险因素尚不明确。尽管如此,已有研究者指出,妊娠期体重的增加可能加重 SDB,尤其是对于肥胖女性而言。

除了妊娠期生理改变影响呼吸机制外,激素变化对呼吸系统也有一定的危害。例如,妊娠期雌激素水平升高可引起上气道黏膜充血水肿[23]。黏膜的变化在妊娠晚期更为显著,从而使鼻腔阻塞、鼾症更易发生。42％妊娠女性在孕 36 周时出现鼻炎、鼻腔充血等症状[24]。除了鼻咽部外,口咽部也在妊娠期受累。一项包括 242 名妊娠女性的研究显示,马氏评分(Mallampati Score)在孕 12～38 周时升高[25]。通过声反射技术测量发现孕妇上气道的面积减小[26]。

妊娠期激素水平的变化参与了防止 SDB 发生的保护作用机制。黄体酮水平升高使呼吸中枢对二氧化碳的敏感性增加,进而使通气增加[27,28],这一呼吸增强作用也可增加上气道扩张肌对化学刺激的反应性[29,30]。因此,理论上讲可防止上气道阻塞。

妊娠期的诸多改变对呼吸系统影响较大,部分因素有利于保护孕妇不发生 SDB,也有因素使其易患 SDB。本章即阐述睡眠期异常呼吸变化过程——从打鼾到 OSA。

妊 娠 期 打 鼾

非妊娠女性人群习惯性打鼾患病率仅为 4％[31,32],妊娠期女性则显著增加,习惯性打鼾患病率为 $11\%\sim23\%^{[31-33]}$。 $41\%\sim46\%$ 的女性有过妊娠期打鼾[32,34]。由于打鼾是 OSA 的标志之一,因此,妊娠期女性打鼾增加的现象值得进一步探究。

两项针对打鼾孕妇的胎儿状况的问卷调查结果存在争议。Loube 等[31]研究显示,鼾症和非鼾症的孕妇产出的胎儿相比较,出生平均体重、Apgar 评分、新生儿并发症均无明显差异。与此相反,Franklin 等则报道[33],较非鼾症孕妇而言,鼾症孕妇娩出的胎儿 Apgar 评分更低,生长发育迟缓。该研究还指出,习惯性打鼾的孕妇中 11% 被观察到有呼吸暂停,而在非鼾症孕妇中呼吸暂停发生的比例仅为 2%,但是并未经多导睡眠图(PSG)检查证实。因此,前述研究并不能直接证明 OSA 对胎儿的不良影响。新近研究显示,习惯性打鼾的妊娠女性脐血有核红细胞、红细胞生成素和白细胞介素-6 水平较非鼾症妊娠女性要高,新生儿出生体重、Apgar 评分以及脐血 pH 则两组之间无显著差异[35]。

事实上,妊娠期习惯性打鼾的危害不仅仅限于胎儿,母体本身也可能受累[32,33]。因此,除了研究鼾症对胎儿的影响外,Franklin 进一步指出,习惯性打鼾与妊高症的发生密切相关。此外,这项研究显示习惯性打鼾和先兆子痫相关,虽然并未达到统计学标准。

阻塞性睡眠呼吸暂停和妊娠

阻塞性睡眠呼吸暂停是一种常见病,女性患病率约 $2\%^{[36]}$。妊娠也是一种普遍的生理现象,但妊娠期女性罹患睡眠呼吸暂停的概率尚未被大规模地研究。多项针对妊娠女性的 PSG 研究仅限于小样本[37,38]。大部分关于妊娠女性 OSA 的文献仅限于个例报道[39-47],或几个小样本研究[48-50](见表 16-1)。样本量最大的一项研究纳入了 267 例妊娠女性受试者,均进行了全夜多导睡眠图检测,包括 Edentrace®(Puritan Bennett 公司,Boulder,美国科罗拉多州)。孕 6 月时,无 1 例受试者 AHI(呼吸暂停低通气指数)>5 次/h。在该研究的第 2 阶段,选择 26 例行 PSG 检测。其中 13 例因符合下述标准而被分到异常呼吸组:包括慢性,响鼾,或初诊时便携式监测仪记录到血氧饱和度显著下降≥5%。而整夜 PSG 结果显示,26 位受试者均未出现 AHI>5 次/h,但是异常呼吸组女性却出现上气道阻力增加,表现为呼吸努力递增或异常的持续呼吸努力。

表 16-1　妊娠合并 OSA 的医学文献

作　者	年份	例数	PSG 或其他研究/发现	相关并发症	治　疗	胎儿状况
Joel-Cohen 和 Schoenfeld[48]	1978	3	临床观察发现: 第 1 例:20~60 s 呼吸暂停; 第 2 例:70~80 s 呼吸暂停; 第 3 例:40 s 呼吸暂停	均无	均无	第 1 例:婴儿体重 2 810 g,Apgar 评分 5/7 第 2 例:婴儿体重 2 740 g,Apgar 评分 5/8 第 3 例:婴儿体重 2 680 g,Apgar 评分 6/8
Conti 等[39]	1988	1	既往 PSG 检查有中枢和阻塞性呼吸暂停病史	妊娠期高血压	无	婴儿体重 2 730 g,Apgar 评分优
Hastie 等[40]	1989	1	AHI 19.7 次/h;最低血氧饱和度 84%	妊娠期糖尿病	在孕 22 周时行气管切开术	婴儿体重 2 840 g,Apgar 评分 10/10
Kowall 等[41]	1989	1	AHI 78.6 次/h;最低血氧饱和度 74%	羊水过多先兆子痫	在孕 36 周时行 CPAP 治疗	大于胎龄儿
Schoenfeld 等[49]	1989	8	临床观察:8 例均有打鼾和夜间觉醒	无	无	平均新生儿体重 1 780 g
Sherer 等[42]	1991	1	分娩后 PSG 检查:AHI 144 次/h;最低血氧饱和度 63%	糖尿病先兆子痫染色体平衡易位	妊娠期间无	婴儿体重 2 780 g,Apgar 评分 8/9
Charbonneau 等[43]	1991	1	AHI 159 次/h;最低血氧饱和度 40%	妊娠期糖尿病	在孕 36 周时行 CPAP 和氧疗	婴儿体重 2 680 g(低于第 10 个百分位点),红细胞增多症

续　表

作　　者	年份	例数	PSG 或其他研究/发现	相关并发症	治　疗	胎儿状况
Lefcourt 等[44]	1996	1	分娩后 PSG 检查：共 817 次呼吸暂停和低通气；最低血氧饱和度<50%	先兆子痫	妊娠期间无	胎儿体重 2 300 g Apgar 评分 9/9
Lewis 等[45]	1998	1	夜间最低血氧饱和度 70%	肺动脉高压	在孕 29 周时行 CPAP 和氧疗	胎儿体重 3 055 g
Brain 等[46]	2001	1(两次妊娠)	AHI 30 次/h；最低血氧饱和度 20%	第1次妊娠：高血压 第2次妊娠：治疗时高血压，尿蛋白 1+	第1次妊娠：未治疗 第2次妊娠：全妊娠期 CPAP 治疗	第1次妊娠：孕 23 周时胎儿宫内死亡，胎儿体重<同胎龄第 10 百分位数 第2次妊娠：婴儿体重 3 250 g，Apgar 评分 6/8
Roush 和 Bell[47]	2004	1	分娩后 PSG 检查：AHI 160 次/h	先兆子痫 胎儿心率减速	妊娠期无	婴儿体重 1 700 g，Apgar 评分 8/9
Guilleminault 等[50]	2004	12	AHI 9~31 次/h，最低氧饱和度 81%~86%	1 例有妊娠期高血压	7 例全妊娠期 CPAP 治疗 5 例在 8~13 周开始 CPAP 治疗	所有婴儿均健康 所有婴儿 Apgar 评分均>8

多个研究以习惯性响鼾作为判断 SDB 的替代标准，以评价妊娠 SDB
对母体和胎儿的影响。其他研究则应用筛查问卷而未经 PSG 证实。不
过，新近一篇研究显示，柏林问卷在发现妊娠女性 OSA 中敏感性和特异
性均较低，分别为 35% 和 63.8%[51]。另一项对 35 例打鼾妊娠女性的
PSG 研究显示，确诊 OSA 4 例(11.4%)。[52]

OSA 与妊娠期高血压

表 16-1 描述的 33 位妊娠女性中另一重要发现是妊高症的发生率升高。妊娠、高血压综合征与母体及胎儿的并发症及死亡率增加相关[53]。特征性表现为孕 20 周后出现高血压,伴或不伴蛋白尿($\geqslant$300 mg/24 h),分娩后恢复正常[53]。妊娠高血压综合征可以分为 3 类:妊娠期高血压(妊娠女性中 5%~9%)、先兆子痫(初产妇中 5%~7%)和子痫(妊娠女性中<1%)[54—57]。多项大样本人群研究证实,SDB 是高血压发生发展的独立预测因素[58,59]。不过 OSA 和妊娠高血压之间的关系尚未阐明(见表 16-2)。Izci 等[60]应用声反射技术研究显示,与正常妊娠及非妊娠期对照组比较,37 位患先兆子痫者上气道明显狭窄,且其中 15 位先兆子痫受试者夜间 PSG 监测发现其气流明显受限[61]。然而,这组先兆子痫者中并未发现 OSA。来自瑞典的研究对近 500 位女性进行问卷调查,内容包括打鼾情况,被证实的呼吸暂停以及分娩当天日间疲劳感。结果显示,打鼾女性中 14%发生了高血压,而非打鼾人群为 6%(p<0.01)。同样,打鼾者先兆子痫的患病率也高于非打鼾者。另外,患鼾症母亲娩出胎儿更易出现低体重和低 Apgar 评分。习惯性打鼾是高血压和发育迟缓的独立预测因素(OR 分别为 2.03,3.45)[33]。该研究的缺陷是缺少 PSG 证实。随后,在加拿大蒙特利尔 17 名妊高症孕妇接受了 PSG 评估,并与匹配的非高血压孕妇进行对照,AHI$\geqslant$15 次/h 作为 OSA 的诊断标准。结果显示,妊娠高血压组女性的 AHI[(38.6$\pm$36.7)次/h]大于正常血压对照组[(18.2$\pm$12.2)次/h]。妊娠高血压女性患 OSA 的未调整危险度为 5.6。调整母亲年龄、妊娠前 BMI、孕周以及既往妊娠史等因素后,相对危险度更高,达 7.5[62]。

另有研究表明妊高症和先兆子痫与 OSA 的相关性还体现在应用持续气道正压通气(CPAP)治疗可使血压降低。一项研究显示,11 例先兆子痫的女性接受了连续两夜的 PSG 研究,并同步动态血压监测。PSG 显示,两夜睡眠结构相似。首夜 PSG 发现所有患者均存在睡眠诱导的上气

表 16‑2　关于 SDB 与妊高症以及先兆子痫的调查研究

作　者	年份	研究患者例数	研究设计/方法	结果/结论
Higgins 等[76]	2011	4 074 名孕妇 490 名非妊娠女性	所有受试者均完成了柏林问卷。对婴儿的体重，Apgar 评分和产妇并发症也进行了统计	孕妇柏林问卷的阳性结果率更高，且与先兆子痫 *OR* 值升高及婴儿体重下降相关
Ayrim 等[77]	2011	200 名孕妇 200 名非妊娠女性	前瞻性研究。所有受试者均完成了问卷、颈围的测量和 ESS 评分	200 名孕妇中只有 5 名主诉有习惯性打鼾，1 名有明显的呼吸暂停。PIH，胎儿出生后的情况与打鼾无关
Bourjeily 等[67]	2010	1 000	横断面研究，随机选取刚分娩女性，对多因素呼吸暂停预测指数进行研究	患 PIH 的可能性增加，SDB 患者患先兆子痫的校正后 *OR* 值为 2.3，95％可信区间：1.4～4。GDM 和非计划剖宫产的可能性也增加
Ursavas 等[78]	2008	469 名孕妇 200 名年龄匹配的对照人群	参与者完成了问卷。对产妇并发症的记录进行了回顾	孕妇打鼾的发生率比非孕妇高。打鼾孕妇先兆子痫和 PIH 的发生率（分别为 10.9％和 20％）较非打鼾孕妇高（分别为 5.8％和 11％）。($p=$ 0.045)
Pérez-Chada 等[79]	2007	469 名孕妇 208 名年龄匹配的非妊娠女性	问卷，对分娩记录进行回顾	打鼾和 PIH 及先兆子痫相关(*OR* 1.86,95％CI：1.16～2.84)且独立于年龄，孕前 BMI，孕期体重增加，和颈围
Poyares 等[63]	2007	16 例孕妇患有高血压和打鼾（对照组 9 例，治疗组 7 例）	随机对照研究：比较 CPAP 治疗和标准孕期保健的疗效	孕早期行标准孕期保健加 CPAP 治疗可改善血压，抗高血压药物无需升级。然而，这两组婴儿相关指标无差异

续　表

作　者	年份	研究患者例数	研究设计/方法	结果/结论
Izci 等[80]	2005	167 名健康和 82 名先兆子痫的孕晚期女性和 160 名非妊娠女性	受试者及其配偶完成了问卷。同时记录受试者身高、体重、颈围、血压	32％对照组女性,55％孕妇,和 85％先兆子痫女性有打鼾($p < 0.001$),但是孕前打鼾率(先兆子痫＝36％,健康孕妇＝27％)和非孕期女性(32％)类似($p > 0.7$)
Connolly 等[61]	2001	15 名先兆子痫的女性和来自妊娠早、中、晚期的各 15 名孕妇及 15 名配对的非孕期对照女性进行比较(总研究人数:75 人)	对整夜睡眠中呼吸、血氧饱和度和血压进行了监测	各组别均无明显睡眠呼吸暂停的临床症状,但是先兆子痫患者出现吸气时气流受限的时间比孕晚期的孕妇长[占总睡眠期时间的(31 ± 8.4)％ vs.(15.5 ± 2.3)％],在其他 3 个组别,气流受限＜5％($p = 0.001$)。在绝大多数先兆子痫患者,气流受限的形式表现为持续数分钟不伴氧降。正如预期,先兆子痫组患者收缩压和舒张压比其他组高($p < 0.001$)

　＊PIH 妊娠高血压综合征;GDM 妊娠期糖尿病;SDB:睡眠呼吸疾病;OR:比数比;CI:可信区间。

道气流部分受限。在第 2 夜给予经鼻自动 CPAP 治疗,消除了气流受限,平均最大压力为(6 ± 1)cmH_2O($1\ cmH_2O = 0.1\ kPa$)。治疗夜血压较首夜单纯监测时血压水平明显下降[(128 ± 3)/(73 ± 3)mmHg vs.(146 ± 6)/(92 ± 4)mmHg,$p = (0.007)/(0.002)$]($1\ mmHg = 0.13\ kPa$)。因此,作者认为先兆子痫女性睡眠中上气道的部分阻塞与血压升高相关,应用经鼻 CPAP 可消除这一影响[8]。但是,关于 CPAP 治疗对胎儿影响的研究很少[50,63]。Guilleminaut 等[50]在一项针对具有先兆子痫危险因素的 12 例孕妇的小样本研究中认为,尽管 CPAP 治疗能解决阻塞性事件,但不能预防对胎儿的副作用。

OSA 和妊娠期糖尿病

无论有无肥胖和家族史,OSA 被证实是糖耐量异常发生发展的危险因素[64]。对 OSA 与妊娠期糖耐量异常的研究也显示相似的结果[65,66]。针对 169 例妊娠女性的研究显示,罹患妊娠期糖尿病(GDM)的可能性随 SDB 增加而增加[OR 3.0(95% CI,1.2~7.4)]。其他危险因素还包括总睡眠时间缩短[65]。对 1 000 例产后女性的横断面研究显示,经多元回归分析,SDB 症状与妊娠期各种疾病状态高风险相关,高血压和先兆子痫[调整后 OR 2.3(95% CI,1.4~4.0)],妊娠糖尿病[调整后 OR 2.1(95% CI,1.3~3.4)],非计划性剖腹产[调整后 OR 2.1(95% CI,1.4~3.2)][67]。另一项针对 1 290 名女性的队列研究,收集了妊娠早期的睡眠持续时间和打鼾等信息。调整母亲年龄和种族因素后,夜间睡眠时间≤4 h/每晚的女性患 GDM 的风险相比睡眠 9 h 者增加[RR5.56(95% CI,1.31~23.69)]。BMI<25 kg/m² 的女性相对危险度(RR)为 3.23(95% CI,0.34~30.41),超重女性(BMI≥25 kg/m²)RR 为 9.83(95% CI,1.12~86.32)。总体来讲,打鼾可使相关 GDM 的风险增加 1.86 倍[RR=1.86(95% CI,0.88~3.94)]。尤其是打鼾的超重女性 GDM 发病风险更高。与不打鼾的瘦体型女性相比,超重的打鼾女性 GDM 风险增加 6.9 倍(95% CI,2.87~16.6)。这些初步的发现提示睡眠时间缩短和打鼾与糖耐量异常及 GDM 相关[68]。尽管上述与男性和非妊娠女性的研究结果一致,但仍需大样本的研究进一步对睡眠时间和质量及呼吸暂停进行客观评价,以更加精确估计所观察到的相关性。

关于妊娠期糖耐量异常和高血压的发生发展相关机制尚未阐明,不过,可能的假说为,其发病与睡眠呼吸暂停的非妊娠患者相似,即阻塞性呼吸事件相关交感神经兴奋以及氧化应激标志物释放为可能的原因。

妊娠期 OSA 对胎儿的影响

对表 16-1 所罗列的 33 例合并 OSA 的妊娠女性进一步分析,发现未经治疗 OSA 的孕妇娩出胎儿平均出生体重[(2 440±431)g]明显低于接受 OSA 治疗者所娩胎儿[(2 956±216)g]。当然,这一结果受导致胎儿出生体重降低的多种混杂因素的影响,如妊娠期糖尿病、先兆子痫等。未治疗组最主要的混杂因素为:OSA 可通过低氧血症导致胎盘缺血,并进一步引起胎儿发育小于正常胎龄。暴露于慢性或间歇性低氧的妊娠动物有明显的胎儿生长受限[69-71]。另外,针对患有间质性肺病或生活于高海拔的女性研究发现,母体低氧血症与胎儿生长受限相关[72]。

有研究观察了妊娠相关 OSA 和胎儿生长受限之间的关系,以及间歇低氧对胎儿心率的影响。关于 SDB 对胎儿影响的研究结果存在矛盾,部分认为习惯性打鼾对胎儿有不良影响,而另一些则不然。正如前述,来自 Franklin 等的研究[33]认为,习惯性打鼾与胎儿生长发育受限相关。但是,新近的一项针对 246 例低风险女性的研究,比较了慢性打鼾(妊娠前即存在打鼾)和新发打鼾(妊娠期逐渐出现症状)对胎儿的影响,并未发现对胎儿生长影响的差异。因此,研究者认为,没有明显危险因素的母亲打鼾并不影响胎儿的生长。慢性和新发鼾症母亲的特征以及对胎儿的影响无差异[73]。不过,该研究与其他以打鼾来判断 OSA 的研究同样的缺点在于,所纳入的研究对象可能包括那些未经 PSG 证实的妊娠期 OSA 患者,这就"稀释"了 OSA 对终点效应的影响。

针对由 PSG 确诊 OSA 的研究并不多,且样本量小。在 Sahin 等[74]的研究中,自述打鼾的女性接受了睡眠测试及无应激试验(NST)以评价母体氧饱和度下降对胎儿心率的影响。35 例妊娠女性接受 PSG 检测,确诊 OSA 4 例(11.4%)。其中 3 例(75%)观察到胎儿心率伴随母体氧饱和度的下降而下降。确诊 OSA 母亲娩出的胎儿平均 Apgar 评分和出生体重低于非 OSA 母亲娩出的胎儿。3 例 OSA 母亲娩出的新生儿入住了新生儿健康关怀中心。另一研究结果则相悖,认为 OSA 相关的氧饱和度下降与胎儿心率异常无关[51]。

妊娠对 OSA 的影响

妊娠期 OSA 的症状增加。日间过度嗜睡在妊娠非常早的阶段即出现,而且随着妊娠的进展越来越普遍[52]。妊娠使 OSA 加重,表现在 AHI 增加和氧饱和度下降程度两个方面。这些变化可由前述的机制所解释,即妊娠女性比非妊娠女性上气道直径的减少和功能残气量下降。Edwards 等针对 10 例妊娠前即诊断的 OSA 孕妇的队列研究发现,NREM 期 AHI 由(18±4)次/h 上升到妊娠期(63±15)次/h。在 REM 期 AHI 由(22±4)次/h 上升到妊娠期(64±11)次/h,最低血氧饱和度由分娩前的(86±2)%上升到产后的(91±1)%[75]。这些发现提示妊娠的进展可使 OSA 加重。

妊娠期阻塞性睡眠呼吸暂停的管理

迄今为止,尚未就妊娠期 OSA 的筛查对象和具体方式达成共识。妊娠或妊娠相关疾病如妊高症中 OSA 的患病率一经确立,将是建立相关筛查参数的最佳时机。一旦确诊妊娠伴发 OSA,应及时治疗。从表 16 - 1 所列文献可以看出,治疗方案包括 CPAP 治疗伴或不伴吸氧,以及气管切开术。CPAP 治疗的优势在于无创、安全及快速起效。治疗妊娠合并 OSA 的安全性和有效性已得到证实[41,43,45,46,50,63]。自动滴定 CPAP 治疗较合适,因为孕妇体重在持续增加,且研究证实妊娠期 AHI 在持续加重[75]。在 CPAP 治疗期间,较少需要进行气管切开术。尽管口腔矫治器适合于轻中度 OSA 患者,但尚缺乏相关疗效观察的研究。此外,由于麻醉风险及疗效并不理想,不建议妊娠 OSA 患者行外科手术治疗(如:悬雍垂腭咽成形术)。

结　　论

妊娠期 SDB 比较普遍,给母体和胎儿带来许多负面影响。因此,医生应提高关注度,积极寻找提示 SDB 的征象,包括打鼾和日间疲乏感。应考虑应用全夜 PSG 来进一步确诊。目前尚不清楚便携式睡眠检测的作用,不过,已经证实对男性和非妊娠妇女来说,便携式检测与睡眠中心

PSG 相关性很好,估计妊娠女性也类似。妊娠期 OSA 的发病率尚需进一步研究,同时需要 PSG 来确立诊断。这有助于帮助我们更好地了解妊娠期 SDB 与对母婴不利影响的相关性。此外,随着妊娠进程 OSA 严重度的改变需进一步探讨。对确诊 OSA 的患者应给予 CPAP 治疗。其他治疗选择如口腔矫治器的作用有待进一步研究,因为妊娠期鼻炎的高发使 CPAP 不耐受者较多。此外,尚需更多关于治疗妊娠期 OSA 对母婴效应的研究。

参考文献

[1] Branchey M, Branchey L, Nadler RD. Effects of estrogen and progesterone on sleep patterns of female rats. Physiol Behav. 1971;6(6):743–6.

[2] Colvin GB, Whitmoyer DI, Lisk RD, Walter DO, Sawyer CH. Changes in sleep-wakefulness in female rats during circadian and estrous cycles. Brain Res. 1968;7(2):173–81.

[3] Fang J, Fishbein W. Sex differences in paradoxical sleep: influences of estrus cycle and ovari- ectomy. Brain Res. 1996;734(1–2):275–85.

[4] Merryman W, Boiman R, Barnes L, Rothchild I. Progesterone anesthesia in human subjects. J Clin Endocrinol Metab. 1954;14(12):1567–9.

[5] Friess E, Tagaya H, Trachsel L, Holsboer F, Rupprecht R. Progesterone-induced changes in sleep in male subjects. Am J Physiol. 1997;272:E885–91.

[6] Schweiger MS. Sleep disturbance in pregnancy. A subjective survey. Am J Obstet Gynecol. 1972;114(7):879–82.

[7] Facco FL, Kramer J, Ho KH, Zee PC, Grobman WA. Sleep disturbances in pregnancy. Obstet Gynecol. 2010;115(1):77–83.

[8] Wilson DL, Barnes M, Ellett L, Permezel M, Jackson M, Crowe SF. Decreased sleep effi- ciency, increased wake after sleep onset and increased cortical arousals in late pregnancy. Aust N Z J Obstet Gynaecol. 2010;51(1):38–46.

[9] Fast A, Weiss L, Parikh S, Hertz G. Night backache in pregnancy. Hypothetical pathophysio- logical mechanisms. Am J Phys Med Rehabil. 1989;68(5):227–9.

[10] Cugell DW, Frank NR, Gaensler EA, Badger TL. Pulmonary function in pregnancy. I. Serial observations in normal women. Am Rev Tuberc. 1953;67(5):568–97.

[11] Weinberger SE, Weiss ST, Cohen WR, Weiss JW, Johnson TS. Pregnancy and the lung. Am Rev Respir Dis. 1980;121(3):559–81.

[12] Knuttgen HG, Emerson Jr K. Physiological response to pregnancy at rest and during exercise. J Appl Physiol. 1974;36(5):549–53.

[13] Craig DB, Toole MA. Airway closure in pregnancy. Can Anaesth Soc J. 1975;22(6):665–72.

[14] Holdcroft A, Bevan DR, O'Sullivan JC, Sykes MK. Airway closure and pregnancy. Anaesthesia. 1977;32(6):517–23.

[15] Feinsilver SH, Hertz G. Respiration during sleep in pregnancy. Clin Chest Med. 1992;13(4):637–44.

[16] Trakada G, Tsapanos V, Spiropoulos K. Normal pregnancy and oxygenation during sleep. Eur J Obstet Gynecol Reprod Biol. 2003;109(2):128–32.

[17] Hertz G, Fast A, Feinsilver SH, Albertario CL, Schulman H, Fein AM. Sleep in normal late pregnancy. Sleep. 1992;15(3):246–51.

[18] Bourne T, Ogilvy AJ, Vickers R, Williamson K. Nocturnal hypoxaemia in late pregnancy. Br J Anaesth. 1995;75(6):678–82.

[19] Awe RJ, Nicotra MB, Newsom TD, Viles R. Arterial oxygenation and alveolar-arterial gradi-

ents in term pregnancy. Obstet Gynecol. 1979;53(2):182–6.

[20] Mills GH, Chaffe AG. Sleeping positions adopted by pregnant women of more than 30 weeks gestation. Anaesthesia. 1994;49(3):249–50.

[21] Peppard PE, Young T, Palta M, Dempsey J, Skatrud J. Longitudinal study of moderate weight change and sleep-disordered breathing. JAMA. 2000;284(23):3015–21.

[22] Pien GW, Schwab RJ. Sleep disorders during pregnancy. Sleep. 2004;27(7):1405–17.

[23] Elkus R, Popovich Jr J. Respiratory physiology in pregnancy. Clin Chest Med. 1992;13(4):555–65.

[24] Bende M, Gredmark T. Nasal stuffiness during pregnancy. Laryngoscope. 1999;109 (7 Pt 1):1108–10.

[25] Pilkington S, Carli F, Dakin MJ, Romney M, De Witt KA, Dore CJ, et al. Increase in Mallampati score during pregnancy. Br J Anaesth. 1995;74(6):638–42.

[26] Izci B, Vennelle M, Liston WA, Dundas KC, Calder AA, Douglas NJ. Sleep-disordered breathing and upper airway size in pregnancy and post-partum. Eur Respir J. 2006;27(2):321–7.

[27] Prowse CM, Gaensler EA. Respiratory and acid–base changes during pregnancy. Anesthesiology. 1965;26:381–92.

[28] Contreras G, Gutierrez M, Beroiza T, Fantin A, Oddo H, Villarroel L, et al. Ventilatory drive and respiratory muscle function in pregnancy. Am Rev Respir Dis. 1991;144(4):837–41.

[29] Parisi RA, Santiago TV, Edelman NH. Genioglossal and diaphragmatic EMG responses to hypoxia during sleep. Am Rev Respir Dis. 1988;138(3):610–6.

[30] Wheatley JR, White DP. The influence of sleep on pharyngeal reflexes. Sleep. 1993;16 (8 Suppl):S87–9.

[31] Loube DI, Poceta JS, Morales MC, Peacock MD, Mitler MM. Self-reported snoring in pregnancy. Association with fetal outcome. Chest. 1996;109(4):885–9.

[32] Guilleminault C, Querra-Salva M, Chowdhuri S, Poyares D. Normal pregnancy, daytime sleeping, snoring and blood pressure. Sleep Med. 2000;4:289–97.

[33] Franklin KA, Holmgren PA, Jonsson F, Poromaa N, Stenlund H, Svanborg E. Snoring, pregnancy-induced hypertension, and growth retardation of the fetus. Chest. 2000;117(1):137–41.

[34] Leung PL, Hui DSC, Leung TN, Yuen PM, Lau TK. Sleep disturbances in Chinese pregnant women. BJOG. 2005;112(11):1568–71.

[35] Tauman R, Many A, Deutsch V, Arvas S, Ascher-Landsberg J, Greenfield M, et al. Maternal snoring during pregnancy is associated with enhanced fetal erythropoiesis—a preliminary study. Sleep Med. 2011;12(15):518–22.

[36] Young T, Palta M, Dempsey J, Skatrud J, Weber S, Badr S. The occurrence of sleep-disordered breathing among middle-aged adults. N Engl J Med. 1993;328(17):1230–5.

[37] Maasilta P, Bachour A, Teramo K, Polo O, Laitinen LA. Sleep-related disordered breathing during pregnancy in obese women. Chest. 2001;120(5):1448–54.

[38] Nikkola E, Ekblad U, Ekholm E, Mikola H, Polo O. Sleep in multiple pregnancy: breathing patterns, oxygenation, and periodic leg movements. Am J Obstet Gynecol. 1996;174(5): 1622–5.

[39] Conti M, Izzo V, Muggiasca ML, Tiengo M. Sleep apnoea syndrome in pregnancy: a case report. Eur J Anaesthesiol. 1988;5(2):151–4.

[40] Hastie SJ, Prowse K, Perks WH, Atkins J, Blunt VA. Obstructive sleep apnoea during pregnancy requiring tracheostomy. Aust N Z J Obstet Gynaecol. 1989;29(3 Pt 2):365–7.

[41] Kowall J, Clark G, Nino-Murcia G, Powell N. Precipitation of obstructive sleep apnea during pregnancy. Obstet Gynecol. 1989;74(3 Pt 2):453–5.

[42] Sherer DM, Caverly CB, Abramowicz JS. Severe obstructive sleep apnea and associated snoring documented during external tocography. Am J Obstet Gynecol. 1991;165(5 Pt 1):1300–1.

[43] Charbonneau M, Falcone T, Cosio MG, Levy RD. Obstructive sleep apnea during pregnancy. Therapy and implications for fetal health. Am Rev Respir Dis. 1991;144(2):461–3.

[44] Lefcourt LA, Rodis JF. Obstructive sleep apnea in pregnancy. Obstet Gynecol Surv. 1996;51(8):503–6.

[45] Lewis DF, Chesson AL, Edwards MS, Weeks JW, Adair CD. Obstructive sleep apnea during

pregnancy resulting in pulmonary hypertension. South Med J. 1998;91(8):761–2.

[46] Brain KA, Thornton JG, Sarkar A, Johnson AO. Obstructive sleep apnoea and fetal death: successful treatment with continuous positive airway pressure. BJOG. 2001;108(5):543–4.

[47] Roush SF, Bell L. Obstructive sleep apnea in pregnancy. J Am Board Fam Pract. 2004;17(4):292–4.

[48] Joel-Cohen SJ, Schoenfeld A. Fetal response to periodic sleep apnea: a new syndrome in obstetrics. Eur J Obstet Gynecol Reprod Biol. 1978;8(2):77–81.

[49] Schoenfeld A, Ovadia Y, Neri A, Freedman S. Obstructive sleep apnea (OSA)-implications in maternal-fetal medicine. A hypothesis. Med Hypotheses. 1989;30(1):51–4.

[50] Guilleminault C, Kreutzer M, Chang JL. Pregnancy, sleep disordered breathing and treatment with nasal continuous positive airway pressure. Sleep Med. 2004;5(1):43–51.

[51] Olivarez SA, Maheshwari B, McCarthy M, Zacharias N, van den Veyver I, Casturi L, et al. Prospective trial on obstructive sleep apnea in pregnancy and fetal heart rate monitoring. Am J Obstet Gynecol. 2010;202(6):552.e1–7.

[52] Pien GW, Fife D, Pack AI, Nkwuo JE, Schwab RJ. Changes in symptoms of sleep-disordered breathing during pregnancy. Sleep. 2005;28(10):1299–305.

[53] Zhang J, Zeisler J, Hatch MC, Berkowitz G. Epidemiology of pregnancy-induced hypertension. Epidemiol Rev. 1997;19(2):218–32.

[54] Kyle PM, Buckley D, Kissane J, de Swiet M, Redman CW. The angiotensin sensitivity test and low-dose aspirin are ineffective methods to predict and prevent hypertensive disorders in nulliparous pregnancy. Am J Obstet Gynecol. 1995;173(3 Pt 1):865–72.

[55] Sibai BM, Caritis SN, Thom E, Klebanoff M, McNellis D, Rocco L, et al. Prevention of preeclampsia with low-dose aspirin in healthy, nulliparous pregnant women. N Engl J Med. 1993;329(17):1213–8.

[56] Carroli G, Duley L, Belizan JM, Villar J. Calcium supplementation during pregnancy: a systematic review of randomised controlled trials. Br J Obstet Gynaecol. 1994;101(9):753–8.

[57] Hauth JC, Goldenberg RL, Parker Jr CR, Philips III JB, Copper RL, DuBard MB, et al. Low-dose aspirin therapy to prevent preeclampsia. Am J Obstet Gynecol. 1993;168(4):1083–91.

[58] Peppard PE, Young T, Palta M, Skatrud J. Prospective study of the association between sleep-disordered breathing and hypertension. N Engl J Med. 2000;342(19):1378–84.

[59] Nieto FJ, Young TB, Lind BK, Shahar E, Samet JM, Redline S, et al. Association of sleep-disordered breathing, sleep apnea, and hypertension in a large community-based study. Sleep Heart Health Study. JAMA. 2000;283(14):1829–36.

[60] Izci B, Riha RL, Martin SE, Vennelle M, Liston WA, Dundas KC, et al. The upper airway in pregnancy and pre-eclampsia. Am J Respir Crit Care Med. 2003;167(2):137–40.

[61] Connolly G, Razak AR, Hayanga A, Russell A, McKenna P, McNicholas WT. Inspiratory flow limitation during sleep in pre-eclampsia: comparison with normal pregnant and nonpregnant women. Eur Respir J. 2001;18(4):672–6.

[62] Champagne K, Schwartzman K, Opatrny L, Barriga P, Morin L, Mallozzi A, et al. Obstructive sleep apnoea and its association with gestational hypertension. Eur Respir J. 2009;33(3):559–65.

[63] Poyares D, Guilleminault C, Hachul H, Fujita L, Takaoka S, Tufik S, et al. Pre-eclampsia and nasal CPAP: part 2. Hypertension during pregnancy, chronic snoring, and early nasal CPAP intervention. Sleep Med. 2007;9(1):15–21.

[64] Seicean S, Kirchner HL, Gottlieb DJ, Punjabi NM, Resnick H, Sanders M, et al. Sleep-disordered breathing and impaired glucose metabolism in normal-weight and overweight/obese individuals: the Sleep Heart Health Study. Diabetes Care. 2008;31(5):1001–6.

[65] Reutrakul S, Zaidi N, Wroblewski K, Kay HH, Ismail M, Ehrmann DA, et al. Sleep disturbances and their relationship to glucose tolerance in pregnancy. Diabetes Care. 2011;34(11):2454–7.

[66] Facco FL, Grobman WA, Kramer J, Ho KH, Zee PC. Self-reported short sleep duration and frequent snoring in pregnancy: impact on glucose metabolism. Am J Obstet Gynecol. 2010;203(2):142.e1–5.

[67] Bourjeily G, Raker CA, Chalhoub M, Miller MA. Pregnancy and fetal outcomes of symptoms of sleep-disordered breathing. Eur Respir J. 2010;36(4):849–55.

[68] Qiu C, Enquobahrie D, Frederick IO, Abetew D, Williams MA. Glucose intolerance and gestational diabetes risk in relation to sleep duration and snoring during pregnancy: a pilot study. BMC Womens Health. 2010;10:17.

[69] Gozal D, Reeves SR, Row BW, Neville JJ, Guo SZ, Lipton AJ. Respiratory effects of gestational intermittent hypoxia in the developing rat. Am J Respir Crit Care Med. 2003;167(11):1540–7.

[70] Gozal D, Gozal E, Reeves SR, Lipton AJ. Gasping and autoresuscitation in the developing rat: effect of antecedent intermittent hypoxia. J Appl Physiol. 2002;92(3):1141–4.

[71] Schwartz JE, Kovach A, Meyer J, McConnell C, Iwamoto HS. Brief, intermittent hypoxia restricts fetal growth in Sprague–Dawley rats. Biol Neonate. 1998;73(5):313–9.

[72] Bernstein I, Gabbe SG. Intrauterine growth restriction. In: Gabbe SG, Niebyl JR, Simpson JL, editors. Obstetrics: normal and problem pregnancies. 3rd ed. New York: Churchill Livingstone; 1996. p. 863–86.

[73] Tauman R, Sivan Y, Katsav S, Greenfeld M, Many A. Maternal snoring during pregnancy is not associated with fetal growth restriction. J Matern Fetal Neonatal Med. 2012;25(8):1283–6.

[74] Sahin FK, Koken G, Cosar E, Saylan F, Fidan F, Yilmazer M, et al. Obstructive sleep apnea in pregnancy and fetal outcome. Int J Gynaecol Obstet. 2008;100(2):141–6.

[75] Edwards N, Blyton DM, Hennessey A, Sullivan CE. Severity of Sleep disordered breathing improves following parturition. Sleep. 2005;28(6):737–41.

[76] Higgins N, Leong E, Park CS, Facco FL, McCarthy RJ, Wong CA. The Berlin Questionnaire for assessment of sleep disordered breathing risk in parturients and non-pregnant women. Int J Obstet Anesth. 2011;20(1):22–5.

[77] Ayrım A, Keskin EA, Ozol D, Onaran Y, Yıidirim Z, Kafali H. Influence of self-reported snoring and witnessed sleep apnea on gestational hypertension and fetal outcome in pregnancy. Arch Gynecol Obstet. 2011;283(2):195–9.

[78] Ursavas A, Karadag M, Nalci N, Ercan I, Gozu RO. Self-reported snoring, maternal obesity and neck circumference as risk factors for pregnancy-induced hypertension and preeclampsia. Respiration. 2008;76(1):33–9.

[79] Pérez-Chada D, Videla AJ, O'Flaherty ME, Majul C, Catalini AM, Caballer CA, et al. Snoring, witnessed sleep apnoeas and pregnancy-induced hypertension. Acta Obstet Gynecol Scand. 2007;86(7):788–92.

[80] Izci B, Martin SE, Dundas KC, Liston WA, Calder AA, Douglas NJ. Sleep complaints: snoring and daytime sleepiness in pregnant and pre-eclamptic women. Sleep Med. 2005;6(2):163–9.

第五部分 绝经期

第十七章　不宁腿综合征和绝经

Mari Viola-Saltzman

引　言

关于不宁腿综合征(RLS)和绝经期的病理生理学联系尚不清楚,且相关文献罕见。因为有关 RLS 发病的细胞学机制并未阐明,因此大量文献只是关注其与其他疾病的关联。RLS 通常发生于中老年,女性高发。沿此逻辑,很容易联想到"RLS 是否与女性更年期相关?"这一问题。Ghorayeb 等[1]进行的问卷调查显示 69% 的患者在绝经后 RLS 症状加重。

不宁腿综合征

Sir Thomas Willis 于 1672 年首次描述了 RLS 的症状[2]。在 1945 年 Ekbom 描述了这种综合征[3]。RLS 是一种感觉运动障碍,其特征是具有腿部强烈的运动冲动,通常伴随腿深部的不适感,腿动可以缓解症状。RLS 可以是特发的,也可以继发于其他疾患。最常见的是,RLS 与缺铁或铁状态异常相关[4—7]。另外,多巴胺能功能失调与 RLS 相关[8]。应用促多巴胺能药物可以缓解症状[8,9],而多巴胺抑制剂可使症状恶化[8,10]。其他药物,如选择性 5 -羟色胺再摄取抑制剂、三环类抗抑郁药、单胺氧化酶抑制剂、糖皮质激素、抗精神病药物、抗组胺药、钙通道阻滞剂和咖啡因均可引起或加重 RLS 的症状[11]。其他多种疾病与 RLS 相关,包括周围神经病[12]、尿毒症[2,5,13]、脊髓病变[14]、糖尿病[5,7,13,15]、类风湿性关节炎[7]、甲状腺功能亢进症[5,13]、甲状旁腺功能减退症[13],以及不能被年龄、性别或糖尿病解释的心肌梗死[5]。RLS 的症状具有昼夜节律,在夜间卧床休息时加重。RLS 与妊娠相关,特别是有家族史和(或)经产妇[5]。另外,社会心理问题与 RLS 主诉增加相关,包括低收入[15]、心理健康状况不佳[15,16]、精神疾病如抑郁症[13]、一般健康状况欠佳[15,17],缺少锻炼[15]以及受教育程度低[5]。最后,遗传因素在 RLS 发病中起重要的作用。遗传性 RLS 估计占 33%～65%[13]。一些研究者报道其为常染色体显性遗传伴可变的外显率[5,18,19]。

绝 经 期

绝经期定义为月经停止 1 年。但是激素的改变出现在最后一次月经前的 7～10 年,包括雌二醇、抑制素水平的降低和卵泡刺激素(FSH)及 LH 的增加。循环雌激素从雌二醇转变为雌酮,睾酮水平仅有轻微下降。绝经前的 10 年里,卵巢卵泡数对数级减少(3～6 倍)[20]。

绝经期激素的影响可加重 RLS

雌激素

一般来说,雌激素被认为具有神经保护作用,其通过基因机制调节神经肽和神经递质的合成、释放及代谢而发挥作用[21,22]。雌激素有助于神经细胞的修复和辅助神经细胞的生存[23],对神经元功能有多重影响并调节多种神经递质的表达。它增加乙酰胆碱的合成,延缓 5-羟色胺的转化,调节其在大脑运输和结合[21]。雌激素可上调去甲肾上腺素,但是 GABA 却根本不受影响[23]。雌激素增加脑干去甲肾上腺素的转化,由于单胺氧化酶活性的下降[25]而使大脑去甲肾上腺素活性增加[20,24],之后,间接干扰多巴胺递质的传导[25]。对去甲肾上腺素还有其他激素产生混杂效应[25]。

　　雌激素对多巴胺系统具有激动剂和拮抗剂两种效应。长期暴露于雌激素,可使黑质纹状体多巴胺(DA)系统中的DA摄取受体密度增加[21]。雌激素上调并增加DA受体的数量[23]。因此,绝经期女性RLS症状加重,是由于雌激素水平下降使得多巴胺受体数目减少所致。

　　雌激素还可干扰儿茶酚-O-甲基转移酶(COMT)活性,这种酶可降解DA[21]。另一项解释RLS症状恶化的学说认为,绝经期妇女雌激素水平降低可使其对COMT的抑制性减弱,增加COMT对DA的降解,进而引起中枢性DA量减少。

　　然而,妊娠女性RLS患病高峰为孕晚期,但此时孕激素、催乳素和雌激素水平却显著上升[5,20,26]。可能存在其他效应使妊娠期RLS患病增加。

褪黑素

　　RLS和褪黑素均存在昼夜节律。总褪黑素水平的下降与绝经本身并不相关。然而,有失眠症状的绝经后女性褪黑素的水平比同龄人要低。此外,雌激素可使褪黑素水平相应地增加。雌激素受体拮抗剂他莫昔芬和卵巢切除术均为褪黑素减少的原因[25]。

　　文献广泛报道了褪激素分泌水平的下降具有明显年龄相关性[22]。但是目前该观点受到研究者的挑战,在校正了混杂因素后,褪激素分泌水平在整个生命周期中无明显变化。这些研究者的结果显示多数健康老年人血浆褪黑素水平和年轻人相当[27]。因此,褪黑素水平的下降和雌激素水平下降的联系可能并无真正相关性,也不能提示RLS症状与绝经的相关性或因果关系。

　　Fernandez等的研究使"褪黑素减少和绝经相关"的经典理论受到了进一步的挑战。他们检测了77名(年龄30~75岁)健康女性的尿液和血清中的褪黑素,以及血清卵泡刺激素(FSH)水平,结果显示,围绝经期女性尿液褪黑激素水平与血清FSH呈负相关,夜间褪黑素分泌在绝经前很长一段时间即明显下降。事实上,与≥40岁女性比较,30~39岁年龄段褪黑素的分泌量最高。血清FSH在50岁之前急剧上升达较高水平,此后一直高水平维持。这些发现表明褪黑素的下降先于 FSH 水平增加发生,远早于绝经期[28]。

已有 RLS 患者在绝经期表现更加明显

Eichling 就绝经期和睡眠障碍这一问题进行了综述,认为 RLS 和绝经之间无直接联系[25]。但是,与其他研究者相同的是,他们认为绝经相关睡眠干扰的出现会使已有的睡眠障碍(如 RLS)变得更加明显。综述还列举出一些绝经相关睡眠障碍的病因:包括潮热、情绪障碍(抑郁和焦虑)、心理生理性失眠和绝经后睡眠呼吸障碍发病率增加。Moline 的研究支持这一理论。研究发现绝经前女性失眠患病率 33%～36%,绝经后女性为 44%～61%。诚然,绝经后女性主观上对睡眠状态的满意程度较绝经前女性更低,但 PSG 结果显示绝经后女性总睡眠时间及慢波睡眠增加,入睡后觉醒次数减少[20]。

已有研究显示激素替代治疗可作为绝经后睡眠质量提高的有效策略[29-33]。但是,一项针对患周期性肢体运动障碍的绝经期女性的随机、双盲、安慰剂对照的交叉试验显示,雌激素替代治疗并不能改变夜间周期性肢体运动的发生频率和幅度[23]。另外,Wesström 等研究发现绝经后应用雌激素替代疗法与不宁腿的主诉无关[34]。

结　　论

迄今,关于 RLS 的病理生理学机制尚不清楚。也罕有文献报道更年期在 RLS 发病中的可能作用,假使具有一定作用的话,不外乎"绝经会导致 RLS"。新近的研究表明,RLS 是一种慢性疾病,其发病机制可能包括:皮质下中枢复杂的代谢功能障碍,和铁调节/吸收障碍有关的周围神经系统功能障碍,多巴胺和阿片类传导途径异常以及遗传、生物节律、社会心理因素和其他疾病状态的影响,以及与增龄相关的其他变化等。如果绝经参与增龄相关激素变化对机体的影响,即性激素对多巴胺能和阿片能通路中铁吸收调节作用的神经保护机制丧失，那么绝经就连同其他疾病和增龄相关的因素一起，使潜在的慢性病症状加重。此外，已有的 RLS 症状会因睡眠受到干扰而变得更加明显，这是由于中老年（特别绝经期女性）易合并其他绝经相关睡眠障碍等所致。

参考文献

[1] Ghorayeb I, Bioulac B, Scribans C, et al. Perceived severity of restless legs syndrome across the female life cycle. Sleep Med. 2008;9:799–802.

[2] Kavanagh D, Siddiqui S, Geddes CC. Restless legs syndrome in patients on dialysis. Am J Kidney Dis. 2004;43:763–71.

[3] Ekbom KA. Restless legs. Acta Med Scand. 1945;158:1–123.

[4] Allen RP, Picchietti D, Hening WA, et al. Restless legs syndrome: diagnostic criteria, special considerations, and epidemiology. A report from the restless legs syndrome diagnosis and epidemiology workshop at the National Institutes of Health. Sleep Med. 2003;4:101–19.

[5] Berger K, Luedemann J, Trenkwalder C, et al. Sex and the risk of restless legs syndrome in the general population. Arch Intern Med. 2004;164:196–202.

[6] Schapira AH. Restless legs syndrome: an update on treatment options. Drugs. 2004;64:149–58.

[7] Hornyak M, Trenkwalder C. Restless legs syndrome and periodic limb movement disorder in the elderly. J Psychosom Res. 2004;56:543–8.

[8] Turjanski N, Lees AJ, Brooks DJ. Striatal dopaminergic function in restless legs syndrome: 18F-dopa and 11C-raclopride PET studies. Neurology. 1999;52:932–7.

[9] Trenkwalder C, Paulus W. Why do restless legs occur at rest?–pathophysiology of neuronal structures in RLS. Neurophysiology of RLS (part 2). Clin Neurophysiol. 2004;115:1975–88.

[10] Garcia-Borreguero D, Serrano C, Larrosa O, et al. Circadian effects of dopaminergic treatment in restless legs syndrome. Sleep Med. 2004;5:413–20.

[11] Shneerson JM. Behavioural abnormalities in sleep. In: Shneerson JM, editor. Handbook of sleep medicine. 1st ed. Oxford, UK: Blackwell Science; 2000. p. 136–62.

[12] Walters AS, Hickey K, Maltzman J, et al. A questionnaire study of 138 patients with restless legs syndrome: the 'Night-Walkers' survey. Neurology. 1996;46:92–5.

[13] Garcia-Borreguero D, Odin P, Schwarz C. Restless legs syndrome: an overview of the current understanding and management. Acta Neurol Scand. 2004;109:303–17.

[14] Yokota T, Hirose K, Tanabe H, et al. Sleep-related periodic leg movements due to spinal cord lesion. J Neurol Sci. 1999;104:13–8.

[15] Phillips B, Young T, Finn L, et al. Epidemiology of restless legs symptoms in adults. Arch Intern Med. 2000;160:2137–41.

[16] Rothdach AJ, Trenkwalder C, Haberstock J, et al. Prevalence and risk factors of RLS in an elderly population: the MEMO study. Memory and Morbidity in Augsburg Elderly. Neurology. 2000;54:1064–8.

[17] Allen RP, Walters AS, Montplaisir J, et al. Restless legs syndrome prevalence and impact: REST general population study. Arch Intern Med. 2005;165:1286–92.

[18] Ondo W, Jankovic J. Restless legs syndrome: clinicoetiologic correlates. Neurology. 1996;47:1435–41.

[19] Trenkwalder C. Restless-legs syndrome in primary care: counting patients in Idaho. Lancet Neurol. 2004;3:83.

[20] Moline M, Broch L, Zak R. Sleep problems across the life cycle in women. Curr Treat Options Neurol. 2004;6:319–30.

[21] Polo-Kantola P, Erkkola R. Sleep and the menopause. J Br Menopause Soc. 2004;10:145–50.

[22] Genazzani AR, Bernardi F, Pluchino N, et al. Endocrinology of menopausal transition and its brain implications. CNS Spectr. 2005;10:449–57.

[23] Polo-Kantola P, Rauhala E, Erkkola R, et al. Estrogen replacement therapy and nocturnal periodic limb movements: a randomized controlled trial. Obstet Gynecol. 2001;97:548–54.

[24] Manconi M, Govoni V, De Vito A, et al. Pregnancy as a risk factor for restless legs syndrome. Sleep Med. 2004;5:305–8.

[25] Eichling PS, Sahni J. Menopause related sleep disorders. J Clin Sleep Med. 2005;1:291–300.

[26] Manconi M, Govoni V, De Vito A, et al. Restless legs syndrome and pregnancy. Neurology. 2004;63(6):1065–9.

[27] Zeitzer JM, Daniels JE, Duffy JF, et al. Do plasma melatonin concentrations decline with age? Am J Med. 1999;107:432–6.

[28] Fernandez B, Malde JL, Montero A, et al. Relationship between adenohypophyseal and steroid hormones and variations in serum and urinary melatonin levels during the ovarian cycle, perimenopause and menopause in healthy women. J Steroid Biochem. 1990;35:257–62.

[29] Sarti C, Chiantera A, Graziottin A, et al. Hormone therapy and sleep quality in women around menopause. Menopause. 2005;12:545–51.

[30] Erkkola R, Holma P, Järvi T, et al. Transdermal oestrogen replacement therapy in a Finnish population. Maturitas. 1991;13:275–81.

[31] Polo-Kantola P, Erkkola R, Helenius H, et al. When does estrogen replacement therapy improve sleep quality? Am J Obstet Gynecol. 1998;178:1002–9.

[32] Wiklund I, Berg G, Hammar M, et al. Long-term effect of transdermal hormonal therapy on aspects of quality of life in post-menopausal women. Maturitas. 1992;14:225–36.

[33] Hays J, Ockene JK, Brunner RL, et al. Effects of estrogen plus progestin on health-related quality of life. N Engl J Med. 2003;348:1839–54.

[34] Wesström J, Nilsson S, Sundström-Poromaa I, et al. Restless legs syndrome among women: prevalence, co-morbidity and possible relationship to menopause. Climacteric. 2008;11:422–8.

第十八章　绝经期失眠：更年期综合征相关失眠的睡眠实验室研究及激素替代治疗

Gerda M. Saletu-Zyhlarz，Peter Anderer，Georg Gruber，Markus Metka，Johannes Huber，Elisabeth Grätzhofer 和 Bernd Saletu

引　言

睡眠障碍是一种常见的健康问题[1—3]，随着年龄的增加而增加，女性患病率高于男性[2,4—6]。女性在围绝经期和绝经后罹患失眠明显增加[7—10]。

绝经后女性的失眠，作为更年期综合征的症状之一[11,12]，一方面与激素水平变化相关[13,14]，另一方面与绝经期后女性伴发的心理疾病相关。如：严重抑郁、焦虑性障碍等[5]。由于绝经后激素水平下降引起的器质性睡眠障碍，如睡眠呼吸紊乱等，对失眠的发生也起重要作用[15]。其他高发的失眠合并症包括不宁腿综合征（RLS）和睡眠期周期性腿动，发病率也随年龄增加而增加[16]。

主观性睡眠障碍和乏力是绝经后女性最常见的主诉[3,6,17—19]。Owens 和 Mathews[5] 报道 521 例绝经后女性中睡眠障碍患病率 42%，未采用激素替代治疗（HRT）的女性从绝经前期至绝经的过渡期中患病率显著增加。然而，罕有将绝经后女性的客观睡眠质量（基于多导睡眠图 PSG 结果）与正常组对比的研究。

Moe[20] 指出，绝经期女性睡眠潜伏期延长、夜间觉醒次数增加、睡眠片段化及慢波睡眠（SWS）减少。一项 24 h PSG 监测的研究显示：绝经后女性睡眠总量的 10% 为非卧床睡眠,且在清晨起床后有一短暂睡眠期,这些均为日间困倦的表现[20,21]。然而,并非所有针对中年女性的研究均显示其睡眠状态受到绝经的影响[22,23]。

绝经后女性的睡眠变化可归因于性激素的变化。这些激素可以直接影响睡眠状态,也可通过影响体温(潮热)、昼夜节律或应激反应间接发挥作用[9,11]。Murphy 和 Campbell[24] 及 Ballinger[25] 认为失眠是激素变化的结果之一。因为他们的研究显示,在雌激素水平下降的时段,受试者出现失眠症状概率增加。长期以来,多个研究关注 HRT 对 PSG 的影响。Thompson 和 Oswald[26] 等观察发现,经过 8 周雌激素治疗后,患者的 PSG 指标与基线值比较,觉醒期缩短、觉醒次数减少、快速眼动(REM)睡眠期延长,而未经治疗组却未有明显改善。Schiff 等[27] 的一项交叉研究发现,与安慰剂组对照,雌二醇组患者入睡时间明显缩短,而 REM 睡眠期显著延长。Erlik 等[28] 则指出,经雌激素治疗的绝经后女性每夜由潮热所致觉醒次数少于非治疗组。最近研究证实,HRT 可使睡眠脑电图恢复,包括 REM 睡眠延长,首个睡眠周期觉醒次数减少[29]。雌激素也可使从第 1 个睡眠周期到第 2 个睡眠周期慢波睡眠(SWS)和 δ 波的生理性降低得以恢复。另一方面,Purdie 等[30] 认为雌激素-孕激素联合治疗可有效改善更年期综合征患者的心理状态,但睡眠质量的指标却无明显变化。Polo-Kantola 等[31] 观察到雌激素可有效缓解潮热、盗汗、减少睡眠不适主诉,通过减少觉醒频率改善主观睡眠质量,但对睡眠结构的改变并无作用。雌激素可延长 REM 期[27],而孕酮及其代谢产物孕烷醇酮通过增加 NREM 睡眠而发挥镇静作用[32]。此外,孕酮前体物质孕烯醇酮可延长 SWS 并降低高频率的 EEG 活动[33]。

参与睡眠调节的大脑多个区域均发现类固醇受体分布,包括大脑皮质、海马、下丘脑、杏仁核、基底前脑、中脑中缝核、垂体腺、蓝斑和小脑。至少两种雌激素受体(ERα 和 ERβ)发挥作用。雌激素的作用基于起效慢但作用持久的核内(基因)机制和起效快但作用短暂的非核内机制。睡眠激素通过影响神经递质起睡眠调节作用,即胆碱能、5-羟色胺能、多巴胺能和肾上腺素能神经递质系统,以及谷氨酸、γ-氨基丁酸、阿片和血管加压素系统。胰岛素样生长因子-1,转化生长因子-α、循环氨基磷酸酶、蛋白激酶的活化剂和其他各种神经递质也可激活雌激素和孕激素受体。在中枢神经系统，雌激素可恢复昼夜节律相关激素，即生长激素（GH），催乳素（PRL），皮质醇和褪黑素[4,34]。

本研究的主要目的是，对比分析未经失眠治疗的绝经后女性和正常对照组的睡眠及觉醒的差异，以及通过第1期的双盲对照试验对比2 mg雌二醇联合3 mg地诺孕素组（Climodien 2/3，方案A），单纯雌二醇组，安慰剂组的疗效差异。随后，进行了开放性研究，所有受试者均服用2 mg雌二醇联合2 mg地诺孕素（Climodien 2/2，方案A*），以便于进行2/2 mg制剂（A*）vs. 安慰剂或 vs. 2/3 mg制剂（A）的分层对比。

该研究孕激素采用地诺孕素（17α氰甲基自由基-17β羟基-4,9(10)雄甾二烯-3-酮）制剂，是一种人工合成的19-乙烯去甲睾酮，可作为自然或术后停经的口服激素替代治疗药物，也可预防停经后女性的骨质疏松和心血管疾病。2 mg戊酸雌二醇联合2 mg或者3 mg地诺孕素固定组合持续使用28天（即不间断使用激素）可产生闭经[Kliogest®（Novo Nordisk, Sorgenfri, Denmark)原则]。此方案尤其适用于不能忍受孕激素撤退所导致的每月出血或者绝经后期女性。与19-去甲睾酮衍生物类的其他激素相比，地诺孕素具有特殊的药效学和药代动力学特征：

(1) 对子宫内膜作用显著；

(2) 不与类固醇激素结合球蛋白和皮质激素结合球蛋白相互作用；

(3) 口服后小肠吸收率高，生物利用度高，血浆半衰期短（5～10 h）；

(4) 明显的抗雄激素作用；

(5) 抗细胞增殖效应；

(6) 代谢中性；

(7) 耐受性好，安全性高，不引起肝脏代谢变化；

(8) 急慢性毒性测试结果显示毒性低；

(9) 无致畸性，无胚胎毒性，对产后生长发育无影响[34]。

最后，在生物化学水平，地诺孕素对细胞色素P450体系无影响[34]。

地诺孕素制剂通常为2 mg地诺孕素和0.03 mg炔雌醇的联合制剂（德国避孕药物-Valette®，德国柏林拜耳先灵制药公司）。由于其导致月经紊乱的发生率极低(4.5%),因此成为国际上通用联合避孕药中耐受性最好的雌-孕激素联合制剂。

方　　法

研究设计和对象

　　本研究纳入 55 例更年期失眠患者,针对睡眠质量和日间功能进行随机、双盲、安慰剂对照,三方案对比试验。方案 A: Climodien 2/3(戊酸雌二醇 2 mg＋孕激素地诺孕素 3 mg);方案 EV(戊酸雌二醇 2 mg);方案 P(安慰剂)。双盲试验结束后,即行开放性研究,所有患者均接受方案A*,即 Climodien 2/2(戊酸雌二醇 2 mg＋地诺孕素 2 mg)。双盲实验分析针对 49 例(每组有效患者分别为 16,17,16)年龄介于 46～67 岁(平均年龄分别为 58 岁、58 岁和 56 岁)的妇女,均被诊断为更年期综合征相关失眠症。49 例接受预处理的患者[平均年龄(58±5)岁]与 22 例年龄匹配[平均年龄(58±5)岁]的正常人群进行比较。45 例患者(每组有效患者分别为 13,17,15)完成了开放性研究。双盲研究与开放研究均持续 2 个月。所有参加试验的患者每天在同一时间(下午 7:00)服用药物。

　　入选标准如下:

- 睡眠主诉的主要特征: 入睡困难,睡眠维持困难及非恢复性睡眠,一周至少 3 次,持续至少 1 月。
- 常见睡眠障碍较重,需要临床干预。
- 睡眠障碍不可能是由某种疾病状态(即更年期综合征)直接导致的生理学后果。
- 睡眠障碍不能由其他的心理疾患更好地解释(如由于严重躯体疾病应激所致的适应性障碍)。
- 不符合睡眠呼吸暂停或发作性睡病的诊断。
- 睡眠障碍引起临床上明显的不适或影响社交,专业技能或其他重要领域。
- 更年期的确认主要是通过闭经 24 个月且雌激素水平＜55 pg/ml

或者卵泡刺激素(FSH)>19 mU/ml。

- Kupperman 指数>15[35]。

排除标准在他处已有详细描述[36]。

研究方案经过维也纳大学医学系及维也纳市总医院伦理委员会批准。每位患者都被告知研究计划，并且签署书面知情同意书。研究按照在东京和威尼斯世界医学大会修订的赫尔辛基宣言的伦理道德规范进行。同时符合《临床操作指南》的伦理要求。

所有入选者均进行基线评估，在2个月的双盲实验及2个月开放研究后分别评估(每次评估时间均在适应性睡眠1夜后)。因此，每个患者在睡眠实验室住6夜，普通对照组为2夜(适应夜和基线值夜)。

客观睡眠质量的评估

记录整夜 PSG 数据，10:30 pm(关灯)到6 am(蜂鸣器或者闹钟唤醒)。应用通过16导记录仪记录数据(Jaeger 睡眠实验室1 000 P)，包括根据10/20系统的3导脑电波记录(C4 - A1、CZ - O2和C3 - A2)，2导眼电图(左/右)，下颏肌电图和双腿胫前肌肌电图，口鼻气流，胸腹运动，鼾声，经皮氧饱和度和脉率(CRITICARE 脉氧仪504)。

主观睡眠和觉醒质量评价

早晨洗漱之后，患者完成睡眠与觉醒质量自评量表(SSA)，包括晚上及早上的主观感受(Von Zerssen BF - S 评分)[38]，以及内驱力、情绪、情感和早上的困意(100 mm 可视化评分)。同时进行匹兹堡睡眠质量指数[39]评估。

觉醒质量(心理测试)的客观评价

精神行为学测验包括，Grünberger 字母划消测验(AD)以量化注意力(AD/总分)，集中程度(AD/E%，错误占总分数的百分比)和注意力的变异度(AD/SV，极端值之间的差异)[40]。数字记忆测验[40]和 Grünberger 精细活动力测试(左手和右手)用以测试精神运动活性和内驱力的变化。反应时间、反应时间的变异(ms)、遗漏错误和内容则通过计算机辅助反应时间装置来判断。

统计分析与样本量确定

统计分析在维也纳大学精神病学系进行。应用 Windows NT 平台通过 SPSS 软件(SPSS Inc., Chicago, IL; version 8.0.0),对整个睡眠期判读为觉醒的描述性数据进行分析[41],包括临床试验中的基于以治疗和试验时间分组所有观察指标。检验预设的零假设是:对于整个睡眠期的觉醒时间来说,Climodien(地诺孕素加戊酸雌二醇)、雌二醇和安慰剂组之间无显著差异(最大错误可能为0.05)。由 Bonferroni-Holm 方法所作的 α-校正导致个体误差的概率,$p(1) < 0.0166$,$p(2) < 0.025$,$p(3) < 0.05$。其他变量为描述性检测。

应用 Kolmogorov Smirnov 检验进行正态分布检验。在 $\alpha = 0.10$ 水平,若任何情况下正态分布的零假设都被否定,则行 t 检验。如果不符合正态分布,则应用非参数的 Wilcoxon 检验进行组内比较,Mann-Whitney U 检验进行组间比较。目前的研究结果基于每一项原始记录分析。

依据 Thompson 和 Oswald[26]关于硫酸哌嗪雌酮对围绝经期女性影响的安慰剂对照研究结果,计算出每组有效样本量为17。随机样本的大小取决于夜间醒来次数的变化。

结　　果

更年期失眠综合征患者与正常对照组睡眠与觉醒质量的基线差异

49 例未经药物治疗的更年期综合征失眠患者[平均年龄(55±5)岁]的基线数据与 22 位年龄[平均(57±7)岁]、性别相匹配的正常对照组进行比较。图 18-1 描述的是 1 例患者与年龄、性别相符的健康对照组的睡眠特征。表 18-1 显示病例组和对照组参数的平均值和标准差,组间比较具有统计学差异(Mann-Whitney U 检验)。病例组睡眠监测显示睡眠起始和维持,以及睡眠结构与对照组相比有轻微差异(有统计学意义),表现为伴随 S_2 潜伏期增长(早发性失眠)和闹铃之前即醒来(晚发性失

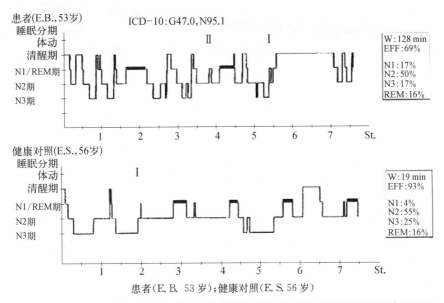

图 18-1　更年期综合征相关失眠患者的睡眠模式图，与年龄、性别匹配的健康对照组相比较。横坐标为时间，纵坐标为睡眠分期。W=夜间觉醒时长。EFF=睡眠效率（睡眠时间/床上时间）。N₁=非快速眼动睡眠 1 期，N₂=非快速眼动睡眠 2 期，N₃=非快速眼动睡眠 3 期，REM=快速眼动睡眠

眠），睡眠期和睡眠总时间减少，睡眠效率降低。睡眠结构特征，病例组 N_1 延长，N_2 缩短。但病例组患者的 N_3，有梦睡眠，体动时间，REM 潜伏期及 AHI 与对照组相比无显著差异。

表 18-1　更年期综合征相关失眠：客观睡眠指标与正常对照组的差异

指　　标	病例组 [$n=49$, 年龄(58±5)岁]	对照组 [$n=22$, 年龄(57±7)岁]
睡眠起始＋维持/min		
N_1 潜伏期/min ↓	(16±15)	(10±9)
N_2 潜伏期/min ↓	(24±17)*	(13±)9
TSP 期觉醒/min ↓	(52±32)	(41±20)
闹铃前觉醒/min ↓	(6±23)**	(5±9)
TSP/min ↑	(429±26)**	(464±19)
TST/min ↑	(375±40)**	(420±24)
睡眠效率/% ↑	(83±9)*	(88±5)

续　表

指　　标	病例组 [$n=49$,年龄(58±5)岁]	对照组 [$n=22$,年龄(57±7)岁]
睡眠结构		
N_1/%	(11±5)*	(9±3)
N_2/%	(49±8)*	(54±9)
N_3/%	(21±8)	(16±8)
REM/%	(20±6)	(22±6)
体动时间/min	(2±2)	(1±1)
REM 潜伏期/min	(91±55)	(82±40)
AHI/次/h	(7±11)	(3±5)

　↓↑改善方向;数据表达为(均数±标准差);＊ 较对照组 $p<0.05$;＊＊ 较对照组 $p<0.01$ (Mann-Whitney U 检验);N_1:非快速眼动睡眠 1 期;N_2:非快速眼动睡眠 2 期;N_3:非快速眼动睡眠 3 期,也称为慢波睡眠期;TSP:总睡眠时段;REM:快速眼动睡眠期。

　　匹兹堡睡眠指数和 SSA 均提示主观睡眠质量下降(见表 18 - 2)。SSA 也显示早晨醒来自觉身体不适主诉增加。在情绪方面,晚上和早上的幸福感降低,晨起内驱力减少,睡意加重。在智力方面,数字记忆、反应时间及反应时间内的表现都比健康对照组差。

表 18 - 2　更年期综合征相关失眠:主观睡眠/觉醒质量、情感心理和智能行为指标与正常对照组的差异

指　　标	病例组 [$n=49$,年龄(58±5)岁]	对照组 [$n=22$,年龄(57±7)岁]
主观睡眠/觉醒质量		
匹兹堡睡眠质量指数/分↓	(11±5)**	(4±1)
SSA1——睡眠质量/分↓	(16±5)**	(10±2)
SSA2——觉醒质量/分↓	(16±5)	(11±2)
SSA3——躯体症状/分↓	(7±2)*	(6±1)
SSA4——(总分)↓	(39±9)**	(27±4)
情感心理		
夜间幸福评分/分↓	(18±12)**	(9±8)

指　　标	病例组 [n=49,年龄(58±5)岁]	对照组 [n=22,年龄(57±7)岁]
晨间幸福评分/分↓	(15±10)**	(7±6)
内驱力/mm↓	(40±25)*	(24±17)
情绪/mm↑	(65±23)	(76±11)
情感/mm↑	(71±21)	(81±9)
睡意/mm↓	(41±29)*	(22±16)
智能行为指标		
注意力/分↑	(526±117)	(502±113)
专注度/错误率%↓	(5±4)	(4±3)
注意力变异度/分↓	(15±6)	(14±5)
数字记忆/个↑	(5±2)**	(6±1)
右手精细活动↑	(34±9)**	(36±13)
左手精细活动↑	(27±8)	(30±10)
双手精细活动↑	(61±15)	(66±22)
反应时间/ms↓	(616±94)*	(536±107)
反应时间变异/ms↓	(123±37)	(100±41)
反应时间错误/计数/个↓	(6±4)	(4±4)
反应时间错误/遗漏/个↓	(2±3)*	(1±1)

　　↓↑改善方向；数据表达为(平均数±标准差)；* 较对照组 $p<0.05$；** 较对照组 $p<0.01$(Mann-Whitney U 检验)。

激素替代疗法和睡眠的起始和维持

　　对睡眠总时长中觉醒变量减少这一主效应进行分析。结果显示,觉醒时间减少 Climodien 组为 18 min,雌二醇组为15 min,而安慰剂 4 min,不过用药前后的变化及组间的差异都未达到统计学显著性($p<0.05$,运用 Wilcoxon and Mann Whitney U - Test 检验)。在随后进行的开放性研究中,所有患者都接受了 Climodien 2/2 治疗,在双盲实验中使用 Climodien 2/3 者改用 Climodien 2/2 得到了进一步改善,而双盲试验中的雌二醇治疗组和安慰剂组在治疗的 2 个月期间,却显示觉醒增加(见

表 18-3),结果未达到统计学显著性水平。

表 18-3 更年期失眠患者的睡眠起始和维持:应用 Climodien A[雌二醇(EV)2 mg+地诺孕素(DNG)3 mg]、EV2 mg 单药或安慰剂治疗前、治疗后 2 月及后续 Climodien A* (EV 2 mg+DNG 2 mg)治疗 2 月后比较

指　标	访视夜	Climodien A (n=16)	雌二醇 B (n=17)	安慰剂 C (n=16)	组间差异 *p<0.05 **p<0.01;U-检验
N₁潜伏期/min	治疗前	(21±17)	(15±14)	(10±8)	
	药物治疗 2 月后	(18±18)	(10±10)	(9±7)	
	Climodien A* 治疗 2 月后	(17±15)	(18±23)ᵉ	(19±18)ᶜ·ᵉ	
N₂潜伏期/min	治疗前	(27±17)	(25±18)	(17±11)	
	药物治疗 2 月后	(28±22)	(15±10)ᵃ	(18±19)	
	Climodien A* 治疗 2 月后	(23±16)	(22±14)ᵉ	(26±18)	
TSP 期觉醒/min	治疗前	(59±43)	(47±28)	(48±28)	
	药物治疗 2 月后	(41±24)	(32±23)	(44±32)	
	Climodien A* 治疗 2 月后	(34±27)	(37±23)	(52±46)	
闹铃前觉醒/min	治疗前	(7±15)	(13±37)	(0±1)	
	药物治疗 2 月后	(8±19)	(10±17)	(2±6)	
	Climodien A* 治疗 2 月后	(12±22)	(3±11)	(6±13)	
TSP 期觉醒次数/次	治疗前	(9±5)	(9±4)	(10±6)	
	药物治疗 2 月后	(8±3)	(9±4)	(10±6)	
	Climodien A* 治疗 2 月后	(7±3)	(9±4)	(8±5)	
TSP/min	治疗前	(422±20)	(424±37)	(442±11)	治疗前:A:C**;B:C*
	药物治疗 2 月后	(426±24)	(435±26)	(441±12)	
	Climodien A* 治疗 2 月后	(421±23)ᵉ	(435±20)	(427±20)ᶜ	

续　表

指　标	访视夜	Climodien A (n=16)	雌二醇 B (n=17)	安慰剂 C (n=16)	组间差异 *p<0.05 **p<0.01;U-检验
TST/min	治疗前	(362±51)	(375±35)	(392±35)	
	药物治疗 2 月后	(384±31)	(402±29)	(395±37)	
	Climodien A* 治疗 2 月后	(386±36)	(396±29)	(374±47)	
睡眠效率 TST/TIB/%	治疗前	(80±11)	(83±7)	(87±7)	
	药物治疗 2 月后	(85±7)	(88±6)	(87±8)	
	Climodien A * 治疗 2 月后	(86±8)	(88±6)	(83±10)	

药物治疗 2 月：双盲试验阶段(活性药物组)；Climodien A＊治疗 2 月后：开放试验；a $p<$ 0.05；b $p<0.01$(较对照组，Wilcoxon 检验)；c $p<0.05$；d $p<0.01$(较 2 月药物治疗组，Wilcoxon 检验)；e $p<0.05$，f $p<0.01$(第 2 期治疗较第 1 期治疗 Wilcoxon 检验)。

3 组人群睡眠潜伏期均未见缩短(见表 18-3)。在开放试验中，接受安慰剂治疗之前，Climodien 2/2 诱发了睡眠潜伏期延长(具有统计学意义 $p<0.05$，Wilcoxon 检验)，两组间也存在显著性差异($p<0.05$，Wilcoxon 检验)。Climodien 2/2 使雌二醇组患者的睡眠潜伏期延长，与基线及双盲试验阶段的睡眠潜伏期缩短有统计学差异($p<0.05$)。

双盲试验中发现雌激素治疗 2 月可使 N_2 的潜伏期显著缩短($p<0.05$)，这与开放研究中应用 Climodien 2/2 所致的延长具有显著差异。Climodien 2/3组与安慰剂组之间无显著性差异。闹铃前觉醒时长(早醒性失眠)与基线比较无显著变化，组间也无显著差异。觉醒次数相同。

与 Climodien 2/3 治疗可使总睡眠期显著增加不同的是，开放性研究阶段 Climodien 2/2 使其减少($p<0.05$)。此外，与安慰剂组相比，Climodien 2/2 使总记录时间显著减少。

Climodien 2/3 和雌二醇均可使总睡眠期和睡眠效率都有提高，而安慰剂组无变化。不过，上述变化未达到统计学显著性。对于安慰剂组，应用 Climodien 2/2 治疗 2 个月导致睡眠效率下降(无统计学意义)。

激素替代疗法和睡眠结构

睡眠 N_1、N_2、N_3 和 REM 期的百分比均无显著变化或组间差异（见表 18-4）。

表 18-4　更年期失眠患者的睡眠结构：应用 Climodien A[雌二醇戊酸(EV) 2 mg＋地诺孕素(DNG) 3 mg]、EV2 mg 单药或安慰剂治疗前、治疗后 2 月及后续 Climodien A* (EV 2 mg＋DNG 2 mg)治疗 2 月后比较

指　　标	访视夜	Climodien A ($n=16$)	雌二醇 B ($n=17$)	安慰剂 C ($n=16$)
$N_1/\%$	治疗前	(11±6)	(11±5)	(11±6)
	药物治疗 2 月后	(11±5)	(10±4)	(10±4)
	Climodien A* 治疗 2 月后	(11±3)	(11±6)	(10±4)
$N_2/\%$	治疗前	(50±6)	(48±10)	(50±8)
	药物治疗 2 月后	(53±7)	(50±6)	(54±5)
	Climodien A* 治疗 2 月后	(53±5)	(53±8)	(50±9)
$N_3/\%$	治疗前	(20±7)	(21±9)	(20±6)
	药物治疗 2 月后	(17±8)	(21±6)	(18±6)
	Climodien A* 治疗 2 月后	(14±7)	(18±8)	(19±7)
REM/%	治疗前	(19±6)	(21±6)	(19±6)
	药物治疗 2 月后	(19±6)	(19±5)	(19±4)
	Climodien A* 治疗 2 月后	(21±4)	(18±3)	(20±5)
体动时间/min	治疗前	(1±1)	(2±1)	(2±2)
	药物治疗 2 月后	(2±1)	(1±1)	(2±2)
	Climodien A* 治疗 2 月后	(2±1)	(1±1)	(2±2)
REM 潜伏期/min	治疗前	(97±59)	(79±50)	(89±40)
	药物治疗 2 月后	(72±35)	(70±34)	(94±38)
	Climodien A* 治疗 2 月后	(68±31)	(72±42)	(89±45)
睡眠时相转换	治疗前	(61±13)	(62±10)	(68±18)
	药物治疗 2 月后	(61±9)	(65±15)	(65±18)
	Climodien A* 治疗 2 月后	(60±11)	(64±11)	(59±15)

药物治疗 2 月：双盲试验(活性药物组)；Climodien A* 治疗 2 月：开放试验；a $p<0.05$；b $p<0.01$(较对照组，Wilcoxon 检验)；c $p<0.05$；d $p<0.01$(较 2 月药物治疗组，Wilcoxon 检验)；e $p<0.05$，f $p<0.01$(第 2 期治疗较第 1 期治疗 Wilcoxon 检验)。体动时间、REM 潜伏期和睡眠时相转换也无明显变化。

激素替代疗法与呼吸事件和打鼾

Climodien 2/3 可显著改善呼吸暂停指数（$p < 0.05$），尽管按照研究方案，该指数属于正常范围（见表 18-5）。Climodien 2/3 优于安慰剂（$p < 0.05$，U-Test）。

表 18-5　更年期失眠患者呼吸指标：应用 Climodien A[雌二醇 (EV) 2 mg＋地诺孕素(DNG)3 mg]、EV2 mg 单药或安慰剂治疗前、治疗后 2 月及后续 Climodien A*[EV 2 mg＋地诺孕素(DNG) 2 mg]治疗 2 月后比较

指　　标	访 视 夜	Climodien A 雌二醇 B （$n=16$）	雌二醇 B （$n=17$）	安慰剂 C （$n=16$）	组间差异 * $p<0.05$ ** $p<0.01$；U-检验
呼吸暂停总次数/次	治疗前	（15 ± 25）	（20 ± 41）	（16 ± 36）	
	药物治疗 2 月后	（8 ± 12）	（9 ± 13）	（8 ± 8）	
	Climodien A* 治疗 2 月后	（10 ± 16）	（9 ± 13）	（5 ± 6）	
呼吸暂停指数/（次/h）	治疗前	（2 ± 4）	（3 ± 7）	（2 ± 6）	药物治疗后-前：A：C*
	药物治疗 2 月后	（1 ± 2）[a]	（1 ± 2）	（1 ± 1）	
	Climodien A* 治疗 2 月后	（2 ± 2）	（1 ± 2）	（1 ± 1）	
呼吸暂停＋低通气总次数/次	治疗前	（51 ± 58）	（38 ± 71）	（33 ± 75）	药物治疗后-前：A：C*
	药物治疗 2 月后	（16 ± 21）[a]	（23 ± 43）	（32 ± 40）	
	Climodien A* 治疗 2 月后	（46 ± 87）	（24 ± 34）	（16 ± 17）	
呼吸暂停低通气指数/（次/h）	治疗前	（8 ± 9）	（6 ± 12）	（5 ± 12）	药物治疗前后-前：A：C*
	药物治疗 2 月后	（3 ± 3）[a]	（4 ± 7）	（5 ± 6）	
	Climodien A* 治疗 2 月后	（7 ± 12）	（4 ± 6）	（3 ± 3）	
氧饱和度下降总次数/次	治疗前	（29 ± 34）	（40 ± 50）	（64 ± 97）	
	药物治疗 2 月后	（35 ± 58）	（25 ± 40）	（30 ± 56）	
	Climodien A* 治疗 2 月后	（26 ± 47）	（17 ± 35）	（23 ± 38）	

续　表

指　　标	访 视 夜	Climodien A（n=16）	雌二醇 B（n=17）	安慰剂 C（n=16）	组间差异 * p<0.05 ** p<0.01； U‐检验
氧减指数/（次/h）	治疗前	(5±6)	(7±9)	(10±15)	
	药物治疗2月后	(6±9)	(4±6)	(5±8)	
	Climodien A* 治疗2月后	(4±8)	(3±6)	(4±6)	
最低氧饱和度	治疗前	(88±4)	(73±18)	(85±8)	治疗前：A：B** ；B：C*
	药物治疗2月后	(87±7)	(77±20)	(86±10)	
	Climodien A* 治疗2月后	(88±5)	(86±8)	(89±6)	
平均低氧饱和度	治疗前	(91±1)	(90±2)	(90±3)	药物治疗后‐前：B：C*
	药物治疗2月后	(91±5)	(89±5)	(91±2)	
	Climodien A* 治疗2月后	(91±2)	(88±8)	(91±3)	

　　药物治疗2月：双盲试验（活性药物组）；Climodien A* 治疗2月：开放试验；a $p<0.05$；b $p<0.01$（较治疗前，Wilcoxon 检验）；c $p<0.05$；d $p<0.01$（较2月药物治疗组，Wilcoxon 检验）；e $p<0.05$，f $p<0.01$（第2期治疗较第1期治疗 Wilcoxon 检验）。

　　Climodien 2/3 也可显著改善 AHI（$p<0.05$），安慰剂组则没有改变，组间统计学差异显著。在 Climodien 2/2 开放性研究中，Climodien 2/3组患者的 AHI 重新上升，之前安慰剂组 AHI 降低（尽管不显著）。需要说明的是，在所有3个组中，AHI 都在正常范围之内，选择标准已经将患有睡眠呼吸暂停综合征的患者排除。

　　同样，Climodien 2/2 对各组氧减指数及最低 O_2 水平无显著改善作用。雌二醇可轻微改善平均氧减水平，安慰剂组轻微提高，变化趋势之间具有显著性差异。

　　与 Climodien 2/3 治疗2个月后的水平相比，之后的 Climodien 2/2可显著改善打鼾指数（见表18‐6）。

表 18－6 更年期失眠患者打鼾和周期性腿动：应用 Climodien A[雌二醇(EV)) 2 mg＋地诺孕素(DNG)3 mg]、EV2 mg 单药或安慰剂治疗前、治疗后 2 月及后续 climodien A* (EV 2 mg＋DNG 2 mg)治疗 2 月后比较

指　标	访视夜	Climodien A (n＝16)	雌二醇 B (n＝17)	安慰剂 C (n＝16)	组间差异 * p＜0.05 ** p＜0.01; U－检验
打鼾总次数/次	治疗前	(340±369)	(113±203)	(321±312)	治疗前：A： B**；B:C*
	药物治疗2月后	(371±360)	(200±293)	(296±403)	
	Climodien A*治疗2月后	(226±260)^c	(225±212)	(223±217)	
打鼾频率/(次/h)	治疗前	(59±65)	(20±40)	(50±48)	治疗前：A： B**；B:C*
	药物治疗2月后	(59±56)	(31±48)	(45±60)	
	Climodien A*治疗2月后	(35±40)^c	(34±33)	(37±38)	
周期性腿动指数/(次/记录时间)	治疗前	(21±21)	(18±18)	(13±15)	
	药物治疗2月后	(14±8)	(15±11)	(19±25)	
	Climodien A*治疗2月后	(15±17)	(14±12)	(23±36)	

药物治疗 2 月：双盲试验(活性药物组)；Climodien A* 治疗 2 月：开放试验；a $p<0.05$；b $p<0.01$(较治疗前，Wilcoxon 检验)；c $p<0.05$；d $p<0.01$(较 2 月药物治疗组，Wilcoxon 检验)；e $p<0.05$，f $p<0.01$(第 2 期治疗较第 1 期治疗 Wilcoxon 检验)。

激素替代疗法与周期性腿动

在总记录时间内，Climodien 2/3 与雌二醇组患者每小时周期性腿动的次数无显著减少，而安慰剂组显示增加但并无统计学意义(见表 18－6)。在后期开放性研究中，这些变化持续存在。

激素替代疗法与主观睡眠和觉醒质量

主观睡眠质量由 SSA 的结果评价，Climodien 2/3 与雌二醇具有显著的改善作用，但安慰剂无(见表 18－7)。活性药物所致的睡眠质量的变化显著大于安慰剂。开放性研究中，Climodien 2/2 可进一步改善

Climodien 2/3 组患者的睡眠质量（$p < 0.05$，Wilcoxon），雌激素组睡眠质量也得到改善（无显著性），安慰剂组患者未显示明显的恶化。

表 18-7 更年期失眠患者主观睡眠和觉醒质量：应用 Climodien A ［雌二醇（EV）2 mg＋地诺孕素（DNG）3 mg］、EV2 mg 单药或安慰剂治疗前、治疗后 2 月及后续 Climodien A* (EV 2 mg＋DNG 2 mg)治疗 2 月后比较

指　　标	访视夜	Climodien A ($n=16$)	雌二醇 B ($n=17$)	安慰剂 C ($n=16$)	组间差异 * $p < 0.05$ ** $p < 0.01$; U-检验
睡眠质量 (SSA-1)↓	治疗前	(17±4)	(17±5)	(13±3)	治疗前：A：C**; B：C*
	药物治疗 2 月后	(14±5)ᵃ	(14±5)ᵃ	(14±5)	药物治疗 2 月后-前：A：C**;
	Climodien A* 治疗 2 月后	(13±5)ᶜ	(13±3)	(15±4)	B：C*
觉醒质量 (SSA-2)↓	治疗前	(16±5)	(15±5)	(15±4)	
	药物治疗 2 月后	(15±5)	(15±6)	(15±5)	
	Climodien A* 治疗 2 月后	(13±3)	(15±4)	(15±3)	
躯体症状 (SSA-3)↓	治疗前	(7±2)	(7±2)	(6±1)	
	药物治疗 2 月后	(7±2)	(7±2)	(6±2)	
	Climodien A* 治疗 2 月后	(6±1)	(7±2)	(6±1)	
总分(SSA)↓	治疗前	(40±8)	(39±11)	(34±7)	治疗前：A：C*
	药物治疗 2 月后	(35±11)	(36±11)	(35±9)	
	Climodien A* 治疗 2 月后	(31±7)	(34±6)	(35±6)	
匹兹堡睡眠质量指数(PSQI)	治疗前	(11±4)	(13±3)	(11±4)	
	药物治疗 2 月后	(8±4)ᵃ	(10±4)ᵇ	(9±3)ᵃ	
	Climodien A* 治疗 2 月后	(8±2)	(10±4)ᵉ	(7±3)ᶜ	

↓↑改善方向；药物治疗 2 月：双盲试验（活性药物组）；Climodien A* 治疗 2 月：开放试验；a $p < 0.05$；b $p < 0.01$（较治疗前，Wilcoxon 检验）；c $p < 0.05$；d $p < 0.01$（较 2 月药物治疗组，Wilcoxon 检验）；e $p < 0.05$，f $p < 0.01$（第 2 期治疗较第 1 期治疗 Wilcoxon 检验）。

Climodien 2/3 和 2/2 可使觉醒质量改善（无统计学意义），雌二醇组和安慰剂组无变化。各组治疗对身体不适感影响结果相似。

因此，Climodien 2/3 对 SSA 评分具有显著改善作用，雌二醇次之，安慰剂组为轻微恶化作用，尽管结论没有达到统计学显著性。开放性研究也得到了相同的结果。

3 种治疗对匹兹堡睡眠质量指数都具有显著改善作用。在开放性研究中，与之前的安慰剂治疗相比，Climodien 2/2 显著改善了该指数。

药物对夜晚与早晨的幸福感的影响无统计学意义。对晨起内驱力、情绪、情感及睡意的影响结果同上（见表 18-8）。

表 18-8　更年期失眠患者的晨起及夜间的情感心理：应用 Climodien A[雌二醇(EV) 2 mg＋地诺孕素(DNG) 3 mg]、EV2 mg 单药或安慰剂治疗前、治疗后 2 月及后续 Climodien A* (EV 2 mg＋DNG 2 mg)治疗 2 月后比较

指　　标	访 视 夜	Climodien A (n=16)	雌二醇 B (n=17)	安慰剂 C (n=16)	组间差异 * $p<0.05$ ** $p<0.01$; U-检验
夜间幸福评分↓	治疗前	(20±14)	(14±12)	(19±11)	
	药物治疗 2 月后	(15±10)	(8±7)	(17±12)	
	Climodien A* 治疗 2 月后	(12±10)	(8±9)	(12±10)	
晨间幸福评分↓	治疗前	(16±10)	(12±10)	(16±12)	
	药物治疗 2 月后	(17±15)	(10±10)	(17±14)	
	Climodien A* 治疗 2 月后	(9±8)	(9±10)	(13±9)	
晨起内驱力评分(ASES-1)↓	治疗前	(39±23)	(30±24)	(50±25)	治疗前：B：C*
	药物治疗 2 月后	(44±35)	(32±23)	(53±31)	
	Climodien A* 治疗 2 月后	(36±21)	(39±32)	(41±24)	
晨起情绪 (ASES-2)↑	治疗前	(65±19)	(76±20)	(57±28)	治疗前：B：C*
	药物治疗 2 月后	(67±24)	(76±12)	(56±29)	
	Climodien A* 治疗 2 月后	(71±24)	(78±17)	(64±20)	

指　标	访视夜	Climodien A (n=16)	雌二醇 B (n=17)	安慰剂 C (n=16)	组间差异 * p<0.05 ** p<0.01; U-检验
晨起情感强度（ASES-3）↑	治疗前	(69±22)	(79±16)	(60±28)	
	药物治疗 2 月后	(64±34)	(72±20)	(57±29)	
	Climodien A* 治疗 2 月后	(73±22)	(79±19)	(65±16)	
晨起睡意 （ASES-4）↓	治疗前	(45±28)	(38±33)	(39±27)	
	药物治疗 2 月后	(43±37)	(39±30)	(52±27)	
	Climodien A* 治疗 2 月后	(45±31)	(45±36)	(45±26)	

↓↑改善方向；药物治疗 2 月：双盲试验（活性药物组）；Climodien A* 治疗 2 月：开放试验；a $p<0.05$；b $p<0.01$（较治疗前，Wilcoxon 检验）；c $p<0.05$；d $p<0.01$（较 2 月药物治疗组，Wilcoxon 检验）；e $p<0.05$，f $p<0.01$（第 2 期治疗较第 1 期治疗 Wilcoxon 检验）。

激素替代疗法与客观觉醒质量（心理测试）

智力与记忆力

Climodien 2/3、雌二醇或安慰剂均未显著改善注意力（见表 18 - 9）。在开放性研究中，双盲实验中 Climodien 2/3 组和雌二醇组患者有显著改善作用，但安慰剂组仍无变化。集中力与注意力变异无显著改善。

表 18 - 9　更年期失眠患者晨起智力和记忆指标：应用 Climodien A ［雌二醇(EV) 2 mg＋地诺孕素(DNG)3 mg］、EV2 mg 单药或安慰剂治疗前、治疗后 2 月及后续 Climodien A* (EV 2 mg＋DNG 2 mg)治疗 2 月后比较

指　标	访视夜	Climodien A (n=16)	雌二醇 B (n=17)	安慰剂 C (n=16)
注意力 （AD/总分）↑	治疗前	(538±124)	(492±110)	(537±122)
	药物治疗 2 月后	(549±110)	(511±85)	(566±108)
	Climodien A* 治疗 2 月后	(558±105)	(535±95)	(564±132)e
观察力 （AD/错误(%)）↓	治疗前	(4±3)	(4±3)	(6±5)
	药物治疗 2 月后	(4±3)	(4±5)	(5±4)
	Climodien A* 治疗 2 月后	(4±3)	(4±4)	(5±3)

续　表

指　　标	访 视 夜	Climodien A (n=16)	雌二醇 B (n=17)	安慰剂 C (n=16)
注意力变异 (AD/SV)↓	治疗前	(13±3)	(16±7)	(14±7)
	药物治疗 2 月后	(14±3)	(15±6)	(17±8)
	Climodien A* 治疗 2 月后	(15±3)	(13±2)	(13±5)
数字记忆/个↑	治疗前	(5±2)	(5±2)	(4±1)
	药物治疗 2 月后	(6±2)ᵃ	(4±1)	(5±2)
	Climodien A* 治疗 2 月后	(5±2)	(5±2)	(5±2)

↓↑改善方向；AD：字母取消测试；SV：注意力变化；药物治疗 2 月：双盲试验（活性药物组）；Climodien A* 治疗 2 月：开放试验；a $p<0.05$；b $p<0.01$（较治疗前，Wilcoxon 检验）；c $p<0.05$；d $p<0.01$（较 2 月药物治疗组，Wilcoxon 检验）；e $p<0.05$，f $p<0.01$（第 2 期治疗较第 1 期治疗 Wilcoxon 检验）。

与基线水平比较，Climodien 2/3 治疗使数字记忆力明显改善，雌二醇和安慰剂无显著作用（见表 18-9）。开放性试验中 Climodien 2/2 对记忆力改善作用的研究显示，对 Climodien 2/3 组未见显著降低作用，雌二醇组显示提高作用，安慰剂组仍无变化。

精神运动性行为

Climodien 2/3 和雌二醇均可使右手精细运动活性得到改善，与雌激素相比具有极显著的统计学差异（$p<0.01$，Wilcoxon 检验）。安慰剂组没有变化（见表 18-10）。应用 Climodien 2/2 开放性研究，前期 Climodien 2/3 组和安慰剂组都有进一步改善，雌二醇组出现降低但不显著。

表 18-10　更年期失眠患者晨起精神运动性行为指标：应用 Climodien A[雌二醇(EV) 2 mg＋地诺孕素(DNG) 3 mg]、EV 2 mg 单药或安慰剂治疗前、治疗后 2 月及后续 Climodien A*(EV 2 mg＋ DNG 2 mg)治疗 2 月后比较

指　　标	访 视 夜	Climodien A (n=16)	雌二醇 B (n=16)	安慰剂 C (n=16)
精细活动 (右手)↑	治疗前	(36±10)	(32±8)	(34±8)
	药物治疗 2 月后	(37±9)	(35±8)ᵇ	(34±10)
	Climodien A* 治疗 2 月后	(42±10)	(34±10)	(36±9)

指　　标	访 视 夜	Climodien A ($n=16$)	雌二醇 B ($n=16$)	安慰剂 C ($n=16$)
精细活动 （左手）↑	治疗前	（27±8）	（26±7）	（26±7）
	药物治疗2月后	（30±11）	（25±7）	（27±9）
	Climodien A* 治疗2月后	（33±11）	（27±8）	（30±9）
精细活动 （双手）↑	治疗前	（62±17）	（58±14）	（60±14）
	药物治疗2月后	（68±20）	（61±14）	（61±18）
	Climodien A* 治疗2月后	（75±20）	（61±17）	（67±18）
反应时间/ms↓	治疗前	（617±104）	（608±96）	（624±87）
	药物治疗2月后	（623±82）	（620±100）	（654±86）
	Climodien A* 治疗2月后	（637±77）	（594±75）	（614±79）
反应时间变异 度/ms↓	治疗前	（134±32）	（142±40）	（120±37）
	药物治疗2月后	（102±30）	（120±31）	（124±29）
	Climodien A* 治疗2月后	（98±32）	（106±36）	（115±28）
反应时间错误计 数/个	治疗前	（6±4）	（5±5）	（6±5）
	药物治疗2月后	（3±3）[b]	（4±2）[b]	（3±2）[b]
	Climodien A* 治疗2月后	（2±2）	（2±2）	（4±7）
反应时间错误/ 遗漏/个↓	治疗前	（2±3）	（2±3）	（1±1）
	药物治疗2月后	（1±1）	（1±1）	（1±1）
	Climodien A* 治疗2月后	（1±1）	（0±1）	（0±1）

↓↑改善方向；药物治疗2月：双盲试验（活性药物组）；Climodien A* 治疗2月：开放试验；a $p<0.05$；b $p<0.01$（较治疗前，Wilcoxon 检验）；c $p<0.05$；d $p<0.01$（较2月药物治疗组，Wilcoxon 检验）；e $p<0.05$，f $p<0.01$（第2期治疗较第1期治疗 Wilcoxon 检验）。

　　左侧的精细活动也得到类似结果，但未达到统计学显著性。反应时间和反应时间变异也未见任何显著性改变。无论如何，基于错误计数检测反应时间内的表现，2个月的 Climodien 2/3，雌二醇和安慰剂组均显示显著改善作用（$p<0.01$）。开放试验应用 Climodien 2/2 未见进一步改善。由遗漏错误衡量的反应时间内的表现无显著改变。

心理生理学测量

　　临界闪烁频率无显著变化。右手指肌力只有在雌二醇治疗时有显著改善作用（$p<0.01$）。左手指肌力无显著改善。Climodien 2/3 治疗2个月使右手肌力明显降低（$p<0.01$），与安慰剂组对照也有明显差异（$p<0.05$）。但是，

在随后的开放研究中,Climodien 2/2 表现为显著升高作用($p<0.05$),与安慰剂比较也有意义($p<0.05$)。Climodien 2/2 的阳性结果与应用 Climodien 2/3 效果具有显著差异($p<0.05$)。Climodien 2/3 使左手肌力轻微降低,雌二醇和安慰剂则使其升高。组间效应具有统计学差异($p<0.05$)。

收缩压/舒张压与脉率未见显著变化。Climodien 2/2 治疗 2 个月后,与雌二醇组相比,晨起脉率增加($p<0.05$)。

讨论

我们的研究基于 PSG 检测结果,对更年期所致失眠和正常对照组进行了比较。结果显示,与正常组相比,绝经后伴发失眠的女性入睡和睡眠维持困难均更为严重,浅睡眠期(N_1 期)延长,N_2 期缩短,而 N_3 期和 REM 期无显著差异。此研究结果与多数针对绝经期睡眠紊乱的研究一致[17,42—44]。部分学者认为,这些现象与随着年龄增长而增加的睡眠障碍有关,与性别无关[45—47]。事实上,增龄引起的睡眠改变包括:总睡眠时间、N_3 期(根据 Rechtschaffen 和 Kales 的定义 S3＋S4[48])及 REM 睡眠期缩短,夜间觉醒次数增加和 N_1 延长[49,50]。而我们对绝经期女性的研究不仅仅反映了年龄相关的睡眠变化,也有别于其他睡眠紊乱。例如,抑郁相关的失眠表现为 REM 潜伏期缩短,REM 密度增加,N_3 期缩短[51—54];焦虑和惊恐障碍导致的失眠却呈现为 N_2 期缩短,N_3 期延长;器质性失眠[如继发于睡眠呼吸暂停[58]、不宁腿综合征[59,60]、周期性肢体抽动症(PLMD)[61]]则表现为不同的睡眠结构模式。

我们的双盲、安慰剂对照的睡眠实验室研究显示,予更年期综合征相关失眠女性 Climodien 2/3(新的组合雌二醇2 mg＋地诺孕素 3 mg)或单纯雌二醇组治疗 2 个月后,睡眠期内觉醒次数均较基线水平有中度改善,安慰剂组仅有轻微改善。尽管这项研究与之前 Thompson 和 Oswald[26]关于雌激素(硫酸哌嗪雌酮 1.5 mg,每日 2 次,共 8 周)对围绝经期女性的疗效研究结果基本一致,但是用药前后对比及 3 组之间差异未达到统计学水平。在接下来的开放性研究中发现,Climodien 2/2 方案(地诺孕素 2 mg＋戊酸雌二醇 2 mg)可使失眠进一步改善,而安慰剂和单纯雌二醇组觉醒次数增加,但并未达统计学标准。同样地,Purdie 等[30] 报道称,绝经后女性以 28 天为周期,连续服用 12 天共轭马雌激素 0.625 mg 和孕激素炔诺酮 0.15 mg 联合制剂,可明显降低觉醒相关的血管舒缩症状。最近研究称,使用雌激素皮肤贴片治疗可使绝经后女性初始 2 个睡眠周期的觉醒次数降至(12±5),而非治疗组为(20±6)[29]。

有趣的是,针对次要疗效,也获得部分有意义的结果。从入睡的角度来看,3 组患者 N_1 潜伏期缩短但未达到统计学标准。Shiff 等[27] 发现与安慰剂对比,雌二醇治疗可显著缩短入睡时间。本次开放性研究发现,对于前期服用安慰剂或单纯雌二醇治疗的患者而言,Climodimen 2/2 导致其明显延长。另外,关于睡眠维持期的结果显示,Climodimen 2/3 可增加总睡眠期,与接下来应用 Climodimen 2/2 所致的显著降低存在差异。此外,与安慰剂对比,Climodimen 2/2 组睡眠总时间也有缩短。因此,地诺孕素剂量可能起到重要作用,即 3 mg 的地诺孕素剂量似乎比 2 mg 具有更好的促睡眠作用。Montplaisir 等[62] 针对两种雌激素-孕激素合剂替代疗法对绝经后女性睡眠的研究结果显示,应用口腔微粉化黄体酮 6 个月可显著提高睡眠效率,但醋甲孕酮却无此疗效。

另外,针对睡眠结构的研究发现,连续 2 个月服用雌二醇而后给予 Climodimen 2/2 治疗对睡眠结构无影响。这与之前报道的 HRT 治疗对睡眠结构无影响的研究结果部分吻合[30,63]。Purdie 等[30,63] 发现,绝经后女性以 28 天为周期,连续服用 12 天共轭马雌激素 0.625 mg 和孕激素炔诺酮 0.15 mg 联合制剂,PSG 检测睡眠质量相关参数无明显改善。相反的是,Thompson 和 Oswald[26] 则观察到,雌激素治疗 8 周可减少觉醒时间和降低觉醒次数,延长 REM 睡眠。然而,如果用每分钟觉醒次数来判定失眠严重程度的话,本研究的受试者似乎更严重。因为本研究的受试者每次觉醒时间持续 1 h,觉醒次数为 9～10 次/h;而入组 Thompson 和 Oswald 研究的受试者,每次觉醒仅持续 25～40 min,觉醒次数 4～5 次/h。而且,与 Purdie 研究对照组的 33 例健康绝经后女性的觉醒持续时间(仅 10～20 min)相比,Thompson 和 Oswald 研究的受试者症状更重。因此,这些数据提示 HRT 治疗中度患者可能最为有效,更严重者则需应用精神心理药物;尽管激素对于重度患者仅有轻微促睡眠作用，但其并非安眠药物。

最有意思的是 Climodien 对呼吸参数的影响。一项研究报道，与基线值相比，Climodien 治疗可显著降低呼吸暂停指数和呼吸暂停低通气指数（AHI），尽管这些参数在研究方案中已规定属于正常范围。值得注意的是，Climodien 改善睡眠期呼吸参数的作用优于对照组。该结果证实了 Pickett 等[64]进行的一项研究：予健康绝经后女性孕激素（甲基炔诺酮20 mg，3 次/d）＋雌激素（共轭马雌激素普雷马林 1.25 mg，2 次/d）联合治疗 7 d，呼吸暂停和低通气次数明显降低。由于绝经后女性孕激素水平明显下降，且孕激素具有呼吸刺激作用[65]，因此其在睡眠呼吸障碍（SDB）中起一定的保护作用。然而，Block 等[66]认为，相对天然孕激素而言，人工合成孕激素虽可减少低通气持续时间，但对睡眠呼吸障碍事件的发生次数无作用。许多作者报道孕激素对男性 SDB 作用有限[67—71]。因此，在没有雌激素的情况下，单独运用孕激素的保护作用不明显，这可能与诱导孕激素受体需要雌激素有关[72]。相似地，Brodeur 等[73]指出，雌激素可增强孕激素的效应。

在一项检验雌激素对睡眠呼吸暂停综合征作用的初步研究中，Keefe 等[74]注意到，单独运用 17β-雌二醇组或联合醋甲孕酮治疗组 1 个月的初始治疗可改善睡眠呼吸状况。单独雌二醇组呼吸紊乱指数下降 25%；联合孕激素后，可将睡眠呼吸暂停综合征的发病率减少至 50%。

本项研究发现，与 Climodien 2/3 相比，Climodien 2/2 可有效减少打鼾。因此，地诺孕素 2 mg 对于鼾症疗效优于 3 mg。然而关于 Climodien 能否缓解绝经后女性鼾症或睡眠相关呼吸障碍（如阻塞性打鼾、阻塞性睡眠呼吸暂停综合征），尚需进一步研究。本研究结果与女性激素可拮抗睡眠呼吸障碍的观点相一致，因此可用于男性 SDB 患者的无性别特异性的女性激素异构体有可能被进一步研发。近期一项来自奥地利的流行病学调查显示，男性鼾症的患病率为 37%，女性为 19%；而呼吸暂停发生率男性为 10%，女性为 7%[75]。且不论性别，鼾症和呼吸暂停的发病率均随着年龄的增长而升高：50 岁以上人群中，男/女鼾症患病率分别为 54% 和 34%，呼吸暂停的患病率分别为 15% 和 12%。鼾症和睡眠相关的呼吸障碍可导致睡眠结构的异常和脑功能改变[58,76,77]。此外，夜间呼吸和觉醒事件与日间警觉性下降相关[58]。呼吸暂停可导致心脑血管并发症[78]，脑血流动力学改变[79]和神经心理障碍[80,81]。Bixler 等[82]在最近一项针对睡眠呼吸紊乱的流行病学研究中指出，绝经是女性发生呼吸暂停的独立危险因素，激素替代治疗可降低发病风险。另一方面，无论性别及月经状态如何，睡眠呼吸障碍与高血压相关[83]。值得注意的是，尽管关于周期性腿动及其药物的研究数据相对较少，但结果提示，与对照组相比，Climodien 组和雌二醇组均可缓解周期性腿动。

此外，运用睡眠与觉醒质量自评量表（SSA）对主观性睡眠质量进行评估，发现 Climodien 和雌二醇治疗后，主观性睡眠质量较基线水平及安慰剂组均有显著改善。因此，每日评估主观性睡眠质量优于长时间的全面评估；与 SSA 评估不同的是，激素替代治疗和安慰剂组匹兹堡睡眠质量指数（PSQI）无明显差异。本研究每天进行 SSA 量表评估，与之前雌激素治疗可改善绝经后女性睡眠的临床研究结果相一致[84]。Erlik 等[28]报道，雌激素可显著降低潮热和觉醒事件的发生，而 Crown 和 Crisp[85]则指出，只有睡眠起始时间对激素替代治疗（HRT）敏感。相反，Purdie 等[30]发现在健康绝经后女性接受 HRT 治疗期间，评价睡眠质量的主观或客观参数无明显变化，心理幸福感明显改善（HRT：共轭马雌激素 0.625 mg＋甲基炔诺酮 0.15 mg，28 d 为 1 周期，每周期服用 12 d，持续 12 周）。一项历时 1 年，7 个中心参与的研究显示，HRT 治疗 1 个月使睡眠紊乱量表（SDS）评价的睡眠质量显著改善[86]。

本研究针对觉醒质量、失眠主诉、晨起精神心理方面的变化的研究尚未见有意义结果。Thompson 和 Oswarld 研究小组[26]未发现情绪变化与安慰机组对比有差异，而 Purdie 等的研究[30]却认为游离性焦虑、躯体焦虑和抑郁均较安慰剂组有好转。

对于智能行为的影响，本研究发现，与治疗前比较，Climodien 可显著改善数字记忆功能；雌二醇可显著增加精细动作能力；3 个实验组的反应时间内任务执行错误率均降低，这可能是训练的结果。Climodien 治疗使数据记忆力的改善是认知信息处理资源有效性（P300 波幅）增加的结果。本研究关于智能行为的数据采集于整夜睡眠记录结束的次日清晨，据我们所知尚属首次。结果与 EEG 图像记录的警觉性增强[87]、事件相关潜能评价的认知功能改善[88]、上午时间段评价的精神行为改善均一致[89]。

关于心理生理状态的评价缺少重要的研究发现，也反映了所有复方制剂耐受性良好。

结 论

Climodien (Lafamme®，Bayer Schering Pharma,柏林,德国)为雌激素和孕激素联合制剂,其可显著改善主观睡眠质量及睡眠相关呼吸障碍,但对于客观睡眠质量和主观情感心理指标的作用并不明显。然而,未经治疗的患者和健康人群的基线数值差异较小,但有统计学意义。因此,推测主观睡眠质量之所以较客观睡眠质量改善明显,很可能是因为更年期综合征(包括植物神经紊乱和精神心理变化)本身改善的光环效应。心理测试结果显示,雌孕激素联合和单纯雌激素治疗在降低躯体型焦虑、特征性紧张作用相当,而联合制剂改善状态性焦虑的效果比单用雌激素更显著[89]。另外,虽然联合制剂和单用雌激素治疗对警觉性[53]和认知功能[88]的改善作用均优于安慰剂,但联合制剂的疗效更好。因此,加用地诺孕素不会削弱雌激素作用,而是起增强作用,本研究中的某些参数变化也证实了这一点。

两种激素替代疗法的日间疗效优于夜间疗效,这个不足为奇,可能与生物学节律研究所发现的昼夜激素水平差异有关,即日间血浆雌激素、促黄体激素、卵泡刺激素的水平高均于夜间[90,91]。

关于智能行为方面,雌二醇可使数据性记忆力显著提高,尽管可能会抑制精细活动。认知行为改善的神经生理学联系在于睡眠潜伏期的缩短以及认知行为潜能的增强[88]。

最后,HRT 对睡眠改善的相对不足可代偿性引起日间警觉性的显著升高,客观依据来自计算机辅助脑电图(EEG)图像技术[87]。而日间警觉性提高是前述认知功能和心理行为改善的必要条件。

总之,HRT 可以有助于绝经期失眠的治疗,应用前提是对其风险-效益比进行认真的评价[16]。

当然,在绝经期治疗各种睡眠障碍是至关重要的,包括治疗睡眠呼吸障碍或睡眠期运动疾患,以及基于锁-钥原理对不同精神疾患相关的非器质性失眠的治疗[92]。此外,和许多慢性失眠一样,睡眠卫生和睡眠教育[如,失眠认知行为治疗(CBT－I)]也起重要作用[93]。

致　谢

感谢维也纳大学睡眠研究部门、心理学系的精神药物部及妇科内分泌部的全体同仁对该项目的大力协助。本研究的药理学部分得到德国 Jenapharm CO.，KG/ Schering AG 公司大力支持。

参考文献

[1] Hochstrasser B. Epidemiology of sleep disorders. Ther Umsch. 1993;50(10):679–83.

[2] Ohayon MM, Roth T. What are the contributing factors for insomnia in the general population? J Psychosom Res. 2001;51(6):745–55.

[3] Zeitlhofer J, Rieder A, Kapfhammer G, et al. Epidemiology of sleep disorders in Austria. Wien Klin Wochenschr. 1994;106(3):86–8.

[4] Polo-Kantola P. Sleep problems in midlife and beyond. Maturitas. 2011;68:224–32.

[5] Owens JF, Matthews KA. Sleep disturbance in healthy middle-aged women. Maturitas. 1998;30(1):41–50.

[6] Saletu B, Brandstätter N, Frey R, et al. Clinical aspects of sleep disorders—experiences with 817 patients of an ambulatory sleep clinic. Wien Klin Wochenschr. 1997;109(11):390–9.

[7] Kravitz HM, Ganz PA, Bromberger J, Powell LH, Sutton-Tyrrell K, Meyer PM. Sleep difficulty in women at midlife: a community survey of sleep and the menopausal transition. Menopause. 2003;10(1):19–28.

[8] Kuh DL, Wadsworth M, Hardy R. Women's health in midlife: the influence of the menopause, social factors and health in earlier life. Br J Obstet Gynaecol. 1997;104(8):923–33.

[9] Lugaresi E, Cirignotta F, Zucconi M. Good and poor sleepers: an epidemiological survey of San Marino population. In: Guilleminault C, Lugaresi E, editors. Sleep/wake disorders: natural history, epidemiology, and long-term evolution. New York: Raven; 1983.

[10] Shaver JL, Zenk SN. Sleep disturbance in menopause. J Womens Health Gend Based Med. 2000;9(2):109–18.

[11] Goberna J, Francés L, Pauli A, Barluenga A, Gascón E. Sexual experiences during the climacteric years: what do women think about it? Maturitas. 2009;62(1):47–52.

[12] Campos HH, Bittencourt LRA, Haidar MA, Tufik S, Baracat EC. Sleep disturbance prevalence in postmenopausal women. Rev Bras Ginecol Obstet. 2005;27(12):731–6.

[13] Manber R, Armitage R. Sex, steroids, and sleep: a review. Sleep. 1999;22(5):540–55.

[14] Moline M, Broch L, Zak R. Sleep problems across the life cycle in women. Curr Treat Options Neurol. 2004;6(4):319–30.

[15] Guilleminault C, Palombini L, Poyares D, Chowdhuri S. Chronic insomnia, postmenopausal women, and sleep disordered breathing: part 1. Frequency of sleep disordered breathing in a cohort. J Psychosom Res. 2002;53(1):611–5.

[16] Freedman RR, Roehrs TA. Sleep disturbance in menopause. Menopause. 2007;14:826–9.

[17] Nowakowski S, Meliska CJ. Sleep and menopause. Curr Neurol Neurosci Rep. 2009;9:165–72.

[18] Vigeta SMG, Hachul H, Tufik S, Menicucci de Oliveira E. Sleep in postmenopausal women. Qual Health Res. 2012;22(4):466–75.

[19] Kalleinen N, Polo-Kantola P, Himanen SL, et al. Sleep and the menopause—do postmenopausal women experience worse sleep than premenopausal women? Menopause Int. 2008;14:97–104.

[20] Moe KE. Reproductive hormones, aging, and sleep. Semin Reprod Endocrinol. 1999;17(4):339–48.

[21] Jean-Louis G, Kripke DF, Assmus JD, Langer RD. Sleep-wake patterns among postmenopausal women: a 24-hour unattended polysomnographic study. J Gerontol A Biol Sci Med Sci. 2000;55(3):M120–3.

[22] Asplund R, Aberg HE. Body mass index and sleep in women aged 40 to 64 years. Maturitas. 1995;22(1):1–8.

[23] Empson JA, Purdie DW. Effects of sex steroids on sleep. Ann Med. 1999;31(2):141–5.

[24] Murphy PJ, Campbell SS. Sex hormones, sleep, and core body temperature in older postmenopausal women. Sleep. 2007;30:1788–94.

[25] Ballinger CB. Psychiatric morbidity and the menopause; screening of general population sample. Br Med J. 1975;3(5979):344–6.

[26] Thompson J, Oswald I. Effect of estrogen on the sleep, mood and anxiety of menopausal women. Br Med J. 1977;2:1317–9.

[27] Schiff I, Regestein Q, Tulchinsky D, Ryan KJ. Effects of estrogens on sleep and psychological state of hypogonadal women. JAMA. 1979;242(22):2405–4.

[28] Erlik Y, Tataryn IV, Meldrum DR, Lomax P, Bajorek JG, Judd HL. Association of waking episodes with menopausal hot flushes. JAMA. 1981;245(17):1741–4.

[29] Antonijevic IA, Stalla GK, Steiger A. Modulation of the sleep electroencephalogram by estrogen replacement in postmenopausal women. Am J Obstet Gynecol. 2000;182(2):277–82.

[30] Purdie DW, Empson JA, Crichton C, Macdonald L. Hormone replacement therapy, sleep quality and psychological wellbeing. Br J Obstet Gynaecol. 1995;102(9):735–9.

[31] Polo-Kantola P, Erkkola R, Helenius H, Irjala K, Polo O. When does estrogen replacement therapy improve sleep quality? Am J Obstet Gynecol. 1998;178(5):1002–9.

[32] Schulz H, Jobert M, Gee KW, Ashbrook DW. Soporific effect of the neurosteroid pregnanolone in relation to the substance's plasma level: a pilot study. Neuropsychobiology. 1996;34(2):106–12.

[33] Steiger A, Trachsel L, Guldner J, et al. Neurosteroid pregnenolone induces sleep-EEG changes in man compatible with inverse agonistic GABAA-receptor modulation. Brain Res. 1993;615(2):267–74.

[34] McEwen BS, Alves SE. Estrogen actions in the central nervous system. Endocr Rev. 1999;20:279–307.

[35] Kupperman HS, Wetchler BB, Blatt MH. Contemporary therapy of the menopausal syndrome. JAMA. 1959;171:1627–37.

[36] Saletu-Zyhlarz G, Anderer P, Gruber G, et al. Insomnia related to postmenopausal syndrome and hormone replacement therapy: sleep laboratory studies on baseline differences between patients and controls and double-blind, placebo-controlled investigations on the effects of a novel estrogen-progestogen combination (Climodien, Lafamme) versus estrogen alone. J Sleep Res. 2003;12(3):239–54.

[37] Saletu B, Wessely P, Grünberger J, Schultes M. Erste klinische Erfahrungen mit einem neuen schlafanstoßenden Benzodiazepin, Cinolazepam, mittels eines Selbstbeurteilungsbogens für Schlaf- und Aufwachqualität (SSA). Neuropsychiatr. 1987;1(4):169–76.

[38] Von Zerssen D, Koeller DM, Rey ER. Die Befindlichkeitsskala (B-S)—ein einfaches Instrument zur Objektivierung von Befindlichkeitsstörungen, insbesondere im Rahmen von Längsschnittuntersuchungen. Arzneim Forsch Drug Res. 1970;20:915–8.

[39] Buysse DJ, Reynolds 3rd CF, Monk TH, Berman SR, Kupfer DJ. The Pittsburgh Sleep Quality Index: a new instrument for psychiatric practice and research. Psychiatry Res. 1989;

28(2):193–213.

[40] Grünberger J. Psychodiagnostik des Alkoholkranken. Ein methodischer Beitrag zur Bestimmung der Organizität in der Psychiatrie. Vienna: Maudrich; 1977.

[41] Abt K. Descriptive data analysis (DDA) in quantitative EEG studies. In: Samson-Dollfus D, Guieu JD, Gotman J, Etevenon P, editors. Statistics and topography in quantitative EEG. Amsterdam: Elsevier; 1988. p. 150–60.

[42] Hunter M. The south-east England longitudinal study of the climacteric and postmenopause. Maturitas. 1992;14(2):117–26.

[43] Hunter MS. Psychological and somatic experience of the menopause: a prospective study (corrected). Psychosom Med. 1990;52(3):357–67.

[44] Kujak J, Young T. The average month-to-month effect of menopausal symptoms on sleep complaints. Sleep. 1997;20 Suppl 1:384.

[45] Feinberg I, Braun M, Koresko RL. Vertical eye-movement during REM sleep: effects of age and electrode placement. Psychophysiology. 1969;5(5):556–61.

[46] Tune GS. The influence of age and temperament on the adult human sleep-wakefulness pattern. Br J Psychol. 1969;60(4):31–441.

[47] Webb WB. The different functional relationships of REM and stage 4 sleep. In: Jovanovic U, editor. The nature of sleep. Stuttgart: Fischer; 1973. p. 256–8.

[48] Rechtschaffen A, Kales A. A manual of standardized terminology, technique and scoring system for sleep stages. San Francisco: Brain Information Service University of California; 1968.

[49] Anderer P, Saletu B, Pascual-Marqui RD. Effect of the 5-HT(1A) partial agonist buspirone on regional brain electrical activity in man: a functional neuroimaging study using low-resolution electromagnetic tomography (LORETA). Psychiatry Res. 2000;100(2):81–96.

[50] Saletu B, Anderer P, Frey R, Krupka M, Klösch G. Zur Neurophysiologie des Schlafes/some remarks about the neurophysiology of sleep. Psychiatr Danub. 1991;3(1–2):31–58.

[51] Dietzel M, Saletu B, Lesch OM, Sieghart W, Schjerve M. Light treatment in depressive illness. Polysomnographic, psychometric and neuroendocrinological findings. Eur Neurol. 1986;25 Suppl 2:93–103.

[52] Reynolds 3rd CF, Kupfer DJ. Sleep research in affective illness: state of the art circa 1987. Sleep. 1987;10(3):199–215.

[53] Saletu-Zyhlarz GM, Hassan Abu-Bakr M, Anderer P, et al. Insomnia in depression: differences in objective and subjective sleep and awakening quality to normal controls and acute effects of trazodone. Prog Neuropsychopharmacol Biol Psychiatry. 2002;26(2):249–60.

[54] Saletu-Zyhlarz GM, Hassan Abu-Bakr M, Anderer P, et al. Insomnia related to dysthymia: polysomnographic and psychometric comparison with normal controls and acute therapeutic trials with trazodone. Neuropsychobiology. 2001;44(3):139–49.

[55] Saletu B, Anderer P, Brandstätter N, et al. Insomnia in generalized anxiety disorder: polysomnographic, psychometric and clinical investigations before, during and after therapy with a long-versus a short-half-life benzodiazepine (quazepam versus triazolam). Neuropsychobiology. 1994;29(2):69–90.

[56] Saletu-Zyhlarz G, Saletu B, Anderer P, et al. Nonorganic insomnia in generalized anxiety disorder. 1. Controlled studies on sleep, awakening and daytime vigilance utilizing polysomnography and EEG mapping. Neuropsychobiology. 1997;36(3):117–29.

[57] Saletu-Zyhlarz GM, Anderer P, Berger P, Gruber G, Oberndorfer S, Saletu B. Nonorganic insomnia in panic disorder: comparative sleep laboratory studies with normal controls and placebo-controlled trials with alprazolam. Hum Psychopharmacol. 2000;15(4):241–54.

[58] Saletu M, Hauer C, Anderer P, et al. Daytime tiredness correlated with nocturnal respiratory and arousal variables in patients with sleep apnea: polysomnographic and EEG mapping studies. Wien Klin Wochenschr. 2000;112(6):281–9.

[59] Saletu B, Gruber G, Saletu M, et al. Sleep laboratory studies in restless legs syndrome patients as compared with normals and acute effects of ropinirole. 1. Findings on objective and subjective sleep and awakening quality. Neuropsychobiology. 2000;41(4):181–9.

[60] Saletu M, Anderer P, Saletu B, et al. Sleep laboratory studies in restless legs syndrome patients as compared with normals and acute effects of ropinirole. 2. Findings on periodic leg move-

ments, arousals and respiratory variables. Neuropsychobiology. 2000;41(4):190–9.

[61] Saletu M, Anderer P, Saletu B, et al. Sleep laboratory studies in periodic limb movement disorder (PLMD) patients as compared with normals and acute effects of ropinirole. Hum Psychopharmacol. 2001;16(2):177–87.

[62] Montplaisir J, Lorrain J, Denesle R, Petit D. Sleep in menopause: differential effects of two forms of hormone replacement therapy. Menopause. 2001;8(1):10–6.

[63] Polo-Kantola P, Erkkola R, Irjala K, Pullinen S, Virtanen I, Polo O. Effect of short-term transdermal estrogen replacement therapy on sleep: a randomized, double-blind crossover trial in postmenopausal women. Fertil Steril. 1999;71(5):873–80.

[64] Pickett CK, Regensteiner JG, Woodard WD, Hagerman DD, Weil JV, Moore LG. Progestin and estrogen reduce sleep-disordered breathing in postmenopausal women. J Appl Physiol. 1989;66(4):1656–61.

[65] Lyons HA, Antonio R. The sensitivity of the respiratory center in pregnancy and after the administration of progesterone. Trans Assoc Am Physicians. 1959;72:173–80.

[66] Block AJ, Wynne JW, Boysen PG, Lindsey S, Martin C, Cantor B. Menopause, medroxyprogesterone and breathing during sleep. Am J Med. 1981;70(3):506–10.

[67] Dolly FR, Block AJ. Medroxyprogesterone acetate and COPD. Effect on breathing and oxygenation in sleeping and awake patients. Chest. 1983;84(4):394–8.

[68] Orr WC, Imes NK, Martin RJ. Progesterone therapy in obese patients with sleep apnea. Arch Intern Med. 1979;139(1):109–11.

[69] Rajagopal KR, Abbrecht PH, Jabbari B. Effects of medroxyprogesterone acetate in obstructive sleep apnea. Chest. 1986;90(6):815–21.

[70] Skatrud JB, Dempsey JA, Iber C, Berssenbrugge A. Correction of CO_2 retention during sleep in patients with chronic obstructive pulmonary diseases. Am Rev Respir Dis. 1981;124(3):260–8.

[71] Strohl KP, Hensley MJ, Saunders NA, Scharf SM, Brown R, Ingram Jr RH. Progesterone administration and progressive sleep apneas. JAMA. 1981;245(12):1230–2.

[72] Rao BR, Wiest WG, Allen WM. Progesterone "receptor" in rabbit uterus. I. Characterization and estradiol-17beta augmentation. Endocrinology. 1973;92(4):1229–40.

[73] Brodeur P, Mockus M, McCullough R, Moore LG. Progesterone receptors and ventilatory stimulation by progestin. J Appl Physiol. 1986;60(2):590–5.

[74] Keefe DL, Watson R, Naftolin F. Hormone replacement therapy may alleviate sleep apnea in menopausal women: a pilot study. Menopause. 1999;6(3):196–200.

[75] Zeitlhofer J, Schmeiser A, Kapfhammer G, Bolitschek J, Saletu B, Kunze M. Epidemiologie von Schlafstörungen in Österreich. Neuropsychiatr. 1996;10(1):43.

[76] Rumbach L, Krieger J, Kurtz D. Auditory event-related potentials in obstructive sleep apnea: effects of treatment with nasal continuous positive airway pressure. Electroencephalogr Clin Neurophysiol. 1991;80(5):454–7.

[77] Walsleben JA, O'Malley EB, Bonnet K, Norman RG, Rapoport DM. The utility of topographic EEG mapping in obstructive sleep apnea syndrome. Sleep. 1993;16(8 Suppl):S76–8.

[78] Partinen M, Guilleminault C. Daytime sleepiness and vascular morbidity at seven-year follow-up in obstructive sleep apnea patients. Chest. 1990;97(1):27–32.

[79] Siebler M, Nachtmann A. Cerebral hemodynamics in obstructive sleep apnea. Chest. 1993;103(4):1118–9.

[80] Kales A, Caldwell AB, Cadieux RJ, Vela-Bueno A, Ruch LG, Mayes SD. Severe obstructive sleep apnea—II: associated psychopathology and psychosocial consequences. J Chronic Dis. 1985;38(5):427–34.

[81] Millman RP, Fogel BS, McNamara ME, Carlisle CC. Depression as a manifestation of obstructive sleep apnea: reversal with nasal continuous positive airway pressure. J Clin Psychiatry. 1989;50(9):348–51.

[82] Bixler EO, Vgontzas AN, Lin HM, et al. Prevalence of sleep-disordered breathing in women: effects of gender. Am J Respir Crit Care Med. 2001;163(3 Pt 1):608–13.

[83] Bixler EO, Vgontzas AN, Lin HM, et al. Association of hypertension and sleep-disordered breathing. Arch Intern Med. 2000;160(15):2289–95.

[84] Campbell S. Double-blind psychometric studies on the effects of natural oestrogens on post-

menopausal women. In: Campbell S, editor. Management of the menopause and the postmeno-pausal years. Lancaster: MTP; 1977. p. 149–58.

[85] Crown S, Crisp AH. Manual of the Crown-Crisp experiential index. London: Hodder and Stoughton; 1979.

[86] Wiklund I, Berg G, Hammar M, Karlberg J, Lindgren R, Sandin K. Long-term effect of trans-dermal hormonal therapy on aspects of quality of life in postmenopausal women. Maturitas. 1992;14(3):225–36.

[87] Saletu B, Anderer P, Gruber D, Metka M, Huber J, Saletu-Zyhlarz GM. Hormone replacement therapy and vigilance: double-blind, placebo-controlled EEG-mapping studies with an estrogen-progestogen combination (Climodien, Lafamme) versus estrogen alone in meno-pausal syndrome patients. Maturitas. 2002;43(3):165–81.

[88] Anderer P, Semlitsch HV, Saletu B, et al. Effects of hormone replacement therapy on percep-tual and cognitive event-related potentials in menopausal insomnia. Psychoneuroendocrinology. 2003;28(3):419–45.

[89] Linzmayer L, Semlitsch HV, Saletu B, et al. Double-blind, placebo-controlled psychometric studies on the effects of a combined estrogen-progestin regimen versus estrogen alone on performance, mood and personality of menopausal syndrome patients. Arzneimittelforschung. 2001;51(3):238–45.

[90] Baumgartner A, Dietzel M, Saletu B, et al. Influence of partial sleep deprivation on the secre-tion of thyrotropin, thyroid hormones, growth hormone, prolactin, luteinizing hormone, folli-cle stimulating hormone, and estradiol in healthy young women. Psychiatry Res. 1993;48(2):153–78.

[91] Saletu B, Saletu-Zyhlarz GM. Was Sie schon immer über Schlaf wissen wollten. Vienna: Ueberreuter; 2001.

[92] Saletu B, Anderer P, Saletu-Zyhlarz GM, Pascual-Marqui RD. EEG topography and tomogra-phy in diagnosis and treatment of mental disorders: evidence for a key-lock principle. Methods Find Exp Clin Pharmacol. 2002;24(Suppl D):97–106.

[93] Siebern AT, Manber R. New developments in cognitive behavioral therapy as the first-line treatment of insomnia. Psychol Res Behav Manag. 2011;4:21–8.

第十九章　绝经过渡期失眠的实用诊治方法

Tarja Saaresranta，Päivi Polo-kantola 和 Olli Polo

引　言

睡眠障碍是绝经过渡期主要症状之一，有 $50\%\sim80\%$ 的围绝经期和绝经后女性主诉有睡眠问题[1]。失眠的诊断标准是入睡困难或睡眠维持困难，或者尽管有充足的睡眠但精力和体力未有效恢复，还须有因夜间睡眠障碍导致的日间功能损害[2]。中年女性失眠可能主要由以下 4 个方面造成：① 绝经期失眠（通常与更年期血管舒缩症状相关）；② 原发性（心理生理性）失眠；③ 继发性失眠，原因包括原发性睡眠疾病、心理或生理性疾病，以及增龄；④ 行为、环境或社会心理因素引起的失眠。如图 19-1 所示。

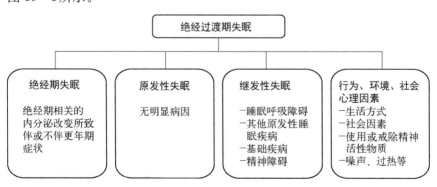

图 19-1　更年期失眠可能的病因

有血管舒缩性症状的女性主诉睡眠障碍更多,且发生失眠和抑郁风险高。睡眠错觉较常见,指即使客观睡眠监测数据均在正常范围内,患者主观感受睡眠质量较差[3,4]。绝经期失眠通常是多因素的。绝经后女性由于体重增加和激素改变,睡眠呼吸障碍(SDB)发生率显著增加[5,6]。因为一般认为中年肥胖男性存在过度嗜睡时才考虑 SDB,因此,围绝经期或绝经后女性主诉的失眠常被忽视。在不排除 SDB 诊断前,不应将睡眠障碍主诉轻易与血管舒缩性症状或抑郁相关联。绝经期的睡眠中断会加重其他既往存在的睡眠障碍,包括不宁腿综合征(RLS)或生物节律异常。纤维肌痛(FM)通常与性别、年龄和激素相关[7],且客观睡眠监测数据常有异常。对于围绝经期和绝经后女性而言,精神心理健康问题是诸多睡眠障碍的主要易发因素[8]。在探寻中年女性失眠病因时,应考虑与绝经不直接相关的并发症以及伴随绝经过渡期出现的生活应激事件。

迄今绝经期失眠仍然存在漏诊或误诊。诊断是治疗的先决条件。应约见患者本人并详细询问病史的细节(见表 19-1),条件允许的话,还应询问家庭成员补充病史,并进行全面体格检查(见表 19-2)。应记录症状的特点及出现的顺序,起病细节及疾病进展。睡眠日记对于失眠患者有诊断价值。一般需要提供 2 周的睡眠日记。患者应记录所有日间或夜间的睡眠事件及其他相关事件。例如,饮用含咖啡因饮品或酒精、吸烟、进食和运动。自我评估分值可用来补充病史。在睡眠中心或在家里行整夜的睡眠监测以确定或排除睡眠呼吸障碍引起的失眠。有效的行为干预、药物和其他治疗措施(见图 19-2)可用来改善生活质量,并可能预防并发症。

表 19-1 绝经期失眠病史询问要点

睡眠

失眠症状的持续时间和类型;失眠症状的诱因
工作日和休息日的睡眠持续时间
睡眠时间表
睡眠呼吸障碍症状
不宁腿综合征症状
其他原发性睡眠障碍症状
睡眠障碍相关的家族史
其他影响睡眠的因素(噪声、宠物、儿童、床伴)
患者对于失眠的态度

血管舒缩症状
　　潮热
　　盗汗(仅在夜间出汗要考虑 SDB;绝经期出汗通常也发生在白天)
行为、环境和社会心理因素
　　工作时间、倒班、频繁跨时区旅行、职业
　　家庭、宠物
　　应激
　　吸烟、饮酒和含咖啡因饮品、毒品
合并症及其治疗药物
　　体重变化
　　内科和精神疾病
　　夜间疼痛、呼吸问题、夜尿
　　药物影响睡眠、药物戒断症状

表 19 - 2　绝经期失眠患者的体检要点

一般检查
　　抑郁、焦虑,其他精神障碍
　　体重、腹型肥胖、颈围增大(是 SDB 的危险因素)
　　血压(高血压是 SDB 的危险因素)
颅面特征
　　鼻(鼻塞诱发 SDB)
　　咽(舌、扁桃体肥大,咽腔阻塞提示 SDB)
　　反颌或小颌畸形(易发生 SDB)
妇科、神经或心肺系统
　　如果临床表现提示这些系统的疾病可能与睡眠障碍有关的情况下

更 年 期 特 点

　　绝经是指由于卵巢分泌雌孕激素减少导致月经周期停止的时间点。女性平均绝经年龄为 51～52 岁,范围在 45～55 岁[9]。围绝经期是指绝经前后的一段时间,绝经为回顾性诊断,定义为女性闭经后 12 个月,之后则称为绝经后[10]。更年期包括围绝经期和绝经后的一段时间,是指从育龄期到绝经后的一个过渡时期,同时伴有更年期症状。

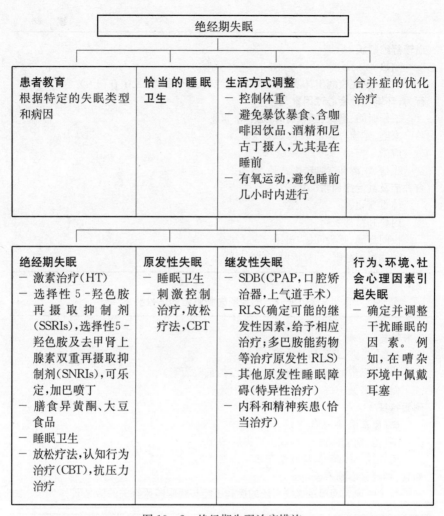

图 19-2　绝经期失眠治疗措施

女性更年期会出现程度不一的各种症状。血管舒缩的不稳定性和潮热、出汗是最典型的体温调节相关症状特征：外周血管舒张特别是位于上半身和面部周围及胸部的血管，常引起出汗，导致蒸发后皮肤发凉[11]。通过测量核心体温，证明有血管舒缩症状的绝经后女性比无症状绝经后女性出汗的体温阈值更低，而寒战的体温阈值更高[12,13]。这些症状都是通过下丘脑视前区介导的。目前的假说是，下丘脑分泌肾上腺素浓度随雌激素的减少而减少，增强去甲肾上腺素和 5-羟色胺的释放[12,14—16]。尽管如此,但对于症状发生的频率和反应性不同的原因仍缺乏全面了解。大约 75％绝经后女性和 40％围绝经期女性有血管舒缩症状[17]。与严重度相似,症状的维持时间也是因人而异的。一般来讲,舒缩症状平均持续 1～2 年,但 25％女性可持续 5 年,9％女性在绝经后可持续存在[18,19]。

更年期女性常有多种其他的生理和心理症状。然而除了血管舒缩症状之外,只有阴道干燥症会在更年期持续存在。事实上,阴道干燥症、夜尿症以及其他尿道症状具有雌激素依赖性,且在绝经后明显恶化,通常会延迟几年[20]。在其他常见症状中,心悸可发生在日间和夜间,与血管舒缩症状密切相关,作为植物神经系统紊乱的另一标志性表现[20]。头晕、体位平衡感下降、头痛、麻木、肌肉和关节疼痛、口眼干燥、皮肤弹性降低等症状也可发生,且常与绝经相关,尽管这与雌激素水平降低并无相关性[20]。精神症状例如焦虑、抑郁、注意力不集中、记忆损伤、性欲下降或许可能比血管舒缩症状还明显。此外,睡眠问题更常见,可以单一症状出现或伴发其他更年期症状[21]。50％～80％女性在绝经后有心理症状和睡眠障碍[17,22]。

更年期和睡眠

临床医生熟知在围绝经期的睡眠问题会增加。虽然病因复杂,但已有充足证据支持绝经或绝经相关症状与睡眠问题增加有关。在年龄50～64 岁的女性中,25％存在睡眠障碍,其中 15％为重度[23]。100 名绝经期门诊患者中,近 80％主诉失眠,超过 90％主诉疲乏。早醒或睡眠间断是最典型症状[24]。

通常在围绝经期睡眠质量已有所下降。许多研究也证实,绝经过渡期睡眠障碍增加[3,25—28]。与绝经前相比,围绝经期女性睡眠障碍的相对危险度为 1.3～1.5[26,27],绝经后女性甚至达到 1.5～3.4[25,26]。美国全国女性健康调查(SWAN)针对超过 12 600 名多种族女性调查结果显示,与绝经前女性相比,自然绝经后女性患睡眠障碍的相对危险度为 1.2,手术绝经后女性为 1.6,围绝经期为 1.3[27]。威斯康星州睡眠队列研究调查了超过 580 名女性,发现围绝经期和绝经后女性对其睡眠质量的满意度低于绝经前女性[3]。Baker 等发现围绝经期女性比绝经前的觉醒更频繁、持续时间更长,导致睡眠时间更少,且情绪低落的女性更为多见,与睡眠障碍相关[28]。

如果睡眠障碍与日间嗜睡或活动能力受损有关,则临床意义更显著。一项包括详细失眠和睡眠问题的调查显示,绝经后女性(年龄 59~71 岁)的失眠评分高于绝经前期(年龄 45~51 岁)或年轻女性(年龄 20~26 岁)[29],绝经前期女性的评分高于年轻女性,但是 3 组人群的睡眠评分并未见差异[29]。此外,一项纳入超过 1 100 名女性的研究显示,更年期与入睡困难、睡眠片段化等睡眠障碍相关[30]。此外,高焦虑评分与除了晨间早醒和日间过度睡眠之外所有睡眠障碍相关。一项针对超过 3 000 名女性的研究发现,女性绝经过渡期入睡困难和睡眠维持障碍现象增加,但晨间早醒现象会在围绝经期后期至绝经后下降[31]。

然而,并非所有研究都支持睡眠障碍增加与绝经期相关。在我们完成的一项超过 3 400 名女性的大型队列研究中,将所有研究对象(41~55 岁)分为 5 个年龄段,针对各种睡眠障碍亚型和日间情况进行详细的问卷[8]。结果发现,各类睡眠问题都会在每个年龄组出现,年龄较大(与显然已绝经)的女性所报道的睡眠问题并不比年轻女性(与显然处于绝经前)对照组要多。相反,5 个年龄组之间唯一的区别在于最年轻组(41~42 岁)的晨起疲乏发生率较其他组更高[8]。与所有睡眠问题类型相关的最重要的因素是既往存在的心理健康问题。换言之,尽管绝经必然影响睡眠质量,在很多女性中与睡眠恶化相关,但是睡眠问题的发病机制涉及多个因素,这也解释中年人发病率增高的原因。

更年期症状明显的女性常有睡眠问题。那些有血管舒缩症状者的典型表现为入睡后伴有出汗或心悸,影响睡眠的持续性,或者出汗导致频繁觉醒[17,27,32]。在临床实践中,通常可以见到并没有明显睡眠障碍的更年期女性,醒来时发现自己浑身湿透而不得不去更换睡衣,或不断自发起床或者很早就被迫醒来。几项研究已经强调这种自述的更年期症状和自述的睡眠问题之间的相关性[17,27,32,33]。一项超过 5 000 名女性的研究针对睡眠障碍和血管舒缩症状之间关系提供了结论性依据[17]。另一项针对12 600名女性的研究(SWAN)发现,与无血管舒缩症状的女性相比,有症状者发生睡眠障碍的相对危险度为2.0[27]。SWAN的后续(超过3 000名女性)研究还证实,与无血管舒缩症状的女性相比,伴有中度血管舒缩症状的女性发生各种睡眠障碍的相对危险度如下：入睡困难1.9,夜间觉醒1.7,晨间早醒1.7;伴有重度血管舒缩症状的女性分别为5.3、4.9和3.9[31]。其他研究也显示血管舒缩症状和情绪反应与睡眠障碍之间高度相关[32,34]。

尽管这些临床观察行之有效,但是利用客观测量参数的研究并未发现血管变化和睡眠障碍之间肯定的相关性。有研究在测量皮肤电阻抗的同时,记录主观血管舒缩性症状、睡眠质量、持续时间和心理症状,发现睡眠障碍和主观潮热相关,但与睡眠期间的客观潮热并不相关[35]。客观睡眠质量监测[多导睡眠图(PSG)、体动记录仪、脑电图定量分析(EEG)]的数据和更年期症状之间并不一致。

基于对主观血管舒缩症状感知的研究发现,主观感觉症状明显的女性比无症状女性躺在床上的时间更长,快速眼动(REM)睡眠潜伏期更长[33],尽管以往的研究并未发现上述现象[3,32,36]。较少针对PSG和血管舒缩症状客观数据(皮肤电阻抗和核心体温)相关性的研究。Freedman等发现血管舒缩症状导致夜间觉醒、睡眠时相转换增加、睡眠效率降低,但有症状的女性比无症状者的N_3期(慢波睡眠SWS)更多[37]。随后,另一项研究将有症状的绝经后女性与无症状或绝经前女性进行了比较,在控制混杂因素(如睡眠障碍、生理心理疾病、用药史、肥胖和吸烟)后并未发现症状与PSG数据的相关性[38],后续研究发现潮热降低睡眠质量,导致前半夜的觉醒和醒来,但并未影响后半夜睡眠[39]。

女性的性激素和睡眠

女性的性激素受体分布于大脑不同区域,比如大脑皮质、海马、杏仁核、下丘脑、基底前脑、中脑中缝核、脑垂体腺、蓝斑核和小脑[40—42],这些区域均参与睡眠调节[43]。性激素(尤其是雌激素)可增加大脑血液循环从而可以减少氧化应激。雌激素还增加神经元的兴奋性和激活细胞内信号传导通路,以及蛋白质的调节和防止神经元损伤[40]。性激素有助于多种神经递质的作用。例如,胆碱能、5-羟色胺能、多巴胺能和去甲肾上腺素能-递质系统[44]。有可能参与谷氨酸、γ-氨基丁酸(GABA)、阿片类药物和血管加压素系统以及胰岛素样生长因子-1(IGF-1)、转化生长因子-α(TGF-α)、蛋白激酶活化剂和其他各种神经递质反应[45]。所有这些神经递质对睡眠也非常重要[43]。因此,与更年期女性性激素水平变化相关的上述递质分泌受到干扰则可能导致睡眠问题。

尽管中枢神经系统(CNS)相关生物节律激素,例如生长激素(GH)、泌乳素(PRL)、皮质醇或者褪黑素,主要为年龄依赖性,但是绝经和性激素水平降低同样会导致其改变[45]。绝经后,日间 GH 和 PRL 水平降低[46-49],而皮质醇水平升高[50]或保持不变[49]。单独雌激素疗法(ET)增加血清 GH 水平[51-53],但与联合激素疗法(HT)所起到的效果不一致[47,49,54,55]。雌激素单独或联合孕激素可提高血清 PRL 水平[49,56]。针对 HT 影响皮质醇水平的研究结果尚不一致[49,57,58]。

雌激素和睡眠

应用激素疗法(HT)纠正低激素水平为相关研究提供了一个实用工具,用以研究绝经期的睡眠问题是激素依赖性或者是碰巧发生在绝经期? HT,无论单纯雌激素疗法(ET)[22,59]还是联合雌孕激素疗法(EPT)[60,61]都可有效治疗绝经期睡眠障碍[60,61]。对照临床试验证实 HT 可使绝经期的主观睡眠质量得到改善[17,22,59-66]。无论治疗的剂量[22,59,62,63],给药途径[59-62]或疗程[22,60,62]如何,均可起到一定的疗效。我们自己的研究发现,雌激素确实可改善治疗不同主观性睡眠障碍患者的睡眠质量[59]。这是一项针对有血管舒缩症状和无症状的绝经后女性的前瞻性、随机、安慰剂对照交叉研究。雌激素促进入睡和减少夜间不安和觉醒,减少晨起和日间疲劳,改善总体睡眠质量。尽管血管舒缩症状的改善程度是睡眠障碍得以解决的重要预测指标,但是那些无血管舒缩症状但有其他睡眠症状的女性也从雌激素治疗中获益[59]。妇女健康倡议（WHI）研究评估激素治疗对无症状或轻度症状的绝经后女性的生活质量的长期疗效，发现1年后随访中睡眠质量较安慰剂对照组有改善[61]。在这项研究中，仅进行了总体睡眠质量评估，缺少细化。新近两项回顾性安慰剂对照研究通过妇女健康调查问卷（WHQ）调查证明HT改善睡眠质量[65,66]。

　　HT显著改善睡眠质量至少涉及如下两个主要机制。第一，女性性激素对于脑内控制睡眠调节区域存在强大的直接的中枢神经系统效应[44]。第二，绝经期睡眠障碍可能继发于其他更年期症状，尤其是血管舒缩症状。所以缓解或抑制这些症状应该也会极大程度地帮助患者改善睡眠问题[59,60]。

　　尽管关于主观睡眠研究的结果令人信服，且符合临床经验，但依据睡眠质量的客观判断所得出的结论与HT对绝经期睡眠具有治疗作用这一观点相矛盾。HT可以增加REM睡眠期[67-69]，减少1期睡眠[70]，减少觉醒[67,71-74]以及整夜[67,75]和第一个睡眠周期时的觉醒[69]。此外，缩短睡眠潜伏期[68,76]，改善睡眠效率[70,72,75]，减少睡眠循环交替比率[72]也有报道。部分研究显示HT对PSG睡眠监测的睡眠指标并无显著效果，或者相关研究很少[77-80]。也有一项无对照组的观察性研究发现，绝经后HT治疗者的睡眠质量更差，因为其SWS更少，1期睡眠更多，睡眠呈现片段化[3]。

　　关于衡量HT对客观监测的睡眠质量是否确切有效不可能得出明确的结论，因为研究设计、入选标准、治疗形式和剂量、各研究持续的时间等均存在显著差异。有些研究所纳入的围绝经期和绝经后女性，或者自然绝经和手术绝经的女性[68]均未进行激素水平检测[67]。这就导致了年龄跨度大，生物环境和临床症状具有差异[81]。在观察性研究中，患者自我选择HT有可能导致一些偏倚[3,75]。在对照性研究中，随访时间跨度较短从4周到7月不等，而HT的长期疗效缺失。客观睡眠研究不一致的问题在于PSG技术。睡眠实验室研究需要排除可能潜在的睡眠障碍，例如睡眠呼吸暂停、发作性睡病或睡眠运动障碍，但在临床实践中用以评价主观睡眠质量的调查问卷一般足以诊断失眠。较为重要的是，PSG更多表现为年龄依赖，而非激素依赖，因为最近的一项PSG研究中，不同激素水平的绝经前和绝经后女性的睡眠监测结果相同，而与年轻女性相比有显著差异[29]。

孕激素和睡眠

孕激素对 GABAA 受体起类似苯二氮䓬类拮抗效应,具有镇静作用[82]。对睡眠的镇静效应是通过孕酮转换其主要代谢产物四氢孕酮介导的[83]。然而,这种孕激素对睡眠的作用存在争议。经前期综合征发生在月经周期的黄体期,孕激素水平升高。而且,部分患者表现为过度嗜睡,另一部分却表现为失眠。

有关单纯孕激素治疗绝经后女性睡眠的数据较少。在两项非随机的安慰剂对照小样本研究中,给予 3 周的醋酸甲羟孕酮(孕酮衍生物)并未对有 SDB 的绝经后女性[84]和晚期极重度稳定期慢性阻塞性疾病(COPD)患者[85]的主观客观睡眠质量产生影响。一项双盲、随机、安慰剂对照研究纳入 8 名无血管舒缩症状和睡眠障碍的健康绝经后女性,结果显示孕激素治疗 3 周对无干扰睡眠没有作用,但可以使受干扰的睡眠恢复正常[86]。孕激素有较强的呼吸刺激作用[84,87—89],但对 SDB 女性的作用知之甚微[84,90]。

绝经过渡期失眠的诊断和治疗

绝经期失眠

绝经期睡眠障碍的病因通常较为复杂,给治疗带来困难。对于有更年期血管舒缩症状的女性,一线治疗为 HT,为减少血管舒缩症状和相关睡眠问题的最有效治疗方法[17,22,59—61,63]。随机对照研究证明,与安慰剂相比,雌激素可减少 77% 潮热的发生[91]。同时,HT 常可减少睡眠相关的更年期情绪症状[59]。HT 治疗可使无血管舒缩症状女性的睡眠障碍得到缓解[59]。开始 HT 治疗的时间窗很重要:治疗应该在进入绝经期后不久,不要拖延很久才应用。应给予最小有效剂量且每年均需调整方案[92]。每年应该进行二维钼靶检查及鼓励女性自我触诊乳房。如果症状几个月无缓解,需行进一步医学检查。如果女性年龄>60 岁,HT 治疗可能弊大于利[93],因此不作推荐。

目前应用 HT 的主要指征是减缓更年期症状,尤其是血管舒缩症状[92]。观察性和对照临床研究都已证实 HT 治疗可预防骨质疏松和骨折[93,94]。一般来说,HT 治疗最重要的风险是增加心血管疾病、脑卒中、静脉血栓栓塞和乳腺癌的发生率[95]。对心血管系统的作用存有争议:有人认为 HT 对于心血管的保护作用在绝经期开始时即产生[96],尽管所有数据并不支持这个假设[97],而且,在绝经后的最早几年应用就存在不良反应[93]。冠心病的风险在用药后的第 1 年最高,后逐渐下降[93,95]。而静脉血栓栓塞的风险率在 HT 治疗过程中保持不变[93]。乳腺癌的风险率取决于治疗疗程和方案类型(EPT 或 ET)[93,95,98]。此外,HT 的不良反应在一定程度上取决于给药途径:口服 HT 增加心血管疾病、静脉血栓栓塞和乳腺癌的风险[99]。因为对于 HT 的不良反应与高剂量和长疗程,以及老年女性等因素相关[92],因此,除了治疗时间尽可能短,采用最低有效剂量之外,相关咨询服务也应在治疗开始之前进行[92]。此外,有证据表明经皮肤给药比口服更安全[99]。

除了常规的 HT,组织选择性雌激素活性调节剂(STEAR)替勃龙(tibolone)可以减轻更年期症状,尤其是血管舒缩症状和睡眠障碍[100,101]。因为不良反应和药物安全性类似于传统 HT,HT 应用禁忌证同样也适用于替勃龙。

对于那些不选择 HT 治疗或具有 HT 禁忌证的存在血管舒缩症状的女性,可以尝试直接影响体温调节中枢的治疗,例如作用于肾上腺素能、5-羟色胺能及多巴胺能系统的药物[15,102]。抗抑郁药如帕罗西汀(paroxetine)[102] 和文法拉辛(venlafaxine)可减少潮热,而氟西汀(fluoxetine)和西酞普兰(citalopram)作用较弱[103]。最典型的不良反应包括恶心、口干、困倦、失眠或嗜睡。抗多巴胺药物维拉必利(veralipride)可以导致乳房痛和溢乳,而选择性单胺氧化酶 A 抑制剂吗氯贝胺(moclodemide)可以引起严重的嗜睡。在大多数这样的情况下应停药,因为弊大于利[103]。在临床实践中,帕罗西汀和文法拉辛最常被应用,通常在影响情绪之前就可以改善潮热,说明其与抗抑郁的机制不同[102]。但对于绝经期失眠的作用仍不清楚。

可乐定(clonidine),一种 α_2 肾上腺素受体激动剂[15,103],一些研究发现其可以减少更年期症状,但其他研究结果并不支持[103]。不良反应包括口干、失眠和困倦;但有趣的是对血压控制无影响[103]。GABA 类抗惊厥药物加巴喷丁(gabapentin)也可以减少血管舒缩性症状[15]。一项荟萃分析报道,与安慰剂相比,加巴喷丁(每日剂量 900~2 400 mg)可以减少20%~30%潮热的发生频率和严重程度,但不良反应更常见,包括头晕、走路不稳、疲劳及嗜睡[104]。选择上述这些治疗方法,均需权衡利弊。

Bellergal 是麦角胺、苯巴比妥、左旋生物碱的合成物,被用以作为潮热的替代治疗,尽管其疗效尚无循证依据。不良反应包括口干、头晕和嗜睡[105]。部分女性自述植物雌激素(红车轴草异黄酮,其含染料木素、黄豆苷元、芒柄花黄素、鹰嘴豆素或大豆异黄酮)对潮热有效[106]。但安慰剂对照研究并不支持红车轴草异黄酮的效用,且与大豆异黄酮有相反的作用。尽管上述药物的不良反应与安慰剂相类似,但仍缺少这些药物的真实安全性的数据[103]。有些女性得益于镇静安眠药,但应选择短疗程且在密切监督下使用。

良好的睡眠卫生是良好睡眠质量的基础(见表 19 - 3)。卧室应该保持昏暗、安静、舒适、温度适宜。避免日间小睡和睡前短时间内饮用含咖啡因饮品(茶、咖啡、软饮料和草本饮料)、吸烟、饮酒和运动均非常重要[107],尤其对于年长者。

表 19 - 3　睡眠卫生的原则(控制睡前或干扰睡眠的行为和环境因素)

当你困倦时才上床睡觉。这能减少你在床上醒着的时间。若你不能在 20 min 内入睡,起床做些无聊的事情直至出现睡意。但起床后不要面对较亮的光线

不要小睡。这会让你在晚上感到疲乏。如果你白天不小睡无法工作,那尽量睡眠时间少于 1 h,且在下午 3:00 之前

每天起床和睡觉的时间保持固定

至少睡前 4 h 不运动,规律锻炼有益于睡眠,但不要在睡觉前

培养睡前模式:使身体舒缓下来有利于入睡

只使用自己床睡觉和性爱

睡前 4~6 h 避免摄入咖啡因、尼古丁和酒精

也可以睡前吃点零食

保证床铺舒适,卧室安静、昏暗、温度适宜

把阳光作为你早晨的生物钟

有些女性得益于放松治疗或认知行为疗法(CBTs)。还有抗压力治疗、自然疗法、按摩疗法和能量疗法均已被用于更年期症状的替代治疗[108]，也可用于处理绝经期睡眠障碍。不过，标准化剂量、实施方式以及有关疗效的对照研究等均有待探索。

原发性失眠

根据睡眠调查，各个年龄组女性的睡眠问题均多于男性[23,109—111]。但造成这种差异的原因仍不清楚。尽管存在若干导致失眠的原因，但也可能是与潜在的医学或精神疾病无关的一种原发性疾病[112]。原发性失眠可进一步分为心理生理性失眠、特发性失眠和矛盾性失眠[112]。这类患者典型的表现为长期的睡眠障碍，有些可追溯至儿童期，而特发性失眠的症状存在治疗抵抗。

在绝经期，原发性失眠可能与更年期症状产生的失眠共存。这两种因素会导致睡眠状况比以前更差，也可能是引发患者自身关注并首次就医的原因。HT可以一定程度上缓解症状，常被作为辅助治疗方式。三环类抗抑郁药、精神安定剂和镇静催眠药对部分患者有效[112]。良好的睡眠卫生是必需的。刺激控制疗法、放松训练和认知行为疗法(CBTs)在某些个例中有效[113]。一项系统综述回顾了37个有关治疗的研究，结果显示CBTs和其他行为干预疗法(刺激控制、放松训练、矛盾意向和睡眠限制)均可改善睡眠质量[114]，且疗效持续。此外，镇静催眠药的长期使用逐渐减少。然而，临床上并发症发病率并无显著降低，尤其是日间疲劳。

继发性失眠

继发性失眠的病因包括原发性睡眠障碍，例如SDB和不宁腿综合征(RLS)、内科疾病、精神障碍、药物不良反应和增龄等。在多数情况下，失眠者可发现存在两个或以上的潜在病因。

睡眠呼吸障碍

SDB包括从原发性打鼾到经典的睡眠呼吸暂停等一系列睡眠呼吸

障碍疾患。SDB 常被认为是阻塞性睡眠呼吸暂停综合征(OSAS)的同义词,特征是睡眠期间上气道完全或不完全周期性塌陷。大多数(但不是全部)基于社区和临床的横断面研究显示,绝经后女性的睡眠呼吸暂停的患病率增高,与男性相近[5,6,115—118]。在诊断女性 SDB 时,需要特别考虑两个方面因素。首先,SDB 的临床表现与"经典"的 OSAS 临床表现不同。这种临床表现的性别差异可能导致女性 SDB 的漏诊和误诊[119—121]。其次,引发症状的女性呼吸暂停-低通气指数(AHI,是指每小时睡眠期呼吸暂停+低通气的次数)比男性低,所以女性在 AHIs 较低水平就存在症状[122]。这些因素也影响到治疗。

经典的 OSAS 临床表现包括响亮的鼾声、睡眠中呼吸停顿、喘息憋醒和日间嗜睡。相同 AHI 范围下,女性鼾声发生频率较男性低[115,123,124],自述的睡眠呼吸暂停要少,但报告床伴的问题更多[115,119,124]。男性 SDB 患者主诉嗜睡,而女性则多采用的是"疲劳、乏力、劳累"等词语[125,126]。女性 SDB 更易有晨起头痛[123,125,127]。此外,甲状腺功能减退症易导致女性 SDB,其发病率较男性高[128]。

与男性不同的是,女性 SDB 的最初的主诉通常是失眠和抑郁[124,127,129]。Guilleminault 等观察到 394 名有慢性失眠的绝经后女性中 80%存在睡眠呼吸暂停[129]。38 名正常体重的有失眠主诉的绝经后女性经过 PSG 监测证实失眠 68%、睡眠呼吸暂停 50%、睡眠中周期性腿动(PLMS)7.8%、磨牙症 2.6%[130]。女性 SDB 中 PLMS 较男性常见,PLMS 合并 SDB 更易导致失眠[124]。女性 SDB 患者入睡困难、夜间觉醒、夜尿症、晨起口干、噩梦和盗汗等主诉也较男性多见[124,127]。失眠和 OSAS 对患者的影响具有叠加作用,同时罹患比单一状态所造成的日间损害更大,包括精神痛苦[131]、嗜睡[132]和反应迟钝[133,134]。同时患失眠和 OSAS 所造成的神经认知和功能损伤更大,比单纯睡眠呼吸暂停者更易嗜睡[132]。SDB 患者中抑郁情绪和抑郁症高发,这可能引发失眠症状。女性 SDB 表现这种症状更明显,接受抗抑郁治疗比男性更多。女性重度 SDB 的抑郁评分比轻度 SDB 者高[123,124,127,135]。

SDB 的诊断依靠病史(见表 19-1)、体格检查(见表 19-2)和"金标准"PSG。传统的 PSG 监测包括脑电图(EEG)、眼电图(EOG)和肌电图(EMG),以进行睡眠分期,同时需要监测呼吸努力、气流和氧饱和度的传感器以确定 AHI 与血氧饱和度下降指数(ODI,是指每小时睡眠血氧饱和度下降的次数)。最具信价比的多导心肺描记仪(不包括 EEG)应用普遍,尤其在北欧国家,对大多数患者来说,结合病史和体格检查足以诊断 SDB[136,137]。

AHI 常用于评估 SDB 严重程度,AHI≤5 次/h 视为正常。对于女性来说,单靠 AHI 严重低估了其临床严重程度。低 AHI 却有频发的症状常常提示存在其他导致女性症状的因素[122]。我们已经证实上气道不完全阻塞较典型的睡眠呼吸暂停更为常见。在 62 名"健康"的绝经后女性中,高达 17% 睡眠中存在上气道不完全阻塞[138]。另一项临床研究显示 50% 的呼吸异常是由于上气道不完全阻塞导致的非周期性阻塞性呼吸事件,结果导致 AHI 较低[139]。对于女性来说,尤为重要的是,不能仅仅根据 AHI 评估 SDB 临床严重程度,应该包括两个方面:客观的 PSG 数据(AHI+气流受限)以及主观的日间嗜睡和功能损害。按照美国睡眠医学学会工作组的病情分组标准,评价应当基于这两个最重要的组分[140]。有症状的女性即使 AHI 水平较低(甚至<5 次/h)也应当推荐 CPAP 试验性治疗[141]。

轻度 SDB,即低水平 AHI 和无症状,对经鼻持续气道正压通气(CPAP)治疗依从性差[142,143]。上气道部分阻塞因为 AHI 较低常被划分为轻度 SDB[144],但很大一部分患者由于睡眠期间的部分阻塞经常主诉日间嗜睡和晨起头痛。这些症状通常对经鼻 CPAP 治疗反应性良好,所以对 CPAP 的长期依从性要优于典型 OSAS 患者[119]。根据 AHI 调整 OSAS 严重度后,女性对 CPAP 需求的压力水平比男性低[145]。女性各型失眠的患病率高于男性。睡眠维持障碍性失眠预示 CPAP 依从性较差[146]。所以,尤为重要的是,SDB 合并失眠患者需要给予关注,除了经鼻 CPAP 治疗之外,还应考虑选择行为干预和药物治疗。

部分激素包括女性激素在 SDB 中起作用[128]。在一项纳入 53 名女性的队列研究中,当调整 BMI、年龄、月经周期和绝经后状态等因素后,

AHI 增高与低水平的雌二醇、孕酮和 17-羟孕酮相关[147]。然而,这个横断面研究设计并未得出因果关系的结论。

循环中性激素的高脂溶性使其能轻松穿越血-脑屏障[148]。性激素直接作用或通过中枢神经调节系统[148],也可从外周作用于上气道开放[149]。性激素影响神经调节的 5-羟色胺神经元[44,148],其参与呼吸的神经调控[150]。雌激素或联合孕激素治疗可以上调 5 羟色胺(5-HT)水平[151]。人体雌激素影响 5-HT 合成和性别特异的 5-HT2A 受体的结合[152-154]。5-羟色胺也增加上气道和膈运动神经元活性[155,156]。

孕激素是强有力的呼吸兴奋剂,其通过中枢和外周化学感受器发挥作用[87,88,155,156]。对于健康女性来说,无论觉醒期还是睡眠期,上气道阻力在月经周期的黄体期(高孕激素水平)低于卵泡期[157]。雌激素和黄体酮联合应用可增强孕酮介导的通气效应[158,159],尽管有相反结论的报道[160]。这种联合治疗使通气效应增强可能与雌激素上调孕激素受体有关[161]。

控制体重和经鼻 CPAP 是治疗 SDB 的基础。有些患者得益于口腔矫治器或不同类型的手术干预措施。对持续失眠的患者而言,应增加行为干预和药物治疗。绝经后 HT 可能预防或缓解 SDB,但疗效一般。最近的研究数据并未推荐 HT 用于 SDB 的预防和治疗。一项队列研究显示,绝经后未使用 HT 女性的睡眠呼吸暂停的患病率估计与男性相当,使用 HT 女性与绝经前女性相当[5]。雌孕激素联合治疗并不优于单纯 ET 治疗。短期单用孕激素[84,162],单用雌激素[138,163] 或联合治疗[164,165] 对 SDB 有显著意义,但临床改善并不充分。

其他原发性睡眠障碍

RLS 的特点是下肢的不适感和移动下肢的冲动。休息时症状开始或加重,尤其是在傍晚和晚上,运动后症状部分或完全缓解。女性 RLS 患病率是男性的 2 倍,性别差异主要由女性的妊娠次数来解释[166]。80% RLS 合并 PLMS,35%PLMS 合并 RLS。50~65 岁中 PLMS 的患病率为 30%,年龄>65 岁中为 45%[43]。RLS 在有血管舒缩症状的中年女性中高发,但与绝经后或使用 HT 无关[167]。

RLS 与失眠相关性强[168],PLMS 引起腿动和异样的腿部感觉影响入睡,导致晚上短暂的或长时间的觉醒。诊断依靠病史,并不一定需要行 PSG 监测,需排除 RLS 的继发性因素(参见第 17 章)。

一般来说,药物治疗仅限于达到 RLS 诊断标准的患者,尤其是合并 RLS 引起的失眠或过度嗜睡者。雌激素已被认为具有抗多巴胺能作用,可用于治疗 RLS 和 PLMS。然而女性激素在 RLS 病因和治疗中的作用仍不清楚。针对 HT 治疗绝经后女性的两项小型 RCTs 显示雌激素联合孕激素[74]可减少 PLMS 发生频率,而单用雌激素[169]无此作用。根据美国睡眠学会的指南,多巴胺能药物为一线治疗药物,其次是阿片类、抗惊厥药物和苯二氮䓬类[170]。目前的治疗指南也推荐非药物干预,例如睡眠卫生(见表 19-3)、CBT、运动疗法、光照疗法、避免饮酒、咖啡因、夜间进食油腻食物[171]。RLS 治疗细节具体参见第 8、14 和 17 章。

内科疾病

内科疾病的发生率随着年龄的增加而增加。详细询问病史可准确评估其对睡眠产生的影响。一大类疾病会直接或间接地干扰睡眠。间接机制包括与慢性病有关的焦虑和抑郁,以及药物导致的睡眠障碍。几种常用药物,包括糖皮质激素、他汀类药物、茶碱、β 受体阻滞剂、α_2 受体激动剂、钙离子拮抗剂和血管紧张素转化酶抑制剂均会影响睡眠。

夜间和晨起头痛(发生频率与睡眠期上气道部分阻塞或呼吸衰竭有关)、神经系统疾病如神经肌肉疾病、阿尔兹海默病和帕金森病、肿瘤、哮喘、COPD、胃食管反流、高血压、夜间心绞痛和心力衰竭、肌肉骨骼疾病、夜尿症、肥胖、甲状腺功能减退症、慢性疼痛综合征包括纤维肌痛等,都可引起睡眠障碍。

众所周知,无论是在急性加重期还是稳定期,COPD 患者睡眠质量都较差。这些患者尽管常有短暂、片段化的睡眠(见图 19-3),但日间过度嗜睡少见[85]。治疗应避免应用苯二氮䓬类衍生物,因为其存在呼吸抑制、二氧化碳潴留和药物依赖的风险。抗抑郁药物可以帮助 COPD 患者改善抑郁相关的失眠。高碳酸血症患者可以得益于夜间无创通气[172]。CBT 并不能改善与夜间呼吸功能受损相关的失眠,但或许对焦虑和抑郁介导的失眠有效[173]。

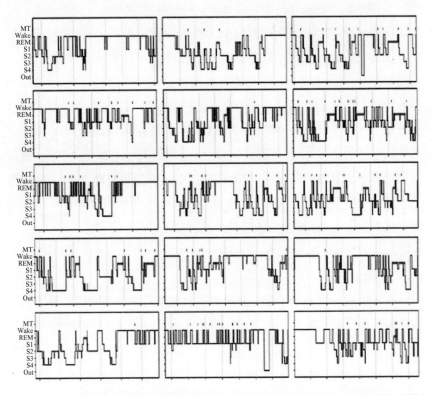

图 19-3　15 例绝经后终末期 COPD 稳定期女性的睡眠结构图。总睡眠时间平均为 4 h 41 min,睡眠结构显著破坏。MT:体动时间;REM:快速眼动睡眠;S_1 和 S_2:1 和 2 期睡眠(浅睡眠);S_3 和 S_4:3 和 4 期睡眠(慢波睡眠,深睡眠)。

(获得转载许可,引自 Saaresranta T,Irjala K, Aittokallio T, et al. Sleep quality, daytime sleepiness and fasting insulin levels in women with chronic obstructive pulmonary disease. Respir Med,2005,99:856-863.)

　　夜尿症是指夜间需要排尿 2 次或 2 次以上,常被漏诊。有时夜尿症对绝经后女性的睡眠干扰比血管舒缩症状更常见。美国国家睡眠基金会 2007 年一项调查显示,40~60 岁的社区女性中将近 20% 夜间觉醒是与需要如厕有关[174]。对这一令人烦扰的疾病的鉴别诊断需考虑到的潜在病因不仅包括利尿剂、雌激素缺失、子宫附件结构和位置的改变,还应包括 SDB。

纤维肌痛(FM)是一种人们尚未了解的慢性疾病。其特点是非关节性、广泛性肌肉骨骼疼痛。影响人群的 2%，女性中发病率比男性高 7 倍[7]。起病和症状加重经常在围绝经期或绝经后，说明绝经期的内分泌变化可能在 FM 的病理生理学机制中起重要作用[175,176]。"核心"症状包括多部位疼痛、疲乏、失眠、认知/记忆障碍、精神痛苦。睡眠干扰包括入睡困难、睡眠维持性失眠或持续性精力非恢复性睡眠，尤其让 FM 患者感到困扰[7,177—180]。

部分研究(并非全部)提出这类患者存在昼夜节律时相错位。昼夜节律波动影响褪黑素的分泌和下丘脑-垂体-肾上腺(HPA)轴的活性。针对 FM 患者与健康对照组褪黑素水平比较的研究结果并不一致，有的显示正常[181]，而有的显示降低[182]或升高[183]。FM 女性在晨起低血糖高胰岛素钳夹实验时，存在 ACTH 缓慢上升[184]，对注入白细胞介素-6 ACTH 有延迟上升反应[185]。部分研究(并非所有)提出 FM 患者的正常皮质醇昼夜节律变得迟缓，夜间皮质醇水平升高[184,186,187]。常规条件不变的情况下所做的一项研究，并未发现纤维肌痛的女性患者在褪黑素、皮质醇和核心体温的昼夜波动或时相方面与对照组存在任何差异[188]。

PSG 检查有相关性但无特异性结果。FM 存在 3 个不同模式的 α 波[189]。50%FM 患者有时相性同步出现 α 与 δ 波，20%患者的 NREM 睡眠中不断有波动性 α 波，其余 30%患者显示低频 α 波，而健康对照者有 84%显示低频 α 波[189]。拥有时相性 α 波的所有 FM 患者中，58%显示低频 α 波，12%有波动性 α 波 FM 的患者很难有持续性睡眠。有时相性α 波的 FM 患者中睡眠效率减低和总睡眠时间减少。FM 患者中枢神经系统中疼痛神经肽 P 物质水平增加和 5 - HT 水平较低，导致对正常刺激疼痛阈值降低。P 物质水平较高和 5 - HT 水平较低可显著影响睡眠和情绪。针对睡眠的治疗似乎能有效改善，但并不缓解 FM。

抗抑郁药酒石酸唑吡坦(zolpidem tartrate)和羟丁酸钠(sodium oxybate)治疗 FM 相关的疲乏和失眠有短期疗效，但疗效并不持久[190—193]。普瑞巴林（pregabalin）、度洛西汀（duloxetine）和米那普仑（milnacipran）已成功用于治疗 FM[194]。普瑞巴林是 GABA 类似物，与钙离子通道的 α2δ 亚单位结合。度洛西汀和米那普仑是 5-羟色胺-去甲肾上腺素再摄取抑制剂（SNRIs），度洛西汀抑制 5-HT 再摄取的作用强于去甲肾上腺素的再摄取，而米那普仑则相反[194]。一项 11 个 RCT（6 388 人）的荟萃分析比较度洛西汀、米那普仑和普瑞巴林治疗 FM 的疗效和不良反应[195]。除了度洛西汀对疲乏、米那普仑对睡眠障碍、普瑞巴林对抑郁情绪的影响以外，这 3 种药疗效均优于安慰剂。度洛西汀和普瑞巴林对缓解疼痛和睡眠障碍要优于米那普仑。米那普仑和普瑞巴林对于缓解疲乏要优于度洛西汀。发生 1 例因不良反应而停药者所需治疗的病例数（NNHs）分别为度洛西汀 14.9、米那普仑和普瑞巴林都是 7.6[195]。基于对这 3 种药物的间接比较，普瑞巴林或许是 FM 伴发失眠患者的首选药物。最近，关于 FM 的 RCT 研究显示褪黑素单药或联合用药对治疗疼痛和改善睡眠有良好的应用前景[196]，但缺乏长期疗效数据。

非药物性措施如锻炼、宣教和 CBT 对 FM 有积极影响，但在日常临床实践中未充分利用[197]。CBT 对于治疗 FM 相关的慢性失眠有良好反应性[198]。针对 42 名 FM 慢性失眠患者的睡眠日志的随机临床试验发现，CBT 治疗后的患者夜间觉醒减少将近 50%，而接受睡眠卫生指导者可减少 20%，常规治疗仅为 3.5%。腕式体动仪的数据和睡眠日志结果一致[198]。然而新近关于 CBT 对 FM 疗效的系统回顾分析并未显示其对疲乏或睡眠改善的积极效应[199]。

精神障碍

大量文献证实精神障碍和情绪症状，例如抑郁和焦虑与睡眠障碍有关[111,200—203]。抑郁症患者通常存在睡眠问题[201—203]，常反过来加重抑郁[204]。另一方面，慢性失眠经常会使患者变得抑郁[205]。已经证实抑郁的患者会有睡眠持续时间和 SWS 减少的困扰，还会有 REM 睡眠异常，包括 REM 潜伏期缩短和 REM 密度增加。REM 和 NREM 睡眠之间的互补作用在抑郁状态时失衡[206]。

女性主诉情绪症状（例如，抑郁、焦虑、始动性缺乏等）比男性更常见[207,208]。多种因素如心理脆弱、过度压力和躯体疾病可以解释这种性别差异[209]。然而，情绪症状也与女性的生殖周期有关，出现经前期紧张综合征、产后抑郁或更年期抑郁症[205,210]。因此，女性性激素的影响看似十分重要，尤其是绝经过渡期，低雌激素水平可以直接通过对大脑的生物化学效应或间接通过更年期症状例如潮热、出汗或睡眠障碍从而导致或加重抑郁[34,204,211]。尽管已经证实 HT 有抗抑郁作用[212,213]，可以缓解更年期抑郁症状[204]，但是对于抑郁症患者，仅被推荐为一种辅助治疗。

抑郁和焦虑症状在更年期较常见：有症状的女性中发生率高达70％～90％[17]。一些研究显示，这种症状发生率从绝经早期至晚期有增高趋势[74]。睡眠障碍，尤其是入睡困难和晨间早醒是情绪症状的微妙体现[28,215]，可以是抑郁情绪的首发征象。

中年和老年女性的睡眠障碍与精神障碍和情绪症状有关。Hollander等对超过 400 名中年女性的研究显示，睡眠质量差与焦虑和抑郁水平较高有关[216]。Freedman 等对 102 名围绝经期和绝经后女性的研究显示，高焦虑评分预示主观睡眠质量较低[217]。我们针对超过 3 400 名中年女性的研究显示，精神健康问题是多种睡眠障碍的重要易患因素[8]。另一项针对 850 名中年女性的队列研究显示，精神症状与睡眠障碍强关联，包括入睡困难、夜间觉醒、晨间早醒和日间表现，如早晨和日间嗜睡、工作期间和休闲时间打瞌睡、频繁日间小睡和使用安眠药（Polo-Kantola，未发表）。这些结果都强烈提示精神健康对女性睡眠影响的重要性。所以，当治疗睡眠障碍时，仔细评估和处理精神状况也是必需的。

增龄

增龄对睡眠时长和睡眠质量产生有害的影响，可能由于神经元损失和萎缩、神经递质缺陷和脑血流量减少[218]。生物钟的生理性改变对中年女性的睡眠造成影响，生物钟随着年龄增长而变化，进而导致晨间早醒。这会被误以为是失眠或抑郁的一种症状。也变得越来越难以适应轮班，导致轮班工作相关失眠加重。

轮班工作睡眠障碍的症状可予以行为和药物治疗。最新的治疗指南建议采用非药物干预。例如,睡眠卫生(见表 19-3)、运动和光照疗法[219]。此外,含褪黑素或咖啡因的药物或许有益于部分患者。这些治疗措施可有效改善轮班工作睡眠障碍患者的睡眠、工作表现和生活质量。

行为、环境或社会心理因素导致的失眠

现代 7/24 的生活方式对睡眠存在负面影响,尤其是绝经过渡期和绝经后女性更易受其影响。不良睡眠卫生(例如,睡眠觉醒时间表不规律、睡眠不足)、自发睡眠限制(例如,熬夜或早起工作或社会需求)和环境干扰(例如,床伴打鼾、宠物、开着电视和手机睡觉、公共灯光、邻居噪声、交通噪音等)可能导致失眠。

噪声和宠物对睡眠的干扰而导致失眠更为常见,可能超出我们的想象。美国国家睡眠基金会 2007 年大调查发现,40～60 岁的社区女性90.9%报道有夜间觉醒,且归因于如下原因:噪声(40.1%)、需要如厕(20.1%)、宠物(18.7%)、疼痛或不适(10.5%)和配偶或床伴因素(7.9%)。在绝经过渡期,噪声和宠物引起女性失眠的频率比其他众所周知的"睡眠干扰因素"要高。例如,潮热和盗汗(占问卷回复者的53.8%)[174]。

社会心理因素也可能导致失眠。绝经后期经常适逢一些生活压力事件和社会环境改变。对青少年的关怀、空巢综合征、照顾老人和残疾的家庭成员、离婚或寡居、快速改变工作生活的需求,以及亲友逝世都常导致包括失眠在内的各种睡眠问题。

结　　论

绝经期女性常抱怨睡眠不满意。中年女性的持续失眠并非单一事件,而是包括系列疾病谱,其发生由易感因素,诱发因素及维持因素共同作用。除绝经因素之外,其他病因也应纳入考虑并调查分析。女性失眠

可能涉及多种因素,需进行详细的病史采集(见表19-1)和恰当的体格检查(见表19-2),结合特异性的诊断方法如PSG或多导心肺记录仪,从而获得准确的诊断和有效的治疗干预。治疗绝经相关失眠的方法包括HT、催眠药物和行为干预,以及针对抑郁症、焦虑症或其他精神障碍,RLS等的有效药物治疗,以及有效治疗SDB(见图19-2)。优化基础疾病治疗也不能懈怠。针对中年女性不同原因导致的失眠有相应有效治疗方案(见图19-2)。一旦确诊,应给予恰当的治疗,以使生活质量和健康状况得到显著改善。

参考文献

[1] Polo-Kantola P. Sleep problems in midlife and beyond. Maturitas. 2011;68:224 32.

[2] American Academy of Sleep Medicine. The International Classification of Sleep Disorders (ICSD-2), Diagnostic and coding manual. 2nd ed. Westchester: American Academy of Sleep Medicine; 2005.

[3] Young T, Rabago D, Zgierska A, Austin D, Finn L. Objective and subjective sleep quality in pre-, peri- and postmenopausal women in the Wisconsin sleep cohort study. Sleep. 2003;26:667–72.

[4] Polo O. Sleep in postmenopausal women: better sleep for less satisfaction. Sleep. 2003;26:652–3.

[5] Bixler EO, Vgontzas AN, Lin HM, Ten Have T, Rein J, Vela-Bueno A, et al. Prevalence of sleep-disordered breathing in women: effects of gender. Am J Respir Crit Care Med. 2001;163:608–13.

[6] Young T, Finn L, Austin D, Peterson A. Menopausal status and sleep-disordered breathing in the Wisconsin Sleep Cohort Study. Am J Respir Crit Care Med. 2003;167:1181–5.

[7] Wolfe F, Ross K, Anderson J, Russell IJ, Hebert L. The prevalence and characteristics of fibromyalgia in the general population. Arthritis Rheum. 1995;33:160–72.

[8] Vaari T, Engblom J, Helenius H, Erkkola R, Polo-Kantola P. Survey of sleep problems in 3421 women aged 41–55. Menopause Int. 2008;14:78–82.

[9] McKinlay SM, Brambilla BJ, Posner JG. The normal menopausal transition. Maturitas. 1992;14:103–15.

[10] World Health Organization (WHO) Scientific Group. Research on the menopause in the 1990s. Geneva: WHO; 1996. p. 12–21.

[11] Freedman RR. Physiology of hot flashes. Am J Hum Biol. 2001;13:453–64.

[12] Freedman RR, Krell W. Reduced thermoregulatory null zone in postmenopausal women with hot flashes. Am J Obstet Gynecol. 1999;181:66–70.

[13] Freedman RR, Woodward S. Altered shivering threshold in postmenopausal women with hot flashes. Menopause. 1995;2:163–8.

[14] Freedman RR. Pathophysiology and treatment of menopausal hot flashes. Semin Reprod Med. 2005;23:117–25.

[15] Rapkin AJ. Vasomotor symptoms in menopause: physiologic condition and central nervous system approaches to treatment. Am J Obstet Gynecol. 2007;196:97–106.

[16] Freedman RR, Norton D, Woodward S, Cornelissen G. Core body temperature and circadian rhythm of hot flashes in menopausal women. J Clin Endocrinol Metab. 1995;80:2354–8.

[17] Oldenhave A, Jaszmann LJ, Haspels AA, Everaerd WT. Impact of climacteric on well-being. A survey based on 5213 women 39 to 60 years old. Am J Obstet Gynecol.

1993;168:772–80.

[18] Belchetz PE. Drug therapy: hormonal treatment of postmenopausal women. New Engl J Med. 1994;330:1062–71.

[19] Rodstrom K, Bengtsson C, Lissner L, Milsom I, Sundh V, Bjorkelund C. A longitudinal study of the treatment of hot flushes: the population study of women in Gothenburg during a quarter of the century. Menopause. 2002;9:156–61.

[20] Milsom I. Menopause-related symptoms and their treatment. In: Erkkola R, editor. The menopause. Philadelphia: Elsevier; 2006. p. 9–16.

[21] Moe KE. Hot flashes and sleep in women. Sleep Med Rev. 2004;8:487–97.

[22] Erkkola R, Holma P, Järvi T, Nummi S, Punnonen R, Raudaskoski T, et al. Transdermal oestrogen replacement therapy in a Finnish population. Maturitas. 1991;13:275–81.

[23] Leger D, Guilleminault C, Dreyfus JP, Delahaye C, Paillard M. Prevalence of insomnia in a survey of 12,778 adults in France. J Sleep Res. 2000;9:35–42.

[24] Anderson E, Hamburger S, Liu JH, Rebar RW. Characteristics of menopausal women seeking assistance. Am J Obstet Gynecol. 1987;156:428–33.

[25] Ledesert B, Ringa V, Breart G. Menopause and perceived health status among the women of the French GAZEL cohort. Maturitas. 1994;20:113–20.

[26] Kuh DL, Wadsworth M, Hardy R. Women's health in midlife: the influence of the menopause, social factors and health in earlier life. Br J Obstet Gynaecol. 1997;104:923–33.

[27] Kravitz HM, Ganz PA, Bromberger J, Powell LH, Sutton-Tyrrell K, Meyer PM. Sleep difficulty in women at midlife. Menopause. 2003;10:19–28.

[28] Baker A, Simpson S, Dawson D. Sleep disruption and mood changes associated with menopause. J Psychosom Res. 1997;43:359–69.

[29] Kalleinen N, Polo-Kantola P, Himanen SL, Alhola P, Joutsen A, Urrila AS, et al. Sleep and the menopause—do postmenopausal women experience worse sleep than premenopausal women? Menopause Int. 2008;14:97–104.

[30] Cheng MH, Hsu CY, Wang SJ, Lee SJ, Wang PH, Fuh JL. The relationship of self-reported sleep disturbance, mood, and menopause in a community study. Menopause. 2008;15:958–62.

[31] Kravitz HM, Zhao X, Bromberger JT, Gold EB, Hall MH, Matthews KA, et al. Sleep disturbance during the menopausal transition in a multi-ethnic community sample of women. Sleep. 2008;1:979–90.

[32] Polo-Kantola P, Erkkola R, Irjala K, Helenius H, Pullinen S, Polo O. Climacteric symptoms and sleep quality. Obstet Gynecol. 1999;94:219–24.

[33] Shaver JL, Giblin E, Paulsen V. Sleep quality subtypes in midlife women. Sleep. 1991;14:18–23.

[34] Burleson MH, Todd M, Trevathan WR. Daily vasomotor symptoms, sleep problems, and mood: using daily data to evaluate the domino hypothesis in middle-aged women. Menopause. 2010;17:87–95.

[35] Thurston RC, Blumenthal JA, Babyak MA, Sherwood A. Association between hot flashes, sleep complaints, and psychological functioning among healthy menopausal women. Int J Behav Med. 2006;13:163–72.

[36] Sharkey KM, Bearpark HM, Acebo C, Millman RP, Cavallo A, Carskadon MA. Effects of menopausal status on sleep in midlife women. Behav Sleep Med. 2003;1:69–80.

[37] Woodward S, Freedman RR. The thermoregulatory effects of menopausal hot flashes on sleep. Sleep. 1994;17:497–501.

[38] Freedman RR, Roehrs TA. Lack of sleep disturbance from menopausal hot flashes. Fertil Steril. 2004;82:138–44.

[39] Freedman RR, Roehrs TA. Effects of REM sleep and ambient temperature on hot flash-induced sleep disturbance. Menopause. 2006;13:576–83.

[40] Moss RL, Gu Q, Wong M. Estrogen: nontranscriptional signalling pathway. Recent Prog Horm Res. 1997;52:33–68.

[41] McEwen BS, Alves SE. Estrogen actions in the central nervous system. Endocrinol Rev. 1999;20:279–307.

[42] Koehler KF, Helguero LA, Haldosen L-A, Warner M, Gustafsson J-A. Reflections on the

discovery and significance of estrogen receptor β. Endocr Rev. 2005;26:465–78.

[43] Shneerson JM. Sleep medicine: a guide to sleep and its disorders. 2nd ed. Oxford: Blackwell; 2005.

[44] Barrett-Connor E. Rethinking estrogen and the brain. J Am Geriatr Soc. 1998;46:90–2.

[45] Dzaja A, Arber S, Hislop J, Kerkhofs M, Kopp C, Pollmächer T, et al. Women's sleep in health and disease. J Psychiatr Res. 2005;39:55–76.

[46] Fernandez B, Malde JL, Montero A, Acuna D. Relationship between adenohypophyseal and steroid hormones and variations in serum and urinary melatonin levels during the ovarian cycle, perimenopause and menopause in healthy women. J Steroid Biochem. 1990;35:257–62.

[47] Fonseca E, Ochoa R, Galván R, Hernández M, Mercado M, Zárate A. Increased serum levels of growth hormone and insulin-like growth factor-I associated with simultaneous decrease of circulating insulin in postmenopausal women receiving hormone replacement therapy. Menopause. 1999;6:56–60.

[48] Katznelson L, Riskind PN, Saxe VC, Klibanski A. Prolactin pulsatile characteristics in post-menopausal women. J Clin Endocrinol Metab. 1998;83:761–4.

[49] Kalleinen N, Polo-Kantola P, Irjala K, Porkka-Heiskanen T, Vahlberg T, Virkki A, et al. 24-hour serum levels of growth hormone, prolactin, and cortisol in pre- and postmenopausal women: the effect of combined estrogen and progestin treatment. J Clin Endocrinol Metab. 2008;93:1655–61.

[50] Woods NF, Carr MC, Tao EY, Taylor HJ, Mitchell ES. Increased urinary cortisol levels during the menopausal transition. Menopause. 2006;13:212–21.

[51] Bellantoni MF, Vittone J, Campfield AT, Bass KM, Harman SM, Blackman MR. Effects of oral versus transdermal estrogen on the growth hormone/insulin-like growth factor I axis in younger and older postmenopausal women: a clinical research center study. J Clin Endocrinol Metab. 1996;81:2848–53.

[52] Moe KE, Prinz PN, Larsen LH, Vitiello MV, Reed SO, Merriam GR. Growth hormone in postmenopausal women after long-term oral estrogen replacement therapy. J Gerontol A Biol Sci Med Sci. 1998;53A:B117–24.

[53] Shah N, Evans WS, Bowers CY, Veldhuis JD. Oral estradiol administration modulates continuous intravenous growth hormone (GH)-releasing peptide-2-driven GH secretion in postmenopausal women. J Clin Endocrinol Metab. 2000;85:2649–59.

[54] Weissberger AJ, Ho KKY, Lazarus L. Contrasting effects of oral and transdermal routes of estrogen replacement therapy on 24-hour growth hormone secretion, insulin-like growth factor I, and GH-binding protein in postmenopausal women. J Clin Endocrinol Metab. 1991;72:374–81.

[55] Cano A, Castelo-Branco C, Tarin JJ. Effect of menopause and different combined estradiol-progestin regimens on basal and growth hormone-releasing hormone-stimulated serum growth hormone, insulin-like growth factor-1, insulin-like growth factor binding protein (IGFBP)-1, and IGFBP-3 levels. Fertil Steril. 1999;71:261–7.

[56] Chang RJ, Davidson BJ, Carlson HE, Judd HL. Circadian pattern of prolactin secretion in postmenopausal women receiving estrogen with or without progestin. Am J Obstet Gynecol. 1982;144:402–7.

[57] Gudmundsson A, Goodman B, Lent S, Barczi S, Grace A, Boyle L, et al. Effects of estrogen replacement therapy on the circadian rhythms of serum cortisol and body temperature in postmenopausal women. Exp Gerontol. 1999;34:809–18.

[58] Pluchino N, Genazzani AD, Bernardi F, Casarosa E, Pieri M, Palumbo M, et al. Tibolone, transdermal estradiol or oral estrogen-progestin therapies: effects on circulating allopregnanolone, cortisol and dehydroepiandrosterone levels. Gynecol Endocrinol. 2005;20:144–9.

[59] Polo-Kantola P, Erkkola R, Helenius H, Irjala K, Polo O. When does estrogen replacement therapy improve sleep quality? Am J Obstet Gynecol. 1998;178:1002–9.

[60] Wiklund I, Berg G, Hammar M, Karlberg J, Lindgren R, Sandin K. Long-term effect of transdermal hormonal therapy on aspects of quality of life in postmenopausal women. Maturitas. 1992;14:225–36.

[61] Hays J, Ockene JK, Brunner RL, Kotchen JM, Manson JE, Patterson RE, et al. Effects of estrogen plus progestin on health-related quality of life. New Engl J Med. 2003;348:1839–54.

[62] Rebar RW, Trabal J, Mortola J. Low-dose esterified estrogens (0.3 mg/day): long-term and short-term effects on menopausal symptoms and quality of life in postmenopausal women. Climacteric. 2000;3:176–82.

[63] Gambacciani M, Ciaponi M, Cappagli B, Monteleone P, Benussi C, Bevilacqua G, et al. Effects of low-dose, continuous combined estradiol and noretisterone acetate on menopausal quality of life in early postmenopausal women. Maturitas. 2003;44:157–63.

[64] Terauchi M, Obayashi S, Akiyoshi M, Kato K, Matsushima E, Kubota T. Effects of oral estrogen and hypnotics on Japanese peri- and postmenopausal women with sleep disturbance. J Obstet Gynaecol Res. 2011;37:741–9.

[65] Gambacciani M, Rosano G, Cappagli B, Pepe A, Vitale C, Genazzani AR. Clinical and meta-bolic effects of drospirenone-estradiol in menopausal women: a prospective study. Climacteric. 2011;14:18–24.

[66] Welton AJ, Vickers MR, Kim J, Ford D, Lawton BA, MacLennan AH, et al. Health related quality of life after combined hormone replacement therapy: randomised controlled trial. BMJ. 2008;337:a1190.

[67] Thomson J, Oswald I. Effect of oestrogen on the sleep, mood, and anxiety of menopausal women. BMJ. 1977;2:1317–9.

[68] Schiff I, Regestein Q, Tulchinsky D, Ryan KJ. Effects of estrogens on sleep and psychologi-cal state of hypogonadal women. JAMA. 1979;242:2405–7.

[69] Antonijevic IA, Stalla GK, Steiger A. Modulation of the sleep electroencephalogram by estrogen replacement in postmenopausal women. Am J Obstet Gynecol. 2000;182:277–82.

[70] Parry BL, Meliska CJ, Martinez LF, Basavaraj N, Zirpoli GG, Sorenson D, et al. Menopause: Neuroendocrine changes and hormone replacement therapy. J Am Med Womens Assoc. 2004;59:135–45.

[71] Erlik Y, Tataryn IV, Meldrum DR, Lomax P, Bajorek JG, Judd HL. Association of waking episodes with menopausal hot flushes. JAMA. 1981;245:1741–4.

[72] Scharf MB, McDannold MD, Stover R, Zaretsky N, Berkowitz DV. Effects of estrogen replacement therapy on rates of cyclic alternating patterns and hot-flush events during sleep in postmenopausal women: a pilot study. Clin Ther. 1997;19:304–11.

[73] Polo-Kantola P, Erkkola R, Irjala K, Pullinen S, Virtanen I, Polo O. Effect of short-term transdermal estrogen replacement therapy on sleep: a randomized, double-blind crossover trial in postmenopausal women. Fertil Steril. 1999;71:873–80.

[74] Hachul H, Bittencourt LR, Andersen ML, Haidar MA, Baracat EC, Tufik S. Effect of hor-mone therapy with estrogen and/or progesterone on sleep pattern in postmenopausal women. Int J Gynaecol Obstet. 2008;103:207–12.

[75] Montplaisir J, Lorrain J, Denesle R, Petit D. Sleep in menopause: differential effects of two forms of hormone replacement therapy. Menopause. 2001;8:10–6.

[76] Moe KE, Larsen LH, Vitiello MV, Prinz PN. Estrogen replacement therapy modulates the sleep disruption associated with nocturnal blood sampling. Sleep. 2001;24:886–94.

[77] Pickett CK, Regensteiner JG, Woodard WD, Hagerman DD, Weil JV, Moore LG. Progestin and estrogen reduce sleep-disordered breathing in postmenopausal women. J Appl Physiol. 1989;66:1656–61.

[78] Purdie DW, Empson JAC, Crichton C, MacDonald L. Hormone replacement therapy, sleep quality and psychological wellbeing. Br J Obstet Gynaecol. 1995;2:735–9.

[79] Saletu-Zyhlarz G, Anderer P, Gruber G, Mandl M, Gruber D, Metka M, et al. Insomnia related to postmenopausal syndrome and hormone replacement therapy: sleep laboratory studies on baseline differences between patients and controls and double-blind, placebo-controlled investigations on the effects of a novel estrogen-progestogen combination versus estrogen alone. J Sleep Res. 2003;12:239–54.

[80] Kalleinen N, Polo O, Himanen S-L, Joutsen A, Polo-Kantola P. The effect of estrogen plus progestin treatment on sleep: a randomized, placebo-controlled, double-blind trial in

premenopausal and late postmenopausal women. Climacteric. 2008;11:233–43.

[81] Kronenberg F. Hot flashes: epidemiology and physiology. Ann N Y Acad Sci. 1990;592:52–86.

[82] Steiger A, Antonijevic IA, Bohlhalter S, Frieboes RM, Fiess E, Murck H. Effects of hormones on sleep. Horm Res. 1998;49:125–30.

[83] Friess E, Tagaya H, Trachsel L, Holsboer F, Rupprecht R. Progesterone-induced changes in sleep in male subjects. Am J Physiol. 1997;272:E885–91.

[84] Saaresranta T, Polo-Kantola P, Rauhala E, Polo O. Medroxyprogesterone in postmenopausal females with partial upper airway obstruction during sleep. Eur Respir J. 2001;18:989–95.

[85] Saaresranta T, Irjala K, Aittokallio T, Polo O. Sleep quality, daytime sleepiness and fasting insulin levels in women with chronic obstructive pulmonary disease. Respir Med. 2005;99:856–63.

[86] Caufriez A, Leproult R, L'Hermite-Balériaux M, Kerkhofs M, Copinschi G. Progesterone prevents sleep disturbances and modulates GH, TSH, and melatonin secretion in postmenopausal women. J Clin Endocrinol Metab. 2011;96:E614–23.

[87] Skatrud JB, Dempsey JA, Kaiser DG. Ventilatory response to medroxyprogesterone acetate in normal subjects: time course and mechanism. J Appl Physiol. 1978;44:939–44.

[88] Zwillich CW, Natalino MR, Sutton FD, Weil JV. Effects of progesterone on chemosensitivity in normal men. J Lab Clin Med. 1978;92:262–9.

[89] Saaresranta T, Aittokallio T, Utriainen K, Polo O. Medroxyprogesterone improves nocturnal breathing in postmenopausal women with chronic obstructive pulmonary disease. Respir Res. 2005;6:28.

[90] Andersen ML, Bittencourt LR, Antunes IB, Tufik S. Effects of progesterone on sleep: a possible pharmacological treatment for sleep-breathing disorders? Curr Med Chem. 2006;13:3575–82.

[91] MacLennan A, Lester A, Moore V. Oral estrogen replacement therapy versus placebo for hot flushes [Cochrane Review on CD-ROM]. Oxford: Cochrane Library, Update Software; 2002.

[92] International Menopause Society. IMS updated recommendations on postmenopausal hormone therapy. Climacteric. 2007;10:181–94.

[93] Writing Group for the Women's Health Initiative Investigators. Risks and benefits of estrogen plus progestin in health postmenopausal women. Principal results from the Women's health Initiative randomized controlled trial. JAMA. 2002;288:321–33.

[94] Rosen CJ. Postmenopausal osteoporosis. New Engl J Med. 2005;353:595–603.

[95] Shapiro S. Recent epidemiological evidence relevant to the clinical management of the menopause. Climacteric. 2007;10:2–15.

[96] Samsioe G. Current views on hormone replacement therapy and cardiovascular disease. In: Erkkola R, editor. The menopause. Philadelphia: Elsevier; 2006. p. 63–80.

[97] Weiner MG, Barnhart K, Xie D, Tannen RL. Hormone therapy and coronary heart disease in young women. Menopause. 2008;15:86–93.

[98] Million Women Study Collaborates. Breast cancer and hormone therapy in the Million Women Study. Lancet. 2003;362:419–27.

[99] Modena MG, Sismondi P, Mueck AO, Kuttenn F, de Lignières B, Verhaeghe J, et al. New evidence regarding hormone replacement therapies is urgently required. Transdermal postmenopausal hormone therapy differs from oral hormone therapy in risk and benefits. Maturitas. 2005;52:1–10.

[100] Meeuwsen IB, Samson MM, Duursma SA, Verhaar HJ. The influence of tibolone on quality of life in postmenopausal women. Maturitas. 2002;41:35–43.

[101] Landgren MB, Helmond FA, Engelen S. Tibolone relieves climacteric symptoms in highly symptomatic women with at least seven hot flushes and sweats per day. Maturitas. 2005;50:222–30.

[102] Stearns V, Slack R, Greep N, Henry-Tilman R, Osborne M, Bunnell C, et al. Paroxetine is an effective treatment for hot flashes: results from a prospective randomized clinical trial. J Clin Oncol. 2005;23:6919–30.

[103] Nelson HD, Vesco KK, Haney E, Fu R, Nedrow A, Miller J, et al. Nonhormonal therapies for

menopausal hot flashes. Systematic review and meta-analysis. JAMA. 2006;295:2057–71.

[104] Toulis KA, Thrasivoulos T, Kouvelas D, Goulis DG. Gabapentin for the treatment of hot flashes in women with natural or Tamoxifen-induced menopause: a systematic review and meta-analysis. Clin Ther. 2009;31:221–35.

[105] Bergmans MG, Merkus JM, Corbey RS, Schellekens IA, Ubachs JM. Effect of bellergal retard on climacteric complaints: a double-blind, placebo-controlled study. Maturitas. 1987;9:227–34.

[106] Speroff L. Alternative therapies for postmenopausal women. Int J Fertil Womens Med. 2005;50:101–14.

[107] Ancoli-Israel S. Insomnia in the elderly: A review for the primary care practitioner. Sleep. 2000;23:S23–30.

[108] Newton KM, Buist DS, Keenan NL, Anderson LA, LaCroix AZ. Use of alternative therapies for menopause symptoms: results of a population-based survey. Obstet Gynecol. 2002;100:18–25.

[109] Ohayon M. Epidemiological study on insomnia in the general population. Sleep. 1996;19:7–15.

[110] Zhang B, Wing YK. Sex differences in insomnia: a meta-analysis. Sleep. 2006;29:85–93.

[111] Li RH, Wing YK, Ho SC, Fong SY. Gender differences in insomnia—a study in the Hong Kong Chinese population. J Psychosom Res. 2002;53:601–9.

[112] Hauri P. Primary insomnia. In: Kryger MH, Roth T, Dement WC, editors. Principles and practice of sleep medicine. 2nd ed. Philadelphia: WB Saunders; 1994. p. 494–9.

[113] Morgenthaler T, Kramer M, Alessi C, Friedman L, Boehlecke B et al.; American Academy of Sleep Medicine. Practice parameters for the psychological and behavioral treatment of insomnia: an update. An American Academy of Sleep Medicine report. Sleep 2006;29:1415–9.

[114] Morin CM, Bootzin RR, Buysse DJ, Edinger JD, Espie CA, Lichstein KL. Psychological and behavioral treatment of insomnia: update of the recent evidence (1998–2004). Sleep. 2006;29:1398–414.

[115] Redline S, Kump K, Tishler PV, Browner I, Ferrette V. Gender differences in sleep-disordered breathing in a community based sample. Am J Respir Crit Care Med. 1994;149:722–6.

[116] Kripke DF, Ancoli-Israel S, Klauber MR, Wingard DL, Mason WJ, Mullaney DJ. Prevalence of sleep-disordered breathing in ages 40–64 years: a population-based survey. Sleep. 1997;20:65–76.

[117] Gislason T, Benediktsdóttir B, Björnsson JK, Kjartansson G, Kjeld M, Kristbjarnarson H. Snoring, hypertension, and the sleep apnea syndrome. An epidemiologic survey of middle-aged women. Chest. 1993;103:1147–51.

[118] Anttalainen U, Saaresranta T, Aittokallio J, Kalleinen N, Vahlberg T, Virtanen I, et al. Impact of menopause on the manifestation and severity of sleep-disordered breathing. Acta Obstet Gynecol Scand. 2006;85:1381–8.

[119] Kapsimalis F, Kryger MH. Gender and obstructive sleep apnea syndrome, part 1: Clinical features. Sleep. 2002;25:412–9.

[120] Jordan AS, McEvoy RD. Gender differences in sleep apnea: epidemiology, clinical presentation and pathogenic mechanisms. Sleep Med Rev. 2003;7:377–89.

[121] Larsson LG, Lindberg A, Franklin KA, Lundbäck B. Gender differences in symptoms related to sleep apnea in a general population and in relation to referral to sleep clinic. Chest. 2003;124:204–11.

[122] Young T, Palta M, Dempsey J, Skatrud J, Weber S, Badr S. The occurrence of sleep-disordered breathing among middle-aged adults. NJEM. 1993;328:1230–5.

[123] Young T, Hutton R, Finn L, Badr S, Palta M. The gender bias in sleep apnea diagnosis—are women missed because they have different symptoms? Arch Intern Med. 1996;156: 2445–51.

[124] Valipour A, Lothaller H, Rauscher H, Zwick H, Burghuber OC, Lavie P. Gender-related differences in symptoms of patients with suspected breathing disorders in sleep: a clinical

population study using the sleep disorders questionnaire. Sleep. 2007;30:312–9.

[125] Ambrogetti A, Olson LG, Saunders NA. Differences in the symptoms of men and women with obstructive sleep apnea. Aust NZ J Med. 1991;21:863–6.

[126] Chervin RD. Sleepiness, fatigue, tiredness, and lack of energy in obstructive sleep apnea. Chest. 2000;118:372–9.

[127] Shepertycky MR, Banno K, Kryger MH. Differences between men and women in the clinical presentation of patients diagnosed with obstructive sleep apnea syndrome. Sleep. 2005;28:309–14.

[128] Saaresranta T, Polo O. Sleep-disordered breathing and hormones. In: Cardinali D, Pandi-Perumal SR, editors. Neuroendocrine correlates of sleep/wakefulness. New York: Springer; 2005. p. 437–70.

[129] Guilleminault C, Palombini L, Poyares D, Chowdhuri S. Chronic insomnia, postmenopausal women, and sleep disordered breathing: part 1. Frequency of sleep disordered breathing in a cohort. J Psychosom Res. 2002;53:611–5.

[130] Hachul de Campos H, Brandão LC, D'Almeida V, Grego BH, Bittencourt LR, Tufik S, et al. Sleep disturbances, oxidative stress and cardiovascular risk parameters in postmenopausal women complaining of insomnia. Climacteric. 2006;9:312–9.

[131] Smith S, Sullivan K, Hopkins W, Douglas J. Frequency of insomnia report in patients with obstructive sleep apnoea hypopnoea syndrome (OSAHS). Sleep Med. 2004;5:449–56.

[132] Gooneratnc NS, Gchrman PR, Nkwuo JE, Bellamy SI., Schutte-Rodin S, Dinges DF, et al. Consequences of comorbid insomnia symptoms and sleep-related breathing disorder in elderly subjects. Arch Intern Med. 2006;166:1732–8.

[133] Bouscoulet LT, Vázquez-García JC, Muiño A, Márquez M, López MV, de Oca MM, et al. Prevalence of sleep related symptoms in four Latin American cities. J Clin Sleep Med. 2008;4:579–85.

[134] Kapur VK, Baldwin CM, Resnick HE, Gottlieb DJ, Nieto FJ. Sleepiness in patients with moderate to severe sleep-disordered breathing. Sleep. 2005;9:104–10.

[135] Pillar G, Lavie P. Psychiatric symptoms in sleep apnea syndrome: effects of gender and respiratory disturbance index. Chest. 1998;114:697–703.

[136] Polo O. Partial upper airway obstruction during sleep. Studies with the static charge-sensitive bed (SCSB). Acta Physiol Scand Suppl. 1992;5:257–62.

[137] Hedner J, Grote L, Bonsignore M, McNicholas W, Lavie P, Parati G, et al. The European Sleep Apnea Database (ESADA)—report from 22 European sleep laboratories. Eur Respir J. 2011;38:635–42.

[138] Polo-Kantola P, Rauhala E, Helenius H, Erkkola R, Irjala K, Polo O. Breathing during sleep in menopause: a randomized, controlled, crossover trial with estrogen therapy. Obstet Gynecol. 2003;102:68–75.

[139] Anttalainen U, Saaresranta T, Kalleinen N, Aittokallio J, Vahlberg T, Polo O. CPAP adherence and partial upper airway obstruction during sleep. Sleep Breath. 2007;11:171–6.

[140] American Academy of Sleep Medicine Task Force. Sleep-related breathing disorders in adults: recommendations for syndrome definition and measurement techniques in clinical research. Sleep. 1999;22:667–89.

[141] Svensson M, Franklin KA, Theorell-Haglöw J, Lindberg E. Daytime sleepiness relates to snoring independent of the apnea-hypopnea index in women from the general population. Chest. 2008;134:919–24.

[142] Engleman HM, Kingshott RN, Wraith PK, Mackay TW, Deary IJ, Douglas NJ. Randomized placebo-controlled crossover trial of continuous positive airway pressure for mild sleep apnea/hypopnea syndrome. Am J Respir Crit Care Med. 1999;159:461–7.

[143] Rosenthal L, Gerhardstein R, Lumley A, Guido P, Day R, Syron ML, et al. CPAP therapy in patients with mild OSA: implementation and treatment outcome. Sleep Med. 2000;1:215–20.

[144] Anttalainen U, Polo O, Saaresranta T. Is "mild" sleep-disordered in women really mild? Acta Obstet Gynecol Scand. 2010;89:605–11.

[145] Jayaraman G, Majid H, Surani S, Kao C, Subramanian S. Sleep Breath. Influence of gender

on continuous positive airway pressure requirements in patients with obstructive sleep apnea syndrome. Sleep Breath. 2011 Dec;15(4):781–4.

[146] Wickwire EM, Smith MT, Birnbaum S, Collop NA. Sleep maintenance insomnia complaints predict poor CPAP adherence: a clinical case series. Sleep Med. 2010;11:772–6.

[147] Netzer NC, Eliasson AH, Strohl KP. Women with sleep apnea have lower levels of sex hormones. Sleep Breath. 2003;7:25–9.

[148] Behan M, Zabka AG, Thomas CF, Mitchell GS. Sex steroid hormones and the neural control of breathing. Respir Phys Neurobiol. 2003;136:249–63.

[149] Popovic RM, White DP. Upper airway muscle activity in normal women: influence of hormonal status. J Appl Physiol. 1998;84:1055–62.

[150] Bonham AC. Neurotransmitters in the CNS control of breathing. Respir Physiol. 1995;101:219–30.

[151] Biegon A, Reches A, Snyder L, McEwen BS. Serotonergic and noradrenergic receptors in the rat brain: modulation by chronic exposure to ovarian hormones. Life Sci. 1983;32:2015–21.

[152] Blum I, Vered Y, Lifshitz A, Harel D, Blum M, Nordenberg Y, et al. The effect of estrogen replacement therapy on plasma serotonin and catecholamines of postmenopausal women. Isr J Med Sci. 1996;32:1158–62.

[153] Biver F, Lotsra F, Monclus M, Wikler D, Damhaut P, Mendlewicz J, et al. Sex difference in 5HT2 receptor in the living human brain. Neurosci Lett. 1996;204:25–8.

[154] Moses EL, Drevets WC, Smith G, Mathis CA, Kalro BN, Butters MA, et al. Effects of estradiol and progesterone administration on human serotonin 2A receptor binding: a PET study. Biol Psychiatry. 2000;48:854–60.

[155] Lindsay AD, Feldman JL. Modulation of respiratory activity of neonatal rat phrenic motoneurones by serotonin. J Physiol. 1993;461:213–33.

[156] Di Pasquale E, Lindsay A, Feldman J, Monteau R, Hilaire G. Serotonergic inhibition of phrenic motoneuron activity: an vitro study in neonatal rat. Neurosci Lett. 1997;230:29–32.

[157] Driver HS, McLean H, Kumar DV, Farr N, Day AG, Fitzpatrick MF. The influence of the menstrual cycle on upper airway resistance and breathing during sleep. Sleep. 2005; 28:449–56.

[158] Regensteiner JG, Hiatt WR, Byyny RL, Pickett CK, Woodard WD, Moore LG. Combined effects of female hormones and metabolic rate on ventilatory drives in women. J Appl Physiol. 1989;66:808–13.

[159] Brodeur P, Mockus M, McCullough M, Moore LG. Progesterone receptors and ventilatory stimulation by progestin. J Appl Physiol. 1986;60:590–5.

[160] Manber R, Kuo TF, Cataldo N, Colrain IM. The effects of hormone replacement therapy on sleep-disordered breathing in postmenopausal women: a pilot study. Sleep. 2003;26:163–8.

[161] Leavitt WW, Blaha GC. An estrogen-stimulated, progesterone-binding system in the hamster uterus and vagina. Steroids. 1972;19:263–74.

[162] Collop NA. Medroxyprogestewrone acetate and ethanol-induced exacerbation of obstructive sleep apnea. Chest. 1994;106:792–9.

[163] Saaresranta T, Polo-Kantola P, Virtanen I, Vahlberg T, Irjala K, Polo O. Menopausal estrogen therapy predicts better nocturnal oxyhemoglobin saturation. Maturitas. 2006;55:255–63.

[164] Cistulli PA, Barnes DJ, Grunstein RR, Sullivan CE. Effect of short-term hormone replacement in the treatment of obstructive sleep apnoea in postmenopausal women. Thorax. 1994;49:699–702.

[165] Keefe DL, Watson R, Naftolin F. Hormone replacement therapy may alleviate sleep apnea in menopausal women: a pilot study. Menopause. 1999;6:196–200.

[166] Berger K, Luedemann J, Trenkwalder C, John U, Kessler C. Sex and the risk of restless legs in the general population. Arch Intern Med. 2004;164:196–202.

[167] Wesström J, Nilsson S, Sundström-Poromaa I, Ulfberg J. Restless legs syndrome among women: prevalence, co-morbidity and possible relationship to menopause. Climacteric. 2008;11:422–8.

[168] Ulfberg J, Bjorvatn B, Leissner L, Gyring J, Karlsborg M, Regeur L, et al. Comorbidity in

restless legs syndrome among a sample of Swedish adults. Sleep Med. 2007;8:768–72.

[169] Polo-Kantola P, Rauhala E, Erkkola R, Irjala K, Polo O. Estrogen replacement therapy and nocturnal periodic limb movements: a randomized trial. Obstet Gynecol. 2001;97:548–54.

[170] Chesson Jr AL, Wise M, Davila D, Johnson S, Littner M, Anderson WM, et al. Practise parameters for the treatment of restless legs syndrome and periodic limb movement disorder. An American Academy of Sleep Medicine Report. Standards of Practise Committee of the American Academy of Sleep Medicine. Sleep. 1999;22:961–8.

[171] Ferini-Strambi L, Manconi M. Treatment of restless legs syndrome. Parkinsonism and related disorders. Parkinsonism Relat Disord. 2009;15 Suppl 4:S65–70.

[172] Funk GC, Breyer MK, Burghuber OC, Kink E, Kirchheiner K, Kohansal R, et al. Long-term non-invasive ventilation in COPD after acute-on-chronic respiratory failure. Respir Med. 2011;105:427–34.

[173] Hynninen MJ, Bjerke N, Pallesen S, Bakke PS, Nordhus IH. A randomized controlled trial of cognitive behavioral therapy for anxiety and depression in COPD. Respir Med. 2010;104:986–94.

[174] Chasens ER, Twerski SR, Yang K, Umlauf MG. Sleepiness and health in midlife women: results of the National Sleep Foundation's 2007 Sleep in America poll. Behav Sleep Med. 2010;8:157–71.

[175] Waxman J, Zatzkis SM. Fibromyalgia and menopause. Examination of the relationship. Postgrad Med. 1986;80(165 167):170–1.

[176] Pamuk ÖN, Çakir N. The variation in chronic widespread pain and other symptoms in fibromyalgia patients. The effects of menses and menopause. Clin Exp Rheumatol. 2005;23:778–82.

[177] Neumann L, Buskila D. Epidemiology of fibromyalgia. Curr Pain Headache Rep. 2003;7:362–8.

[178] Robinson RL, Birnbaum HG, Morley MA, Sisitsky T, Greenberg PE, Claxton AJ. Economic cost and epidemiological characteristics of patients with fibromyalgia claims. J Rheumatol. 2003;30:1318–25.

[179] Moldofsky HK. Disordered sleep in fibromyalgia and related myofascial facial pain conditions. Dent Clin North Am. 2001;45:701–13.

[180] Nicassio PM, Moxham EG, Schuman CE, Gevirtz RN. The contribution of pain, reported sleep quality, and depressive symptoms to fatigue in fibromyalgia. Pain. 2002;100:271–9.

[181] Press J, Phillip M, Neumann L, Barak R, Segev Y, Abu-Shakra M, et al. Normal melatonin levels in patients with fibromyalgia syndrome. J Rheumatol. 1998;25:551–5.

[182] Wikner J, Hirsch U, Wetterberg L, Röjdmark S. Fibromyalgia—a syndrome associated with decreased nocturnal melatonin secretion. Clin Endocrinol (Oxf). 1998;49:179–83.

[183] Korszun A, Sackett-Lundeen L, Papadopoulos E, Brucksch C, Masterson L, Engelberg NC, et al. Melatonin levels in women with fibromyalgia and chronic fatigue syndrome. J Rheumatol. 1999;26:2675–80.

[184] Adler GK, Kinsley BT, Hurwitz S, Mossey CJ, Goldenberg DL. Reduced hypothalamic-pituitary and sympathoadrenal responses to hypoglycemia in women with fibromyalgia syndrome. Am J Med. 1999;106:534–43.

[185] Torpy DJ, Papanicolaou DA, Lotsikas AJ, Wilder RL, Chrousos GP, Pillemer SR. Responses of the sympathetic nervous system and the hypothalamic-pituitary-adrenal axis to interleukin-6: a pilot study in fibromyalgia. Arthritis Rheum. 2000;43:872–80.

[186] Crofford LJ, Pillemer SR, Kalogeras KT, Cash JM, Michelson D, Kling MA, et al. Hypothalamic-pituitary-adrenal axis perturbations in patients with fibromyalgia. Arthritis Rheum. 1994;37:1583–92.

[187] McCain GA, Tilbe KS. Diurnal hormone variation in fibromyalgia syndrome: a comparison with rheumatoid arthritis. J Rheumatol Suppl. 1989;19:154–7.

[188] Klerman EB, Goldenberg DL, Brown EN, Maliszewski AM, Adler GK. Circadian rhythms of women with fibromyalgia. J Clin Endocrinol Metab. 2001;86:1034–9.

[189] Roizenblatt S, Moldofsky H, Benedito-Silva AA, Tufik S. Alpha sleep characteristics in

fibromyalgia. Arthritis Rheum. 2001;44:222–30.

[190] Goldenberg DL, Felson DT, Dinerman H. A randomized, controlled trial of amitriptyline and naproxen in the treatment of patients with fibromyalgia. Arthritis Rheum. 1986;29:1371–7.

[191] Moldofsky Lue FA, Mously C, Roth-Schechter B, Reynolds WJ. The effect of zolpidem in patients with fibromyalgia: a dose ranging, double blind, placebo controlled, modified cross-over study. J Rheumatol. 1996;23:529–33.

[192] Russell IJ, Fletcher EM, Michalek JE, McBroom PC, Hester GG. Treatment of primary fibro-sitis/fibromyalgia syndrome with ibuprofen and alprazolam. A double-blind, placebo-controlled study. Arthritis Rheum. 1991;34:552–60.

[193] Scharf MB, Baumann M, Berkowitz DV. The effects of sodium oxybate on clinical symp-toms and sleep patterns in patients with fibromyalgia. J Rheumatol. 2003;30:1070–4.

[194] Smith HS, Bracken D, Smith JM. Pharmacotherapy for fibromyalgia. Front Pharmacol. 2011;2:17.

[195] Häuser W, Petzke F, Sommer C. Comparative efficacy and harms of duloxetine, milnacipran, and pregabalin in fibromyalgia syndrome. J Pain. 2010;11:505–21.

[196] Hussain SA, Al-Khalifa II, Jasim NA, Gorial FI. Adjuvant use of melatonin for treatment of fibromyalgia. J Pineal Res. 2011;50:267–71.

[197] Williams DA. Utility of cognitive behavioral therapy as a treatment for insomnia in patients with fibromyalgia. Nat Clin Pract Rheumatol. 2006;2:190–1.

[198] Edinger JD, Wohlgemuth WK, Krystal AD, Rice JR. Behavioral insomnia therapy for fibro-myalgia patients: a randomized clinical trial. Arch Intern Med. 2005;165:2527–35.

[199] Bernardy K, Füber N, Köllner V, Häuser W. Efficacy of cognitive-behavioral therapies in fibromyalgia syndrome—systematic review and metanalaysis of randomized controlled tri-als. J Rheumatol. 2010;37:1991–2005.

[200] Livingston G, Blizard B, Mann A. Does sleep disturbance predict depression in elderly peo-ple? A study in inner London. Br J Gen Pract. 1993;43:445–8.

[201] Ohayon MM, Roth T. Place of chronic insomnia in the course of depressive and anxiety dis-orders. J Psychiatr Res. 2003;37:9–15.

[202] Martín-Merino E, Ruigómez A, Johansson S, Wallander MA, García-Rodriguez LA. Study of a cohort of patients newly diagnosed with depression in general practice: prevalence, inci-dence, comorbidity, and treatment patterns. Prim Care Companion J Clin Psychiatry. 2010;12:PCC.08m00764.

[203] Pigeon WR. Insomnia as a predictor of depression: do insomnia subtypes matter? Sleep. 2010;33:1585–6.

[204] Joffe H, Petrillo LF, Koukopoulos A, Viguera AC, Hirschberg A, Nonacs R, et al. Increased estradiol and improved sleep, but not hot flashes, predict enhanced mood during the meno-pausal transition. J Clin Endocrinol Metab. 2011;96:E1044–54.

[205] Parry BL, Fernando Martínez L, Maurer EL, López AM, Sorenson D, Meliska CJ. Sleep, rhythms and women's mood. Part II. Menopause. Sleep Med Rev. 2006;10:197–208.

[206] Riemann D. Insomnia and comorbid psychiatric disorders. Sleep Med. 2007;8:S15–20.

[207] Kornstein SG. Gender differences in depression: Implications for treatment. J Clin Psych. 1997;58:12–8.

[208] Pigott TA. Gender differences in the epidemiology and treatment of anxiety disorders. J Clin Psych. 1999;60:4–15.

[209] Chung KF, Tang MK. Subjective sleep disturbance and its correlates in middle-aged Hong Kong Chinese women. Maturitas. 2006;53:396–404.

[210] Parry BL, Martínez LF, Maurer EL, López AM, Sorenson D, Meliska CJ. Sleep, rhythms and women's mood. Part I. Menstrual cycle, pregnancy and postpartum. Sleep Med Rev. 2006;10:129–44.

[211] Freeman EW, Sammel MD, Lin H, Nelson DB. Associations of hormones and menopausal status with depressed mood in women with no history of depression. Arch Gen Psychiatry. 2006;63:375–82.

[212] Rasgon NL, Altshuler LL, Fairbanks LA, Dunkin JJ, Davtyan C, Elman S, et al. Estrogen

replacement therapy in the treatment of major depressive disorder in perimenopausal women. J Clin Psych. 2002;63 Suppl 7:45–8.

[213] Soares CN, Almeida OP, Joffe H, Cohen LS. Efficacy of estradiol for the treatment of depressive disorders in perimenopausal women: a double-blind, randomized, placebo-controlled trial. Arch Gen Psychiatry. 2001;58:529–34.

[214] Parry BL. Optimal management of perimenopausal depression. Int J Women Health. 2010;2:143–51.

[215] Avis NE, Stellato R, Crawford S, Bromberger J, Ganz P, Cain V, et al. Is there a menopausal syndrome? Menopausal status and symptoms across racial/ethnic groups. Soc Sci Med. 2001;52:345–56.

[216] Hollander LE, Freeman EW, Sammel MD, Berlin JA, Grisso JA, Battistini M. Sleep quality, estradiol levels, and behavioral factors in late reproductive age women. Obstet Gynecol. 2001;983:391–7.

[217] Freedman RR, Roehrs TA. Sleep disturbance in menopause. Menopause. 2007;14:826–9.

[218] Bliwise DL. Normal aging. In: Kryger MH, Roth T, Dement WC, editors. Principles and practice of sleep medicine. 3rd ed. Philadelphia: WB Saunders; 2000. p. 26–42.

[219] Thorpy M. Understanding and diagnosing shift-work disorder. Postgrad Med. 2011;123:96–105.

第二十章　阻塞性睡眠呼吸暂停与绝经

Grace W. Pien 和 Sigrid C. Veasey

引　言

越来越多研究证实绝经是 OSA 的危险因素之一,证据来源于绝经及 SDB 相关性的临床及流行病学研究,包括绝经前后疾病特点的分析性研究及绝经如何使 OSA 发病风险增加的实验室研究。本章将从以下三个方面进行阐述:绝经后女性 OSA 发病率增加,绝经对 OSA 临床表现的影响及绝经合并 OSA 的相关机制。

绝经是睡眠呼吸暂停的危险因素

早期研究认为 OSA 在男性中高发,男女比例约为 8~10∶1[1,2],但这一比例并不能代表整个人群。首个研究报道 30 例无症状男性中有 20 例患睡眠呼吸暂停,而在 19 例无症状女性中则非常罕见(仅 3 例)。第二项关于男女性别差异的早期临床研究纳入对象来自睡眠门诊,此研究发现绝经前女性患病极少,由此引发了对绝经前后女性患病率比较的初步探讨[3]。结果显示,绝经后女性 OSA 发生频率远高于绝经前女性,且低氧程度均重于绝经前女性[3]。因此,这些研究提示 OSA 的发病率可能同时受性别差异及绝经状态的影响。

然而,直到 1993 年,美国威斯康星睡眠队列研究(WSCS)涵盖了不同年龄及性别组,为相关领域提供了更为准确的流行病学数据。该项里程碑性的人群研究发现,人群中未得到诊断的 SDB 仍较为普遍,男女患病率分别为 9% 及 4%(以 AHI≥5 次/h 为标准)[4]。如诊断标准为白天嗜睡症状加上 AHI≥5 次/h,则 30～60 岁人群中男女性患病率分别为 4% 及 2%。因此,男性 OSA 发生率高于女性,但这种性别差异并不如早期报道的那么大。尽管在 Young 等的研究中并未涉及女性绝经状态,但研究结果表明 30～39 岁女性 SDB 患病率为 6.5%,而在 50～60 岁女性中则升至 16%,提示 SDB 在绝经后女性中更为常见。不过,男性 SDB 的发生率在这两个年龄组中的变化趋势相似,即从 17% 上升至 31%[4],因此并不能排除年龄的影响。

随后的 WSCS 纵向研究更清晰地表明绝经过渡期罹患 SDB 的风险增加[5]。与绝经前女性相比,绝经过渡期女性患 SDB(AHI≥5 次/h)的 OR 值上升至 1.66,绝经后女性为 2.82。经调整年龄、体型及吸烟等潜在混杂因素,使样本符合 32～53 岁年龄范围且包括不同的 BMI 水平,则围绝经期及绝经女性 SDB 患病率均显著高于绝经前女性,且随着绝经时间增加而增加。

一项针对宾夕法尼亚州南部随机入组的 1 000 例(年龄 20～100 岁)社区女性研究发现,绝经前女性 OSA 患病率(诊断标准定义为 AHI≥10 次/h,且存在日间嗜睡、高血压或其他心血管并发症)为 0.6%,而绝经后女性为 1.9%,即绝经后女性患 OSA 的相对危险度是绝经前的 3 倍。若仅以 AHI≥15 次/h 为标准,绝经前后的差异更显著,即由绝经前的 0.6% 上升至绝经后的 3.9%。有趣的是,绝经后女性中 OSA 发生率与年龄相匹配的男性相当[6]。

冰岛、意大利、西班牙及中国香港等不同人群的研究亦表明绝经是 OSA 的危险因素[7—10]。综上所述,绝经是女性患 OSA 的显著危险因素。

激素替代治疗与睡眠呼吸障碍

绝经后女性 OSA 患病风险的增加提示体内生殖激素水平的下降对睡眠期的呼吸功能存在不良影响,而应用激素替代治疗(HRT)可能使激素水平上升进而降低 OSA 发生风险。事实上,已观察到各个年龄段患 OSA 的女性都存在雌激素与孕激素水平的下降[11]。大量研究涉及潜在的机制,这一点将在本章进行讨论。多个流行病学研究亦涉及 HRT 治疗能否降低 OSA 发病可能。但需要注意的是,研究中接受 HRT 治疗的女性并非随机入组。

前述宾夕法尼亚州南部队列研究对绝经期女性按是否接受 HRT 进行了分组,并与绝经前女性进行了对比[6]。结果显示,正在接受 HRT 治疗的绝经后女性 OSA(AHI≥10 合并临床症状)患病率与绝经前女性相似(分别为 0.5%、0.6%)[6]。相反地,未接受 HRT 的绝经后女性 OSA 患病率显著升高(2.7%)。这种差异不能用肥胖因素来解释。事实上,使用 HRT 的女性肥胖可能性增高 2 倍。若以 AHI>15 为标准,未使用 HRT 的绝经后女性发生 OSA 风险比绝经前女性高出 4 倍以上,而应用 HRT 者则与绝经前女性无显著差异。接受 HRT 治疗的女性绝大部分单纯应用雌激素,而非雌孕激素联合治疗。

在 WSCS 中,17%~20%围绝经期及绝经后女性接受 HRT 治疗[5],这些女性 SDB 发病可能略小于未接受 HRT 治疗的女性,但差异并无统计学意义。同时,研究者并未发现 HRT 减少 SDB 患病率这一效应在停药后仍然长期存在。

睡眠心脏健康研究(SHHS)是关于睡眠呼吸暂停对心脏影响的大型流行病学研究,亦探讨了 HRT 与 SDB 之间的相关性[12]。由于并未在行 PSG 监测的同时评估绝经状态,因此研究对象限于年龄≥50 岁的女性。该研究发现,32%病例接受 HRT 治疗,这些病例中发生 SDB(AHI≥15)的概率仅为未接受 HRT 的 1/2,调整年龄及 BMI 的影响后这一结论也成立(调整后的 OR 为 0.55)。HRT 的保护作用在 50~60 岁之间最为明显,而在 70 岁以上保护作用降至最小。不过,使用雌激素单药替代及雌孕激素联合治疗所起的保护作用无显著差异。

总的来说,绝经可增加 SDB 发生率,而 HRT 则可降低 SDB 发生的危险性。但目前临床研究尚未明确 HRT 能否用于阻止绝经过渡期女性睡眠呼吸暂停的发生[13]。最近,一项来自女性健康倡议(WHI)的报道显示,服用雌激素及孕激素治疗的患者心血管并发症发生率增加[14]。这就限制 HRT 治疗呼吸暂停大规模临床研究的开展。事实上,WHI 的研究结果对其他 HRT 相关研究已造成显著的影响:在WHI 结果发布后,一项新西兰研究中 58% 病例仅随访 6 个月后即停药[15]。因此,在绝经后女性中是否会由于广泛停用 HRT 而出现 SDB发生率增高尚需进一步研究。

绝经过渡期对睡眠呼吸障碍临床特征的影响

研究发现 OSA 的临床特征存在性别差异,包括病情严重度、呼吸暂停特点、SDB 在不同时相中分布情况及临床表现等。其中某些症状可受绝经状态影响,本节将针对这些症状进行讨论。

睡眠呼吸暂停严重度

睡眠心脏健康研究数据显示,男性平均 AHI 高于女性[16]。去除年龄及 BMI 的影响后,患有睡眠呼吸暂停的女性发生 SDB 事件次数仍较低[17]。关于不同月经状态睡眠暂停严重程度比较的研究存在争议,这些研究对象多来自临床病例而非基于普通人群的大样本。Guilleminault 等的一项早期研究发现,绝经前女性 OSA 患者平均 AHI 显著高于绝经后患者[2]。然而,其他研究则发现绝经前后的 OSA 患者 AHI 并无显著差异[18],或者绝经后患者病情更为严重[19,20]。但这些研究存在样本选择偏倚,且未控制年龄、BMI 等影响因素。

WSCS 早期研究发现,尽管 50~60 岁的女性 SDB(AHI≥5)发生率高于 30~40 岁及 40~50 岁的女性,但重度 SDB(AHI≥15)在各年龄段中的发生率无显著差异[4]。WSCS 最近的研究根据不同月经状态进行分组后发现,无论诊断标准是 AHI≥15 还是≥5,围绝经期及绝经后女性SDB 的患病率为绝经前女性的近 3 倍[5]。该研究还指出,考虑了月经状态的影响后,绝经前后的女性 OSA 患者病情严重程度相似。

睡眠呼吸障碍的特征

与男性 SDB 患者相比,女性患者以低通气为主,呼吸紊乱事件持续时间较短,低氧程度较轻[17,18,21]。多个研究对不同月经周期中出现的 SDB 具有的不同临床特征进行了探讨。Block 等就睡眠呼吸暂停和低通气频率,持续时间以及相关的低氧程度,在绝经前后以及男性 3 组人群间的差异进行了研究,结果发现,与绝经前女性相比,绝经后女性发生 SDB 事件的频率更高,持续时间较长,且与血氧饱和度下降至 90% 以下相关[3]。但是,与 50 岁以上的男性相比,绝经后女性发生呼吸暂停或氧减事件的频率无明显差异。相反地,绝经前女性此类事件发生频率显著低于 50 岁以下的男性。

另一研究比较了绝经前和绝经后门诊患者基于整夜睡眠监测的睡眠呼吸异常[22]。静电感应床技术可用于睡眠呼吸障碍的监测,包括未达到呼吸暂停和低通气标准的长时程呼吸努力增加。绝经后女性夜间呼吸异常的比例显著高于绝经前女性(68.1% vs. 35.8%, $p<0.001$)。绝经后女性睡眠呼吸暂停的发生率轻微增高,显著性处于临界状态。

第三个研究观察的临床样本包括 485 例患睡眠呼吸暂停的女性,结果显示绝经后女性睡眠呼吸事件多于绝经前女性。绝经后女性更易超重[23]。有两个研究采用年龄的分界来代替月经状态进行分组,结果并未发现 SDB 事件持续时间及氧减程度在不同年龄段中存在差异,当然,此种分类存在偏倚[18,21]。

女性中 SDB 事件在快速眼动(REM)期较 NREM 期频发[17,24]。Tantrkul 和 Guilleminaut 发现与绝经前 OSA 相比,绝经后 OSA 女性患者 REM 期 AHI 显著增高[23]。但尚未针对 REM 期所有呼吸事件所占百分比进行绝经前后的比较。

睡眠呼吸障碍的临床表现

尽管目前已明确呼吸暂停的表现存在性别差异,但绝经过渡期对呼吸暂停的表现是否存在影响尚不清楚。与男性相似的是,在睡眠中心就诊的女性患者也有日间嗜睡、打鼾、憋气、喘息和呼吸暂停等主诉[25,26]。但不同的是,女性患者常主诉伴有失眠,并有抑郁或甲状腺功能减退等病史[26]。一项研究表明长期失眠但无日间嗜睡的绝经后女性中 67％存在呼吸暂停(AHI≥5)[27]。根据 PSG 监测结果,绝经期女性发生打鼾和夜间觉醒期延长比绝经前女性显著增多,更易患 OSA[23],研究并未发现绝经前后女性 SDB 症状存在差异[25,26,28]。然而,研究显示特定年龄阶段中呼吸暂停的表现存在性别差异[25],这一结果可能提示无论是否绝经,SDB 临床表现并无差异。

　　考虑到绝经期发生 SDB 的风险增加,有研究探讨血管舒缩症状与 SDB 的相关性[29]。结果发现尽管夜间呼吸障碍在绝经后多发,但血管舒缩症状(潮热)并不能预测 SDB 的发生及严重性[29]。

　　综上所述,SDB 的临床表现存在性别差异,但关于绝经状态对 OSA 临床表现的影响知之甚少。少量研究表明,无论绝经状态如何,OSA 严重度无显著差异。但是,与绝经前女性相比,绝经后女性呼吸暂停事件持续时间更长且更严重,这一点与男性患者更为接近。与男性相比,女性 SDB 患者更可能主诉失眠,或除日间嗜睡及夜间憋气之外的其他症状,这些可能干扰诊断。因此,需要针对绝经后 SDB 临床症状是否变化作进一步研究。

增龄及绝经促进 OSA 发生
发展的相关机制

　　大量临床和动物研究探讨了绝经前状态可能存在潜在 OSA 保护作用及绝经后易患 OSA 的可能机制。本节将探讨绝经促进 OSA 发生发展的可能机制并对相关文献进行综述。绝经过渡期中生殖激素水平、体重、脂肪重新分布、呼吸驱动、通气稳定性及上气道力学机制的变化均需得到关注。期望通过进一步了解绝经对 OSA 发生发展影响的相关机制,对今后的研究方向有一定指引作用,以最终发现针对女性一生所有阶段 OSA 的治疗新策略。

雌激素水平急性下降对阻塞性
睡眠呼吸障碍的影响

为了探讨雌激素和（或）孕激素在预防 OSA 的重要性，D'Ambrosio 等比较了 12 例健康年轻成年女性（平均 BMI＜21 kg/m²）应用醋酸亮丙瑞林前后的整夜 PSG 监测结果。应用醋酸亮丙瑞林可有效降低 17β-雌二醇水平（平均 70%），打鼾发生增加。但是打鼾、觉醒指数或阻塞性呼吸事件的客观测量指标未见差异。上述结果提示，雌激素水平的急性下降并不足以导致体型偏瘦女性发生 OSA。针对肥胖女性（伴或不伴 OSA）重复上述研究仍具有重要意义，可有助于确定雌激素水平的急性下降是否影响 SDB 的发生或严重度。

尽管 OSA 和乳腺癌的流行逐渐增加，但是应用抗雌激素治疗（如他莫昔芬）对 OSA 的影响还未见报道。他莫昔芬至少可加重绝经前亚组人群的 OSA，原因在于其可导致咽部更易塌陷。这一问题应得到进一步明确。如果他莫昔芬会加重 OSA，那么乳腺癌治疗时需慎重选择该药，且有必要对有该药应用指征的患者进行 OSA 筛查。同时，这些关于雌激素阻断治疗对轻度 OSA 患者的急慢性效应的研究，为探讨内源性雌激素对上气道塌陷性及 SDB 作用的研究提供了新思路。

激素替代治疗对阻塞性睡眠呼吸障碍的影响

睡眠时相相关的呼吸驱动降低可能是 OSA 的发病机制之一，雌激素与孕酮均能增加呼吸中枢对二氧化碳及低氧的通气反应性，可能在一定程度上抵消这种睡眠相关的呼吸驱动降低[31]。多个研究探索了雌激素和（或）孕激素替代治疗对绝经后女性 OSA 的疗效。研究发现，在已行双侧卵巢切除术及子宫切除术并伴有轻度 OSA 的 9 名女性中使用甲羟孕酮及倍美力（结合雌激素片）1 周后，阻塞性呼吸暂停事件显著减少[32]。2 项小样本研究也证实雌激素及孕酮替代治疗可降低女性呼吸暂停事件发生频率[33,34]。另一项研究亦显示,6 名绝经后女性在使用雌激素单药治疗后 RDI 由 25/h 降至 12/h[35],加用孕酮并未使呼吸暂停进一步改善,反而在部分患者中有所加重[35]。一项大样本随机安慰剂对照研究发现雌激素和孕激素(戊酸雌二醇＋孕激素地诺孕素)能有效降低 AHI[36]。这一针对 51 例绝经后女性的研究发现,雌孕激素联合治疗能有效降低 AHI,而单用雌激素效果不佳。然而,一些研究则得出不同的结论。其中两项小型研究发现,在中重度 OSA 患者中,无论是雌激素单药治疗或是雌孕激素联合治疗均不能有效改善 SDB[37,38]。另一项较大样本($n=62$)随机对照横断面研究发现,雌激素对绝经后女性睡眠呼吸暂停及上气道阻力综合征的作用较小[39]。最近的一项前瞻性研究对 62 例患者进行了基线 PSG 测试,允许其选择是否使用激素替代治疗。应用 HRT 和未应用 HRT 组 5 年后复查 PSG[40]。选择使用 HRT 的患者夜间缺氧得到改善,尽管其阻塞性睡眠呼吸事件频率并未改善,但是氧减较少。该研究存在的潜在混杂因素为 HRT 治疗组的女性明显偏瘦。因此并不能除外体重变化导致氧合改善的可能性。未来的研究应以明确 HRT 能否使体重匹配的患者氧合改善,以及 HRT 能否改善嗜睡和认知功能。

这些研究结果的不一致性可能与以往研究的效度较低,以及用药种类、剂量不同,呼吸暂停严重度、年龄及未知的生理状态差异等有关。极有可能是由于研究样本较小而不足以发现 AHI 的小幅度下降。然而,由于 HRT 对绝经后女性睡眠呼吸暂停的显著改善作用并未明确,且 HRT 相关的不良反应越来越受到关注[41]。因此,HRT 能否用于治疗绝经后妇女的阻塞性呼吸暂停尚无定论,仍有待进一步研究。

绝经期并不只有雌激素及孕激素水平发生变化,体内睾酮水平亦出现下降[42]。与雌激素对 OSA 的潜在保护作用及孕激素的可能作用不同,有研究提示睾酮参与男性 OSA 的发病机制[43]。女性中使用睾酮补充治疗可升高呼吸暂停阈值,加重呼吸调控不稳定性,从而增加呼吸暂停的发生[44]。因此,雄激素补充疗法可能会加重绝经后女性的睡眠呼吸暂停。相反地,年龄相关的雄激素水平下降有望在一定程度上对抗更年期 OSA 发生。

绝经相关的瘦素水平上升仅出现在体重增加的女性中[45,46]。瘦素可刺激通气,并增加高碳酸血症及低氧通气反应性。研究表明女性瘦素水平高于 BMI 相匹配的男性,提示瘦素在女性中有一定保护作用而减少OSA[47]。瘦素的双向性变化使得解释瘦素变化及其对呼吸的影响变得复杂化,这可能是由于随着瘦素水平的变化,出现瘦素抵抗或反应性下降。因此,瘦素水平升高并不代表瘦素活性增加。显然,应行进一步研究以明确绝经后女性的瘦素信号的增强能否改善阻塞性睡眠呼吸异常。

总之,激素水平的变化可能在绝经过渡期女性 OSA 发生和(或)发展起作用。为了证实这个假说,需要进行大规模前瞻性研究以评估绝经过渡期女性 SDB 病情变化。为了更好地明确激素变化如何影响绝经期女性睡眠呼吸障碍,应对绝经期激素水平及 SDB 病情发展变化行平行对照研究,同时明确更年期其他非激素危险因素的作用。

绝经期通气反应性变化

绝经前女性具有多种独有的呼吸驱动机制及应对刺激的通气反应以保证睡眠呼吸调控趋于稳定。通气反应性的性别差异能否用激素水平变化来完全解释,或是存在继发(长期)的激素变化,和(或)这种性别差异与激素变化无关等问题目前尚不明确。孕酮确实可以刺激呼吸中枢,增强觉醒状态下对急性低氧血症的通气反应[48]。有研究表明激素水平的轻微生理性变化足以改变通气反应性。在自主高通气反应被激发后,通气水平并非骤降而是缓慢恢复至正常水平。在绝经前女性中,这种高通气后恢复速度在月经周期不同阶段中存在差异,如在黄体期高通气后恢复时间长于卵泡期[49],提示在睡眠期发生叹息或深呼吸后,孕酮可能通过一条新的通路使通气保持稳定。然而,急性缺氧及高碳酸血症所诱发的高通气后通气下降速度并无显著性别差异或月经周期差异[50]。另一些研究观察了低氧及高碳酸血症反应性的每分通气量绝对值[51,52],但作为技术难度较大的研究,入组样本量较少并不能完全排除性别间某些较小的差异(<30%)。

与急性缺氧及高碳酸血症所致的单次通气改变不同的是,发作性低氧及高碳酸血症诱发的通气反应可能存在性别差异,而后者与睡眠呼吸暂停中的模式更为接近[52]。特别地,男性在周期性低氧环境下高碳酸血症通气反应性显著高于女性[52]。男性在觉醒基础上发生的通气反应性增加,表现为男性更易发生明显的低碳酸血症,即 CO_2 水平大幅度下降低至呼吸暂停阈之下,从而诱发呼吸调控的不稳定性。绝经期女性中存在特殊的呼吸驱动机制及应对刺激的通气反应使其睡眠呼吸调控趋于稳定,但这种机制在围绝经期是否消失或减弱目前尚不清楚。另外,绝经前女性在使用雌激素阻断治疗前后上述保护机制是否也存在差异为另一研究兴趣点。高碳酸通气反应性因雌孕激素状态不同而存在差异,HRT 治疗后出现明显增强。近来,Preston 等证实绝经后高碳酸血症反应性下降绝大程度缘于中枢化学敏感性的下降[53]。中枢化学敏感性的下降可使绝经后女性呼吸暂停持续时间更长更严重。

Jordan 和 McEvoy 等学者报道了影响睡眠期呼吸稳定性的性别差异,这一点同样引人注目[54]。结果发现,男性从 NREM-觉醒的转换过程中心肺反应性远高于绝经前女性。男性觉醒开始即有通气反应性增高,再次进入睡眠期时其通气抑制更明显,结果明显促进了男性睡眠期呼吸调控的不稳定性。该研究中亦发现心血管反应的差异,男性在觉醒期(无论自发还是激发的觉醒)脉率变化幅度显著增大,提示男性觉醒相关的交感兴奋性显著高于绝经前女性。之后,有作者对男性、绝经前/后女性的睡眠呼吸暂停阈进行了比较[55]。结果发现,在 NREM 期呼吸稳定状态下,各组间呼气末 CO_2 水平未见差异。但是,绝经前女性导致中枢性呼吸暂停所需 CO_2 的变化幅度高于绝经后女性和男性。研究对绝经后女性 HRT 治疗(口服醋酸甲羟孕酮和马结合雌激素)30 天后进行重新评估。HRT 组,呼吸稳定状态下呼气末 CO_2 水平降低,且与基线水平相比,诱发中枢呼吸暂停的呼气末 CO_2 变化幅度显著增加。这一研究显示,雌激素和孕激素影响 NREM 期睡眠呼吸暂停的阈值以及呼吸的调控。因此,有必要进一步明确女性 SDB 的发生是否与这种通气和(或)心血管反应幅度相关,且进入绝经期后这种反应变化是否与 OSA 的进展相关。此外,还需明确通气/心血管反应的性别差异是否与男性交感兴奋性比女性增强有关,为开发减缓绝经期 OSA 病情进展的治疗药物提供新的思路。

睡眠中鼻腔阻塞可增加阻塞性睡眠呼吸事件发生频率。Carskadon 等学者比较绝经前、围绝经期及绝经后女性对睡眠中鼻腔阻塞事件的反应[56]，发现绝经状态并非主要影响因素，各组呼吸暂停和低通气事件的发生频率、严重度及伴随的最低血氧饱和度并无显著差异，提示进入绝经期后激素水平的变化并非 OSA 发生率增高的主要原因。相反地，BMI、颈围及舌骨下颌距离是鼻腔阻塞相关的呼吸暂停及低通气的主要影响因素[56]。

综上所述，目前研究认为，女性间歇性低氧相关的通气反应性较弱，NREM 期高碳酸血症及觉醒-通气反应调控较为稳定，均对绝经前女性有一定保护作用，减少 OSA 发生率。仍需进一步研究急性及长期雌激素阻断治疗对这种保护机制的影响，从而明确激素活性在其中所起的作用。

绝经与肥胖及脂肪重新分布

目前已明确肥胖及颈围均为 OSA 的独立危险因素。肥胖率随着年龄增长而增加。最近一项全美女性健康研究（SWHAN）对来自不同种族的 3 000 例女性进行随访，发现绝经与体重、腹围增加并无显著相关性[57]。在随访的 3 年中，无论仍然处于绝经前，还是绝经过渡期或完全绝经，女性体重均增加 3%，腰围亦只增加 3%[57]。不同组间体重变化不同，因此需进一步比较绝经期增重及未增重女性发生 OSA 的危险度。此外，更有意义的是探讨睡眠呼吸暂停是否亦会发生在体重无增加的女性中。

上气道解剖结构及机械力学

男性和绝经前女性的性别差异是导致男性 OSA 多发且较严重的因素。研究表明，男性上气道更长且塌陷性增加[58]。但另一项研究发现正常男性及女性上气道塌陷性并无显著差异[59]。另外，女性气道面积较小[60]。男性上气道塌陷性增加可能与颈围增大相关[61]。但颈围及经身高校正的颈围均仅能解释 OSA 性别倾向的不足 25%。上气道软组织体积的性别差异亦增加男性发生 OSA 的危险性,因为男性咽侧壁的脂肪垫较厚[62],但这一特殊结构在 OSA 发生中所起的作用并不独立于颈围。为了明确上述 OSA 解剖结构方面的危险因素是否在绝经过渡期存在变化或与 OSA 的发展平行,需进一步对绝经过渡期女性进行随访研究。

雌激素可能对上气道扩张肌存在多方面影响(见图 20 - 1)。近来应用手术致绝经大鼠模型的研究发现,雌激素可以改善颏舌肌力,降低肌肉的疲劳性[63,64]。有趣的是,雌激素具有抗低氧损伤的作用,且独立于雌激素受体,包括 ERK/AKT 通路[65],尽管 17β-雌二醇是通过雌激素受体

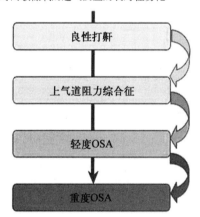

绝经使SDB加重的可能机制

- ↓中枢化学反射反应性
- ↓上气道肌肉和运动神经元的抗氧化防御机制
- ↓上气道扩张肌收缩性,活性和耐受性
- ↓针对间歇低氧的通气反应的长时程易化

良性打鼾

上气道阻力综合征

轻度OSA

重度OSA

图 20 - 1 雌激素和孕激素水平下降导致女性上气
道塌陷性增加和 OSA 加重的潜在机制

综合新近一些研究的结果,显示雌激素和(或)孕激素丢失可以产生明显的生理效应(如图所示),从而使上气道塌陷性显著的人群睡眠期呼吸障碍加重,使其由良性打鼾转化为上气道阻力综合征(UARS),轻度 OSA 或者可能重度 OSA。

阻塞性睡眠呼吸暂停的发生是多因素的,有可能绝经状态本身并不导致阻塞性睡眠呼吸暂停,而是通过一种或多种可能的机制促进了如上所述的疾病严重度的转化。流行病学描述性研究显示大多数女性表现出绝经后从上气道阻力综合征转化为轻度 OSA。

依赖机制增强颏舌肌的收缩性[66]。

结　论

绝经期 OSA 发生率增加,这一论断出自 20 年前,但绝经致睡眠呼吸暂停加重的相关机制尚不明确,需要进一步研究加以阐明。雌激素及孕激素水平变化可能是发生 OSA 的危险因素,其可能对通气调控及肌肉功能产生复杂的作用。其他重要参与因素包括睡眠期相关的通气反应模式及上气道塌陷性改变,而这些改变与激素水平的变化可能直接相关或不相关。未来需对女性睡眠问题行队列研究包括从绝经前期至完全进入绝经期的整个过程,同时结合激素水平、体重、通气反应性及上气道机械动力学改变进行分析,以明确绝经期发生 OSA 风险增加的重要影响因素。

参考文献

[1] Block AJ, Boysen PG, Wynne JW, Hunt LA. Sleep apnea, hypopnea and oxygen desaturation in normal subjects. A strong male predominance. N Engl J Med. 1979;300(10):513–7.

[2] Guilleminault C, Quera-Salva MA, Partinen M, Jamieson A. Women and the obstructive sleep apnea syndrome. Chest. 1988;93(1):104–9.

[3] Block AJ, Wynne JW, Boysen PG. Sleep-disordered breathing and nocturnal oxygen desaturation in postmenopausal women. Am J Med. 1980;69(1):75–9.

[4] Young T, Palta M, Dempsey J, Skatrud J, Weber S, Badr S. The occurrence of sleep-disordered breathing among middle-aged adults. N Engl J Med. 1993;328(17):1230–5.

[5] Young T, Finn L, Austin D, Peterson A. Menopausal status and sleep-disordered breathing in the Wisconsin Sleep Cohort Study. Am J Respir Crit Care Med. 2003;167(9):1181–5.

[6] Bixler EO, Vgontzas AN, Lin HM, et al. Prevalence of sleep-disordered breathing in women: effects of gender. Am J Respir Crit Care Med. 2001;163(3 Pt 1):608–13.

[7] Gislason T, Benediktsdottir B, Bjornsson JK, Kjartansson G, Kjeld M, Kristbjarnarson H. Snoring, hypertension, and the sleep apnea syndrome. An epidemiologic survey of middle-aged women. Chest. 1993;103(4):1147–51.

[8] Ferini-Strambi L, Zucconi M, Castronovo V, Garancini P, Oldani A, Smirne S. Snoring & sleep apnea: a population study in Italian women. Sleep. 1999;22(7):859–64.

[9] Duran J, Esnaola S, Rubio R, Iztueta A. Obstructive sleep apnea-hypopnea and related clinical features in a population-based sample of subjects aged 30 to 70 yr. Am J Respir Crit Care Med. 2001;163(3 Pt 1):685–9.

[10] Ip MS, Lam B, Tang LC, Lauder IJ, Ip TY, Lam WK. A community study of sleep-disordered breathing in middle-aged Chinese women in Hong Kong: prevalence and gender differences. Chest. 2004;125(1):127–34.

[11] Netzer NC, Eliasson AH, Strohl KP. Women with sleep apnea have lower levels of sex hormones. Sleep Breath. 2003;7(1):25–9.

[12] Shahar E, Redline S, Young T, et al. Hormone replacement therapy and sleep-disordered breathing. Am J Respir Crit Care Med. 2003;167(9):1186–92.

[13] White DP. The hormone replacement dilemma for the pulmonologist. Am J Respir Crit Care Med. 2003;167(9):1165–6.

[14] Rossouw JE, Anderson GL, Prentice RL, et al. Risks and benefits of estrogen plus progestin in healthy postmenopausal women: principal results From the Women's Health Initiative randomized controlled trial. JAMA. 2002;288(3):321–33.

[15] Lawton B, Rose S, McLeod D, Dowell A. Changes in use of hormone replacement therapy after the report from the Women's Health Initiative: cross sectional survey of users. BMJ. 2003;327(7419):845–6.

[16] Gottlieb DJ, Whitney CW, Bonekat WH, et al. Relation of sleepiness to respiratory disturbance index: the Sleep Heart Health Study. Am J Respir Crit Care Med. 1999;159(2):502–7.

[17] Resta O, Carpagnano GE, Lacedonia D, et al. Gender difference in sleep profile of severely obese patients with obstructive sleep apnea. Respir Med. 2005;99:91–6.

[18] Leech JA, Onal E, Dulberg C, Lopata MA. A comparison of men and women with occlusive sleep apnea syndrome. Chest. 1988;94(5):983–8.

[19] Resta O, Caratozzolo G, Pannacciulli N, et al. Gender, age and menopause effects on the prevalence and the characteristics of obstructive sleep apnea in obesity. Eur J Clin Invest. 2003;33(12):1084–9.

[20] Dancey DR, Hanly PJ, Soong C, Lee B, Hoffstein V. Impact of menopause on the prevalence and severity of sleep apnea. Chest. 2001;120(1):151–5.

[21] Ware JC, McBrayer RH, Scott JA. Influence of sex and age on duration and frequency of sleep apnea events. Sleep. 2000;23(2):165–70.

[22] Anttalainen U, Saaresranta T, Aittokallio J, et al. Impact of menopause on the manifestation and severity of sleep-disordered breathing. Acta Obstet Gynecol Scand. 2006;85(11):1381–8.

[23] Tantrakul V, Guilleminault C. Chronic sleep complaints in premenopausal women and their association with sleep-disordered breathing. Lung. 2009;187(2):82–92.

[24] O'Connor C, Thornley KS, Hanly PJ. Gender differences in the polysomnographic features of obstructive sleep apnea. Am J Respir Crit Care Med. 2000;161(5):1465–72.

[25] Redline S, Kump K, Tishler PV, Browner I, Ferrette V. Gender differences in sleep disordered breathing in a community-based sample. Am J Respir Crit Care Med. 1994;149(3 Pt 1): 722–6.

[26] Shepertycky MR, Banno K, Kryger MH. Differences between men and women in the clinical presentation of patients diagnosed with obstructive sleep apnea syndrome. Sleep. 2005;28(3):309–14.

[27] Guilleminault C, Palombini L, Poyares D, Chowdhuri S. Chronic insomnia, postmenopausal women, and sleep disordered breathing: part 1. Frequency of sleep disordered breathing in a cohort. J Psychosom Res. 2002;53(1):611–5.

[28] Young T, Hutton R, Finn L, Badr S, Palta M. The gender bias in sleep apnea diagnosis. Are women missed because they have different symptoms? Arch Intern Med. 1996;156(21):2445–51.

[29] Polo-Kantola P, Rauhala E, Saaresranta T, Aittokallio T, Erkkola R, Polo O. Climacteric vasomotor symptoms do not predict nocturnal breathing abnormalities in postmenopausal women. Maturitas. 2001;39(1):29–37.

[30] D'Ambrosio C, Stachenfeld NS, Pisani M, et al. Sleep, breathing, and menopause: the effect of fluctuating estrogen and progesterone on sleep and breathing in women. Gend Med. 2005;2(4):238–45.

[31] Hannhart B, Pickett CK, Moore LG. Effects of estrogen and progesterone on carotid body neural output responsiveness to hypoxia. J Appl Physiol. 1990;68(5):1909–16.

[32] Pickett CK, Regensteiner JG, Woodard WD, Hagerman DD, Weil JV, Moore LG. Progestin and estrogen reduce sleep-disordered breathing in postmenopausal women. J Appl Physiol. 1989;66(4):1656–61.

[33] Keefe DL, Watson R, Naftolin F. Hormone replacement therapy may alleviate sleep apnea in menopausal women: a pilot study. Menopause. 1999;6(3):196–200.

[34] Wesstrom J, Ulfberg J, Nilsson S. Sleep apnea and hormone replacement therapy: a pilot study and a literature review. Acta Obstet Gynecol Scand. 2005;84(1):54–7.

[35] Manber R, Kuo TF, Cataldo N, Colrain IM. The effects of hormone replacement therapy on sleep-disordered breathing in postmenopausal women: a pilot study. Sleep. 2003; 26(2):163–8.

[36] Saletu-Zyhlarz G, Anderer P, Gruber G, et al. Insomnia related to postmenopausal syndrome and hormone replacement therapy: sleep laboratory studies on baseline differences between patients and controls and double-blind, placebo-controlled investigations on the effects of a novel estrogen-progestogen combination (Climodien, Lafamme) versus estrogen alone. J Sleep Res. 2003;12(3):239–54.

[37] Block AJ, Wynne JW, Boysen PG, Lindsey S, Martin C, Cantor B. Menopause, medroxyprogesterone and breathing during sleep. Am J Med. 1981;70(3):506–10.

[38] Cistulli PA, Barnes DJ, Grunstein RR, Sullivan CE. Effect of short-term hormone replacement in the treatment of obstructive sleep apnoea in postmenopausal women. Thorax. 1994;49(7):699–702.

[39] Polo-Kantola P, Rauhala E, Helenius H, Erkkola R, Irjala K, Polo O. Breathing during sleep in menopause: a randomized, controlled, crossover trial with estrogen therapy. Obstet Gynecol. 2003;102(1):68–75.

[40] Saaresranta T, Polo-Kantola P, Virtanen I, Vahlberg T, Irjala K, Polo O. Menopausal estrogen therapy predicts better nocturnal oxyhemoglobin saturation. Maturitas. 2006;55(3):255–63.

[41] Nelson HD, Humphrey LL, Nygren P, Teutsch SM, Allan JD. Postmenopausal hormone replacement therapy: scientific review. JAMA. 2002;288(7):872–81.

[42] Meldrum DR, Davidson BJ, Tataryn IV, Judd HL. Changes in circulating steroids with aging in postmenopausal women. Obstet Gynecol. 1981;57(5):624–8.

[43] Liu PY, Yee B, Wishart SM, et al. The short-term effects of high-dose testosterone on sleep, breathing, and function in older men. J Clin Endocrinol Metabol. 2003;88(8):3605–13.

[44] Zhou XS, Rowley JA, Demirovic F, Diamond MP, Badr MS. Effect of testosterone on the apneic threshold in women during NREM sleep. J Appl Physiol. 2003;94(1):101–7.

[45] Di Carlo C, Tommaselli GA, Nappi C. Effects of sex steroid hormones and menopause on serum leptin concentrations. Gynecol Endocrinol. 2002;16(6):479–91.

[46] Tufano A, Marzo P, Enrini R, Morricone L, Caviezel F, Ambrosi B. Anthropometric, hormonal and biochemical differences in lean and obese women before and after menopause. J Endocrinol Invest. 2004;27(7):648–53.

[47] Thomas T, Burguera B, Melton 3rd LJ, et al. Relationship of serum leptin levels with body composition and sex steroid and insulin levels in men and women. Metabolism. 2000;49(10):1278–84.

[48] Tatsumi K, Pickett CK, Jacoby CR, Weil JV, Moore LG. Role of endogenous female hormones in hypoxic chemosensitivity. J Appl Physiol. 1997;83(5):1706–10.

[49] Takano N. Change in time course of posthyperventilation hyperpnea during menstrual cycle. J Appl Physiol. 1988;64(6):2631–5.

[50] Jordan AS, Catcheside PG, Orr RS, O'Donoghue FJ, Saunders NA, McEvoy RD. Ventilatory decline after hypoxia and hypercapnia is not different between healthy young men and women. J Appl Physiol. 2000;88(1):3–9.

[51] Tarbichi AG, Rowley JA, Shkoukani MA, Mahadevan K, Badr MS. Lack of gender difference in ventilatory chemoresponsiveness and post-hypoxic ventilatory decline. Respir Physiol Neurobiol. 2003;137(1):41–50.

[52] Morelli C, Badr MS, Mateika JH. Ventilatory responses to carbon dioxide at low and high levels of oxygen are elevated after episodic hypoxia in men compared with women. J Appl Physiol. 2004;97(5):1673–80.

[53] Preston ME, Jensen D, Janssen I, Fisher JT. Effect of menopause on the chemical control of breathing and its relationship with acid-base status. Am J Physiol Regul Integr Comp Physiol. 2009;296(3):R722–7.

[54] Jordan AS, McEvoy RD. Gender differences in sleep apnea: epidemiology, clinical presentation and pathogenic mechanisms. Sleep Med Rev. 2003;7(5):377–89.

[55] Rowley JA, Zhou XS, Diamond MP, et al. The determinants of the apnea threshold during NREM sleep in normal subjects. Sleep. 2006;29(1):95–103.

[56] Carskadon MA, Bearpark HM, Sharkey KM, et al. Effects of menopause and nasal occlusion on breathing during sleep. Am J Respir Crit Care Med. 1997;155(1):205–10.

[57] Sternfeld B, Wang H, Quesenberry Jr CP, et al. Physical activity and changes in weight and waist circumference in midlife women: findings from the Study of Women's Health Across the Nation. Am J Epidemiol. 2004;160(9):912–22.

[58] Mohsenin V. Effects of gender on upper airway collapsibility and severity of obstructive sleep apnea. Sleep Med. 2003;4(6):523–9.

[59] Rowley JA, Zhou X, Vergine I, Shkoukani MA, Badr MS. Influence of gender on upper airway mechanics: upper airway resistance and Pcrit. J Appl Physiol. 2001;91(5):2248–54.

[60] Dancey DR, Hanly PJ, Soong C, Lee B, Shepard Jr J, Hoffstein V. Gender differences in sleep apnea: the role of neck circumference. Chest. 2003;123(5):1544–50.

[61] Rowley JA, Sanders CS, Zahn BR, Badr MS. Gender differences in upper airway compliance during NREM sleep: role of neck circumference. J Appl Physiol. 2002;92(6):2535–41.

[62] Schwab RJ, Gupta KB, Gefter WB, Metzger LJ, Hoffman EA, Pack AI. Upper airway and soft tissue anatomy in normal subjects and patients with sleep-disordered breathing. Significance of the lateral pharyngeal walls. Am J Respir Crit Care Med. 1995;152(5 Pt 1):1673–89.

[63] Li W, Liu YH. Effects of phytoestrogen genistein on genioglossus function and oestrogen receptors expression in ovariectomized rats. Arch Oral Biol. 2009;54(11):1029–34.

[64] Liu YH, Huang Y, Shao X. Effects of estrogen on genioglossal muscle contractile properties and fiber-type distribution in chronic intermittent hypoxia rats. Eur J Oral Sci. 2009;117(6): 685–90.

[65] Ding W, Liu Y. Genistein protects genioglossus myocyte against hypoxia-induced injury through PI3K-Akt and ERK MAPK pathways. J Cell Biochem. 2012;113(5):1809 (Article has been retracted by agreement between the authors, the journal Editor in Chief, Dr. Gary S. Stein, and Wiley-Liss, Inc. The retraction has been made as authorization to publish was not granted by one of the funding bodies).

[66] Hou YX, Jia SS, Liu YH. 17Beta-estradiol accentuates contractility of rat genioglossal muscle via regulation of estrogen receptor alpha. Arch Oral Biol. 2010;55(4):309–17.

名词缩略语

AA-NAT, arylalkylamine N-acetyltransferase, 芳基烷基胺 N-乙酰基转移酶

AASM, American academy of sleep medicine, 美国睡眠医学会

ADHD, attention deficit hyperactivity disorder, 注意力缺陷多动障碍

AHI, apnea-hypopnea index, 呼吸暂停低通气指数

ASHS, adolescent sleep hygiene scale, 青少年睡眠卫生量表

AUC, area-under-the-curve, 曲线下面积

BMI, body mass index, 体重指数

BZDs, benzodiazepines, 苯二氮䓬类药物

BRAs, benzodiazepine receptor agonists, 苯二氮䓬类受体激动剂

CBT, cognitive behavioral therapy, 认知行为治疗

COMT, catechol-O-methyl transferase, 儿茶酚-O-甲基转移酶

COPD, chronic obstructive pulmonary disease, 慢性阻塞性肺疾病

CPAP, continuous positive airway pressure, 持续气道正压通气

CS, cesarean section, 剖宫产

DBAS, dysfunctional beliefs and attitudes about sleep, 关于睡眠的信念和态度量表

DD, dissociative disorder, 解离性障碍

DEB, dream-enacting behaviors, 梦境演绎行为

DIMS, disorder of initiating and maintaining sleep, 入睡困难和睡眠维持障碍

DIS, disorder of initiating sleep, 入睡障碍

DLMO, dim light melatonin onset, 暗光下褪黑素分泌起点

DM, diabetes mellitus, 糖尿病

DMS, disorder of maintaining sleep, 睡眠维持障碍

DSPD, delayed sleep phase disorder, 睡眠时相延迟障碍

DSPS, delayed sleep phase syndrome, 睡眠时相延迟综合征

EDS, excessive daytime sleepiness, 日间过度嗜睡

EEG, electroencephalography, 脑电图

EKG, electrocardiograph, 心电图

EMG, electromyography, 肌电图

EOG, electro-oculography, 眼电图

EPT, estrogen-progesterone therapy, 雌孕激素疗法

ESS, Epworth sleepiness scale, Epworth 嗜睡评估量表

FDA, food and drug administration, (美国)食品药品监督管理局

FM, fibromyalgia, 纤维肌痛

FRC, functional residual capacity, 功能残气量

FSH, follicle stimulating hormone, 卵泡刺激素

GA, gestational age, 胎龄

GDM, gestational diabetes mellitus, 妊娠期糖尿病

GH, growth hormone, 生长激素

GnRH, gonadotropin release hormone, 促性腺激素释放激素

HDL, high density lipoprotein, 高密度脂蛋白

HRT, hormone replacement therapy, 激素替代治疗

HT, hormone therapy, 激素治疗

ICSD, international classification of sleep disorders, 睡眠疾病国际分类

IGT, impaired glucose tolerance, 糖耐量受损

IH, idiopathic hypersomnia, 特发性嗜睡

IR, insulin resistance, 胰岛素抵抗

IRLSSG, international restless legs syndrome study group, 国际 RLS 研究组织

IUGR, intrauterine growth retardation, 胎儿宫内发育迟缓

KLS, Kleine-Levin syndrome, Kleine-Levin 综合征

LAUP, laser-assisted uvuloplasty, 激光辅助的悬雍垂成形术

LBW, low birth weight, 低体重儿

LH, lutenizing hormone, 黄体生成素

LLP, late luteal phase, 黄体晚期

MASD, menstrual-associated sleep disorder, 月经期相关睡眠障碍

MEQ，Morningness Eveningness Questionnaire，清晨型/夜晚型问卷

MRI，magnetic resonance imaging，核磁共振

MMA，maxillomandibular advancement，颌骨前徙术

MSLT，multiple sleep latency test，多次小睡潜伏期试验

MWT，maintenance of wakefulness test，醒觉维持试验

NIR，near-infrared light，近红外线

NNHs，the numbers needed to harm，发生 1 例不良反应所需治疗之病例数

NREM，non-rapid eye movement，非快速眼动

NST，non-stress test，无应激试验

OCP，oral contraceptive pill，口服避孕药

ODI，oxygen desaturation index，氧减指数

OSA，obstructive sleep apnea，阻塞性睡眠呼吸暂停

OSAHS，obstructive sleep apnea-hypopnea syndrome，阻塞性睡眠呼吸暂停低通气综合征(也称为 OSAS,阻塞性睡眠呼吸暂停综合征)

PCOS，polycystic ovarian syndrome，多囊卵巢综合征

PD，Parkinson's disease，帕金森症

PDS，pubertal development scale，青春期发育量表

PET，positron emission tomography，正电子发射断层扫描术

PI，psychophysiological insomnia，心理生理性失眠

PIH，pregnancy-induced hypertension，妊娠高血压综合征

PLMD，periodic limb movement disorders，周期性肢体运动障碍

PLMS，periodic leg movement during sleep，睡眠中周期性腿动

PLMs，periodic limb movements，周期性肢体运动

PMDD，premenstrual dysphoric disorder，经前焦虑症

PMR，progressive muscle relaxation，渐进性肌肉放松

PMS，premenstrual syndrome，经前期综合征

PRC，phase response curve，光相反应曲线

PRL，prolactin，泌乳素

PSG，polysomnogram，多导睡眠图

PSQI，Pittsburgh sleep quality index，匹兹堡睡眠质量指数

RBD，REM sleep behavior disorder，REM 期睡眠行为障碍

RDI, respiratory disturbance index, 呼吸紊乱指数

REM, rapid eye movement, 快速眼动

RLS, restless legs syndrome, 不宁腿综合征

RMMA, rhythmic masticatory muscle activity, 咀嚼肌节律活动

SCN, suprachiasmatic nucleus, 视交叉上核

SCT, stimulus control therapy, 刺激控制疗法

SDB, sleep-disordered breathing, 睡眠呼吸障碍

SDS, sleep dysfunction scale, 睡眠紊乱量表

SGA, small for gestational age, 小样儿

SHBG, sex hormone binding globulin, 性激素结合球蛋白

SIDS, sudden infant death syndrome, 婴儿猝死综合征

SOREMP, sleep-onset rapid eye movement period, 睡眠始发快速眼动期

SPECT, single photon computed emission tomography, 单光子发射计算机化断层显像术

SRED, sleep-related eating disorder, 睡眠相关进食障碍

SRI, stress-related insomnia, 应激相关性失眠

SRT, sleep restriction therapy, 睡眠限制疗法

SSA, self-assessment of sleep and awakening quality scale, 睡眠与觉醒质量自评量表

SSRIs, selective serotomin reuptalce inhibitors, 选择性 5-羟色胺再摄取抑制剂

SWAN, study of women's health across the nation, 全国女性健康调查

SWS, slow-wave sleep, 慢波睡眠

TIA, transient ischemic attack, 短暂性脑缺血发作

TSH, thyroid stimulating hormone, 促甲状腺激素

TST, total sleep time, 总睡眠时间

UAR, upper airway resistance, 上气道阻力

UARS, upper airway resistance syndrome, 上气道阻力综合征

UPPP, uvulopalatopharyngoplasty, 悬雍垂腭咽成形术

WASO, wakefulness after sleep onset, 入睡后觉醒

WHI, women's health initiative, 妇女健康倡导

WHO, world health organization, 世界卫生组织

WSCS, Wisconsin sleep cohort study, 威斯康星睡眠研究队列